イラスト
図解

動きが見える

いちばんわかりやすい介護術

理学療法士
生活とリハビリ研究所代表
三好春樹

永岡書店

はじめに

介護する人、介護される人
介護技術は二人で創りあげるアート

あなたの大切な人に合った オリジナルの介護術を創ってください

介護の世界に入ったのは私が24歳のときでした。私は核家族のひとりっ子でしたので、お年寄りと話したこともありませんし、肌と肌が触れ合うのは苦手で、医療や介護の仕事をするとは思ってもいませんでした。でもすぐに介護の面白さに気付き、それ以来、この世界に魅了され続けています。

手足の障がいや認知症のあるお年寄りの多くが、生活意欲を失っています。介護とは、そんな人たちに、もう一度生きていこうという気持ちを取り戻してもらうこと——介護はとてもやりがいがある仕事なんです。

具体的な介護技術、これがまた面白い。私が介護の世界に入ったころは介護の実用書はありませんでしたから、やりながら考えるんです。そうすると、人が動くということの奥深さに引き込まれていきます。マニュアルは存在せず、それぞれの老化と障がい、その日の体調によって、その場で工夫するしかありません。ですからこの本で紹介する介護技術も正解が一つだけと思わず、その人の状態に合った方法を考え、工夫してほしいです。

幸いにも私は、4年半の介護現場での体験の後、理学療法士（PT《ピーティー》）の養成校に入学して、解剖学や生理学といった介護技術に必要な基礎を学ぶことができました。そのため、「あ、自分が現場で工夫してきたことの根拠はここにあったんだ」と気付くことができました。さらにその後、身体の哲学者ともいうべき野口《のぐち》三千三《みちぞう》氏の思想に触れることができ、『原初生命体としての人間』（岩波現代文庫）などの著書を通して、人が動くということの不思議を思い知るのです。

解剖学では、人の動きは〝筋収縮によるパワー〟であると教えます。一方で野口氏は、人が動くときに大切なのは〝脱力〟することだと言うのです。この一見矛盾した主張の両方に納得ができるのが介護という世界の面白さです。

そのことは、介護経験を重ねるうちに実感できると思います。力を入れるには脱力が必要なんです。緊張のためにはリラックスが要ると言ってもいいでしょう。そうすると、介助者もお年寄り自身も、力を入れるのはほんの一瞬でいいんだということがわかってきます。いい介護とは、介護する人と介護される人の二人で創りあげるアートなんです。

本書では、寝返り、起き上がり、立ち上がりの自立法、介助法を具体的に図示しています。でも決してマニュアルではありません。だって、老化も障がいも一人ひとりみんな違うのですから。もちろん、私の長い現場経験と、医学、人間学的根拠に基づいた介護術を紹介・解説しておりますが、介護場面で工夫するための一つの試案だと考えてください。

この試案をもとに、あなたの父親、あなたの母親、あなたの大切な人のための介助法を創造していただきたいと思って本書を送り出すことにしたいと思います。

生活とリハビリ研究所 代表　三好春樹

目次

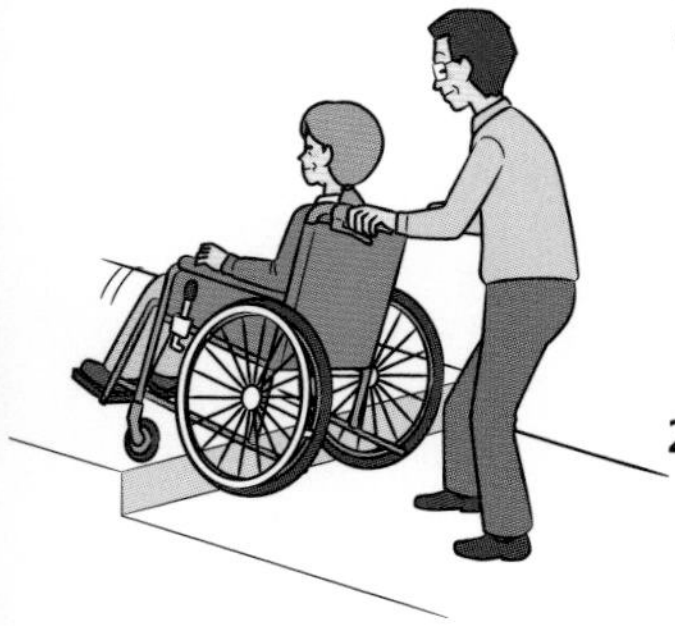

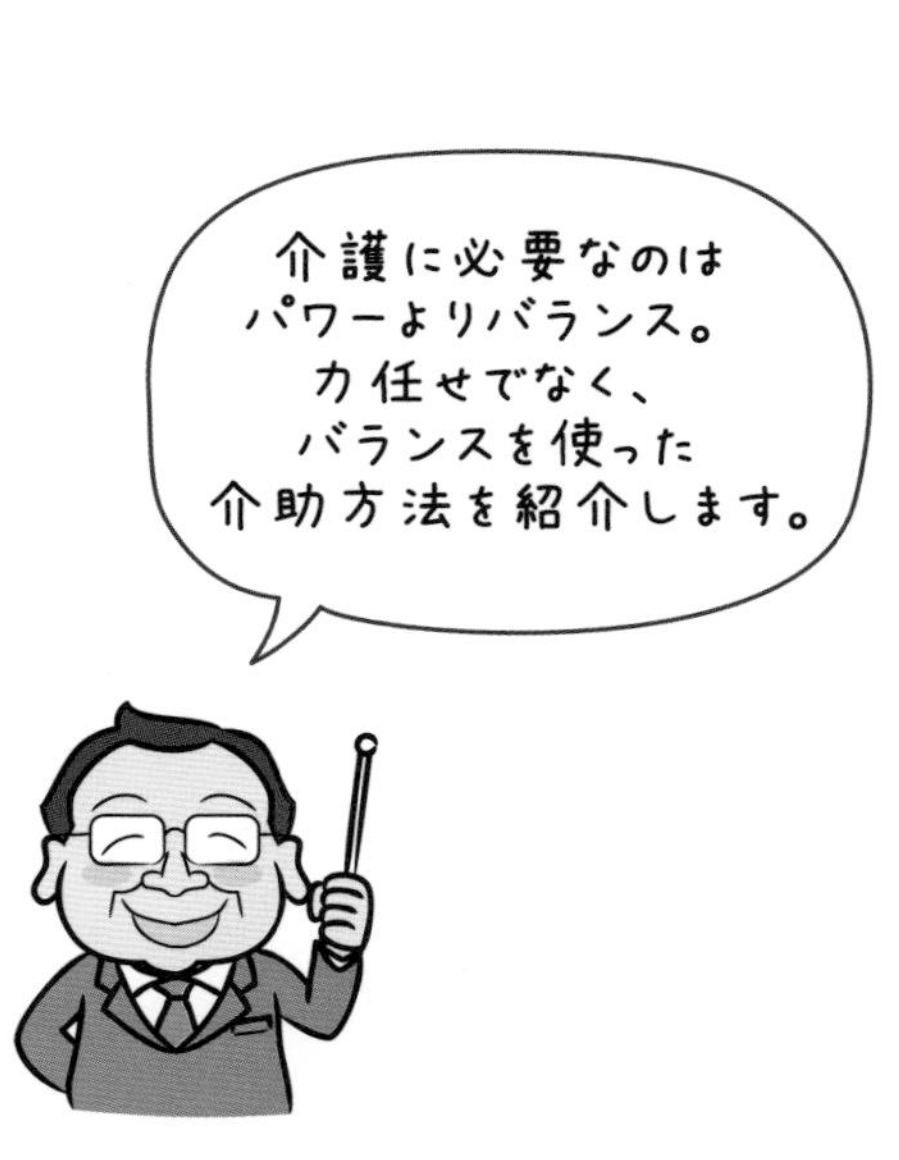

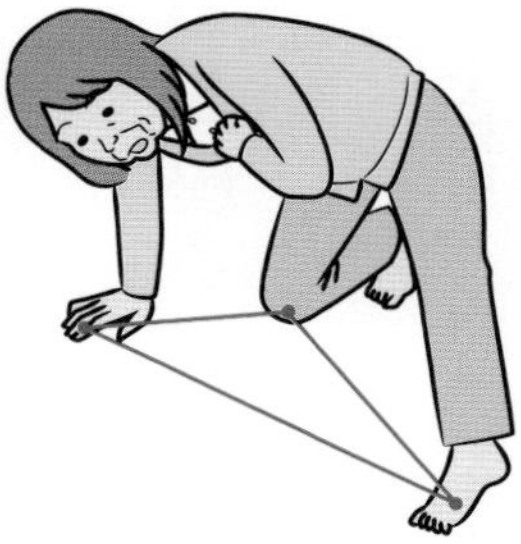

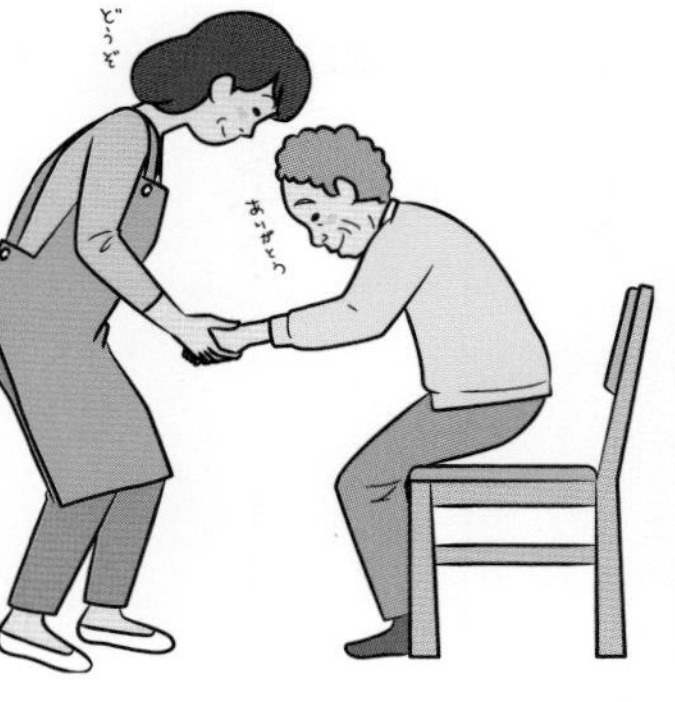

どうぞ
ありがとう

第5章 介助の基本
床から立ち上がる＆座る

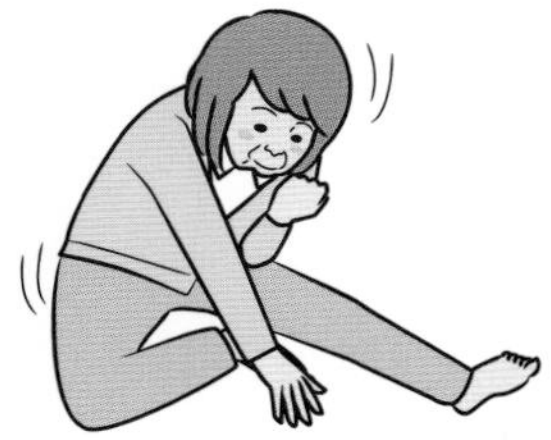

第6章 介助の基本
歩行＆移動・移乗

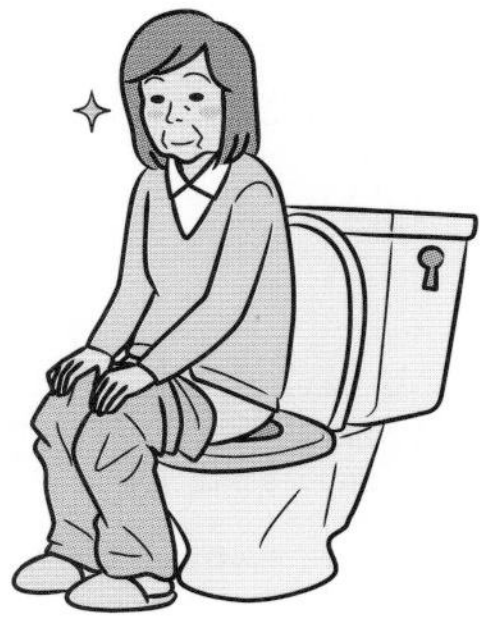

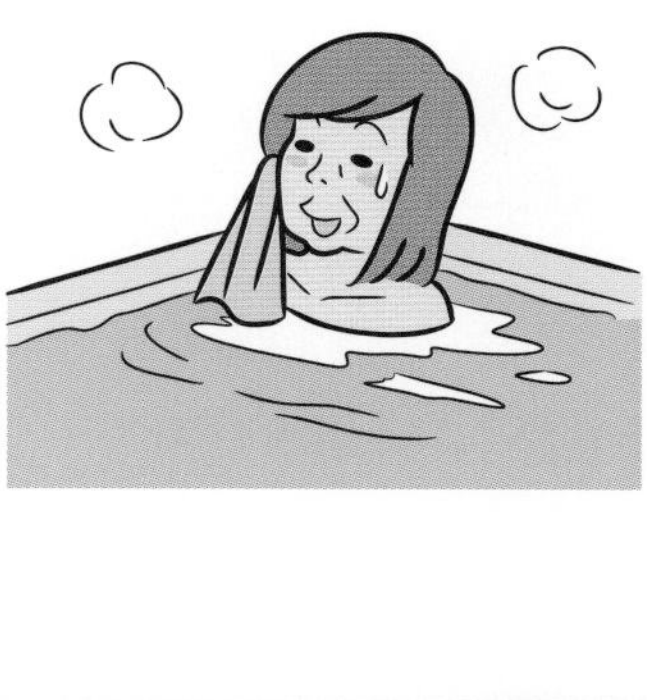

本書の使い方

本書は、家族を介護している方、介護職の方に向けて「三好流・介護術」を紹介しています。介護初心者が陥りがちな介助法の勘違いを取り上げつつ、その方法がＮＧな理由、お年寄りにも介護者にも安全で負担が少ない介助を行うための基礎知識と実践ポイントを解説。イラスト図解で動作の流れがひと目でわかるように構成されています。

それぞれの介助に必要な
「人の生理学的な動き」
について図解します。

介護初心者が行いがちな
勘違いの介助法を取り上げます。

② 人の自然な動きを理解する

❶ 勘違いの介助法に気づく

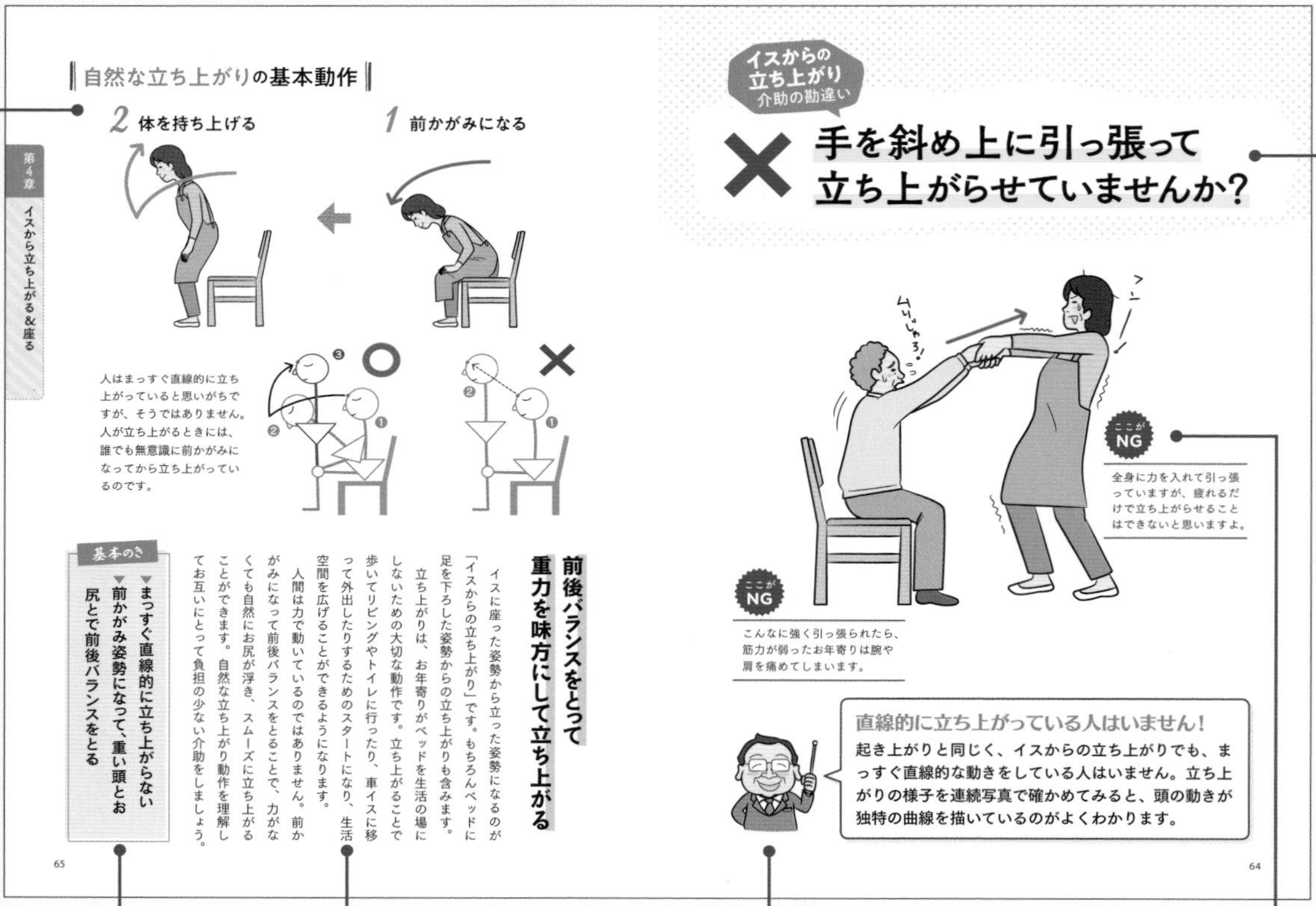
イスからの立ち上がり 介助の勘違い

✕ 手を斜め上に引っ張って立ち上がらせていませんか?

ムリじゃろ!

ここがNG
全身に力を入れて引っ張っていますが、疲れるだけで立ち上がらせることはできないと思いますよ。

ここがNG
こんなに強く引っ張られたら、筋力が弱ったお年寄りは腕や肩を痛めてしまいます。

直線的に立ち上がっている人はいません!
起き上がりと同じく、イスからの立ち上がりでも、まっすぐ直線的な動きをしている人はいません。立ち上がりの様子を連続写真で確かめてみると、頭の動きが独特の曲線を描いているのがよくわかります。

64

第4章 イスから立ち上がる&座る

自然な立ち上がりの基本動作

1 前かがみになる

2 体を持ち上げる

人はまっすぐ直線的に立ち上がっていると思いがちですが、そうではありません。人が立ち上がるときには、誰でも無意識に前かがみになってから立ち上がっているのです。

前後バランスをとって重力を味方にして立ち上がる

イスに座った姿勢から立った姿勢になるのが「イスからの立ち上がり」です。もちろんベッドに足を下ろした姿勢からの立ち上がりも含みます。

立ち上がりは、お年寄りがベッドを生活の場にしないための大切な動作です。立ち上がることで歩いてリビングやトイレに行ったり、車イスに移って外出したりするためのスタートになり、生活空間を広げることができるようになります。

人間は力で動いているのではありません。前かがみになって前後バランスをとることで、力がなくても自然にお尻が浮き、スムーズに立ち上がることができます。自然な立ち上がり動作を理解してお互いにとって負担の少ない介助をしましょう。

基本のき
▼まっすぐ直線的に立ち上がらない
▼前かがみ姿勢になって、重い頭とお尻とで前後バランスをとる

65

生理学の視点から、
それぞれの介助に必要な
「人の自然な動き」について
解説します。

行ってはいけない理由を
説明します。

なぜ勘違いなのかを
三好先生が解説します。

解説のポイントを
まとめます。

❸ 介助に必要な基本動作を学ぶ

❹ 介助法のポイントを学ぶ

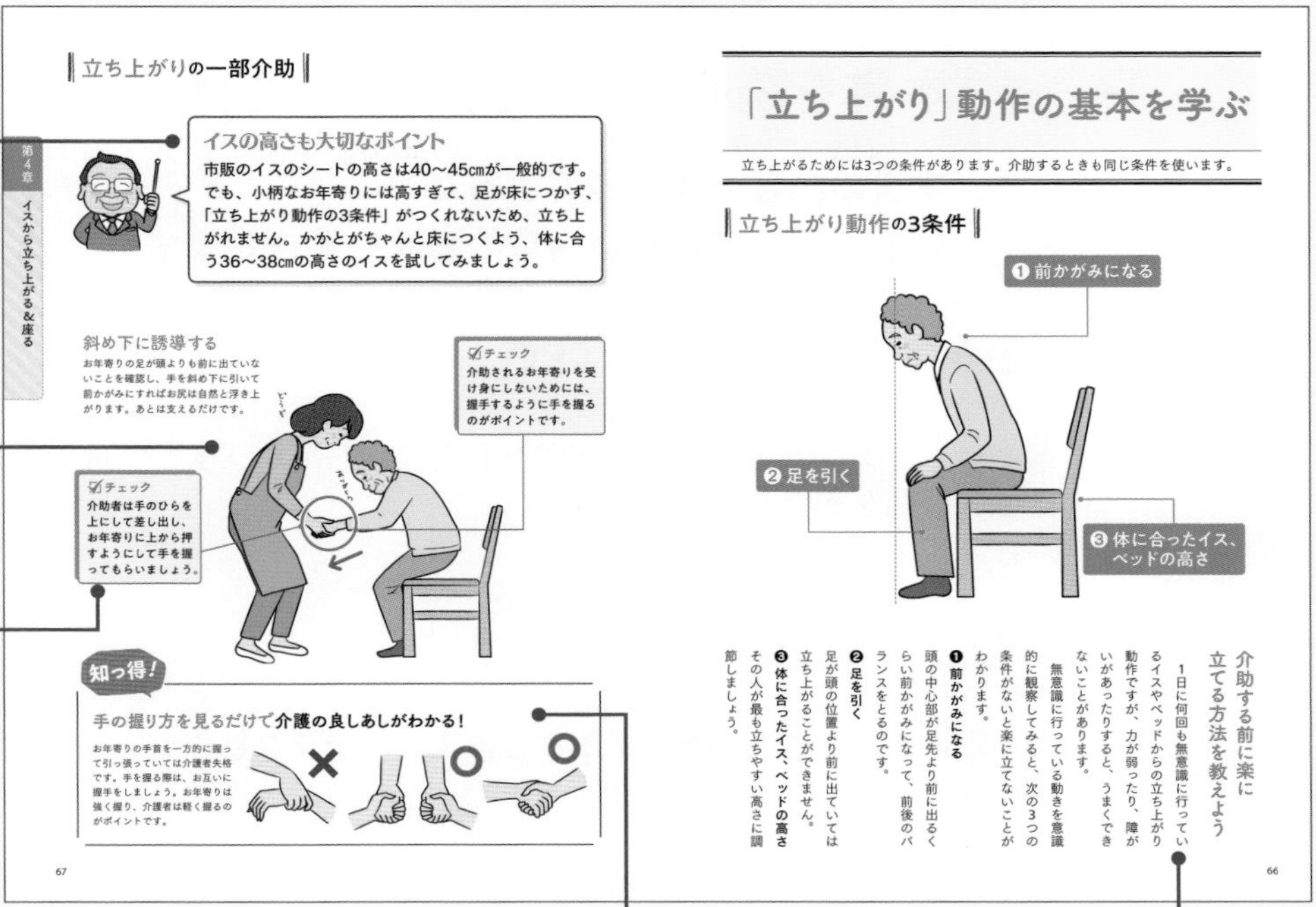
「立ち上がり」動作の基本を学ぶ

立ち上がるためには3つの条件があります。介助するときも同じ条件を使います。

立ち上がり動作の3条件

❶ 前かがみになる
❷ 足を引く
❸ 体に合ったイス、ベッドの高さ

介助する前に楽に立てる方法を教えよう

1日に何回も無意識に行っているイスやベッドからの立ち上がり動作ですが、力が弱ったり、障がいがあったりすると、うまくできないことがあります。

無意識に行っている動きを意識的に観察してみると、次の3つの条件がないと楽に立てないことがわかります。

❶ **前かがみになる**
頭の中心部が足先より前に出るくらい前かがみになって、前後のバランスをとるのです。

❷ **足を引く**
足が頭の位置より前に出ていては立ち上がることができません。

❸ **体に合ったイス、ベッドの高さ**
その人が最も立ちやすい高さに調節しましょう。

66

第4章 イスから立ち上がる&座る

立ち上がりの一部介助

イスの高さも大切なポイント
市販のイスのシートの高さは40～45㎝が一般的です。でも、小柄なお年寄りには高すぎて、足が床につかず、「立ち上がり動作の3条件」がつくれないため、立ち上がれません。かかとがちゃんと床につくよう、体に合う36～38㎝の高さのイスを試してみましょう。

斜め下に誘導する
お年寄りの足が頭よりも前に出ていないことを確認し、手を斜め下に引いて前かがみにすればお尻は自然と浮き上がります。あとは支えるだけです。

☑チェック
介助されるお年寄りを受け身にしないためには、握手するように手を握るのがポイントです。

☑チェック
介助者は手のひらを上にして差し出し、お年寄りに上から押すようにして手を握ってもらいましょう。

知っ得!
手の握り方を見るだけで介護の良しあしがわかる!
お年寄りの手首を一方的に握って引っ張っていては介護者失格です。手を握る際は、お互いに握手をしましょう。お年寄りは強く握り、介護者は軽く握るのがポイントです。

67

三好先生が介助のポイントを説明します。

介助法を図解します。介助する方法やポイントがひと目でわかります。

介助するときに気をつけなければならないポイントを説明します。

介助をするときに知っておいた方がよい情報を紹介します。

介助に必要な動作の基本を図解＆解説します。

❺ 介助の流れをイラストで見て学ぶ

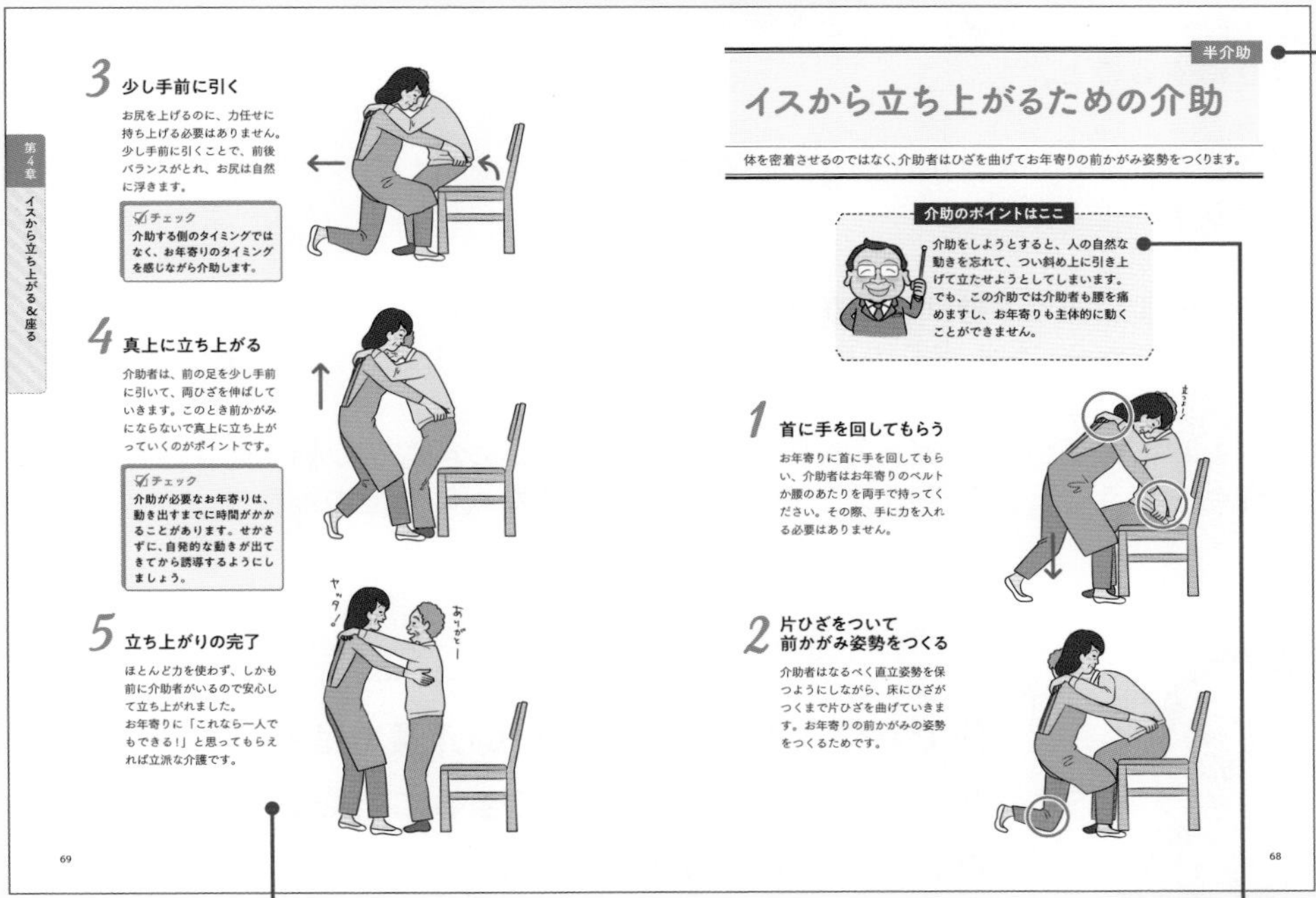
半介助

イスから立ち上がるための介助

体を密着させるのではなく、介助者はひざを曲げてお年寄りの前かがみ姿勢をつくります。

介助のポイントはここ
介助をしようとすると、人の自然な動きを忘れて、つい斜め上に引き上げて立たせようとしてしまいます。でも、この介助では介助者も腰を痛めますし、お年寄りも主体的に動くことができません。

1 首に手を回してもらう
お年寄りに首に手を回してもらい、介助者はお年寄りのベルトか腰のあたりを両手で持ってください。その際、手に力を入れる必要はありません。

2 片ひざをついて前かがみ姿勢をつくる
介助者はなるべく直立姿勢を保つようにしながら、床にひざがつくまで片ひざを曲げていきます。お年寄りの前かがみの姿勢をつくるためです。

68

第4章 イスから立ち上がる&座る

3 少し手前に引く
お尻を上げるのに、力任せに持ち上げる必要はありません。少し手前に引くことで、前後バランスがとれ、お尻は自然に浮きます。

☑チェック
介助する側のタイミングではなく、お年寄りのタイミングを感じながら介助します。

4 真上に立ち上がる
介助者は、前の足を少し手前に引いて、両ひざを伸ばしていきます。このとき前かがみにならないで真上に立ち上がっていくのがポイントです。

☑チェック
介助が必要なお年寄りは、動き出すまでに時間がかかることがあります。せかさずに、自発的な動きが出てきてから誘導するようにしましょう。

5 立ち上がりの完了
ほとんど力を使わず、しかも前に介助者がいるので安心して立ち上がれました。
お年寄りに「これなら一人でもできる!」と思ってもらえれば立派な介護です。

69

介助者の介助量を表します。

三好流ならではの介助のポイントやコツを解説します。

イラスト図解で介助法の流れがひと目でわかります。

本書を読むうえで知っておいてほしいこと

**本書の内容をより理解するために
知っておいてほしい言葉の意味を解説します。**

●「お年寄り」の意味について

本書では、介護される人を「お年寄り」と表記していますが、高齢者以外にも使える介助法を紹介しています。

●介助と介護のちがいとは？

介助：寝返る、立ち上がる、座るなどの生活に必要な動作ができない場合に手助けをすること。

介護：介助に加え、その人に寄り添い、その人にとってどんなことが必要かを見きわめて、介助方法を考えたり、コミュニケーションをとったりすること。つまり「考える杖」になること（P.24参照）。

●自立・一部介助・半介助・全介助のちがいとは？

自立：台や手すり、介護用品などを使ったとしても、お年寄りが自力で動けるようにすること。

一部介助：お年寄りが自然な動きをするなかで一部手を貸したり、動きを誘導したりすること。

半介助：一部介助では動けなくなってきたお年寄りに、自分でできることをしてもらいながら、お年寄りの自然な動きを誘導したり、介助したりすること。

全介助：お年寄りが自分で行う動作がなく、介助者がお年寄りの動作のすべての介助を行うこと。急性期などで絶対安静が必要な人の場合のみ行う。

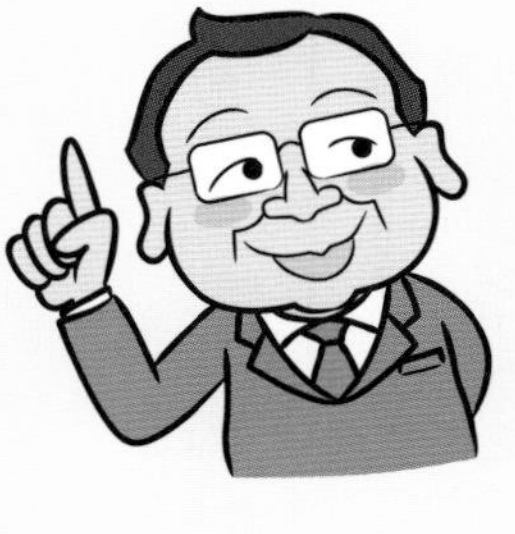

何でもやってあげるのがいい介護ではありません。お年寄りが自分でできることを教え、自立を促すことが介護の基本です。

第1章

〈三好流〉
寝たきりを防ぐ介護のルール

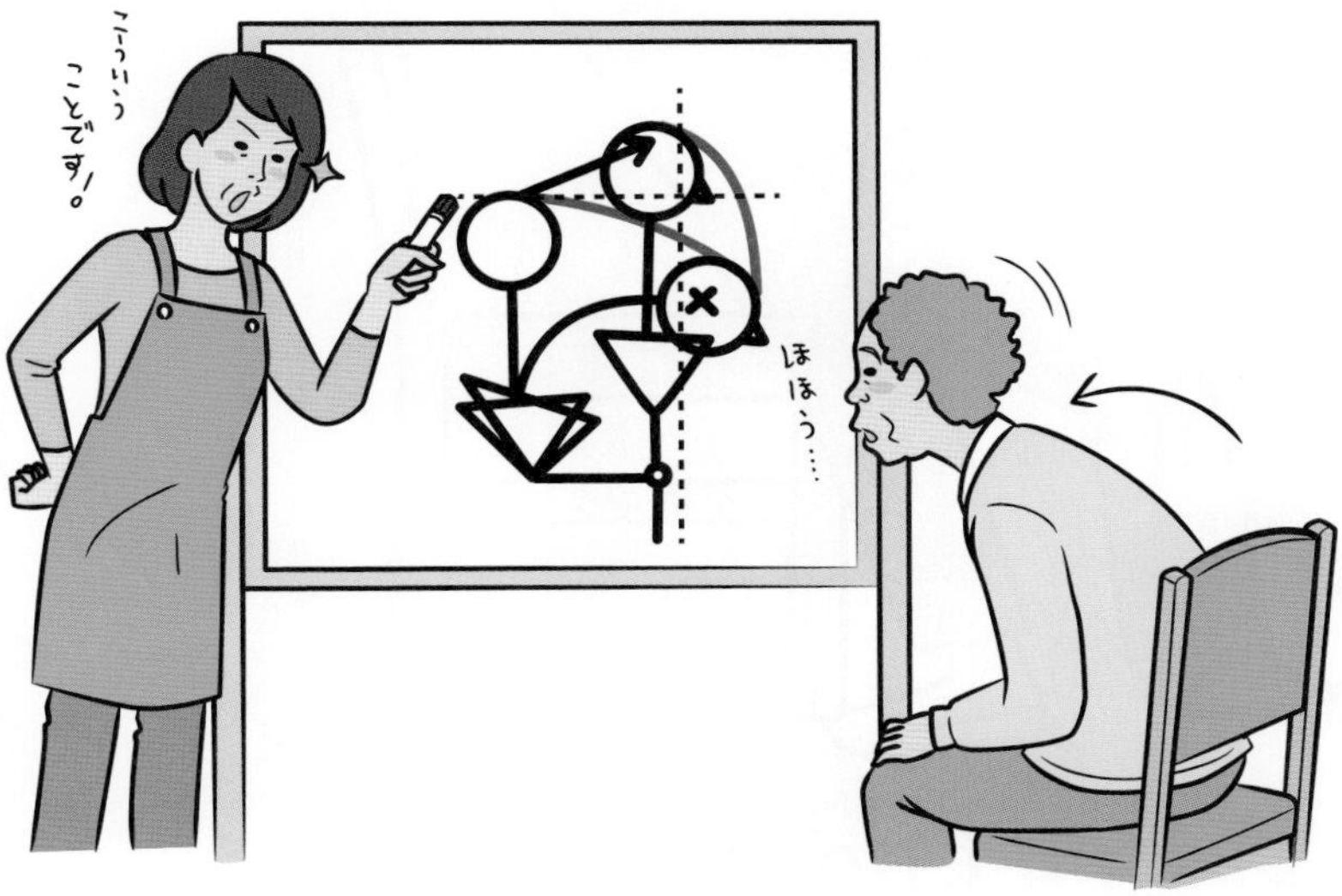

介護は“力がいるもの”
“何でもやってあげなければならないもの“と
思っていませんか？
そんな勘違いに気づき、見直すために、
まずは三好流・介護術の考え方を学びましょう。

体に優しい介護は
Aと Bどっち？

お年寄りの能力を引き出し、〝寝たきりを防ぐ介護〟5つのルール

A 体を密着させて力任せに引っ張り上げる

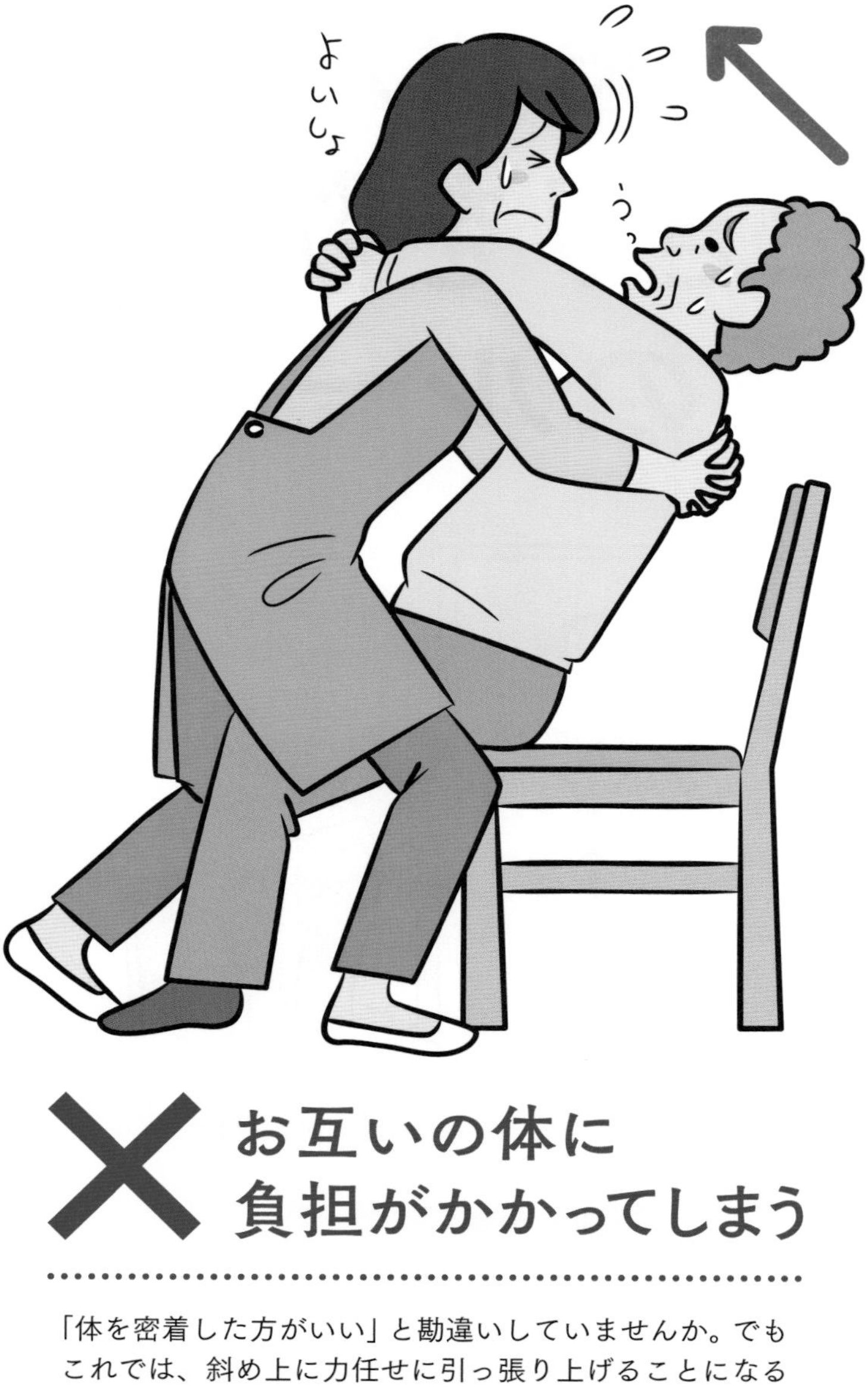

✕ お互いの体に負担がかかってしまう

「体を密着した方がいい」と勘違いしていませんか。でもこれでは、斜め上に力任せに引っ張り上げることになるので、**介助者は腰を痛め、お年寄りの自発的な動作を邪魔してしまう**ことになります。

B 手を握ってもらい斜め下へ誘導する

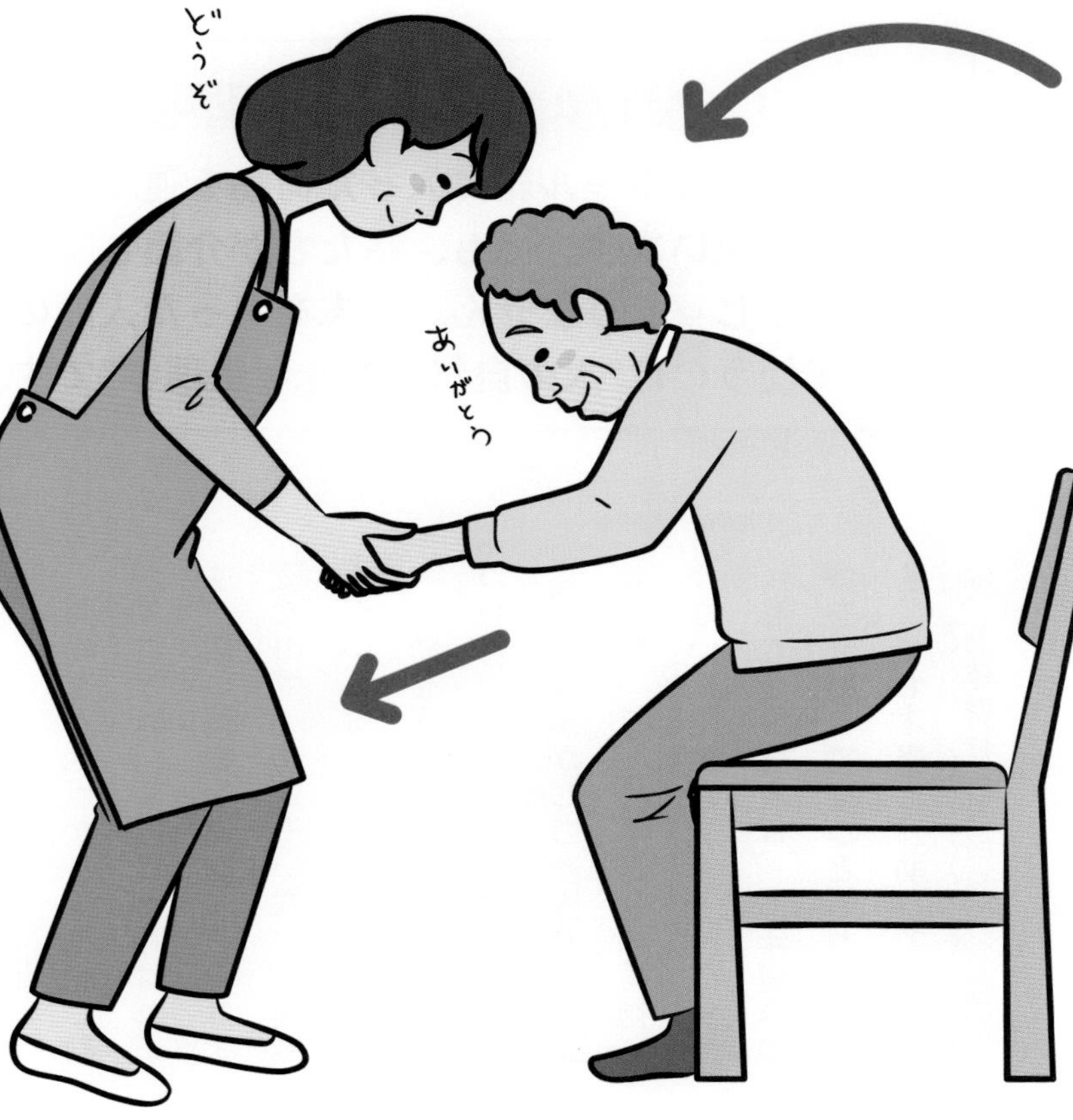

○ お年寄りの能力を上手に引き出せる

なぜ？
解説は次ページへ

互いに手を握り、その手を斜め上ではなくて、斜め下に引いてみてください。お年寄りの頭が足より前に出てくると、お尻は自然に上がってきます。力任せで引っ張り上げるのに比べると**10分の1の力で立ち上がりができます。**

三好流・介護のルール①

人を物のように扱ってはいけない！

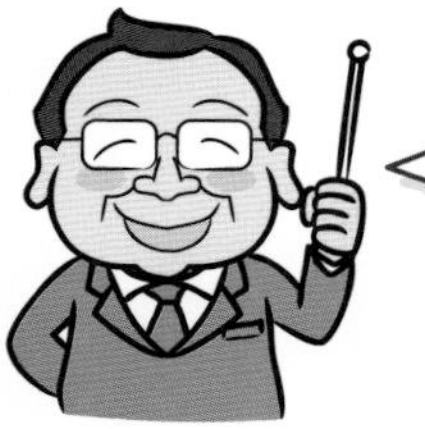

「物」には物理学、「人」には生理学の活用を！

コンテナや段ボール箱に入った荷物を運ぶのには物理学の法則を使います。でも、私たちが介護しているのは荷物なんかじゃありません。意志をもった人間の動作です。そこで使うのは“人の自然な動き＝生理学”です。

お年寄りの〝自発的な動作〟を邪魔せず生活行為を手伝うことが介助の大前提

荷物をA地点からB地点に動かすことは、「運搬《うんぱん》」と呼ばれます。重い荷物を運搬するのは大変なので、クレーンなどの機械を使いこなすことになります。

介助を同じように考えていいのでしょうか？　お年寄りを「運搬」なんかしちゃ困りますよね。だって、お年寄りは荷物じゃないんですから。

私たち介護者は、お年寄りの体を介助していると思っています。でも本当に介助しているのは、**お年寄りの〝自発的な動作〟**なのです。

立ち上がって歩いてトイレに行きたい、食堂に行って食事をしたい、浴室まで移動してお風呂に入りたい……。こうした、**生活行為を手伝っているのが介助**です。

ですから、私たちが介助をするときに忘れてはいけない大前提があります。それは、**お年寄りの〝自発的な意志〟**です。本人の意志を確認しないまま介助するとどうなるでしょう。

「眠っていたら布団を突然はがされて、体が宙に浮いたと思ったら、車イスでどこかに運ばれ、気がついたら脱衣場で、服を無理矢理脱がされていた」――これでは、「荷物」扱いですよね。そんな介護がお年寄りの自発性を奪い、認知症に追い込むこともあるのです。

「直線的な動き」は人間の動作にはない

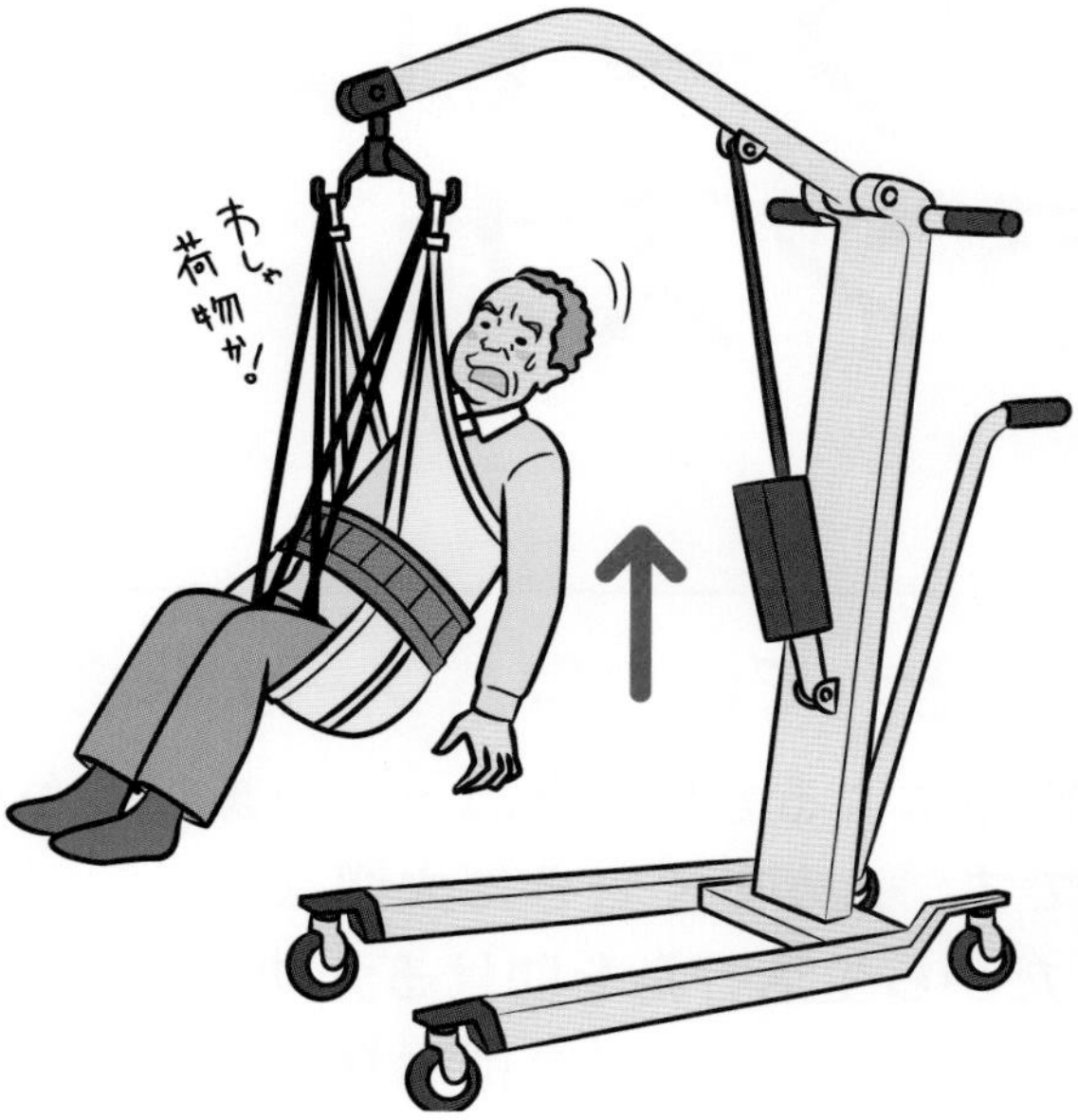

物を動かすときには、テコを使ったり、クレーンで吊り下げたりして、重力に抵抗して真上に動かそうとします。
でも、人の動きにはこんな直線的な動きはありません。だから、介護機器の導入は、お年寄りの自発的な動作を邪魔してしまうことになりかねません。

「体を密着させる」のはこんなとき

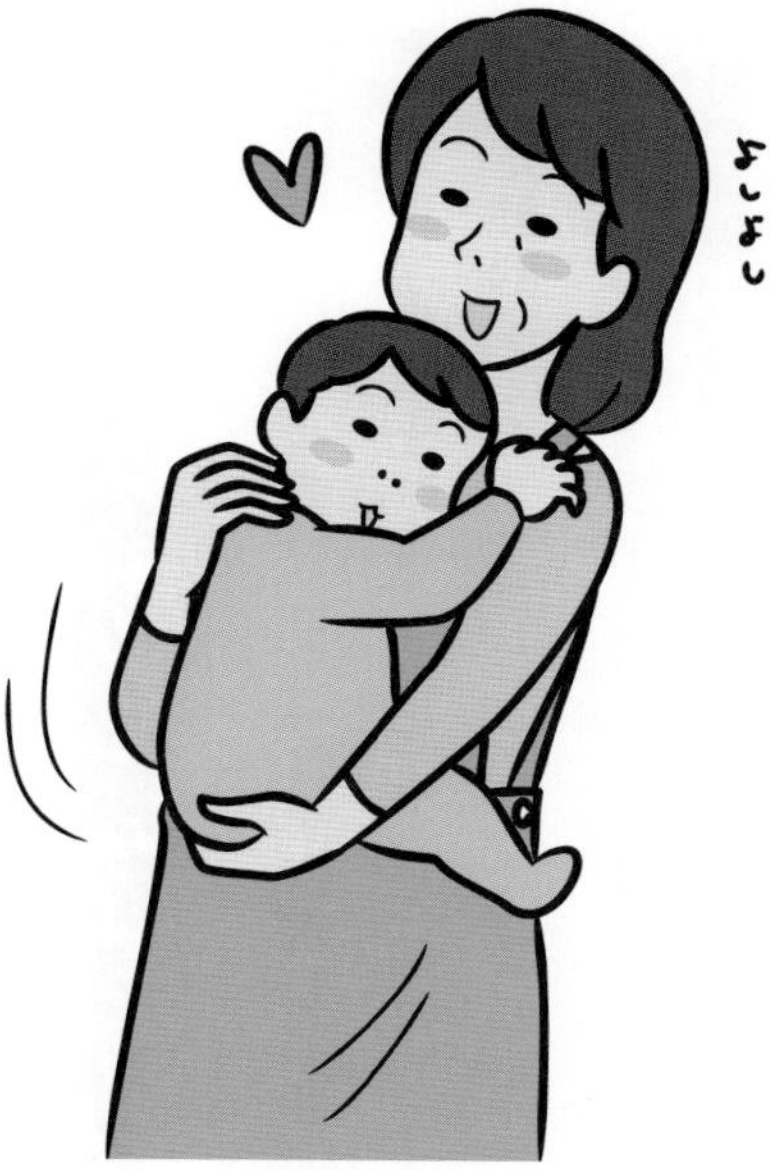

姿勢が安定しない赤ちゃんの場合も、体を密着させてダッコしてください。ロボットでは赤ちゃんの不意な動きにすぐ反応できません。

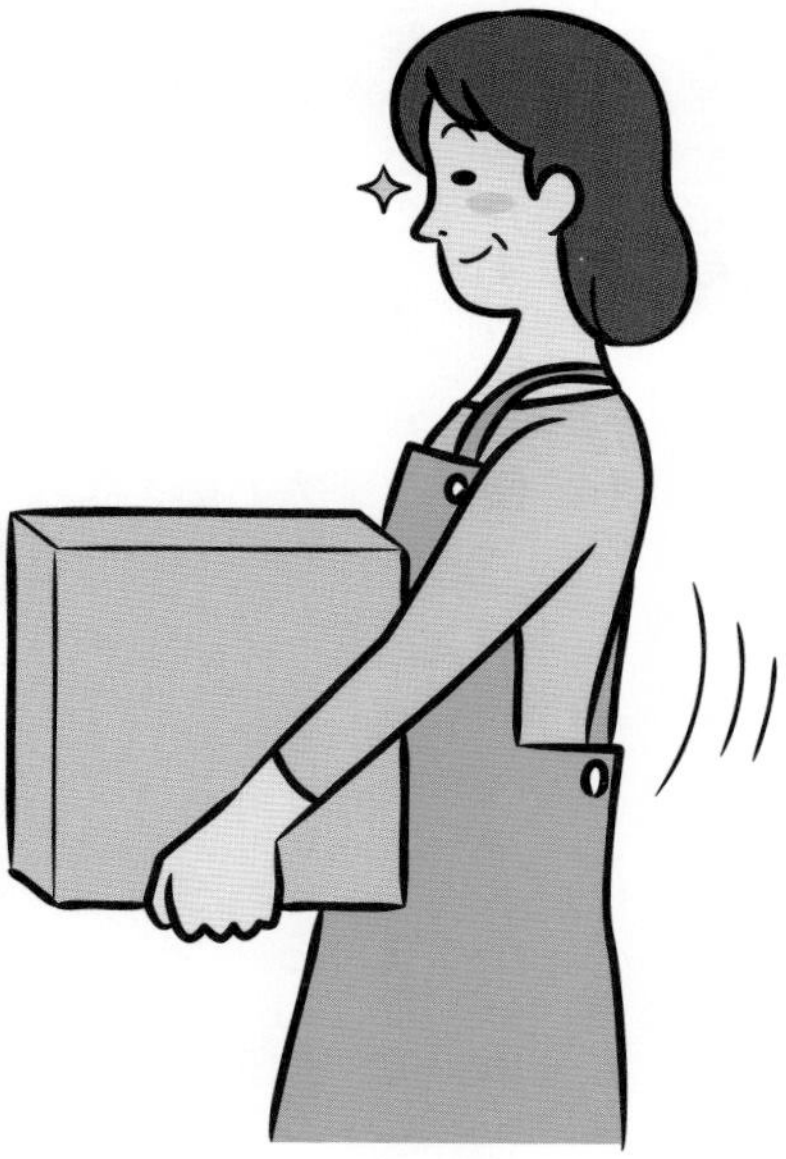

荷物を持つときには「体に密着させる」というのは正解です。なぜなら、荷物は自ら立ち上がろうという意志はもっていませんからね。

三好流・介護のルール②

介護はパワーではなくバランス力

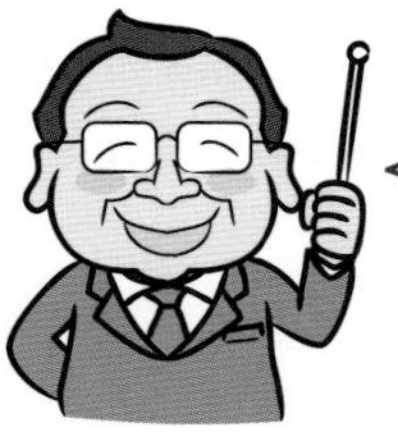

バランスさえとれていればパワーは不要です！

人の動きは筋力によるものだと思っていませんか? それは誤解です。人が動くときに大切なのは“バランス力”です。だから生活行為を助ける介助も、筋力ではなく、バランス力を使わなければなりません。

バランスがとれていれば介護に力は不要 介護者もつらい腰痛から解放される！

私の介護学の根拠になっているのは、PT《ピーティー》（理学療法士）の養成校で学んだ解剖学です。

もうひとつ大きな影響を受けたのが、「野口体操《のぐちたいそう》」で知られる野《の》口《ぐち》三《み》千《ち》三《ぞう》（1914～1998）氏です。

野口氏は、重力に抵抗して筋力を発揮することが人の動きだという従来の考えを批判して、**重力は味方であり、いかに脱力するかこそが人の動きには大切**なのだと説いたのです。

次ページで紹介する壁を使った実験も、野口氏が示したものの一つにすぎません。

それまでの介護実技では、介護する側が腰を痛めないために、「体を密着しなさい」「足の位置をもっと前に」などの指導が行われていました。

でも大切なのは、動こうとしている主体であるお年寄りがどう動きたいかということなのです。

お年寄りの動きのバランスがとれていれば、介護者はほとんど力を貸す必要はないのです。逆にバランスがとれていないなら、いくら力持ちの人でも腰を痛めてしまうでしょう。

ベッドから車イスへの移乗動作※などに必須となる立ち上がりの介助法のポイントは、お年寄りの体の前後バランスがとれているかどうかだからです。

※ベッドから車イスへの移乗動作はP.114で紹介しています。

やってみよう!

バランス力の実験❶

指1本で立ち上がれなくなる!?

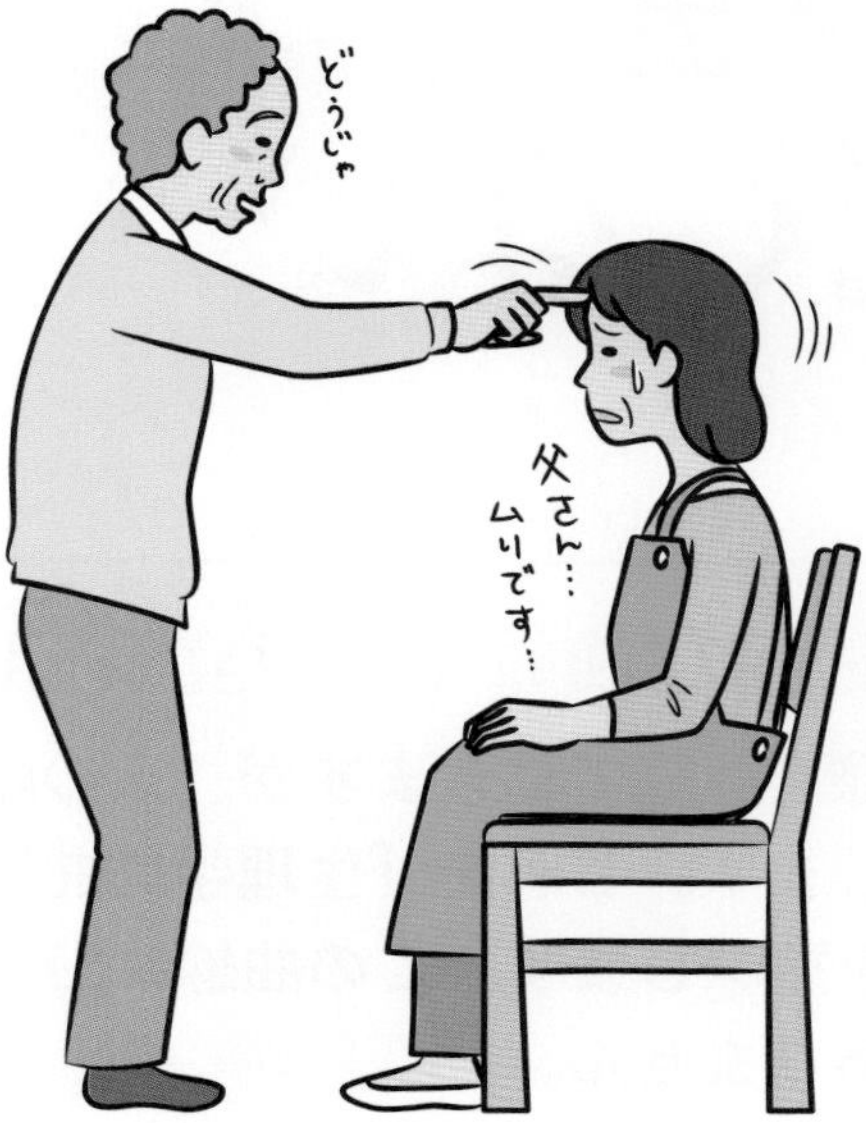

人間はバランスがとれていないと動くことができないことを教えてくれる実験です。額を人さし指で押されているだけでイスから立ち上がれなくなります。人間が立ち上がる際に大切なのは体の前後バランスです。

やってみよう!

バランス力の実験❷

壁があると脚が動かせなくなる!?

壁があると動かせなかった脚も、壁がなくなり、頭と脚の左右バランスがとれるようになると、軽々と上がります。人間の動きは、パワーよりもバランスが重要なのです。

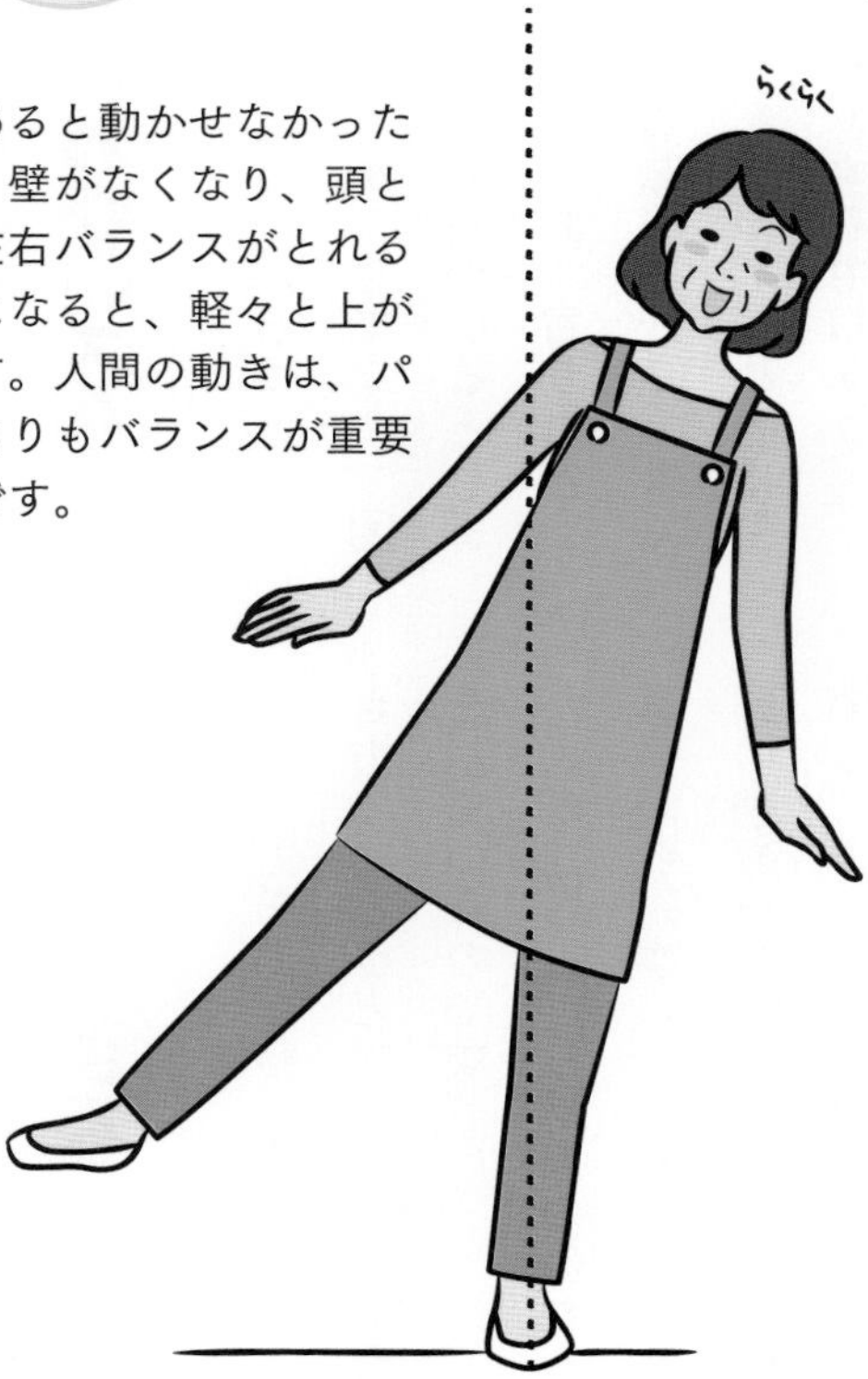

片側の脚の外側を、壁にピタリとくっつけて立ち、反対側の脚を上げてみてください。いくらパワーがあってもバランスがとれていなければ、私たちは自分の脚を自由に動かせないのです。

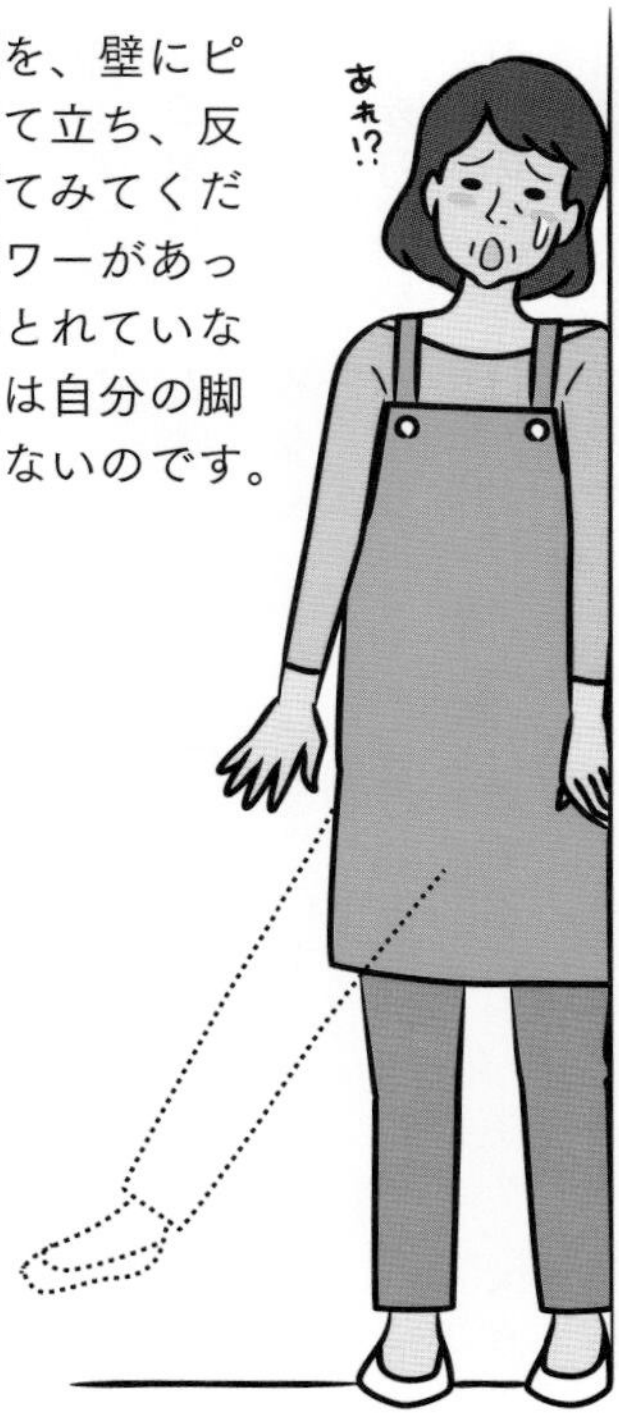

三好流・介護のルール③

自然な動きを邪魔しない

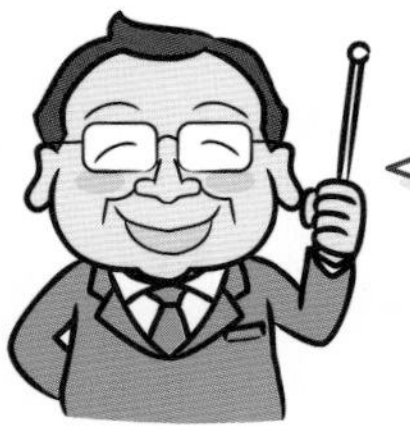

人の動きは独特な曲線で成り立っています

機械は最短距離を直線で動きますが、人の動きには独特の曲線が生じます。これを「生理学的曲線」と呼び、“自然な動き”を意味します。この曲線に沿って介助すれば力は必要ありません。

人間の自然な〝生理学的曲線〟を理解すれば力を使わないスムーズな介助ができる

イスから立ち上がろうとしているけど、うまく立てなくて困っているお年寄りがいるとします。あなたは、お年寄りにどうやって手を貸しますか？　多くの人は両手を持って斜め上に引き上げようとするでしょう。

でも、この介助法は正しくありません。あなたの善意を疑う余地はないし、お年寄りも立ち上がれるのですが、長い目で見ると、お年寄りの役に立っているとは言えないのです。

なぜなら生理学的に、人は斜め上に向かって立ち上がるなんて不自然な動き方はしないからです。つまりこの介助法は、お年寄りにも介護者にも不自然で、余分な力を使わせ、お年寄りが自力で立とうとする動きの邪魔をしているのです。

人が立ち上がる動きの流れを、真横から観察してみてください。頭の動きを見るとわかりやすいでしょう。

左ページ上に示したように、立ち上がるとき頭は斜め下に曲線を描いて下りていきます。そして、頭の中心部が足先より前に出ると、重いお尻は自然に浮き上がるのです。頭はそこからV字ターンをして、再び独特の曲線を描いて立ち上がります。

この「生理学的曲線」に沿って介助することがポイントなのです。

「生理学的曲線」に沿って介護をしよう

自然な立ち上がりの動き

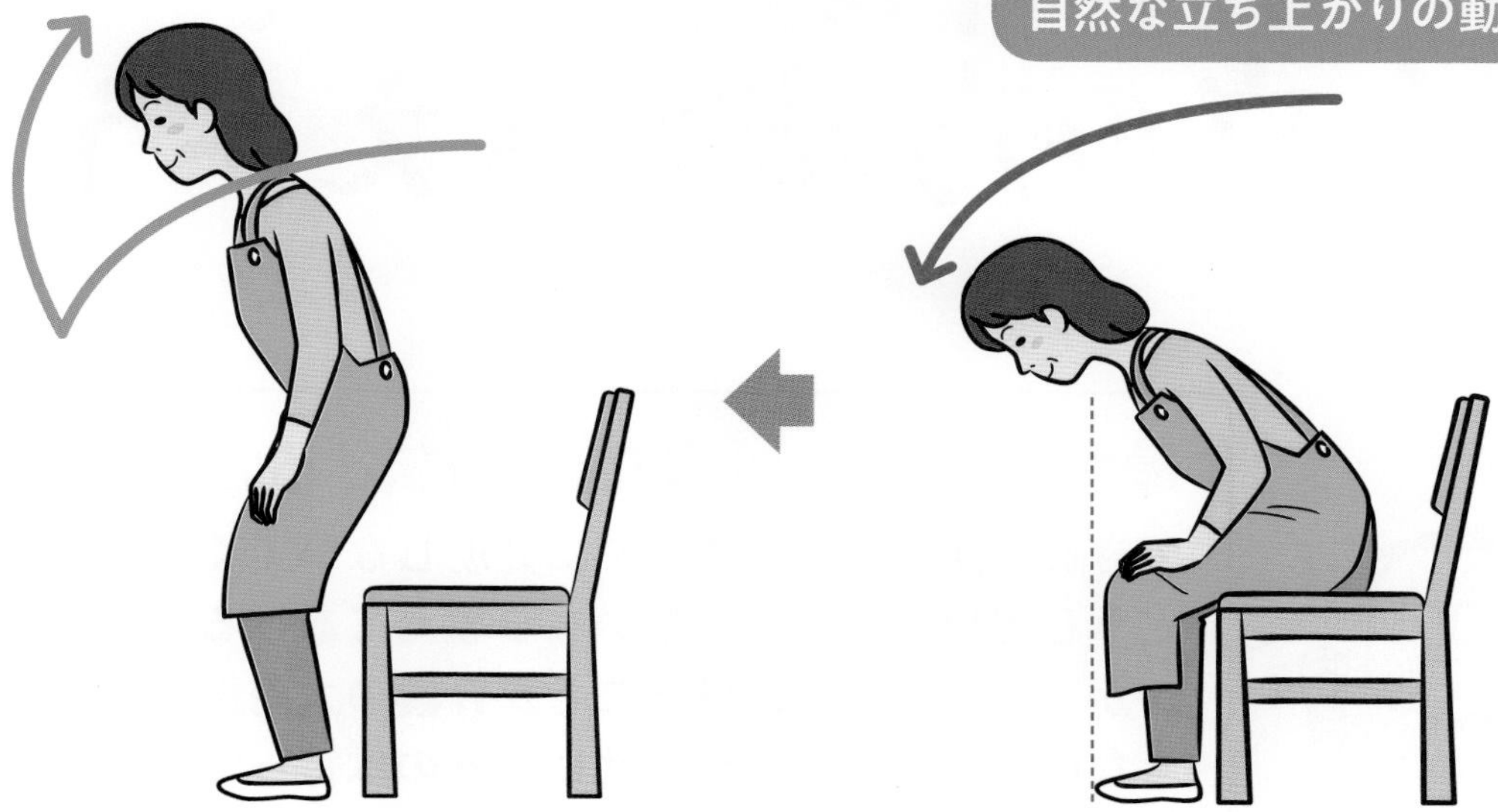

①前かがみになる

②お尻が浮く

自然な動きに沿った介助

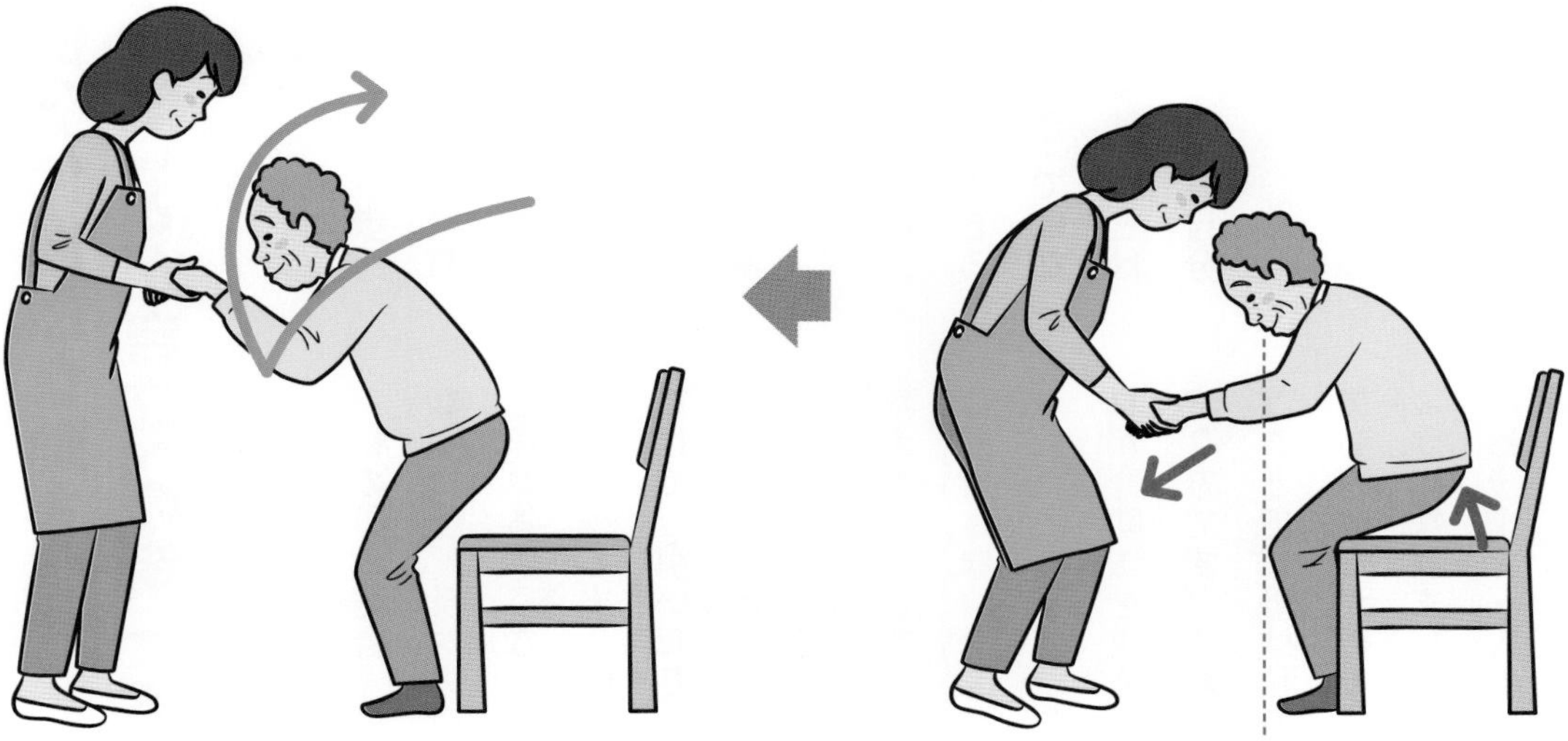

①斜め下へ誘導する

②徐々に上体を起こす

三好流・介護のルール④

「全介助」の前に自立の方法を考えよう

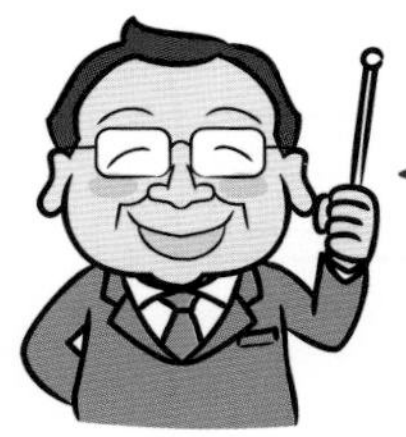

最小限の介助が「自立」につながるのです

できないからといってすぐに介助しないでください！どうしていいかわからないなら教えてあげる、時間がかかるなら待ってあげることが介護の大前提です。できないと決めつけて全介助にするのは待ってください。

バランスを使った〝自然な動き〟を教えてあげることが自立への第一歩

私事で恐縮ですが、私の母は93歳です。認知症はなく、歩行器での移動がやっとという状態ですが、要介護度は2から1に下げられてしまいました。

ベッドで起き上がるのも大変ですが、電動で背中を起こすギャッチベッドは使っていません。電動ベッドの起き上がり方は、筋力のある若い人にだけできる動き方で、「自然な動き」ではないからです。「自然な動き」とは、いくら体力が弱くなっても自分でできる動き方です。

例えば、起き上がる※場合、横向きになり、ひじと手のひらで上体を支える片ひじ立ちになって、ひじを伸ばして座った姿勢がとれれば、自分で動けます。

私の母の場合、片ひじ立ちになった後、反対の手で何か持つと座れるようなので、私は自分の手を差し出します。その介助だけで、引いたりしなくても自分で起き上がって座れるのです。

まず本人に**「自然な動き」を教える。そして、その動きのどこができないかを見つけ、そこに最小限の手助けをする**――これが介助法を決めていく正しいやり方です。それを繰り返し行うことで、母は私の介助がなくても時間をかけて起き上がれるようになりました。結論！　人は最後まで一人で起き上がれるのです。

※起き上がり動作はP.43で紹介しています。

「バランス」を使った“自然な動き”を教えてあげよう

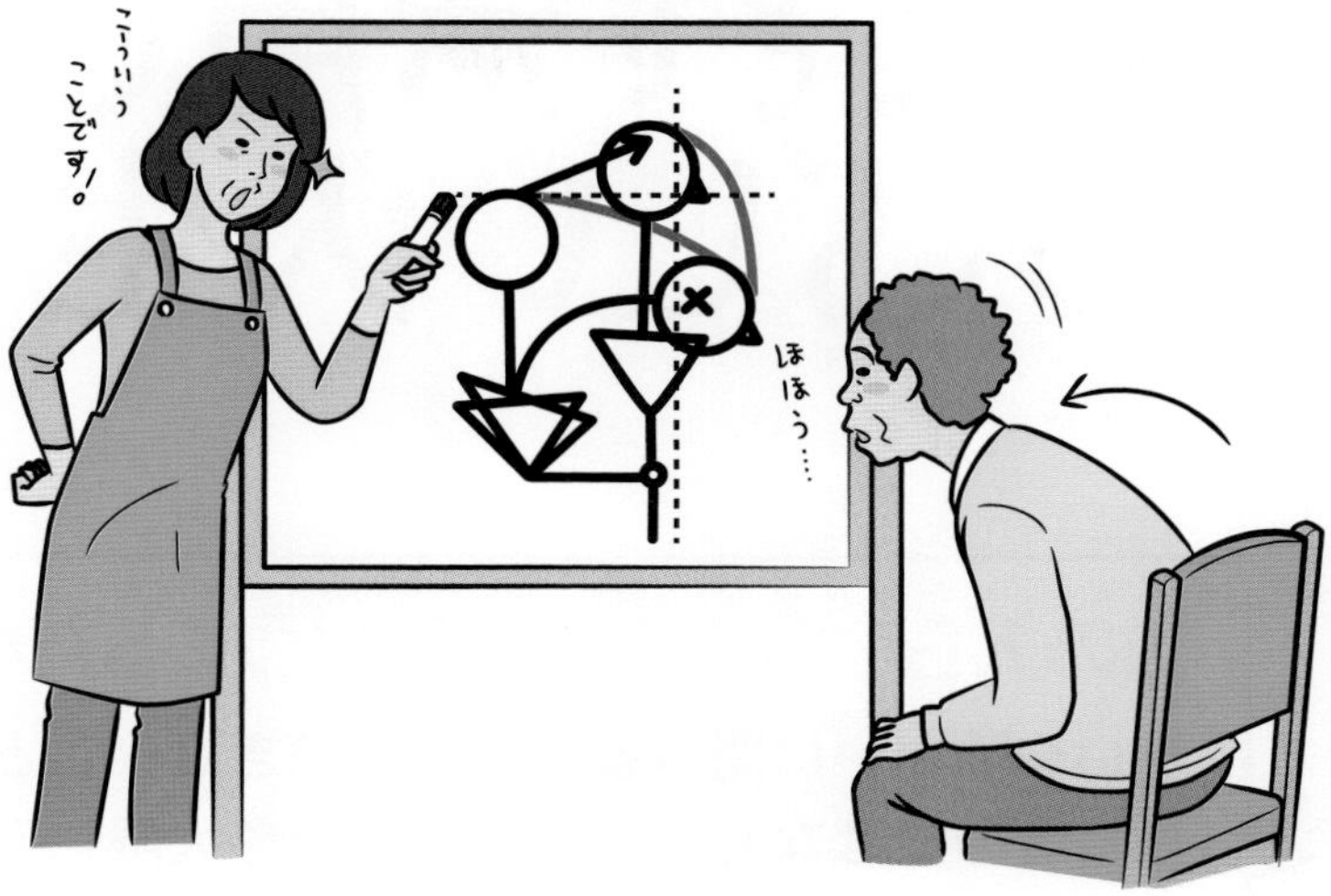

お年寄りも知らず知らずのうちに、筋力に頼った動き方をして、介助がないと動けないと思い込んでいることがあります。「筋力」ではなく、「バランス」を使った自然な動きを教えてあげることで、自分でできるようになることもあります。

最小限の手助けで、自立を促そう

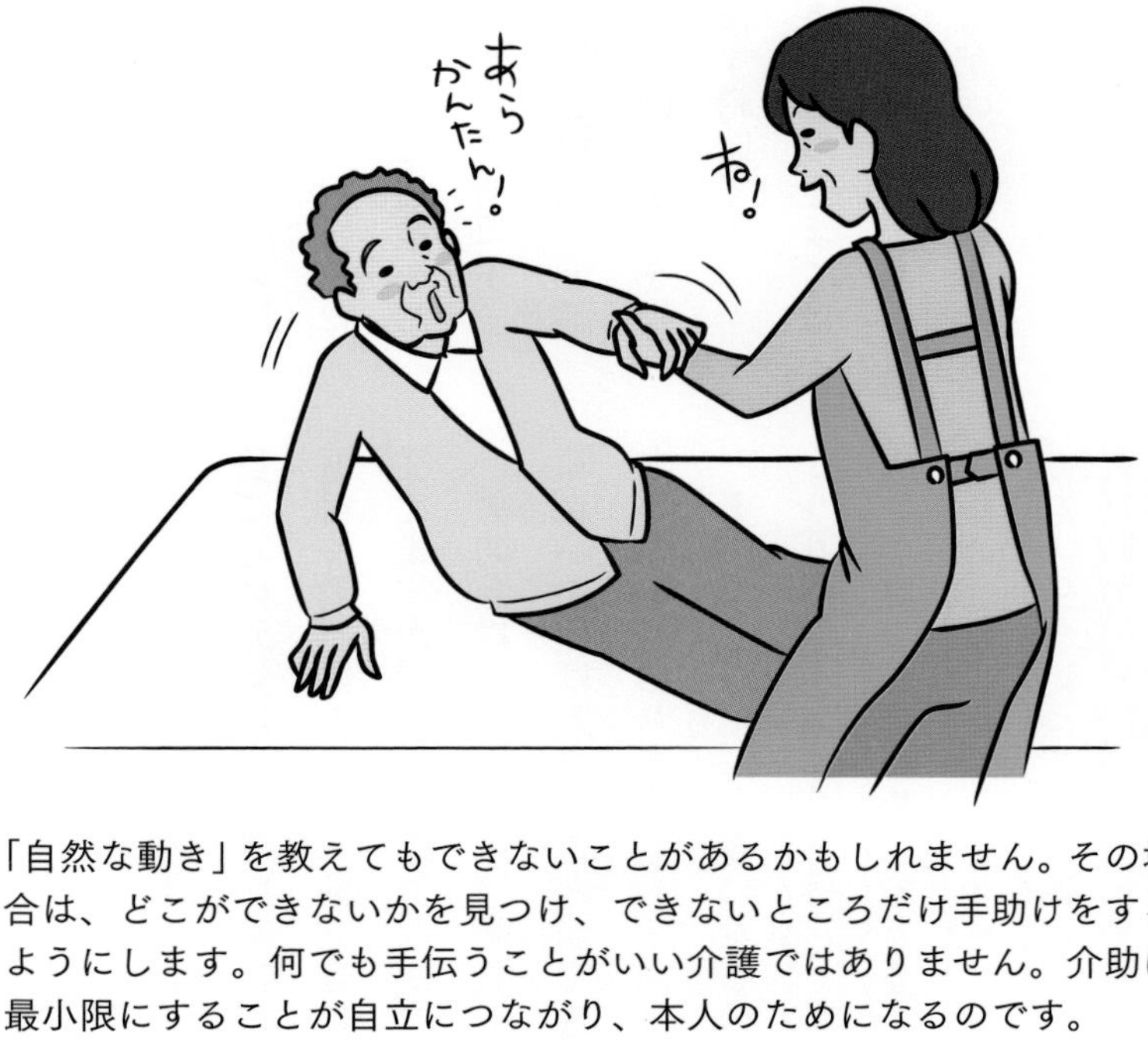

「自然な動き」を教えてもできないことがあるかもしれません。その場合は、どこができないかを見つけ、できないところだけ手助けをするようにします。何でも手伝うことがいい介護ではありません。介助は最小限にすることが自立につながり、本人のためになるのです。

三好流・介護のルール⑤

できることを活用して その人らしい人生を

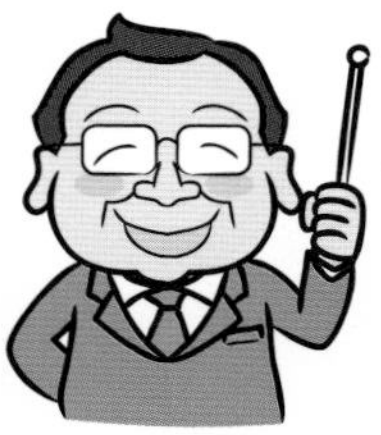

その人らしい人生を一緒につくるために

老いや障がいに関わる介護は、できないことに焦点を当てるのではなく、できることを最大限に活用して、その人らしい生活ができるようしていきます。その人らしい人生を一緒につくっていくのが介護の役割です。

できる能力を最大限に活用しながら自分らしい生活を続けることが介護の目的

脳卒中で倒れた場合を考えてみましょう。救急車で病院に運ばれて治療を受けます。この時期は「急性期」と呼ばれ、命に関わるため、速やかに治療をしなければいけない時期です。「急性期」の次は「回復期」と呼ばれ、心身機能の回復訓練を行い、治癒を目指す時期です。

そして、もうこれ以上よくはならない時期がきます。それからは、病気や障がいとつきあっていかなければなりません。

この時期は「慢性期」と呼ばれてきましたが、私はより積極的に「生活期」と呼ぼうと訴えてきました。入院中は患者でしたが、ここからは生活の主人公なのですから。

急性期、回復期のときには、日ごとに元気になっていくため、医師や看護師の指示に前向きに従えますが、「生活期」はなかなか前向きになれません。病気や障がいを受け入れることができないこともあります。

そんなときに、必要になるのが〝介護の力〟です。**介護は、本人が現実を受け止め、できることを最大限に活用しながら、豊かな人生を送っていけるように寄り添っていきます。**

介護はその人と一緒に豊かな人生をつくっていくというクリエイティブな役割を担っているのです。

「できない」ことはあきらめるのも前向きな対応

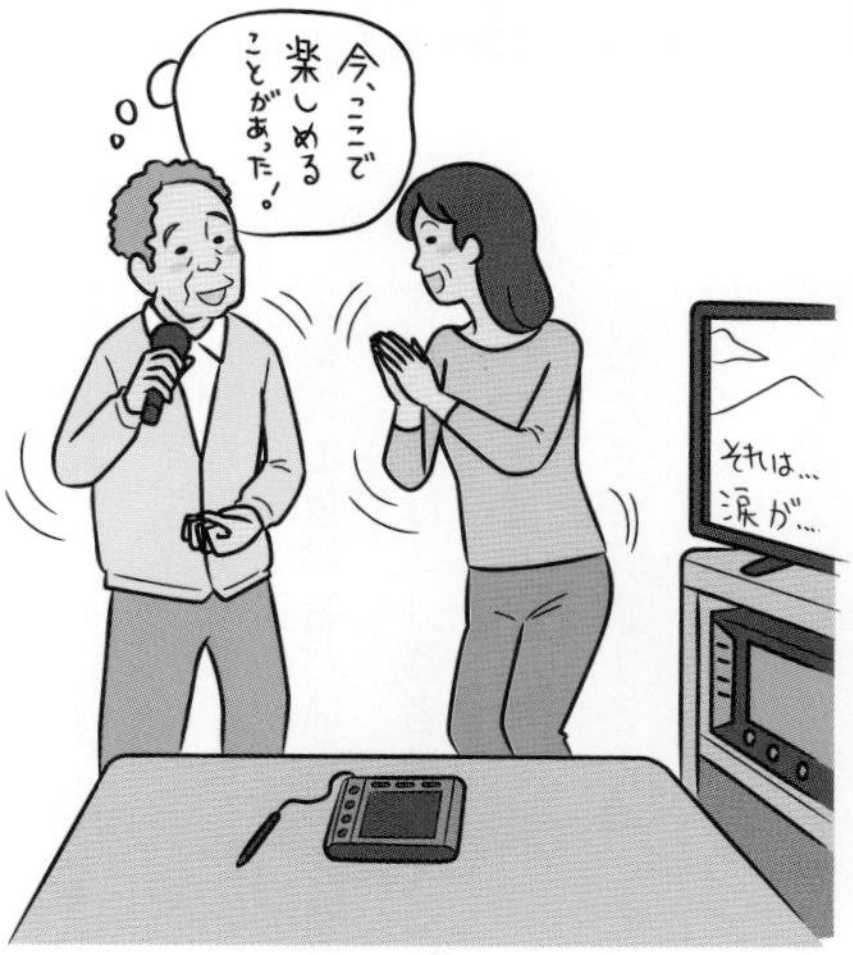

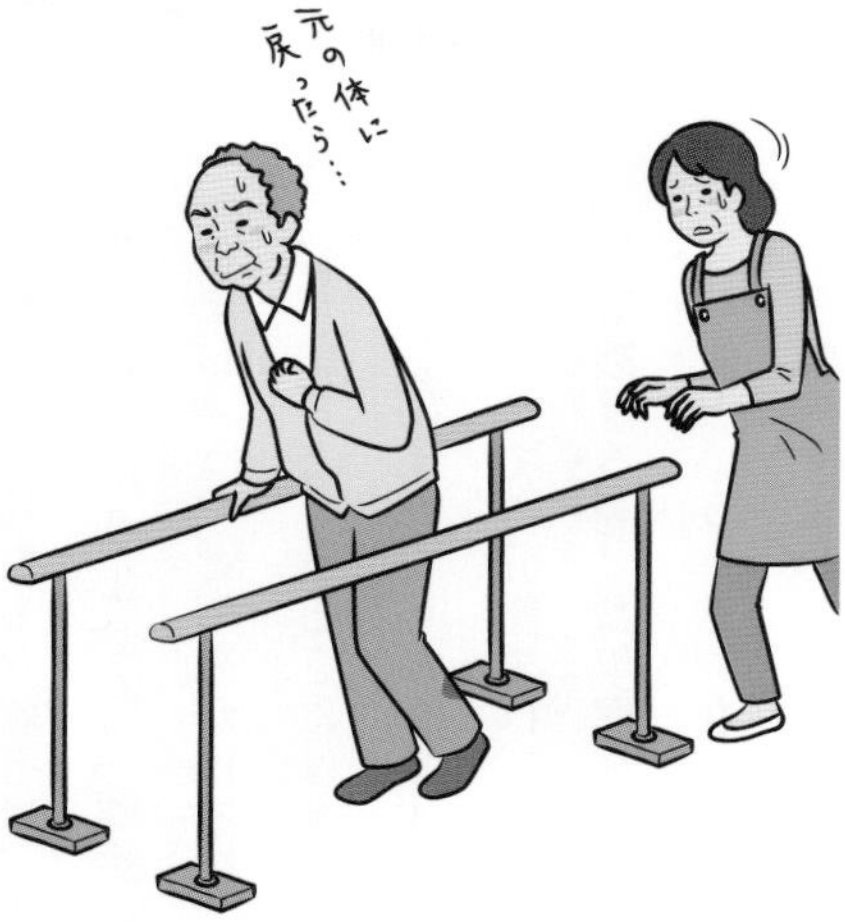

「できない」ことを「できる」にするのは医療の目的です。しかし、老化や障がいは受け入れていかなければなりません。「あきらめる」という言葉は、「明らかにする」が語源だとか。介護の現実をちゃんと引き受けて前を向くことは積極的な態度です。

本人が「できる」能力を最大限活用しよう

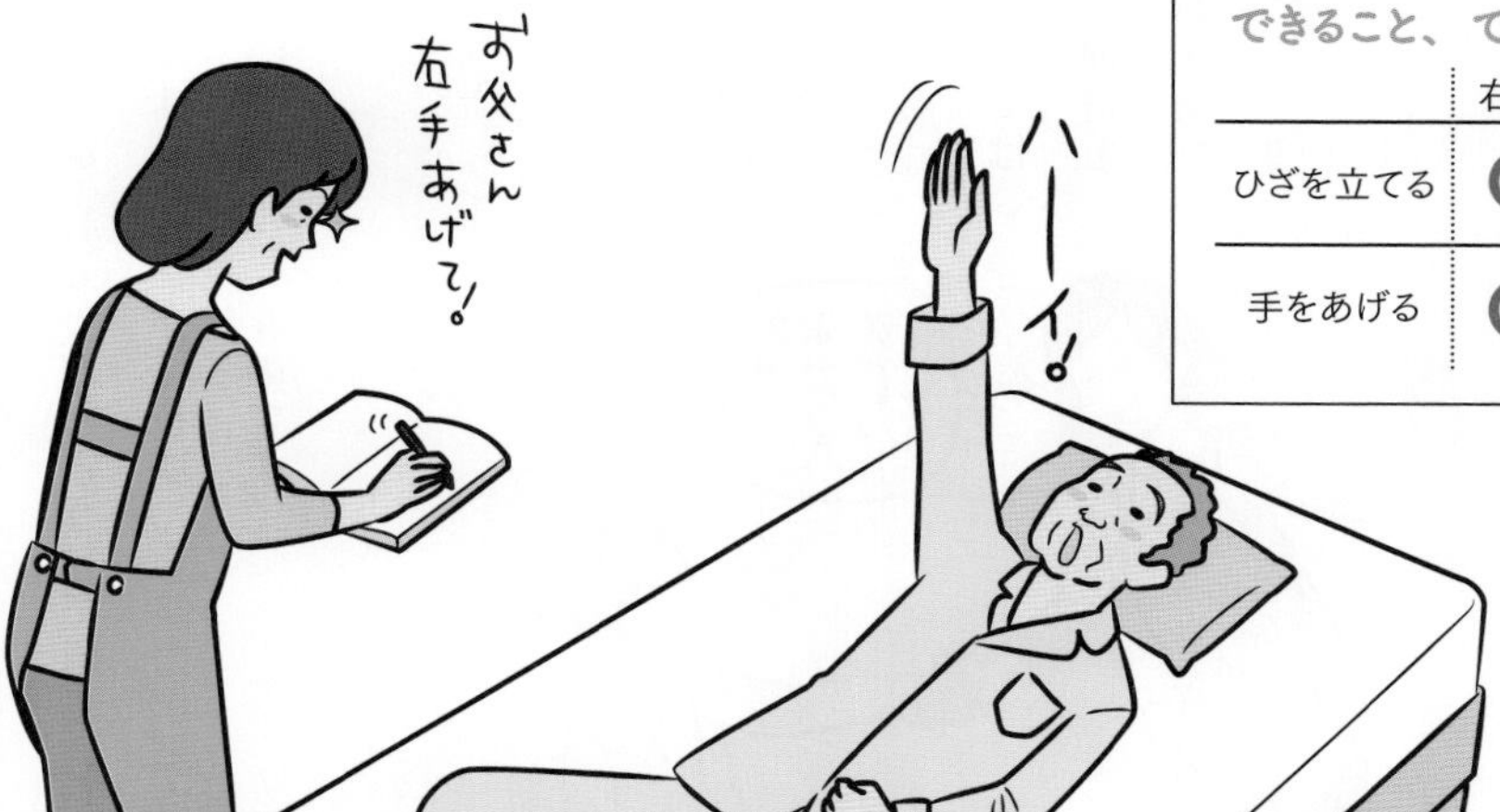

できること、できないこと

	右側	左側
ひざを立てる	○	×
手をあげる	○	×

本人の「できない」ことにアプローチする医療に対して、介護は「できる」ことに注目します。本人の「できる」ことを見つけ出し、その能力を引き出して自分らしい生活を送れるようにすること、それが機能を低下させない最善の方法です。

介護は“考える杖”になること

動きの主体はお年寄り

「人間は考える葦《あし》である」とはフランスの哲学者パスカルの言葉ですが、私は「介護者は考える杖である」と言っています。

私たちが介護するのは、モノではなくて、自分から動こうとしている主体なのです。杖を使いこなすのはお年寄りです。

もちろん私たち介護者は、単なる杖じゃありません。「散歩に行きましょう」と声をかける杖ですし、いざというときにはサッと手を差し出す杖でもあります。

これまでの介護では、介護者はしてあげる側、お年寄りはしてもらう側という一方的なものだと考えられてきました。

私はその関係性をひっくり返して、お年寄りの側を主体にすべきだと考えたのです。〝介護者は媒介＝きっかけ〟になればいいのだと。

介護者に必要な想像力

でも老化や認知症で、主体であることが難しくなったときには私たち介護者の出番です。

お年寄りが主体だといっても、言うことを全部聞き入れていてはいい介護にはなりません。何日もご飯を食べない場合に、お年寄りがそうしたいからといってその通りにしていたら、体力が弱ってしまいます。

なぜご飯を食べてくれないのか、どうしたら食べてくれるのか、本人が何を望んでいるのか、自分だったらどうしてほしいだろうか、介護者は〝想像力が試される杖〟なのです。

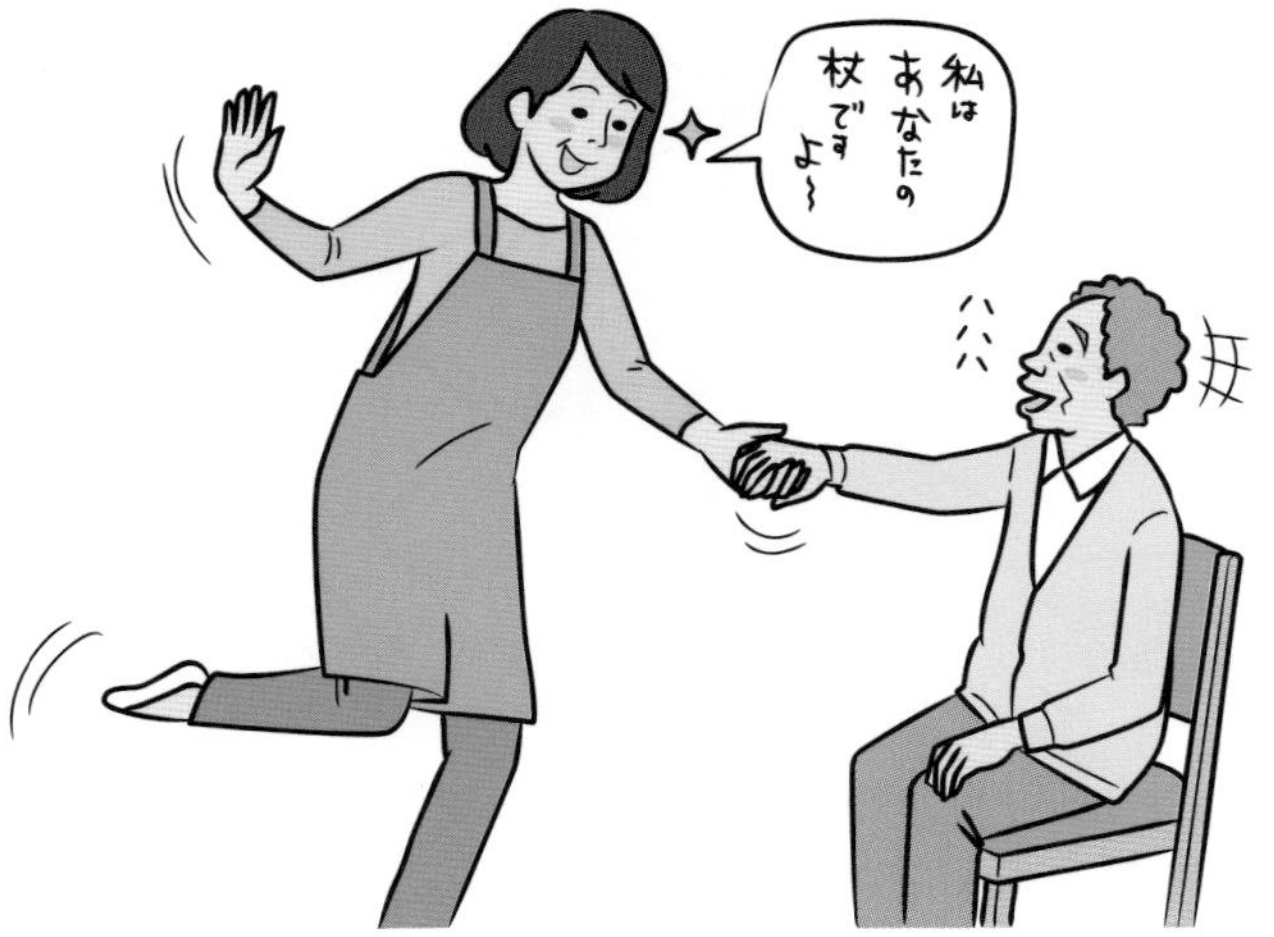

第2章

介助の基本

寝返り

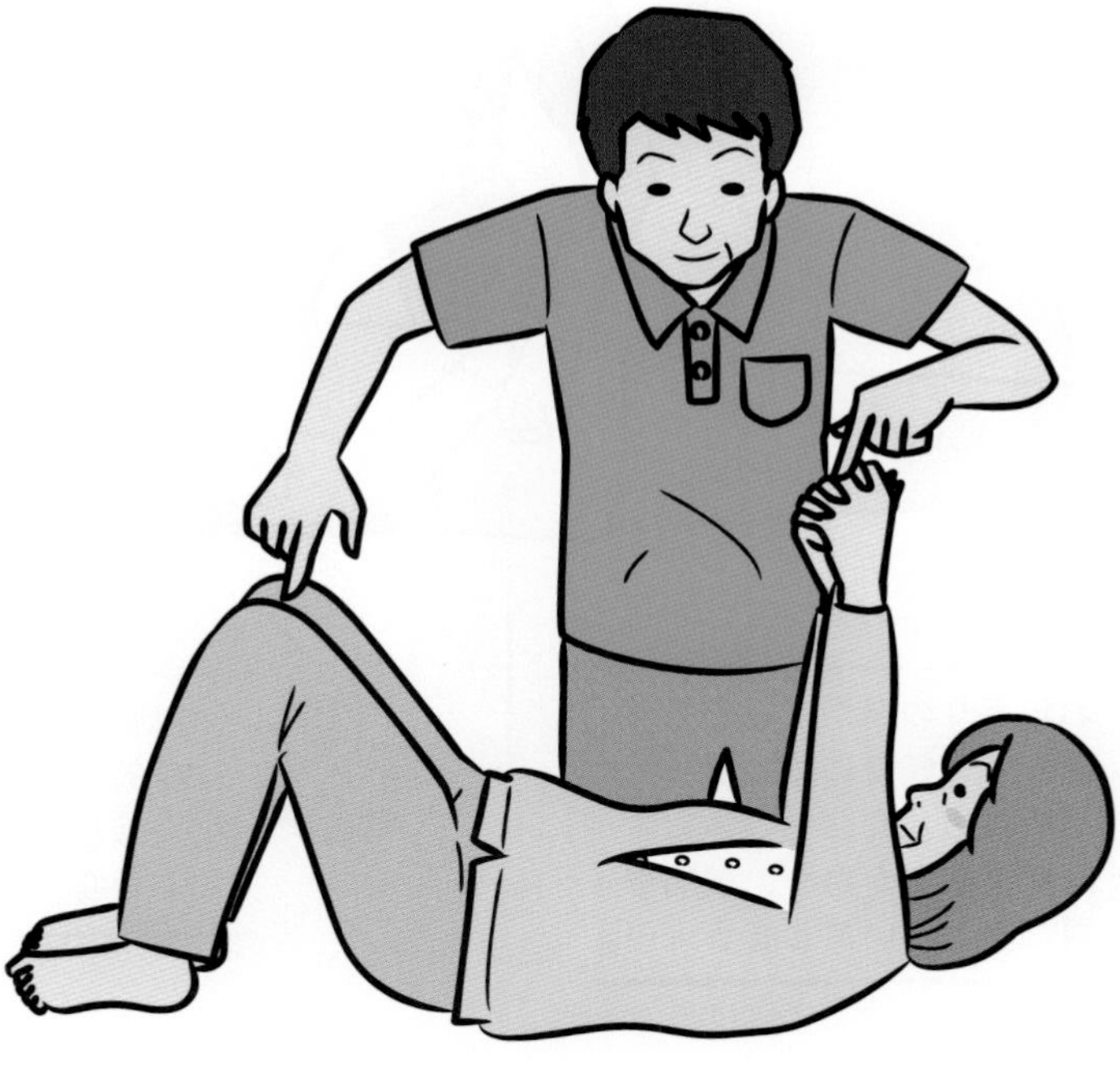

夜中に何度も起こされる寝返りの介助は大変ですね。
でも「寝返り動作の３要素」を知るだけでグンと楽になります。
力を入れずに、指１本でできる目からウロコの介助法を紹介しましょう。

寝返り
介助の勘違い

✕ 寝ている人を力任せに横向きにしていませんか？

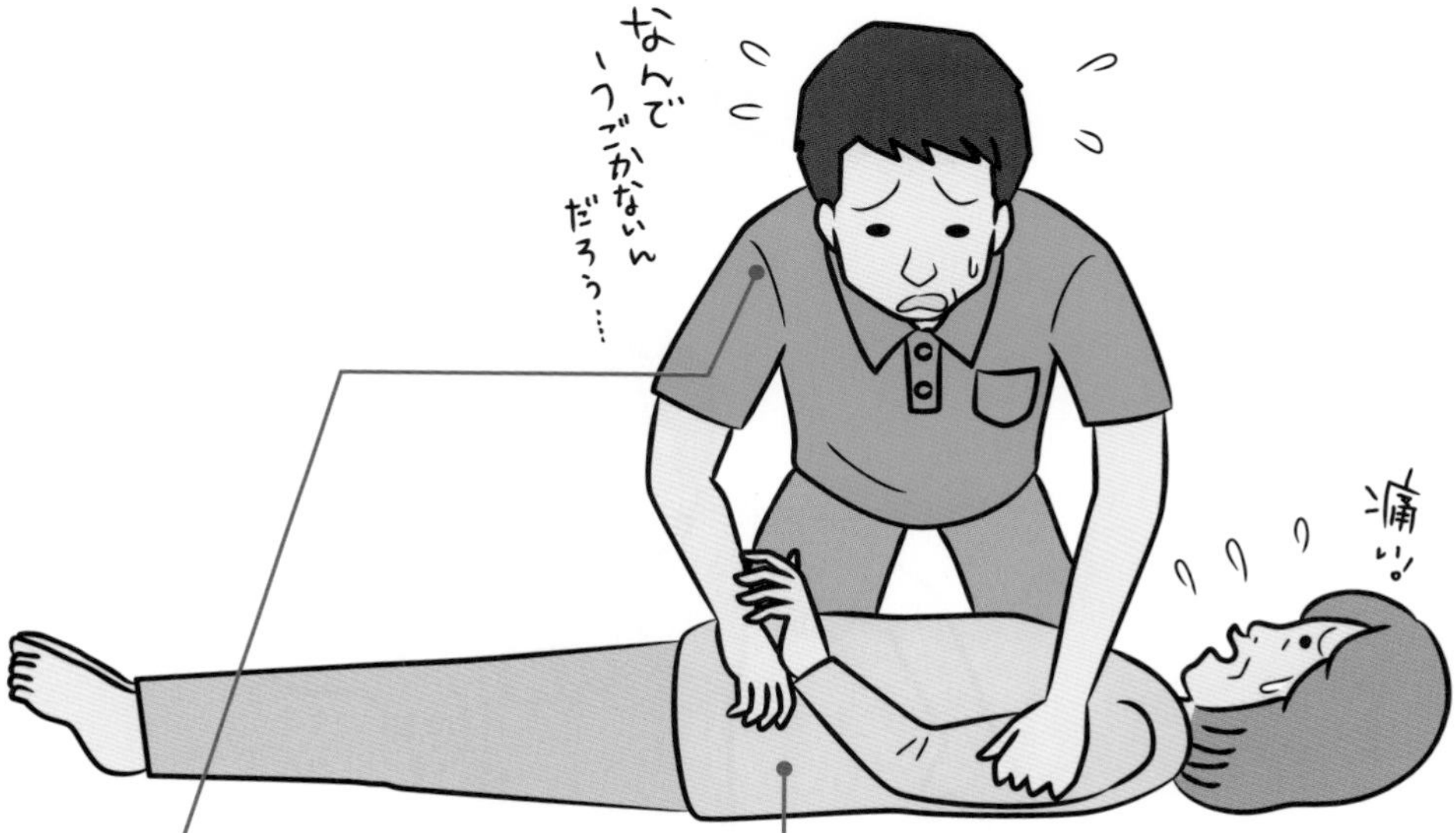

ここがNG
お年寄りの自然な動きを邪魔して力任せに引っ張っているため、介助者の体に余計な負荷がかかり、腰痛や肩こりを招いてしまう……。

ここがNG
お年寄りは寝ているだけの受け身的な状態。力任せに体を引っ張られると身動きができなくなり、苦痛を伴う……。

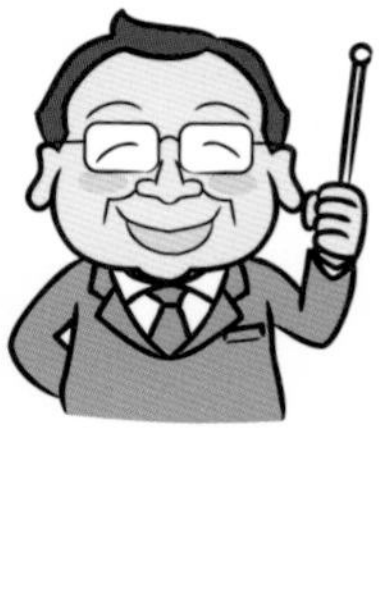

3つの動作で力を使わずにサポートできる！

お年寄りに何もさせないと、力任せの全介助になってしまいます。寝返りは1日に何度も行う動作です。自力で寝返りを打とうとする動きを引き出す介助で、お互いの負担を減らしましょう。

寝返りのしかたの基本動作
—左側を向く場合—

1　右ひざを立てる

右のひざを少し立てて左へ倒していきます。

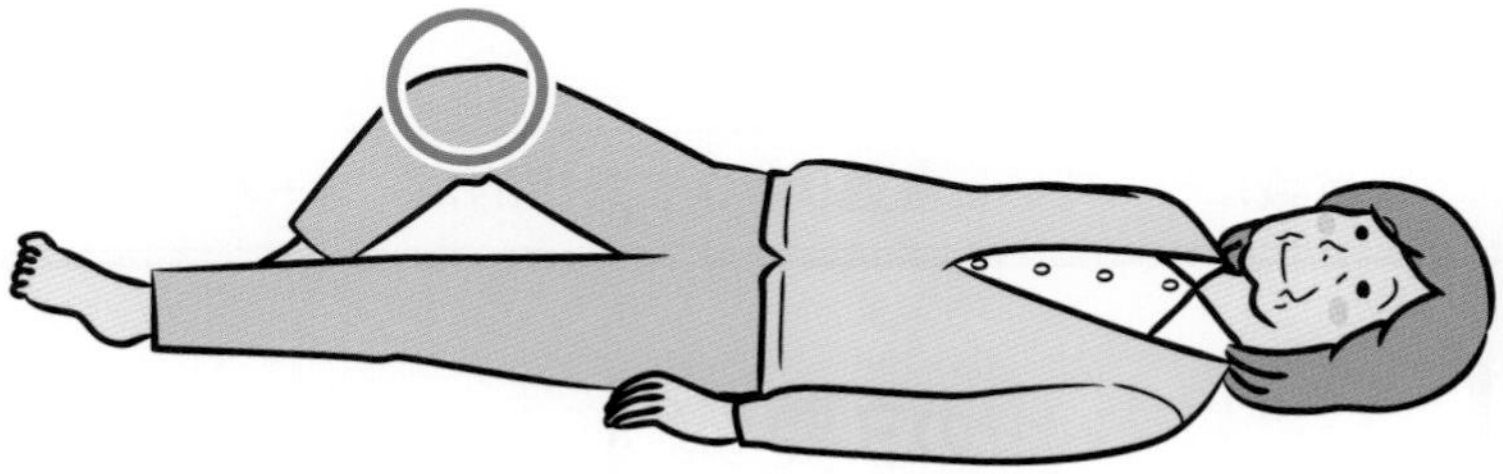

2　右腕を上げる

右腕を少し上げて上体を左側へ動かします。人によっては1、2の順が逆、または同時の場合もあります。

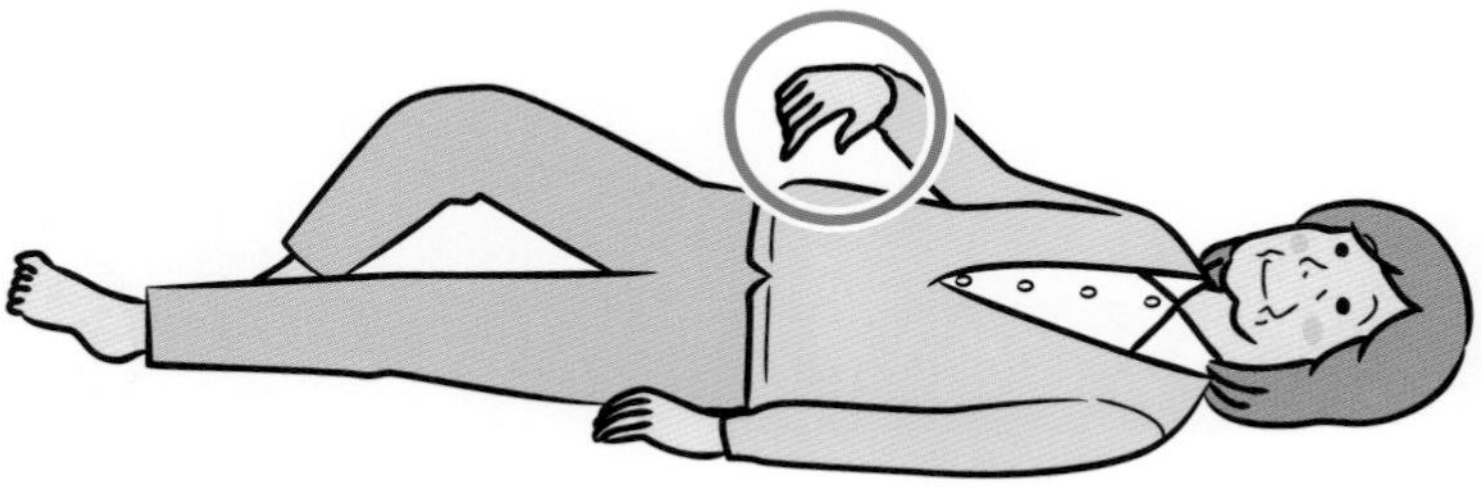

3　頭を上げる

動きとしては見えないこともありますが、頭を少し上げ、左側を向きます。

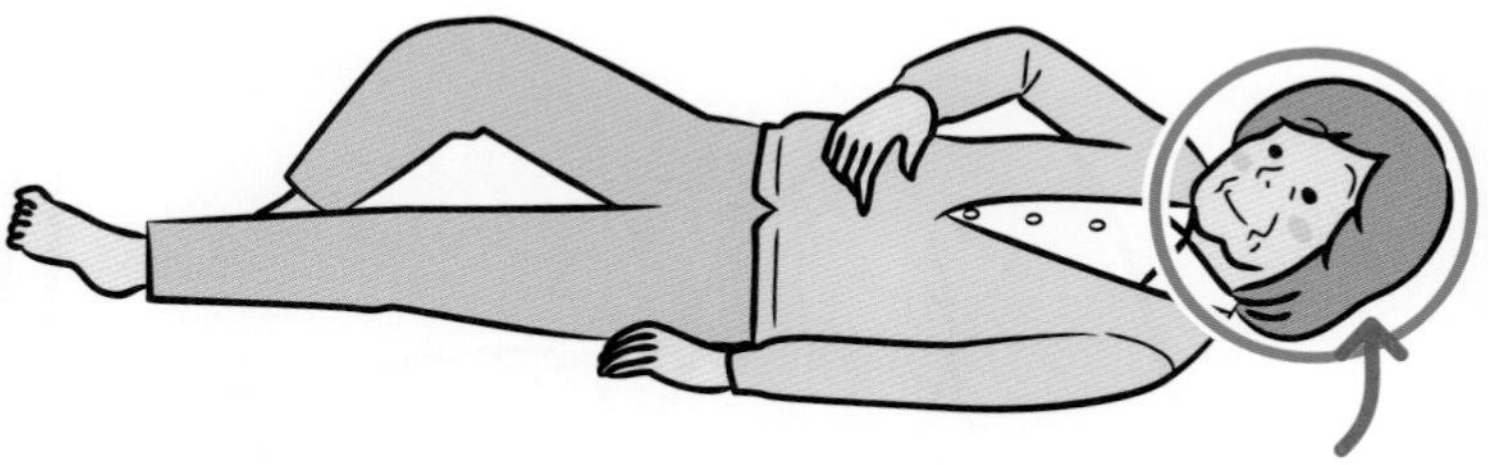

まず私たちがどうやって寝返りしているかを知ろう

私たちがいつも無意識に行っている寝返りの動きを観察してみましょう。その動作のなかに自立法と介助法のヒントがあるのです。

　上のイラストのように左側に寝返りをした場合、まず体のどの部分が最初に動くかを見てください。人によって順番や動きの大きさは異なりますが、次の３つの動きが先行しているのがわかります。

①**右ひざを立てる**（右ひざ関節、右股関節の屈曲）
②**右腕を上げる**（右肩関節の屈曲）
③**頭を上げる**（頸関節の前屈）

　この３つの動きをしないで力任せに寝返りを打つと体に負担がかかります。特にひざを立てるのは腰を守るための動きなので必ず行ってください。

基本のき

▼**無意識の動作に介助のヒントがある**
▼**寝返りするときに先行する動き方は、ひざを立てる➡腕を上げる➡頭を上げる**

「寝返り」介助の基本を学ぶ

無意識に行っている寝返り動作を意識的に、オーバーなアクションで再現してみましょう。

寝返り動作の3要素

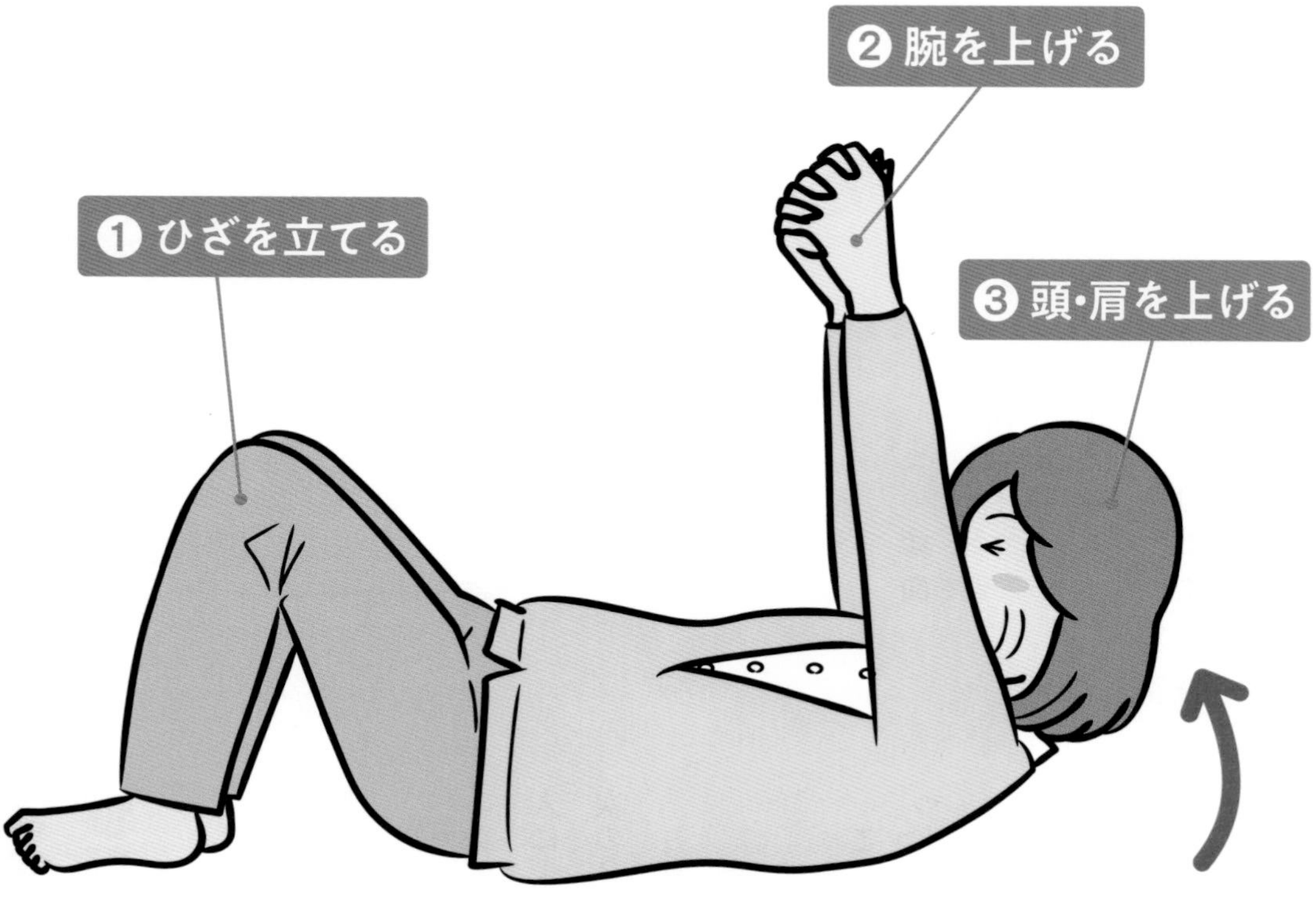

3つの要素を知るだけで、寝返りは楽になる

前ページで、寝返りには3つの動きが先行していることを発見しました。私たちが小さな動きで寝返りが打てるのは、体力があって障がいがないからです。

それならば、要介護になった人には、「寝返り動作の3要素」の動きをオーバーに行ってもらえばいいのです。そこで「寝返り動作の3要素」をまとめました。

❶両ひざをいっぱいに立てる
❷両腕をいっぱいに上げる
❸頭、肩をいっぱいに上げる

寝返りは左右どちらにも行いますので、両方の手足を使います。それが上のイラストです。実はこれ、赤ちゃんが寝返りするときの姿勢とそっくり。自然な動きは赤ちゃんに学べばいいんですね。

やってみよう!

寝返り介助を練習してみましょう

1 人さし指をひざと手に置く

お年寄りに「寝返り動作の3要素」の姿勢をとってもらい、介助者はお年寄りのひざ頭と両手の先に人さし指を1本ずつ添えます。

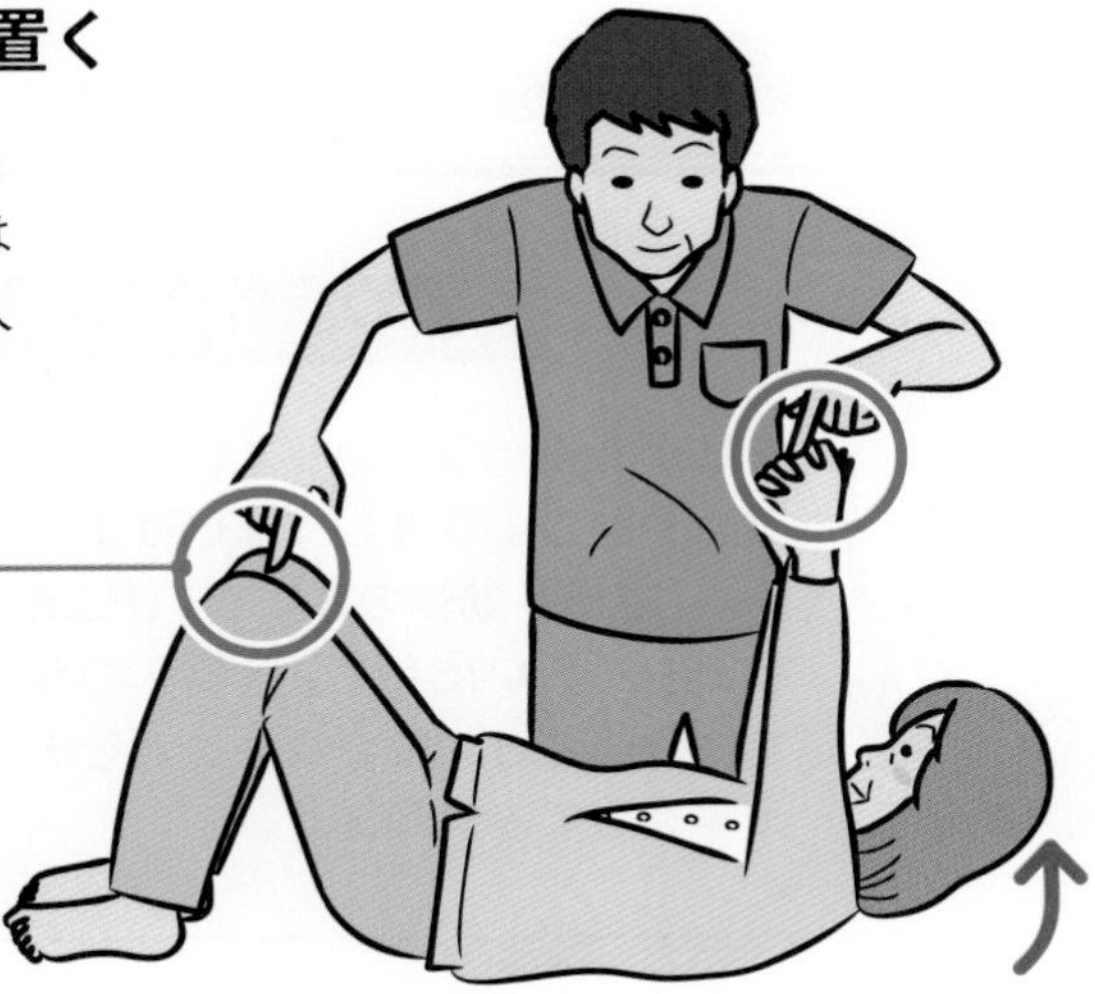

☑チェック
両ひざをしっかり立てて、両腕をいっぱいに天井に向ける。そして、頭と肩を上げるのも忘れないで。

2 手前に引く

介助者の力がいらないだけでなく、お年寄りにとっても楽ちん。P.26のNGなやり方と比べてみてください。

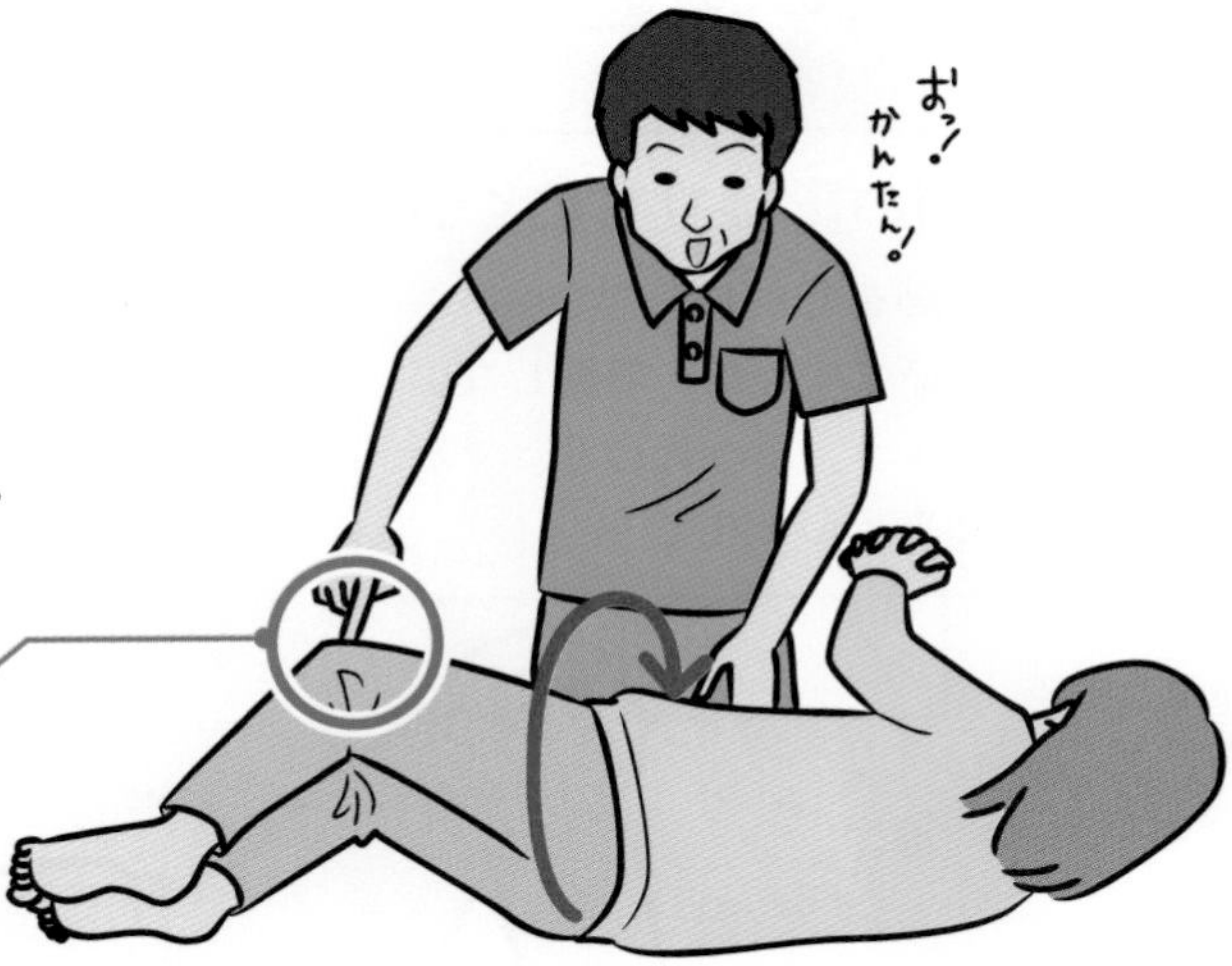

☑チェック
指を軽く引くだけで、体全体がゴロンと横向きになる。

知っ得!

赤ちゃんに学ぶ寝返りのコツ

赤ちゃんも、両足と両手を上げ、頭をいっぱいに起こしてパタンと横向きになります。これが寝返りの自立です。視界に入る自分の足を口に入れようとして、バタバタしているうちに寝返るのです。

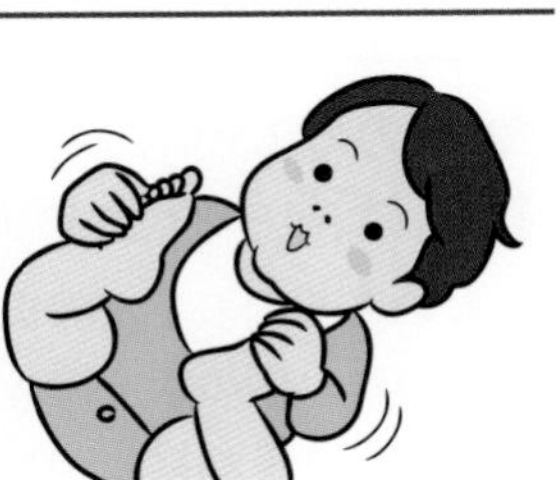

自立法

片マヒの人が自力で寝返る場合

できないことはあきらめ、能力を引き出すことがポイントです。

疲れない介助のポイントはここ

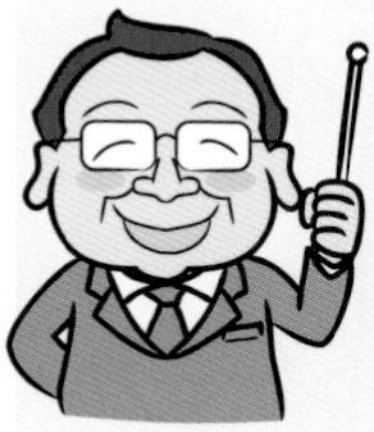

マヒがあるからといって、いきなり全介助しようとしてはいけません。「寝返り動作の３要素」（P.28参照）を思い出して。３要素のうちできること、できないことをチェックしてみましょう。

左片マヒの人のできる＆できない

❶ ひざを立てる —— 右脚○　左脚✕

❷ 手を上げる —— 右手○　左手△

❸ 頭を上げる —— ○

※○＝できる、△＝微妙、✕＝できない

片マヒの人の寝返り動作の3要素

マヒのある側の脚は立てにくい

マヒのある側の脚をちゃんと立てられる人は少ないと思いますので、無理しないであきらめましょう。その代わり、マヒのない側の脚はちゃんと立てて。

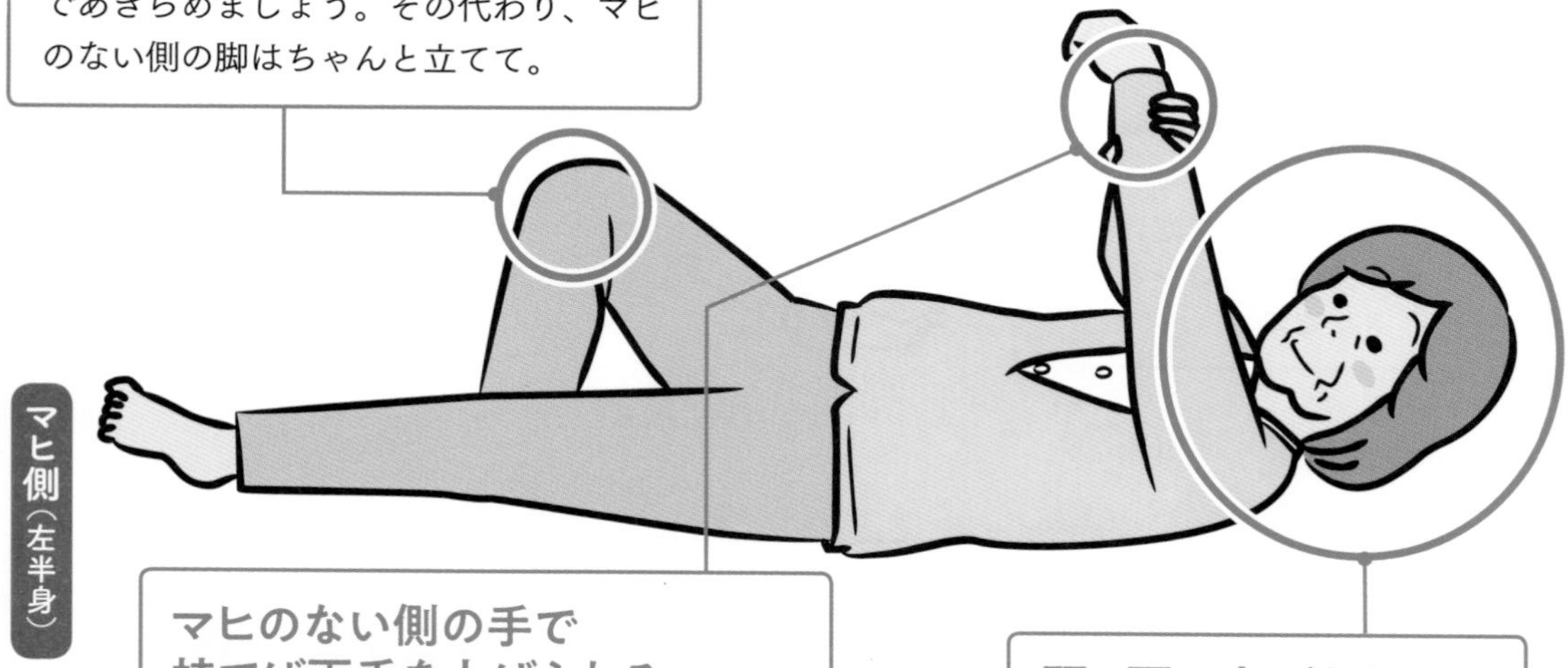

マヒのない側の手で持てば両手を上げられる

マヒのある側の手が固まっていないなら、マヒのない側の手で持って上げられますよね。そうすれば、マヒのある側の腕を上げられる人は多いと思います。

頭、肩は上げられる

マヒは手と脚だけですので、頭や肩を上げることはできるはずです。「できること」をちゃんと使いましょう。

やってみよう！

手を貸す前に自立のやり方を教えよう！

片マヒの人の寝返り自立法

1 マヒのない側のひざを立てる

マヒのない側のひざを立てます。
マヒのある側のひざは立てようとしても外側に倒れてしまいます。

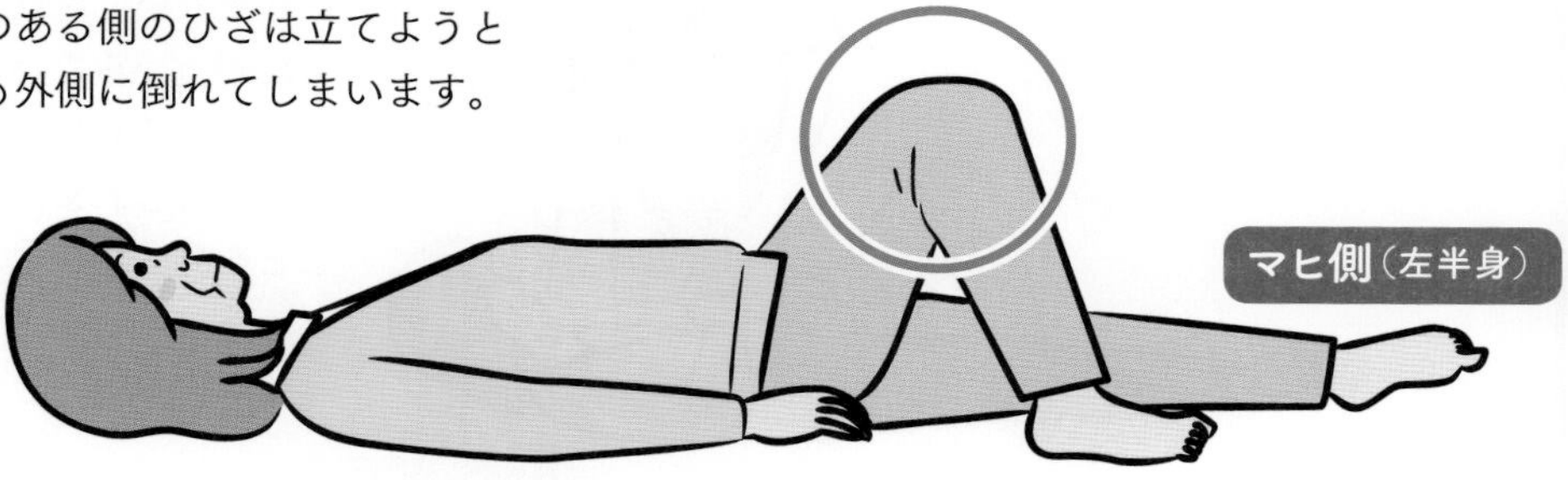

2 両手、頭、肩を上げる

マヒのある側の手をマヒのない側の手で持って上げましょう。頭と肩も腹筋を使って上げてください。

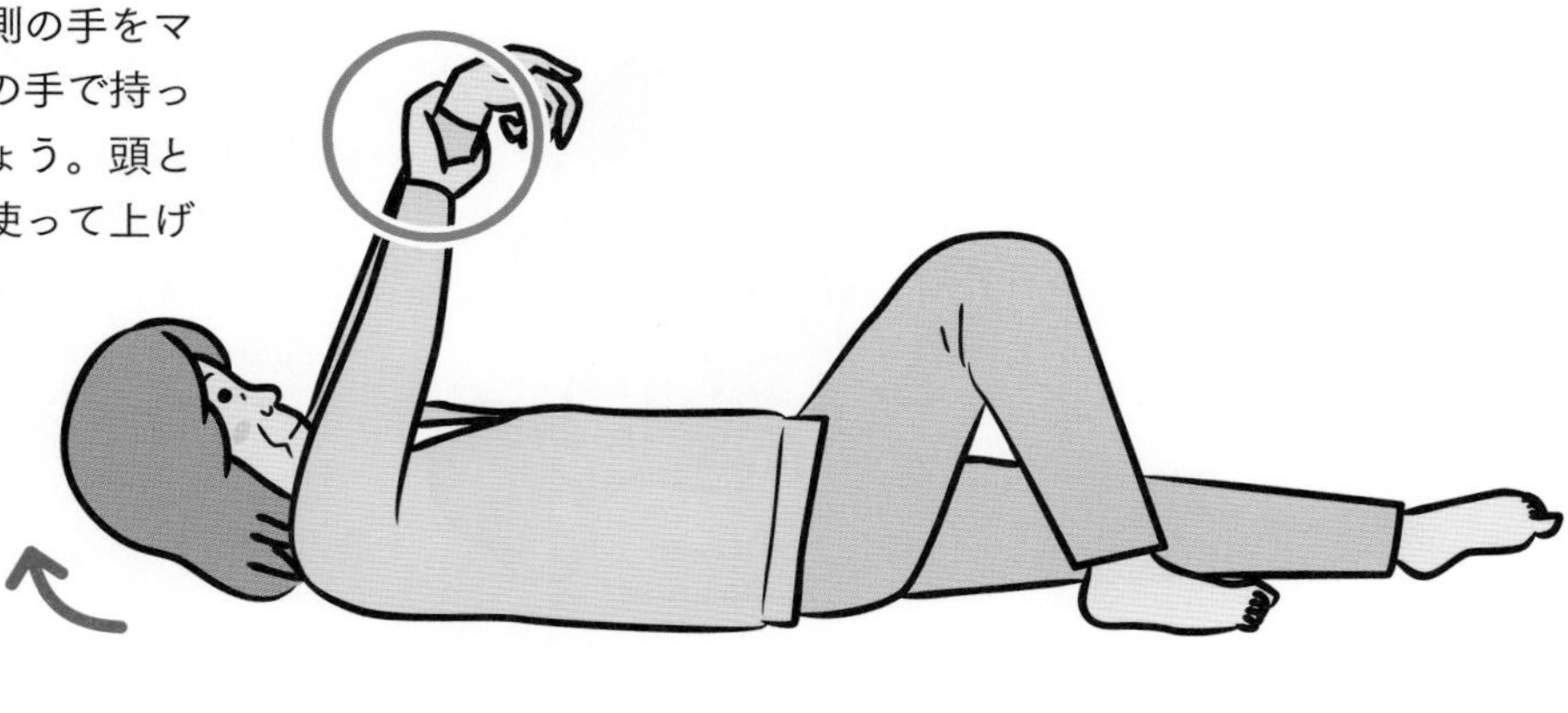

3 横を向く

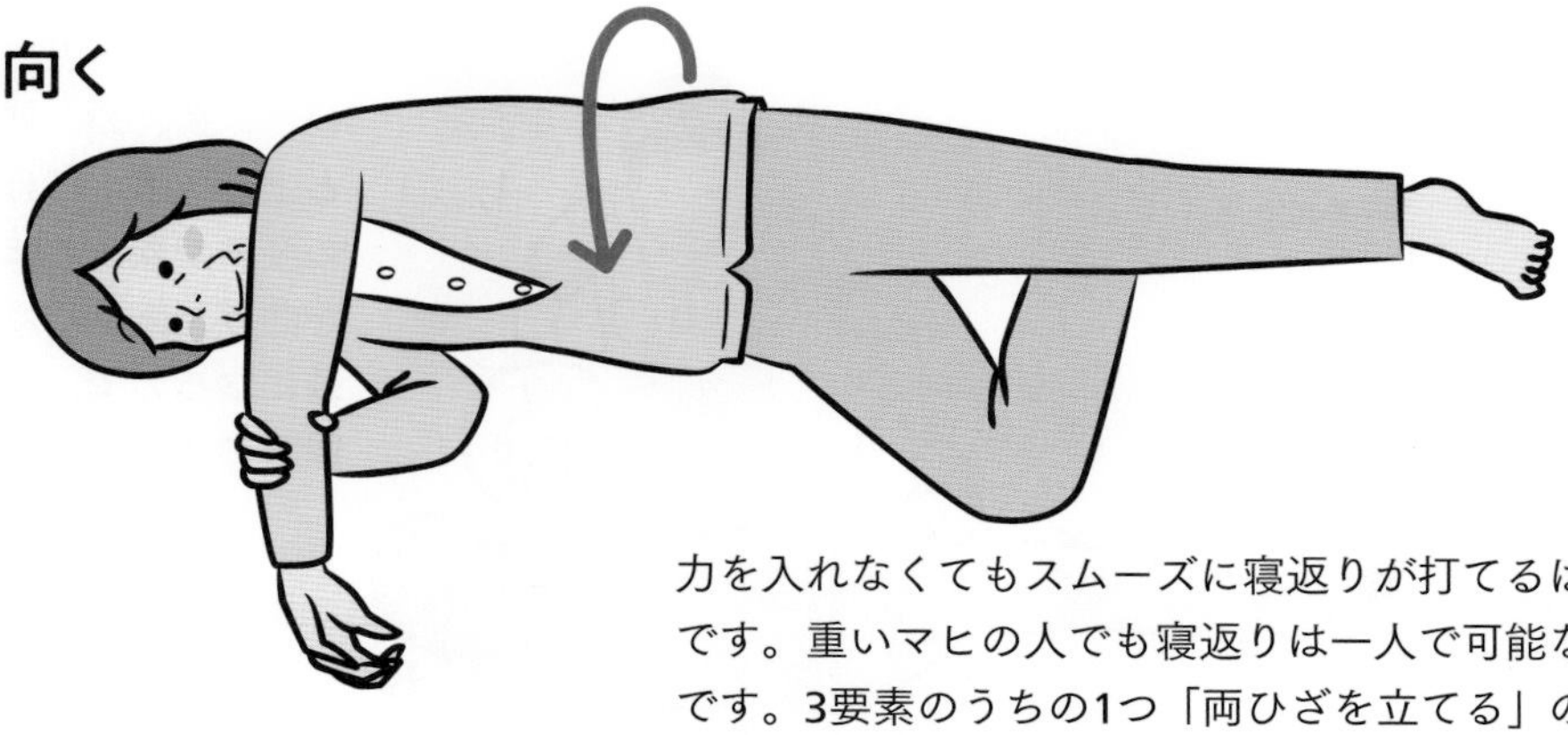

力を入れなくてもスムーズに寝返りが打てるはずです。重いマヒの人でも寝返りは一人で可能なんです。3要素のうちの1つ「両ひざを立てる」の片ひざが立たなかっただけなんですから。

それでもうまくいかないとき（一部介助）

1 「寝返り動作の3要素」のうち、できることをしてもらう

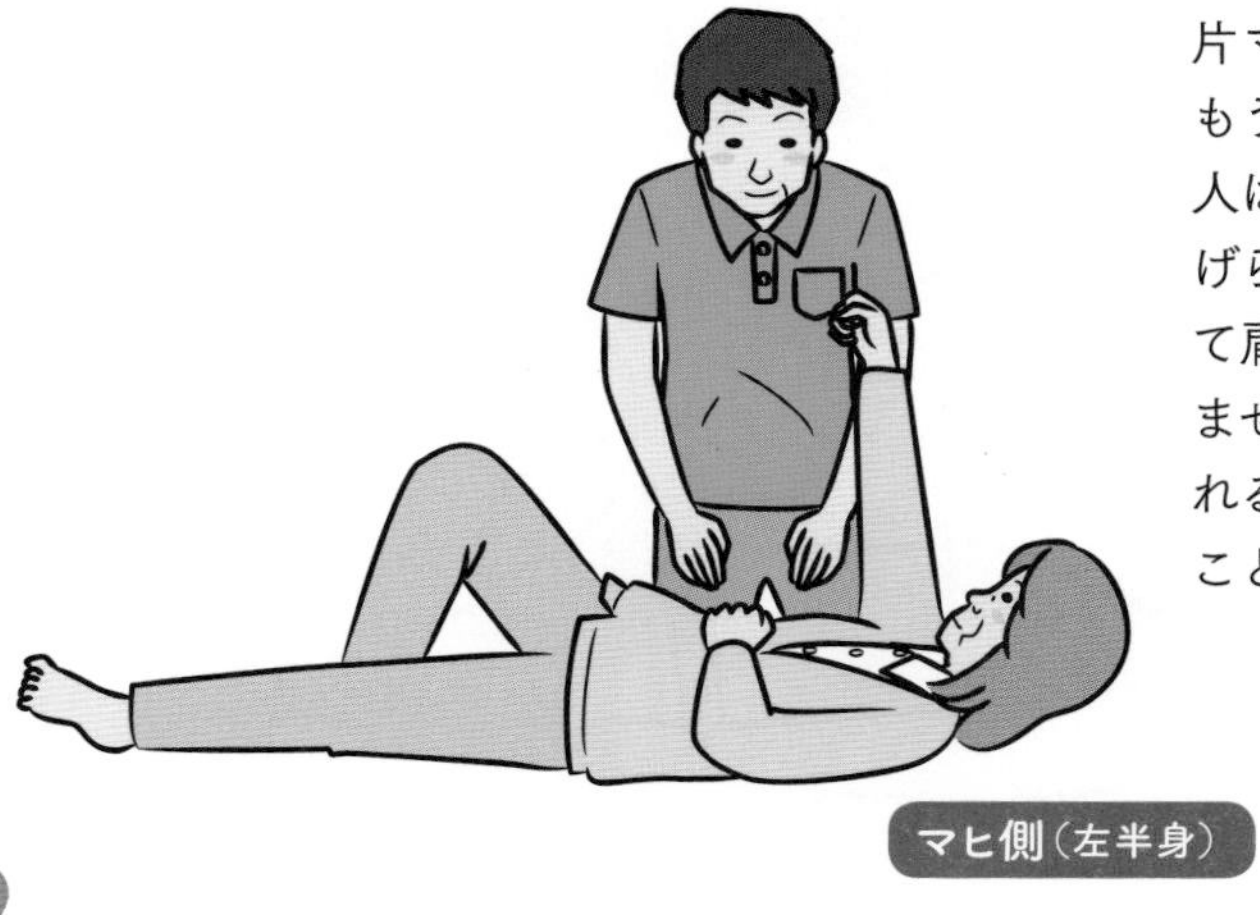

片マヒの人が3要素を使ってもうまくいかない場合、その人は腕が固まっていて持ち上げられない、腹筋が弱っていて肩が上がらないのかもしれません。それでも頭は上げられるかもしれません。できることを見つけましょう。

2 腕とひざを引く

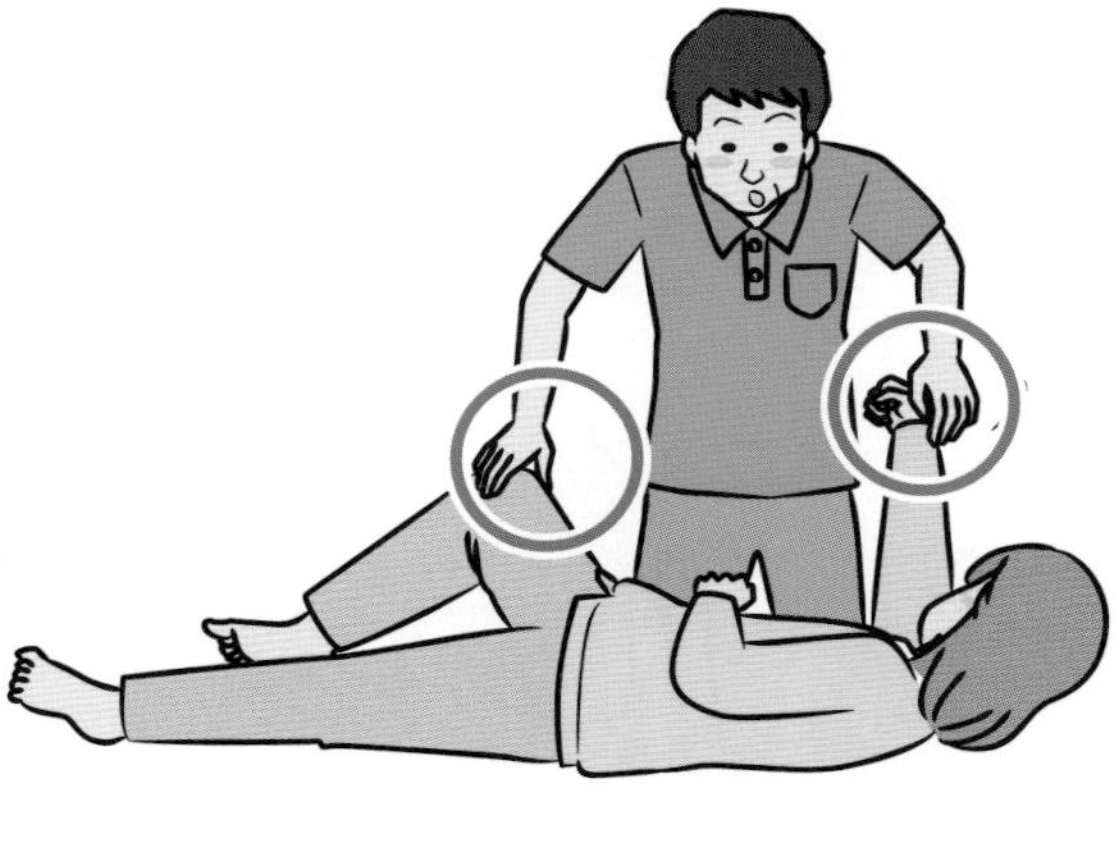

マヒのない側の腕とひざが上げられたら手前に引いてあげるようにします。それでも体全体が横向きにならないときには、肩や腰に手を当てて引くこともあります。

3 最後まで誘導する

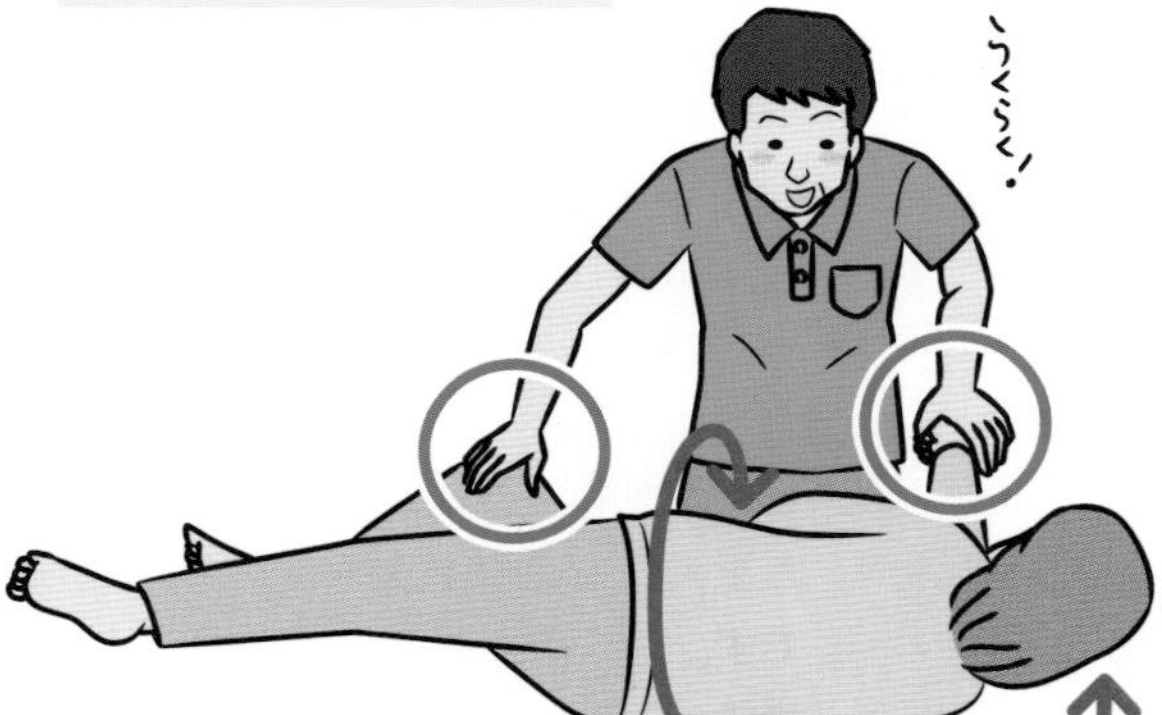

ひざ、腕、頭、肩がちゃんと上がっているほど横向きの姿勢が安定します。ひざを曲げ、腕を前に出した状態になるので、バランスを保ちやすくなるからです。

Q 片マヒの人はマヒ側とマヒのない側どちらに寝返るのが正しい?

Answer

「寝返り動作の3要素」を使えば、重いマヒが片方の手足にあっても、寝返りはできるということがおわかりいただけたと思います。

寝返りができれば、床ずれができることもありません。ですから「床ずれ予防のため」にエアーマットを使ったりしないでください。エアーマットだと身動きがとれなくなってしまいます。

では片マヒの人は、マヒのある側、マヒのない側のどちらに寝返りするのが本人にとってよいのでしょうか。

答えは、どちらでもOKです。マヒのある側を下にするとよくないと教えられているかもしれません。でも、それは意識がない場合です。自分で寝返りできるなら、マヒのある側がしばらく下になってもかまいません。

しかし私たち専門家は、マヒのない側に寝返る練習をすすめます。

なぜなら、マヒのない側を向くと、すごくいいことがあるからです。それは、寝たきり脱出の第一歩である「起き上がり」という動作につながるからなんです。起き上がれれば、片マヒで寝たきりになることはありませんね。その方法は第3章で紹介します。

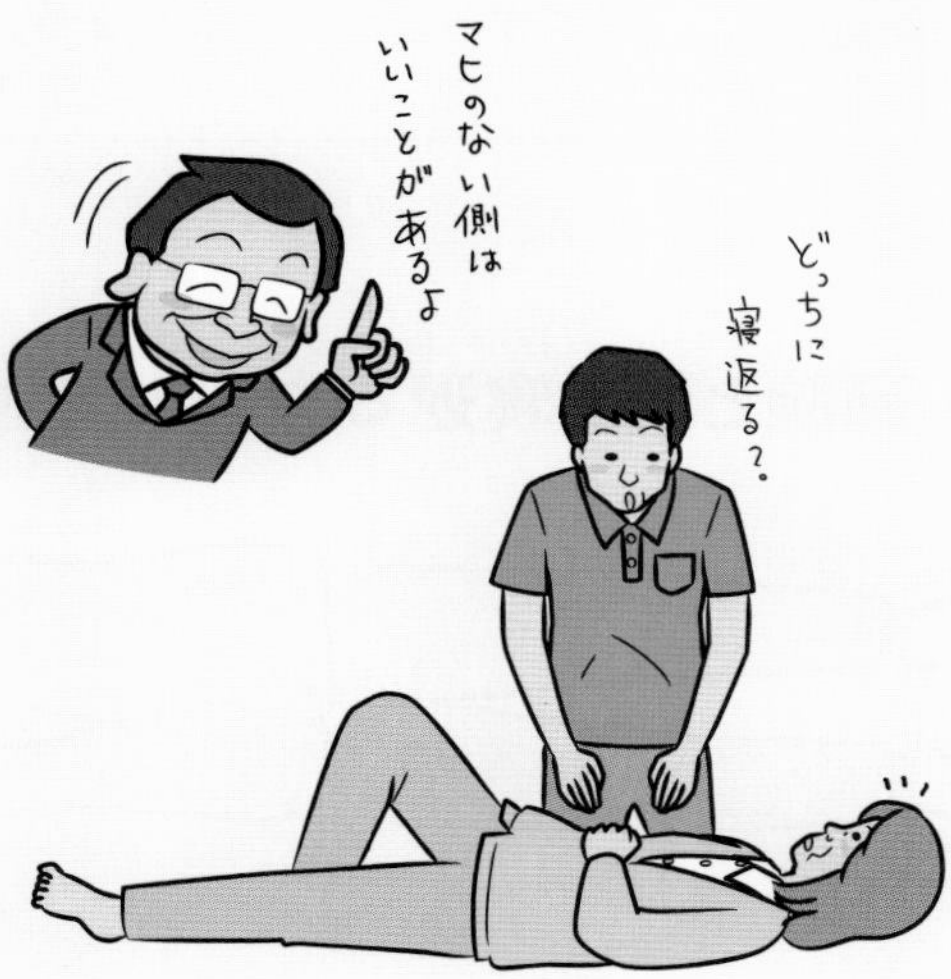

勘違い

✕ マヒした足を自力ですくい上げて寝返るのはNG

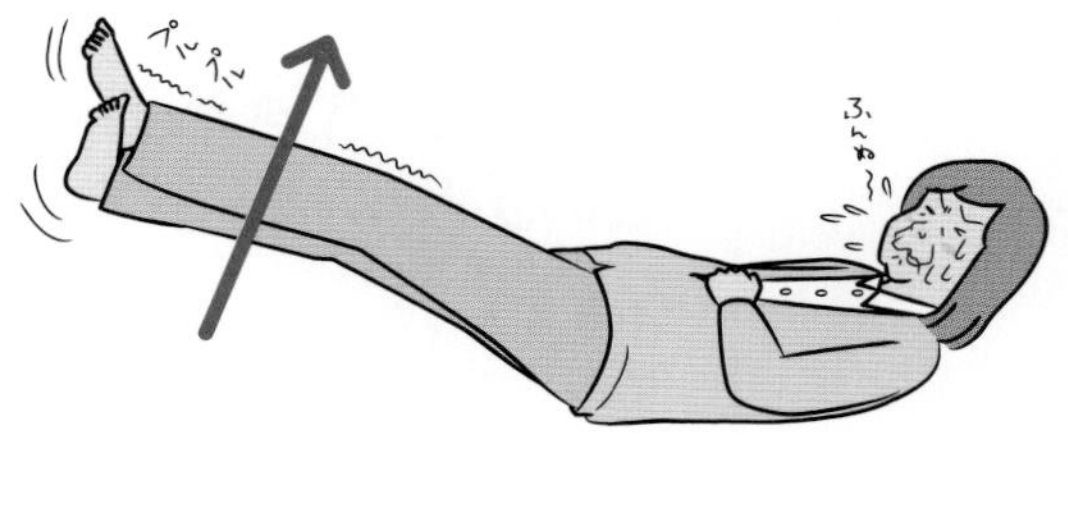

マヒのない側の足でマヒのある側の足をすくい上げ、それを振って寝返りをしなさい、なんて指導をしていた時代がありました。鉛のように重いマヒした足をすくい上げるなんて腰痛をつくり出すようなものですので、やめましょう。

下半身マヒの人が寝返る場合

下半身がまったく動かない場合でも、上半身の力を使えば自力で寝返りができます。

介助のポイントはここ

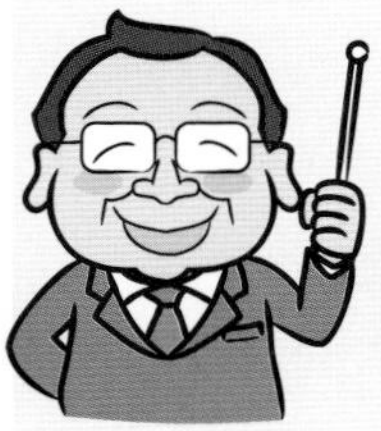

下半身マヒの人は、3要素の「ひざを立てる」ができませんが、手を上げたり、頭や肩を上げることはできます。介助者は本人の状態を見ながら、足りない力を貸して誘導するようにしましょう。

下半身マヒの人のできる&できない

❶ ひざを立てる —— ✕
❷ 手を上げる —— ○
❸ 頭を上げる —— ○

※○＝できる、△＝微妙、✕＝できない

1 両腕と頭を寝返る方向と反対側に倒す

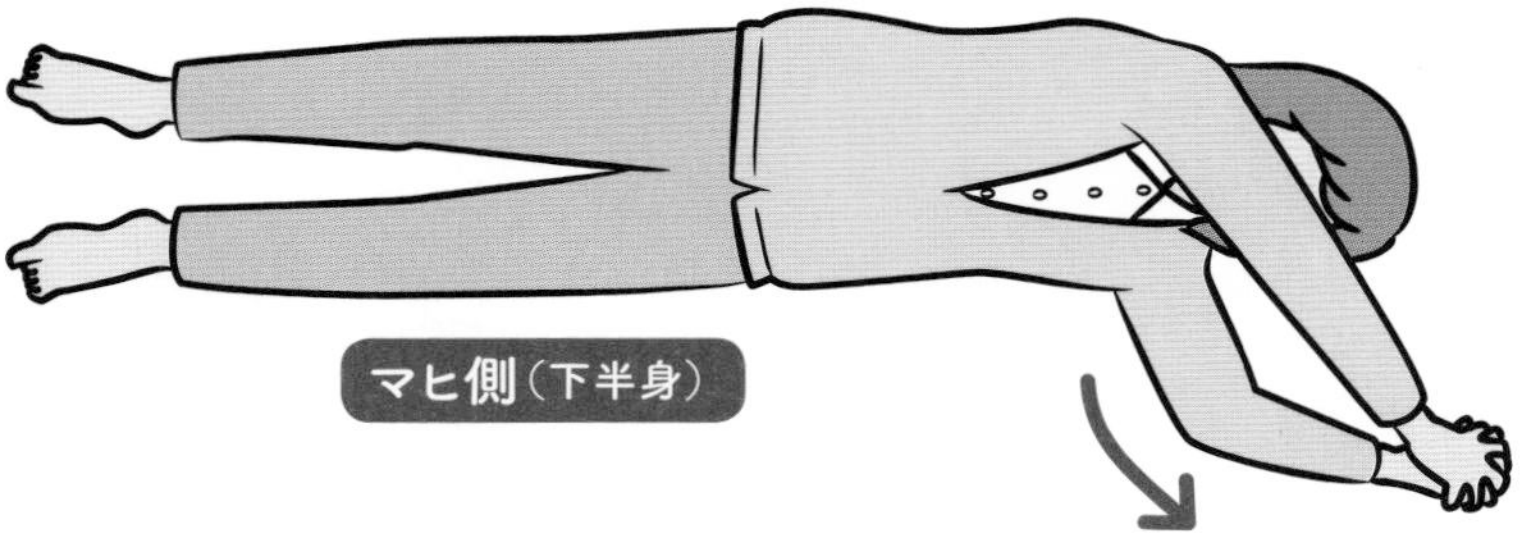

両ひざは立てられないけれど、両腕は上げられるはずです。その両腕を反対側の斜め上に大きく振って、その反動で斜め下に振ります。

2 寝返りたい方向に腕を大きく振り下ろす

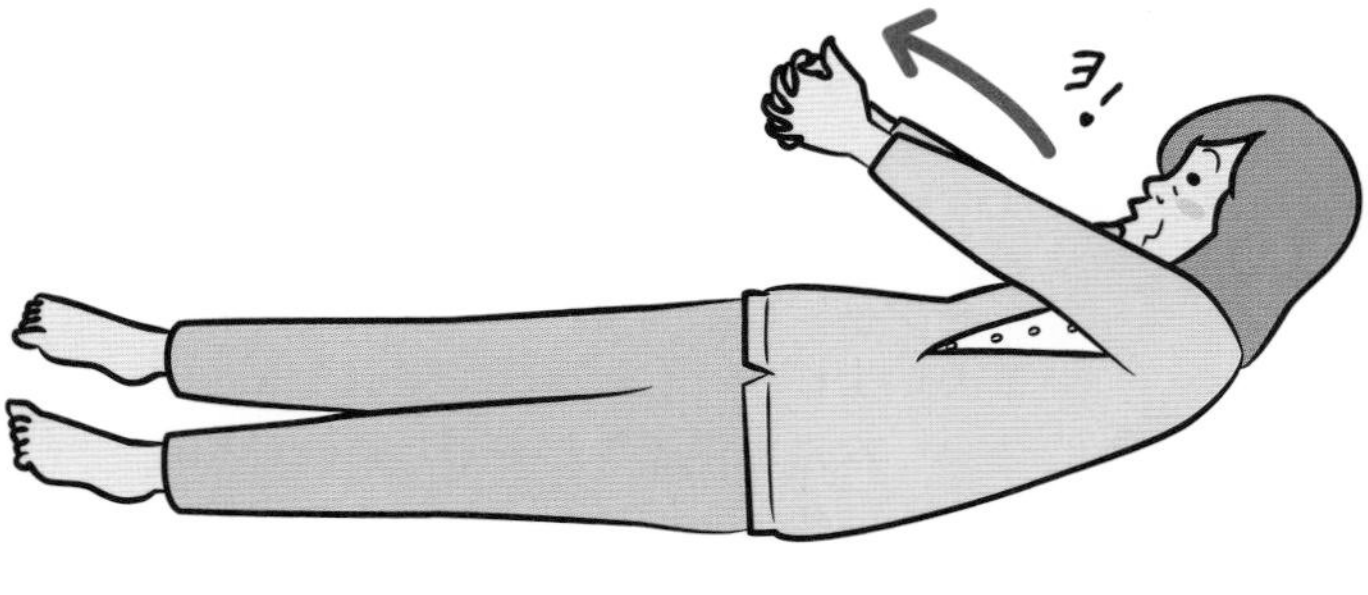

頭と肩も上がるはずです。両腕を斜め下に振りながら頭と肩を起こしてください。「上半身➡お尻➡足」の順に体がついてきて寝返ることができるはずです。

知っ得!

もう少しでできそう……という人には

中身の入ったペットボトルを持って振ってもらいましょう。重みによる反動で寝返ることができます。

それでもうまくいかないとき（一部介助）

1 寝返りする側の足首に、もう片方の足をのせる

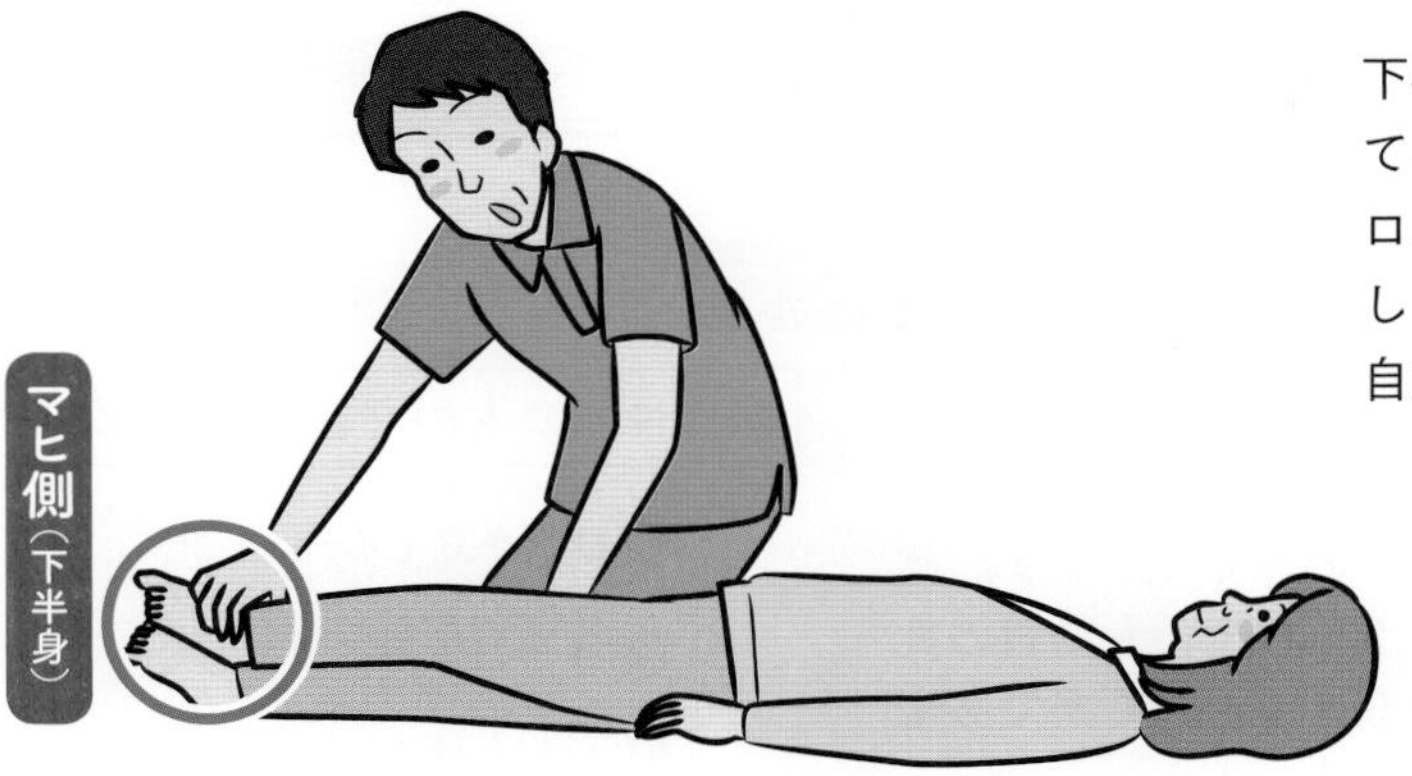

下半身マヒの人は、ひざを立てることはできなくても、クロスさせることならできるでしょう。クロスさせられれば自力でできる人もいます。

2 寝返るのと反対側に倒れる

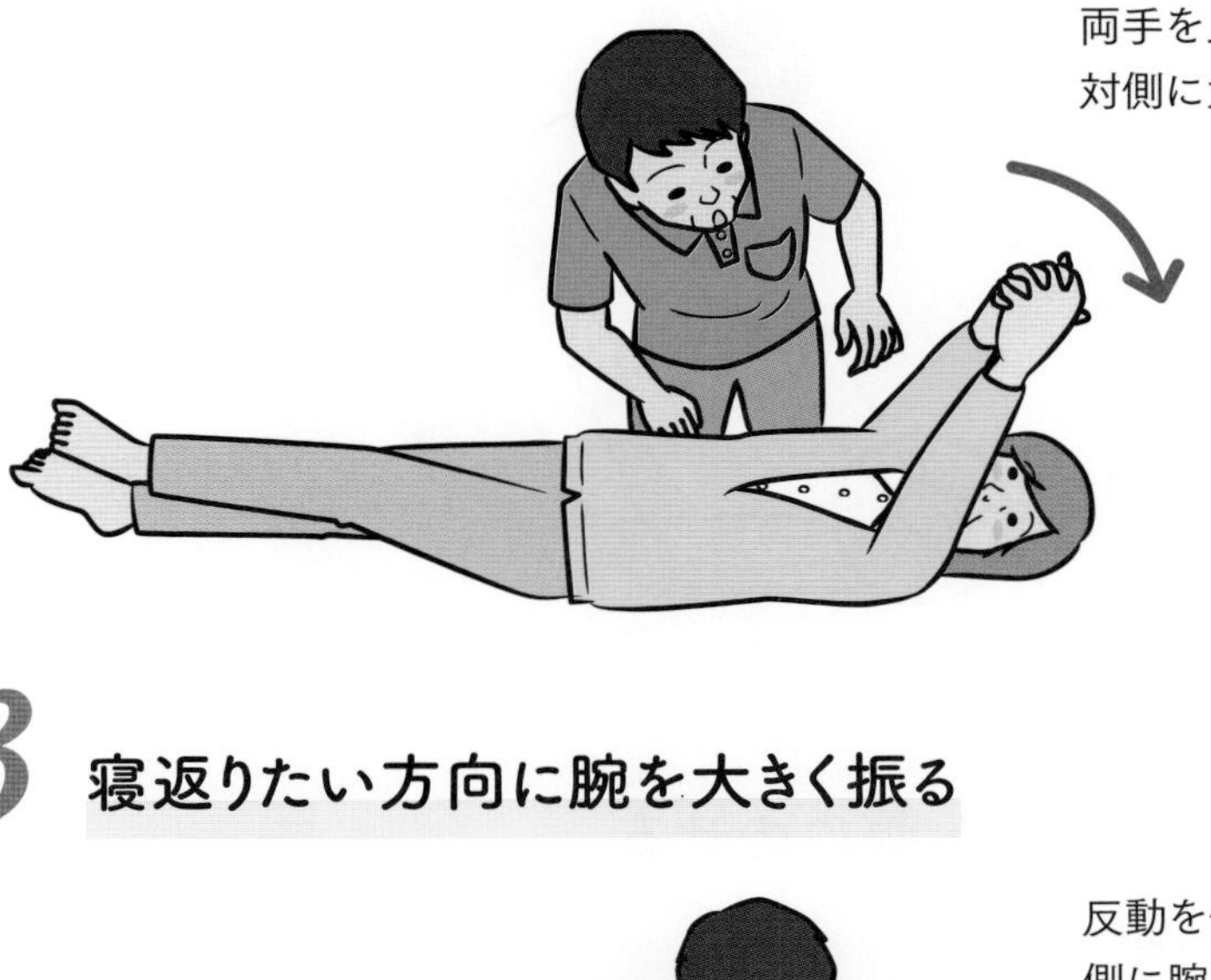

両手を上げて上半身を反対側に大きく倒します。

3 寝返りたい方向に腕を大きく振る

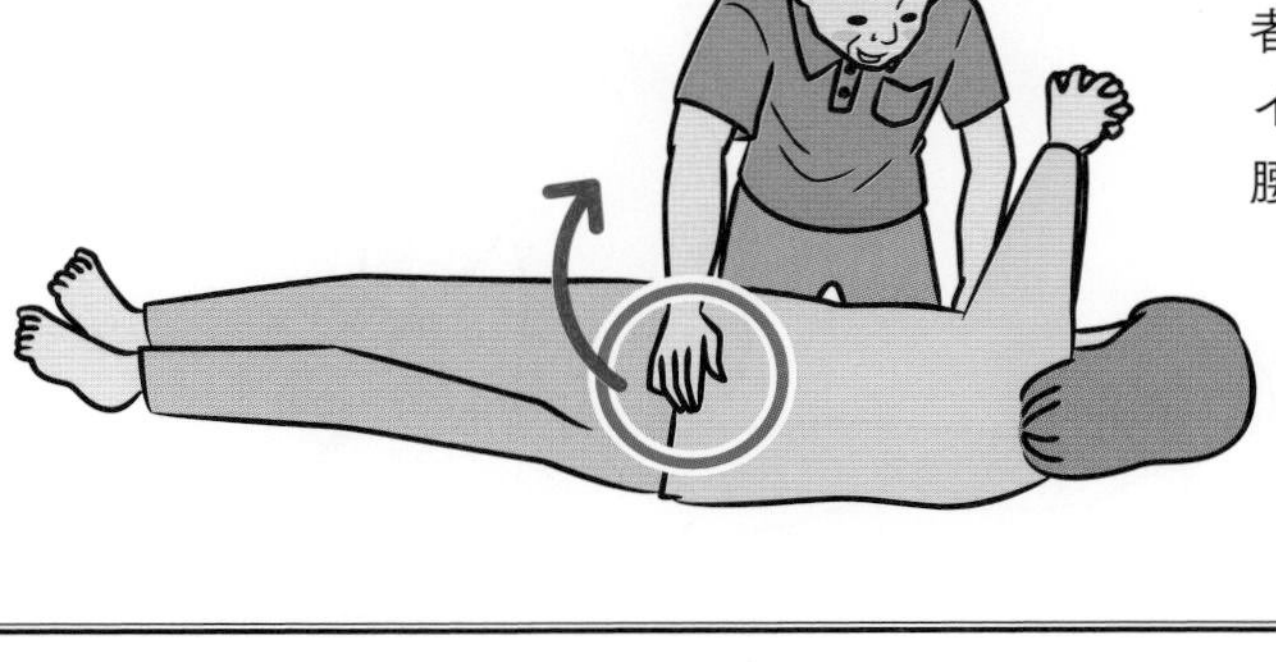

反動を使って寝返りたい側に腕を振ります。介助者はお尻が浮いてきたタイミングに合わせて軽く腰を引いてあげましょう。

半介助

四肢マヒの人が寝返る場合

四肢マヒの人が自力で寝返るのは困難ですが、できることを見つけて介助しましょう。

介助のポイントはここ

「寝返り動作の３要素」のうち、「頭を上げる」動作は、両手両足にマヒのある四肢《しし》マヒの人もできます。頭を上げてもらうだけで、介助者の負担はだいぶ減ります。あくまでも全介助だけは避けましょう。

四肢マヒの人のできる＆できない

❶ ひざを立てる —— ✕
❷ 手を上げる —— ✕
❸ 頭を上げる —— ○

※○＝できる、△＝微妙、✕＝できない

1 寝返りする側の足首にもう片方の足をのせる

右側に寝返りをしたいときには、介助者はお年寄りの左足を右足首の上にのせてクロスさせます。

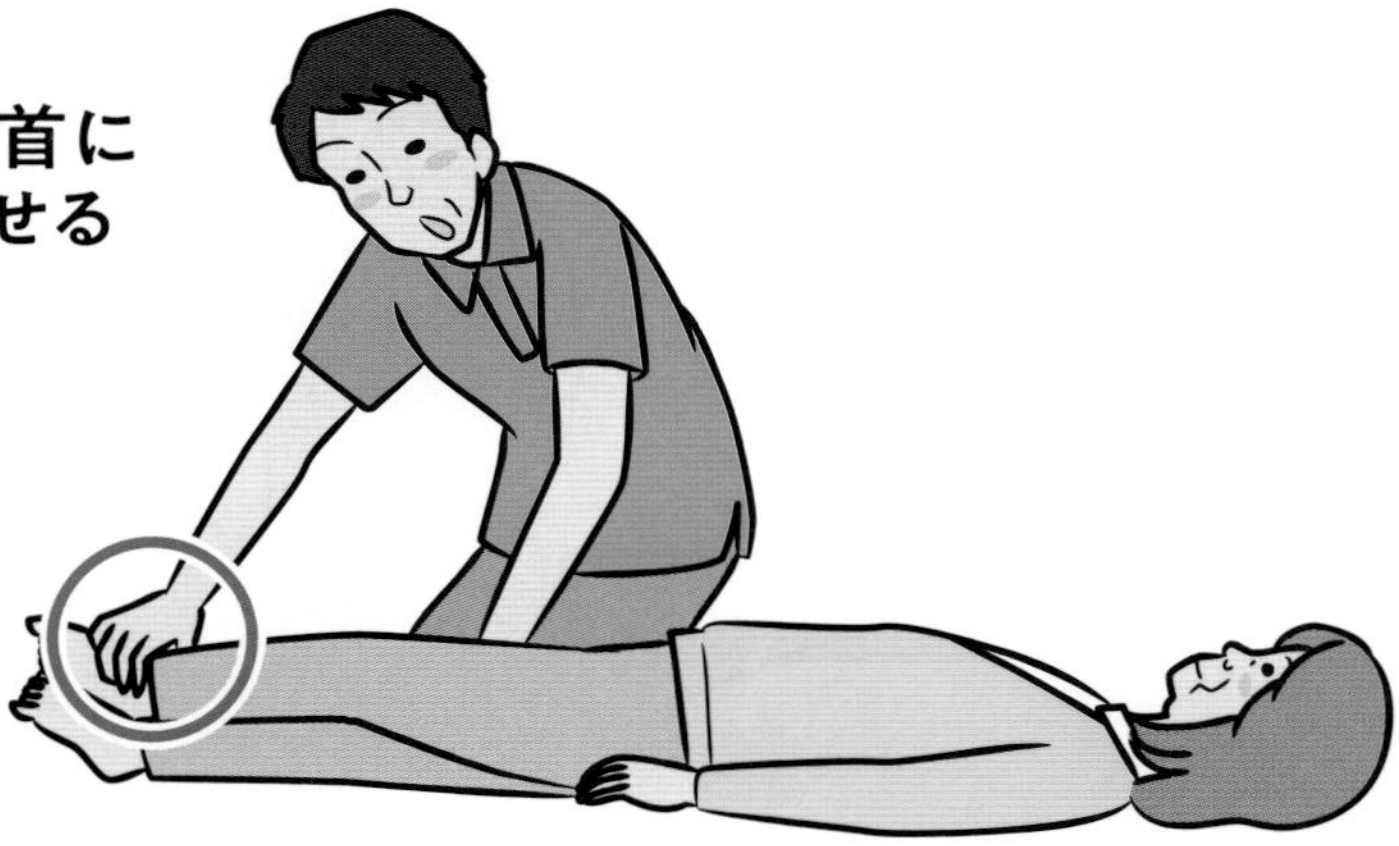

2 寝返る反対側の手をお腹にのせる

右側に寝返りをする場合、介助者はお年寄りの左手をお腹の上にのせます。

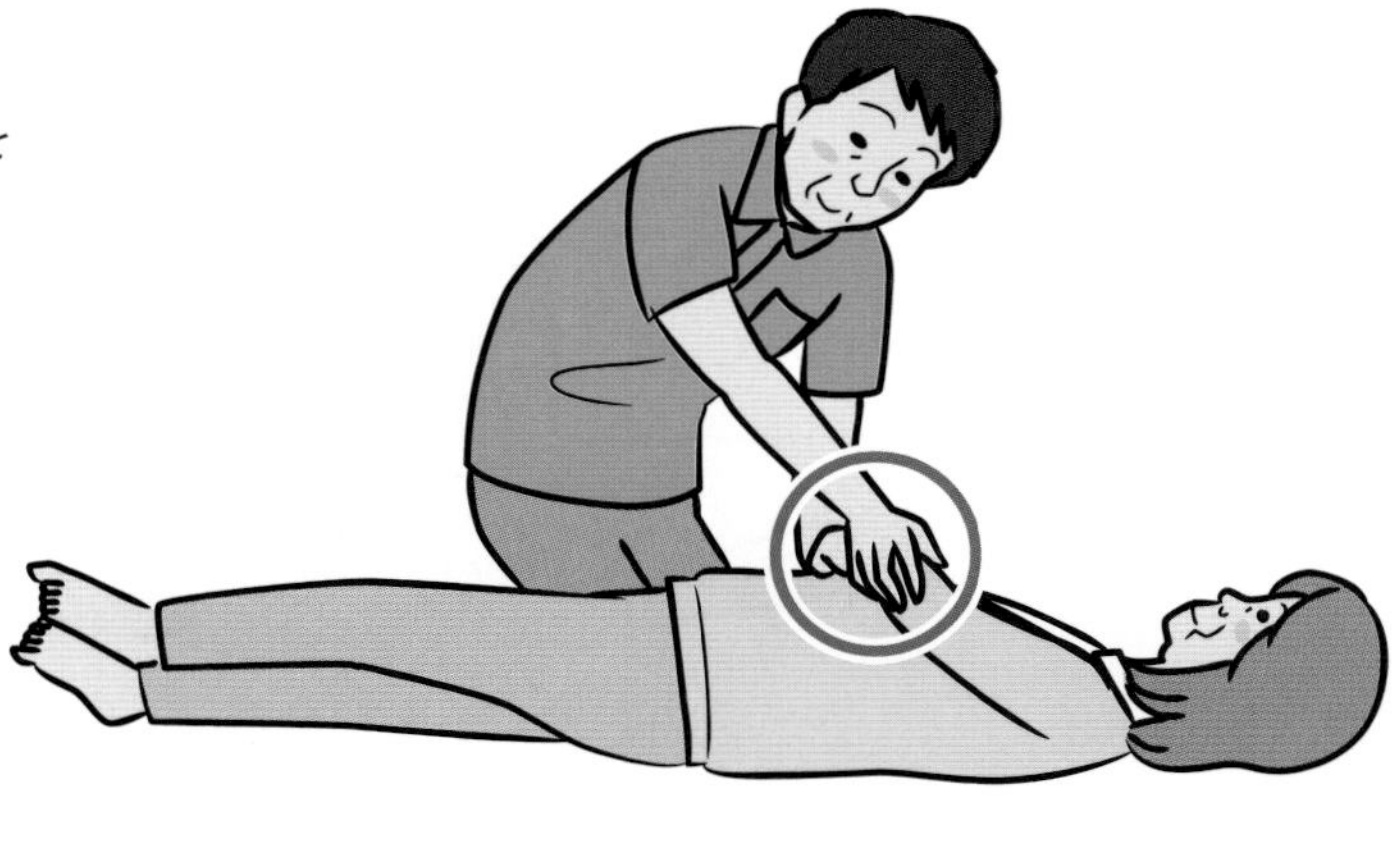

3 頭、肩を上げてもらう

お年寄りに頭と肩を上げてもらいます。四肢マヒの人の場合、腹筋が少しマヒしている人もいますが、できることが多いです。

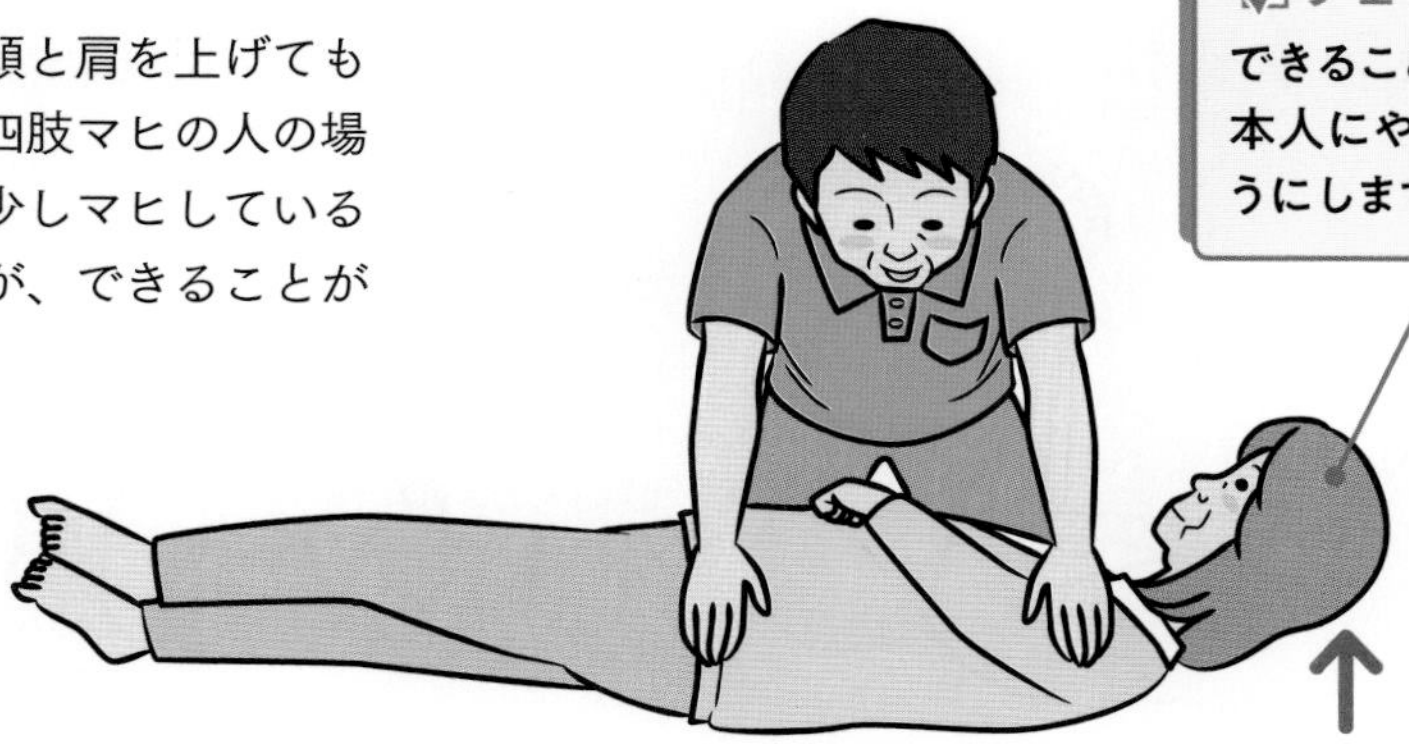

チェック
できることはなるべく本人にやってもらうようにします。

4 肩と腰に手を当てゆっくり手前に引く

肩と腰を手前に引いて横向きになってもらいます。頭と肩が上がっていると、力を入れず楽にできます。

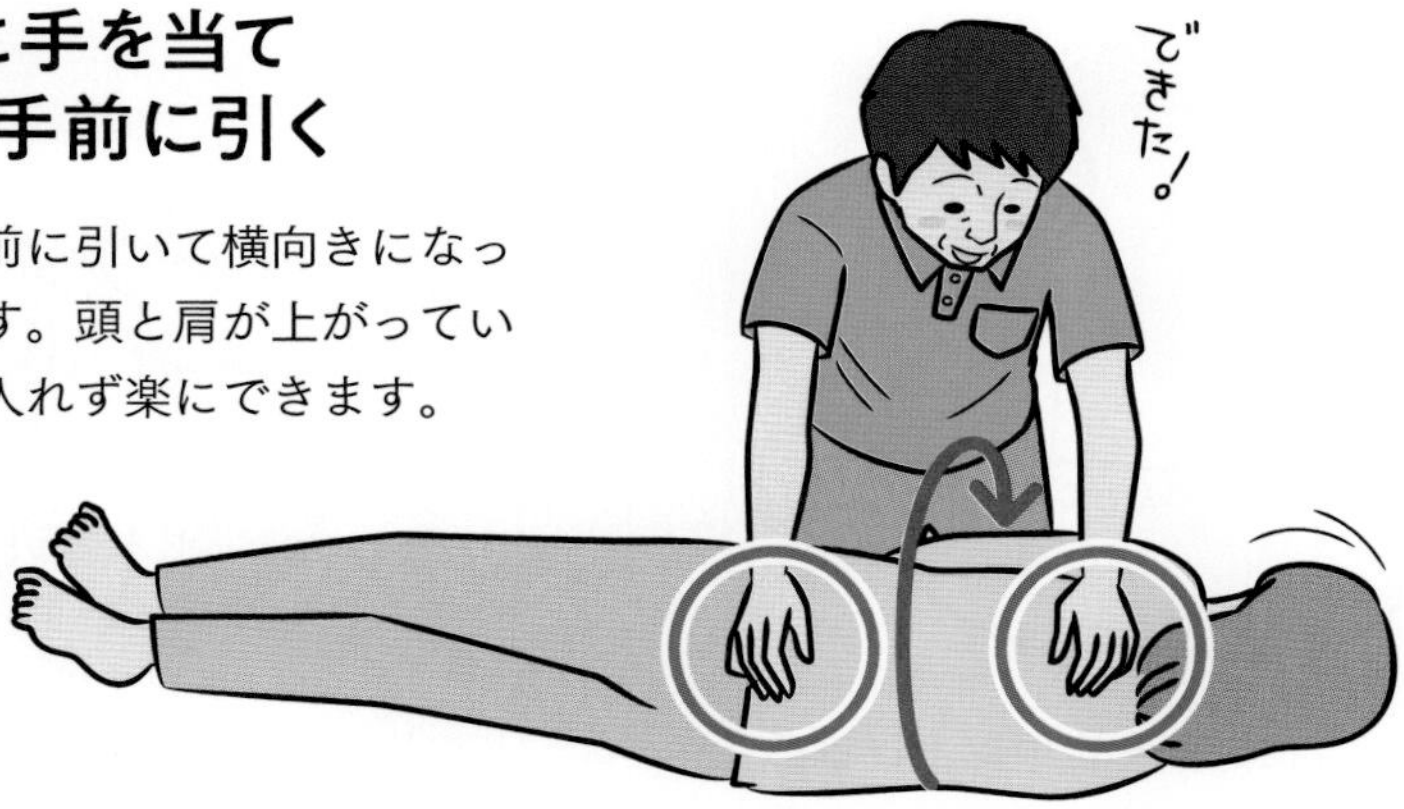

知っ得!

介護教室で習った「体位変換」と同じではありません

安静看護法※に基づく体位変換でも、片足をクロスさせ、片手をお腹の上にのせて肩と腰を引きます。でも「寝返り動作の3要素」を使った寝返りと同じではありません。安静看護では頭と肩を上げません。頭と肩を上げることで介助量は40%も少なくなります。介護は本人のできることを協力してもらうことが大切なのです。

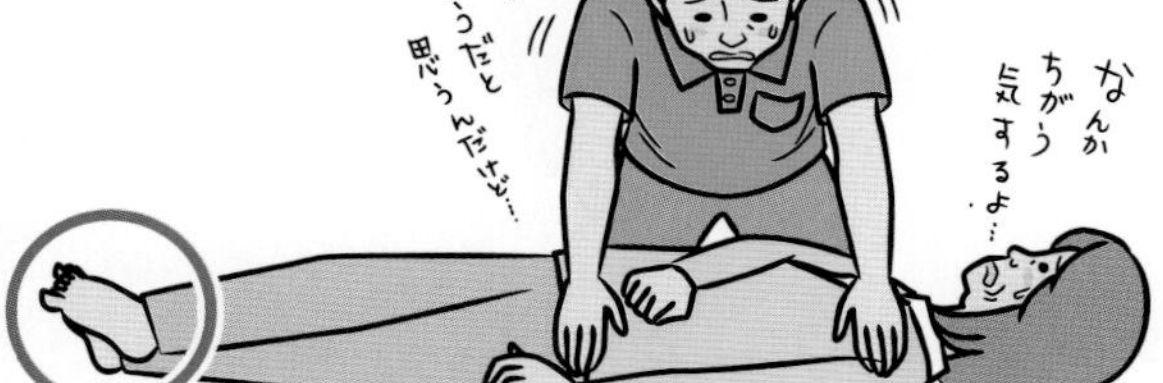

※安静看護法：体を動かすことができない人のための介助法

赤ちゃんの動きに学ぶ基本動作

寝返りの基本動作

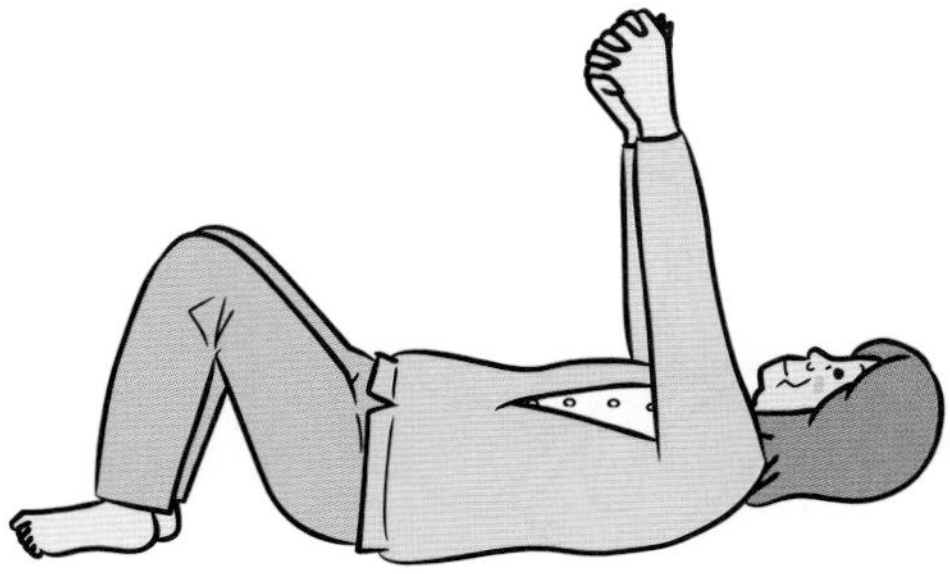

お年寄りが寝返りするときの動きも赤ちゃんと同じです。ひざを立て、手を上げて重力に抵抗する動きから始めます。

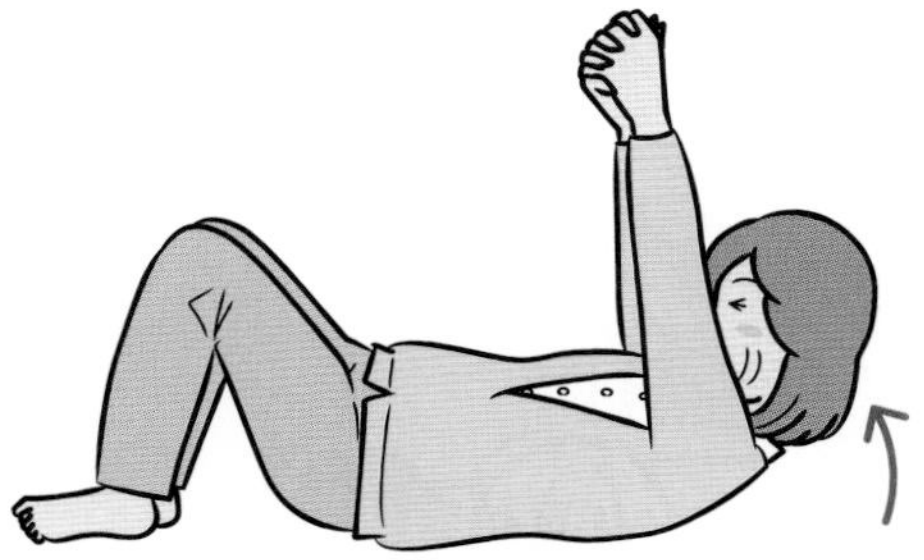

赤ちゃんのように両脚を空中に上げる必要はありません。腰を痛めますしね。でも頭と、できたら肩も上げましょう。

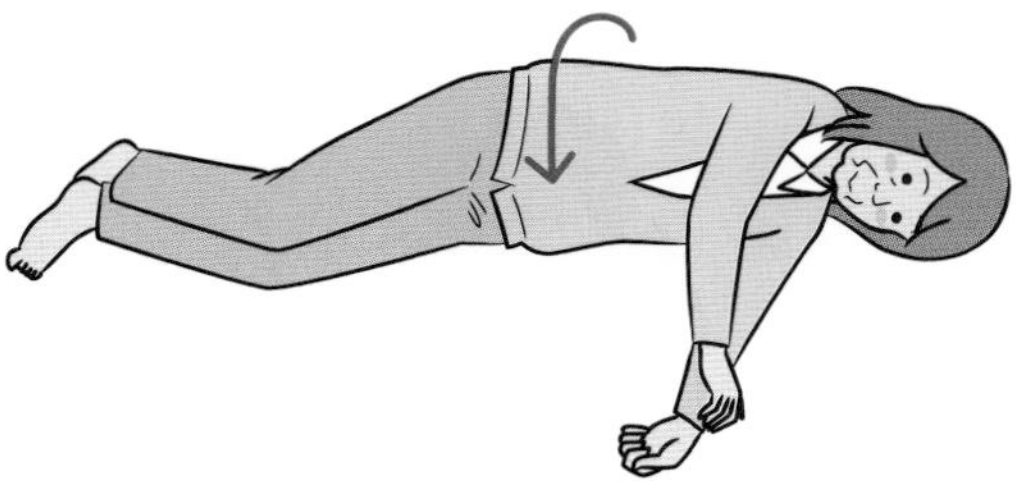

赤ちゃんと同じように、力を入れなくても体は横向きになります。寝返りの自立は、“起き上がり＝寝たきり脱出”の第一歩。

赤ちゃんの寝返り

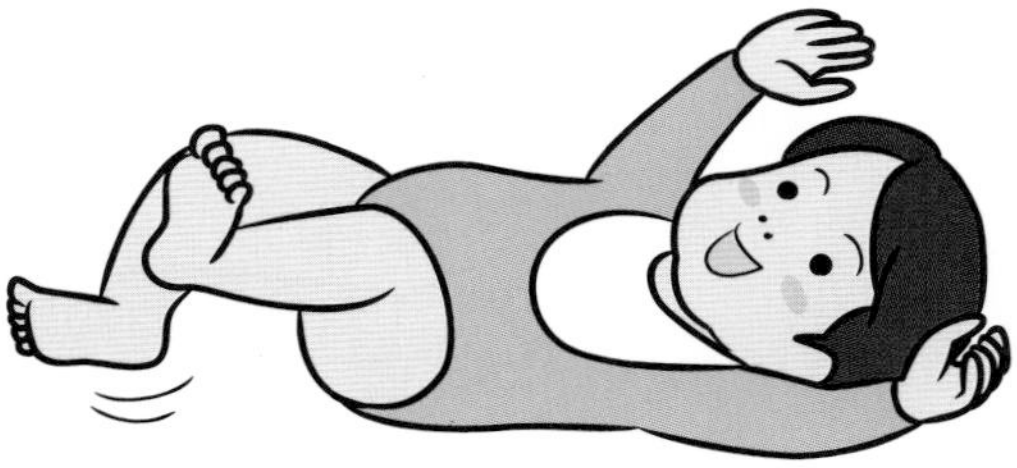

赤ちゃんは上を向いた姿勢で手足をバタバタさせます。もちろん無意識です。これは重力に抵抗している動きです。

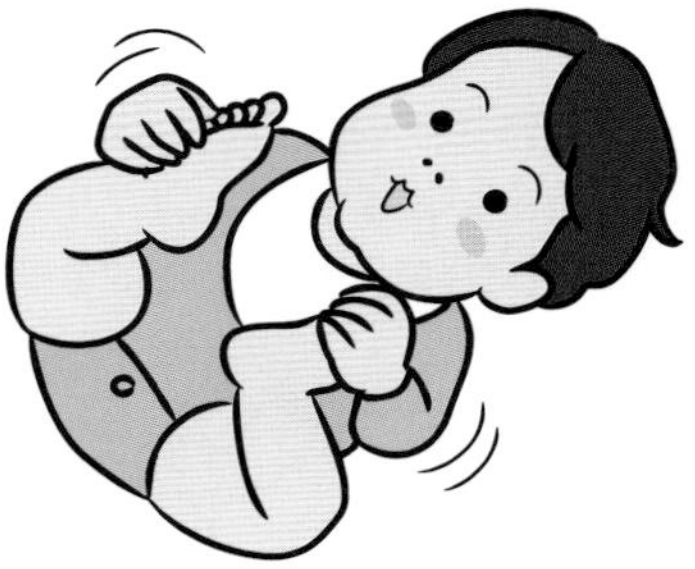

口唇期《こうしんき》の赤ちゃんは、視野に入る自分の足先を手でつかんで口に入れようとします。そのため、頭が自然に持ち上がってきます。

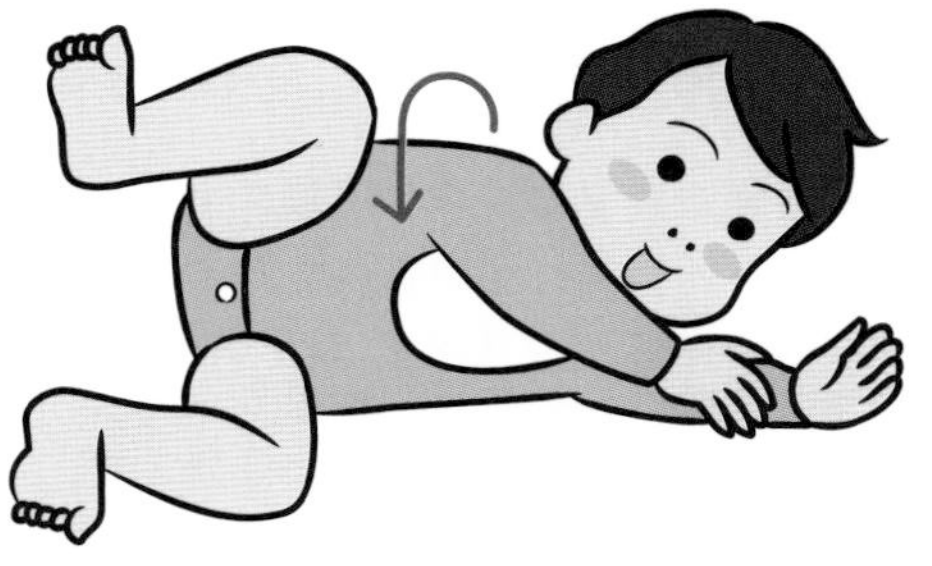

手と足、頭が上がると、バタンと横向きになります。赤ちゃんはキョトンとしますが、自力で横向きになれた瞬間です。

床から立つ基本動作

座位から体をひねって四つばいになります。この姿勢での移動は安定＆安心な方法です。

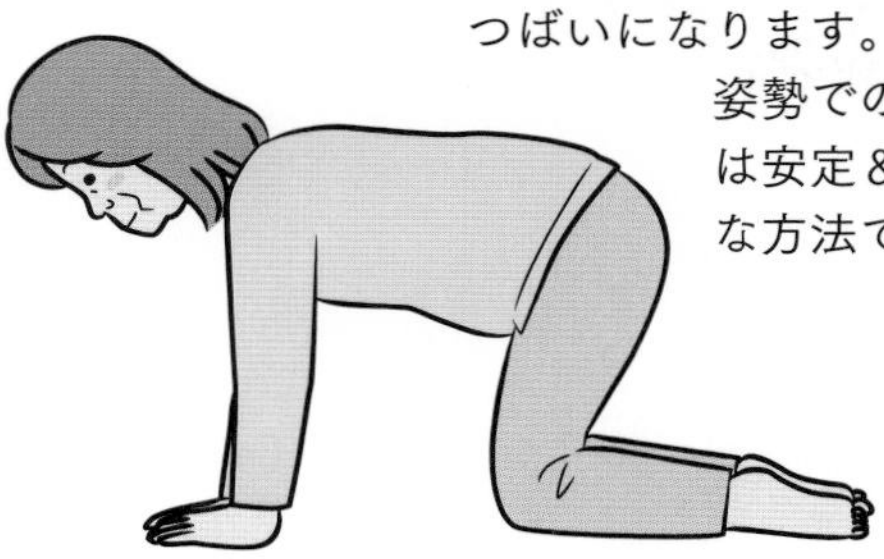

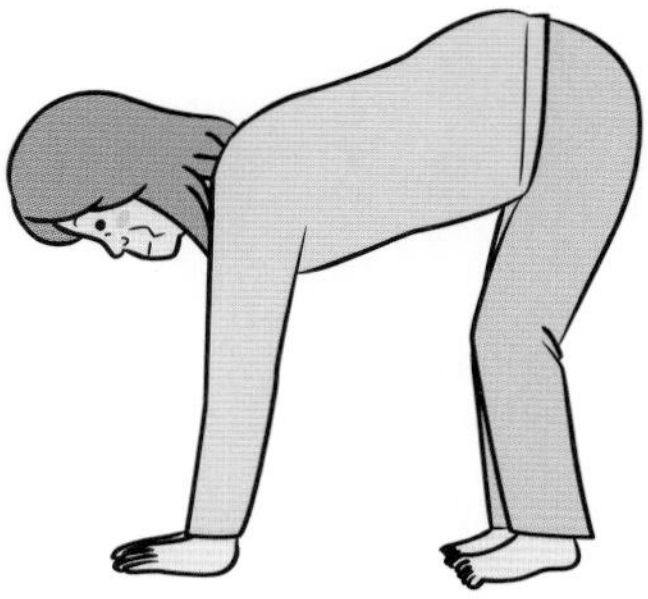

お年寄りも高ばいの姿勢になります。こわがる人は台やイスのシートに両手をついてもらいます。

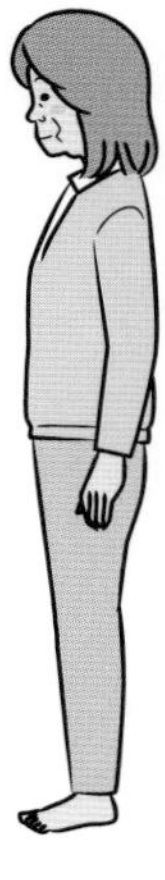

最後に手を床（または台）から離して立位《りつい》になります。赤ちゃんと同じ動きが、高齢でもできる動きなのです。

赤ちゃんの立つまで

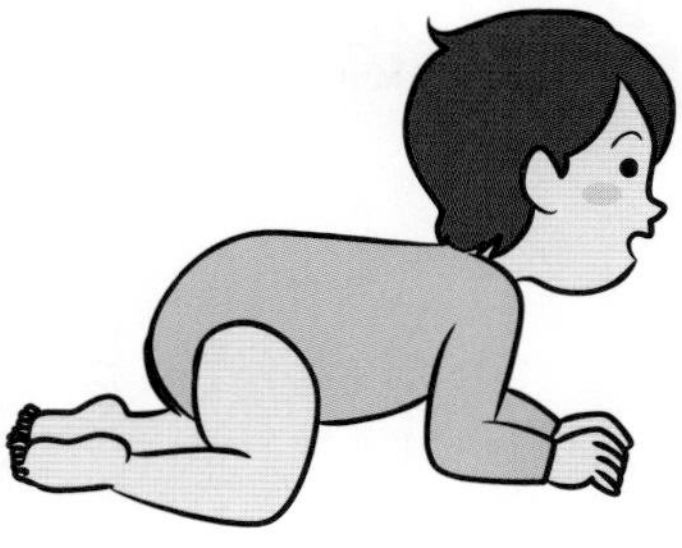

赤ちゃんが得意なハイハイです。最初はひじで、次に手とひざで、自分で移動できてうれしくてしかたありません。

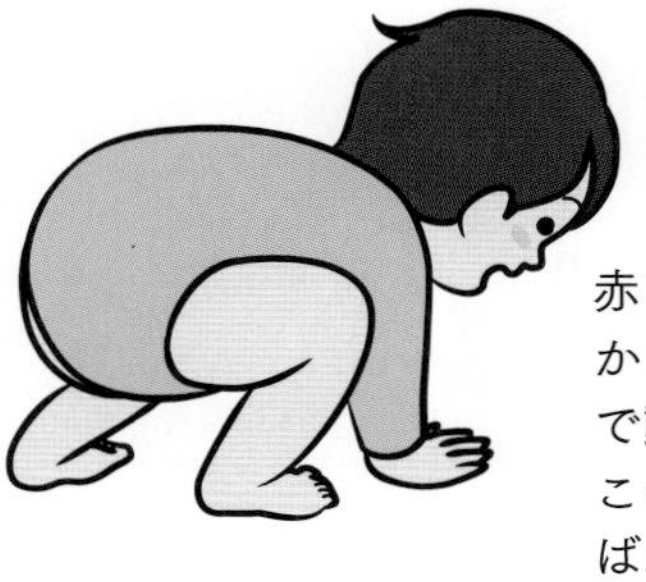

赤ちゃんの両ひざが床から離れ、両手と両足で動くようになります。この動きは高《たか》ばいと呼ばれています。

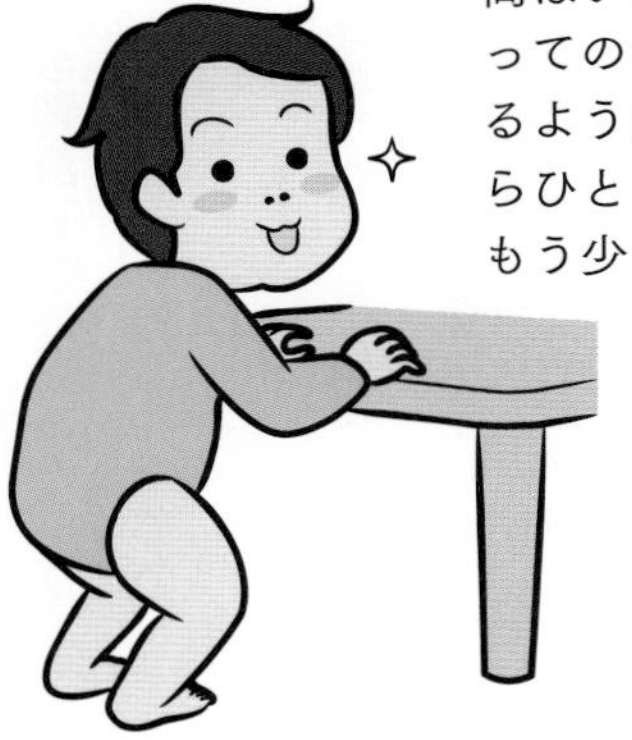

高ばいから、壁や家具を持ってのつかまり立ちができるようになります。ここからひとり歩きできるまではもう少しかかります。

無意識な動きは無理のない動き

寝返り動作の3要素、つまり、ひざを立てる、腕を上げる、頭、肩を上げるというのが、自立と介助のためのポイントでした。

実はこの動き、赤ちゃんが寝返るときの動きと一緒なんです。ただ赤ちゃんは足がまだ重くないので、両足を空中に上げられるところがお年寄りとは違います。

四つばいや高《たか》ばいの姿勢から立ち上がる赤ちゃんの発達過程の動きも、立ち上がり介助の動作と共通点が多いです。

つまり、自立法&介助法の基本動作は、赤ちゃんが無意識にやっている動きと同じなんです。だから体に無理な負担がかからず、いくら高齢になってもできるんです（P.98参照）。

あせらせない、嫌がることはしない

時間の流れを壊さない

お年寄りになると時間がゆっくり流れるようになります。それは老いた体に相応《ふさわ》しい流れなんです。

ですから若い介護者のペースで介助をしないでください。お年寄りには早送りの映像のように感じられてしまいます。そして、自分の時間の流れを壊されたような気がして、考えることも、体をうまく動かすこともできなくなってしまいます。

「効率よく介護しよう」とすることが、お年寄りを追いつめ、徘徊や不眠といった問題をつくり出し、かえって介護の効率は悪くなるばかりです。介助する前に深呼吸をして、お年寄りのゆっくりした時間の流れに合わせましょう。

高齢者の「快・不快の原則」

私たちは、高齢になればなるほど、常識や理屈より、快適かどうかが物事の判断基準になるという「快・不快の原則」が強くなっていきます。

私たちは、赤ちゃんのときも「快・不快の原則」で生きていました。でも成長するにつれ、不快でもガマンしよう、いくら快適でも人に迷惑をかけちゃいけないという「現実原則」で生きていくことになります。

ところが、高齢になると再び「快・不快の原則」に帰っていきます。嫌な介助をした人からは二度と介助を受けようとしないケースもあります。「お年寄りが嫌がることはしない」という介護の大原則はそこから生まれました。お年寄りが常に快くいられるようにすることも介護の技術です。

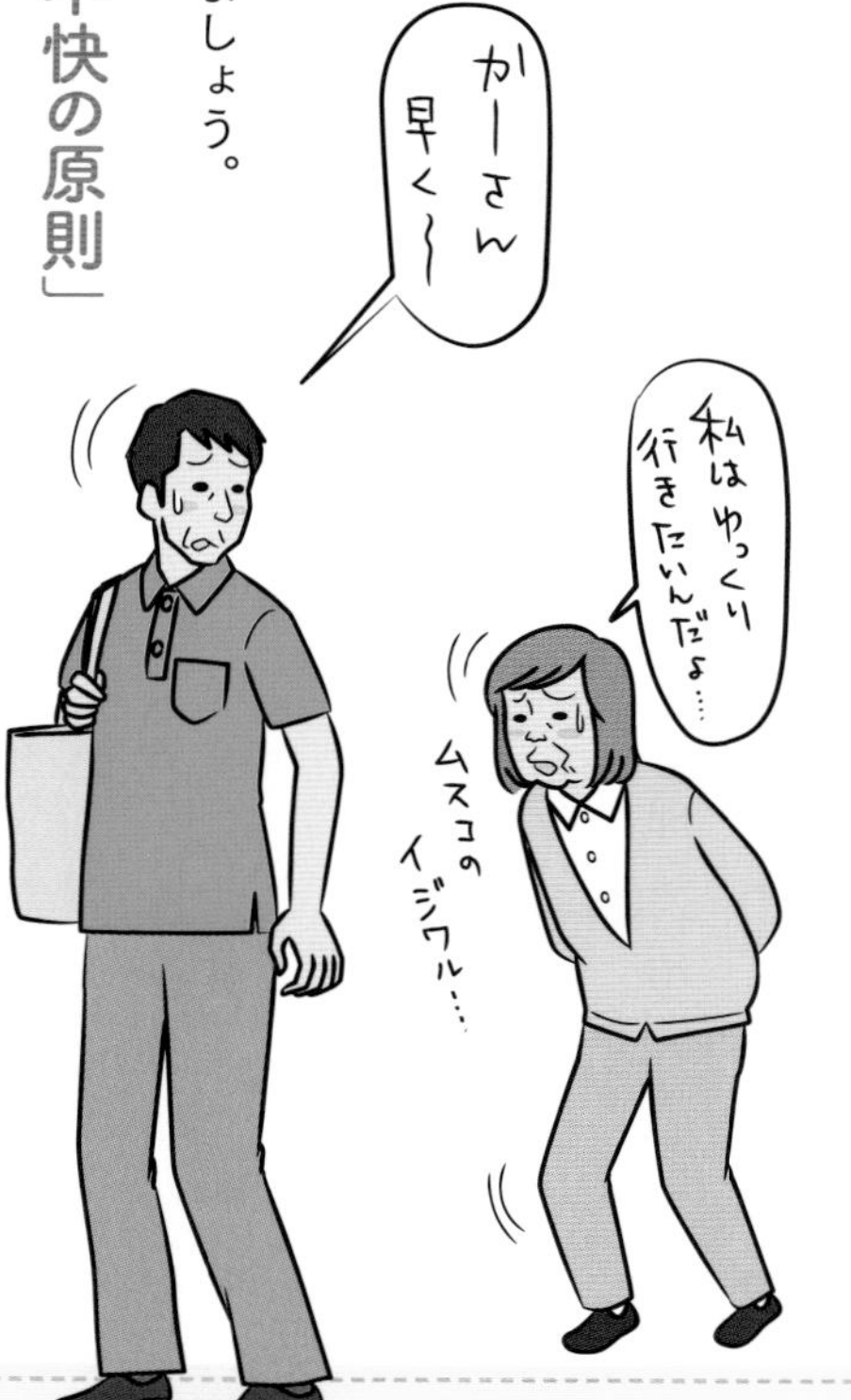

第3章

介助の基本

起き上がる&寝る

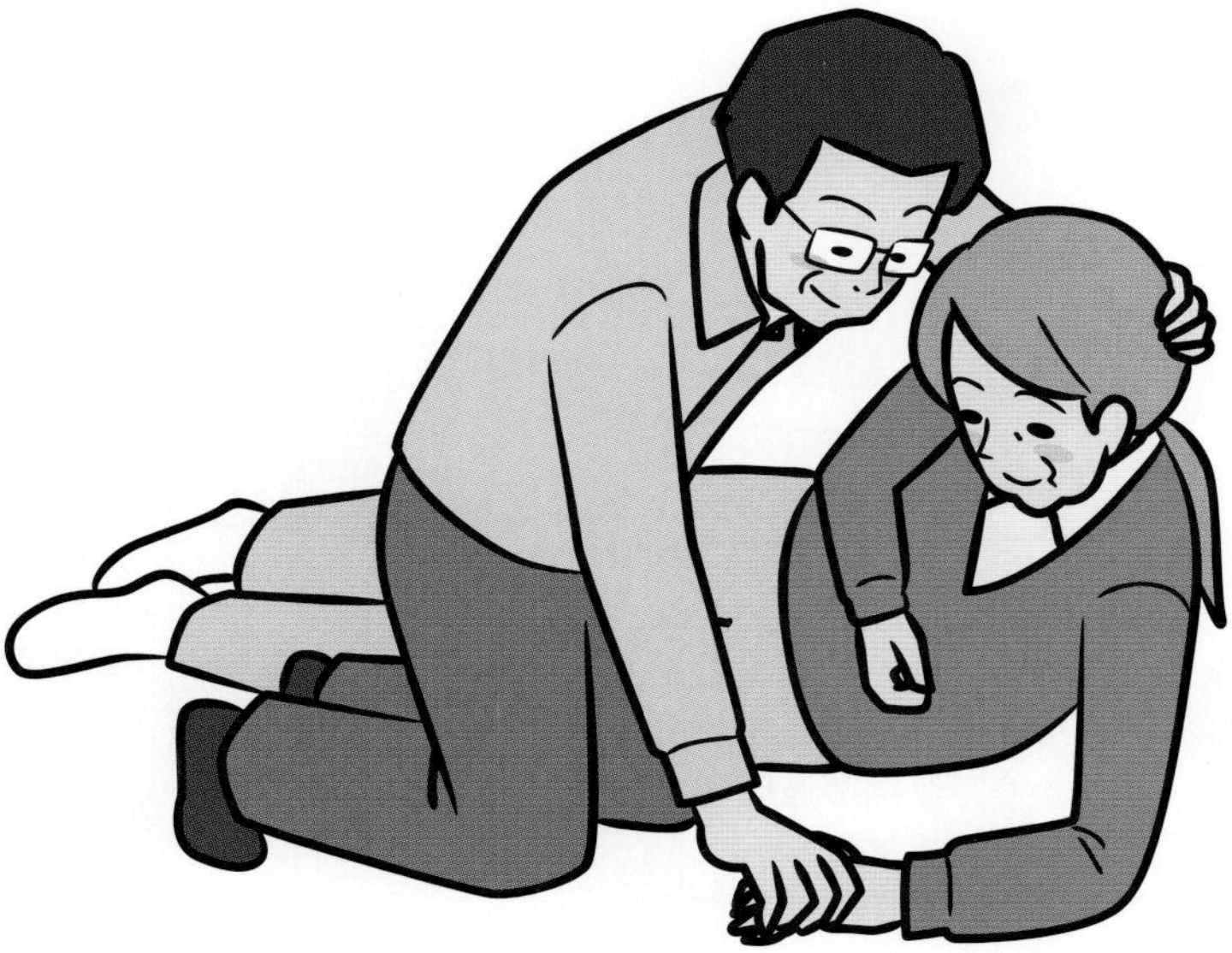

起き上がるのは自立への第一歩。
この章で紹介する起き上がり方をマスターすれば、
もう介助なんて必要なくなるかもしれません。

起き上がり
介助の勘違い

✕ お年寄りを、直線的に起き上がらせていませんか？

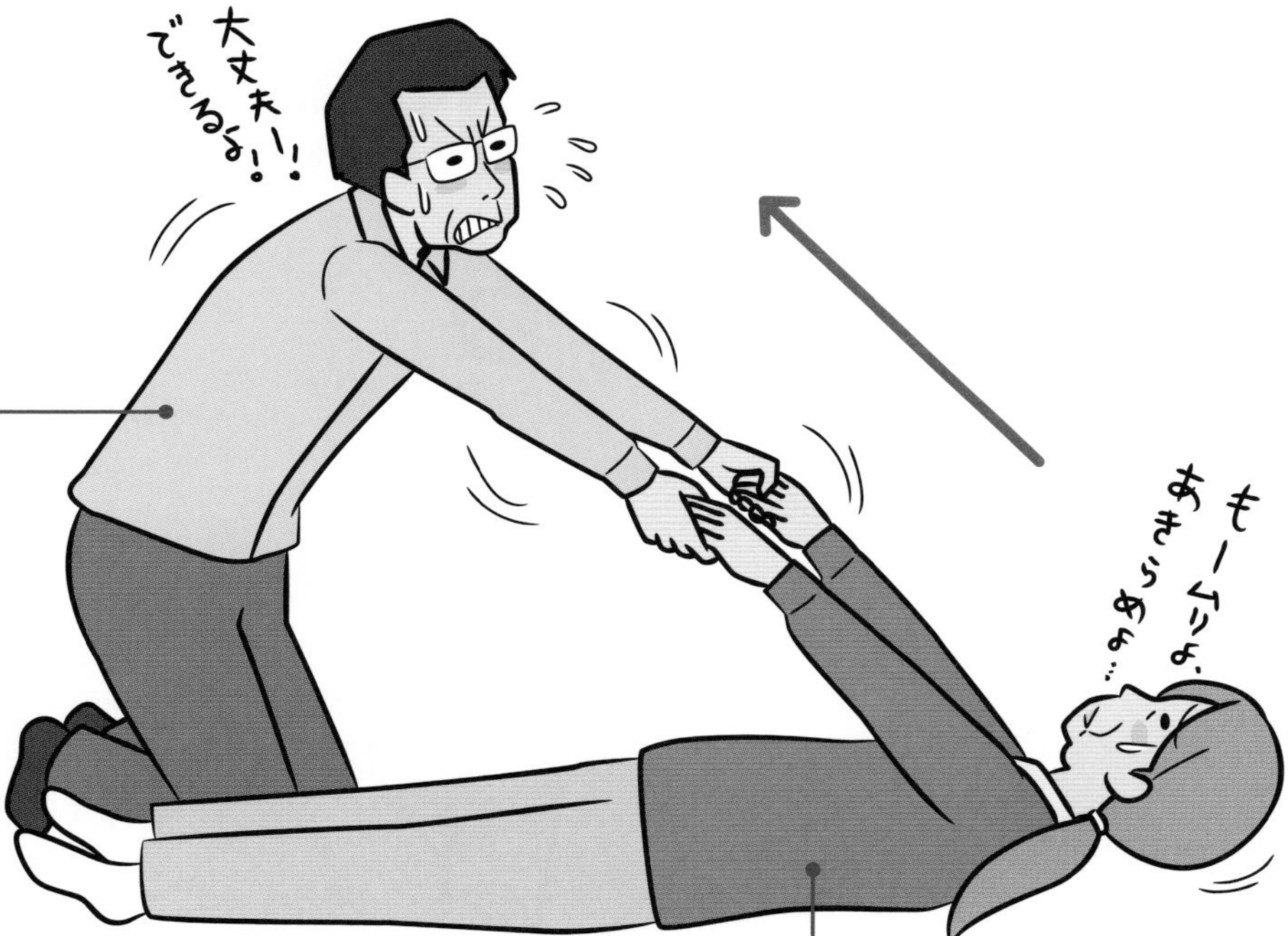

ここがNG

力任せの介助は、お年寄りだけでなく介助者にも負担がかかり、腰痛の原因になってしまいます。

ここがNG

お年寄りは手を離されることへの恐怖心で緊張してしまいます。さらに直線的な動きは不自然で、自発的動作を引き出せません。

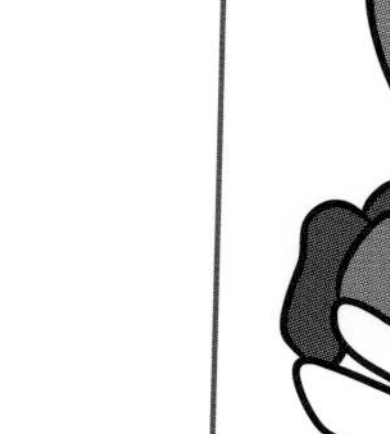

筋力の弱いお年寄りは直線的に動けない

腹筋を使って直線的に起き上がる力任せの動きは、筋力が強い若い人にしかできませんね。お年寄りの自発的動作を引き出すよう介助しましょう。

起き上がりの基本動作

腹筋を使った直線的な起き上がり方は、若い人でもできない人がいますよね。
100歳を過ぎても一人でできる負担の少ない起き上がり方を教えてあげてください。

1 横向きになる

体全体を左右どちらか横向きになります。横向きになるためには「寝返り動作の3要素」（P.28）を参照してください。

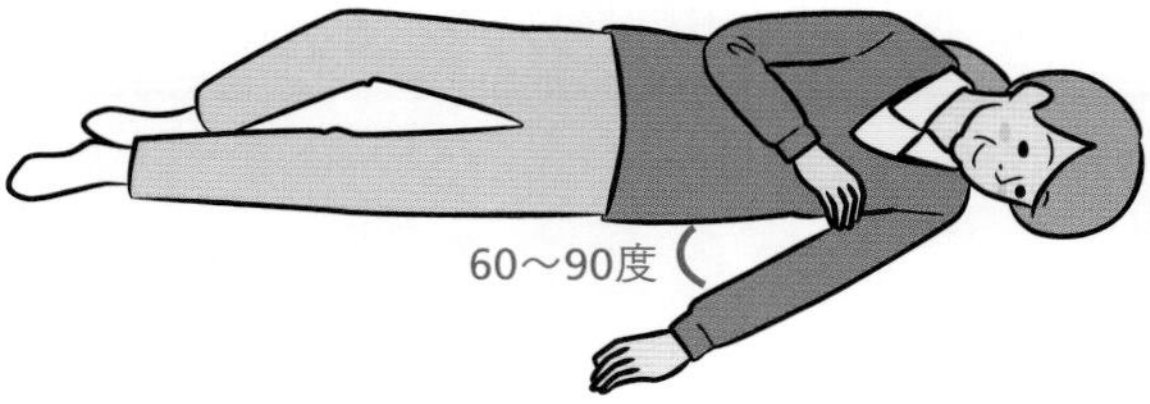

2 片ひじ立ちになる

下になった手の前腕部（ひじから先）で上体を支える片ひじ立ちという姿勢になります。

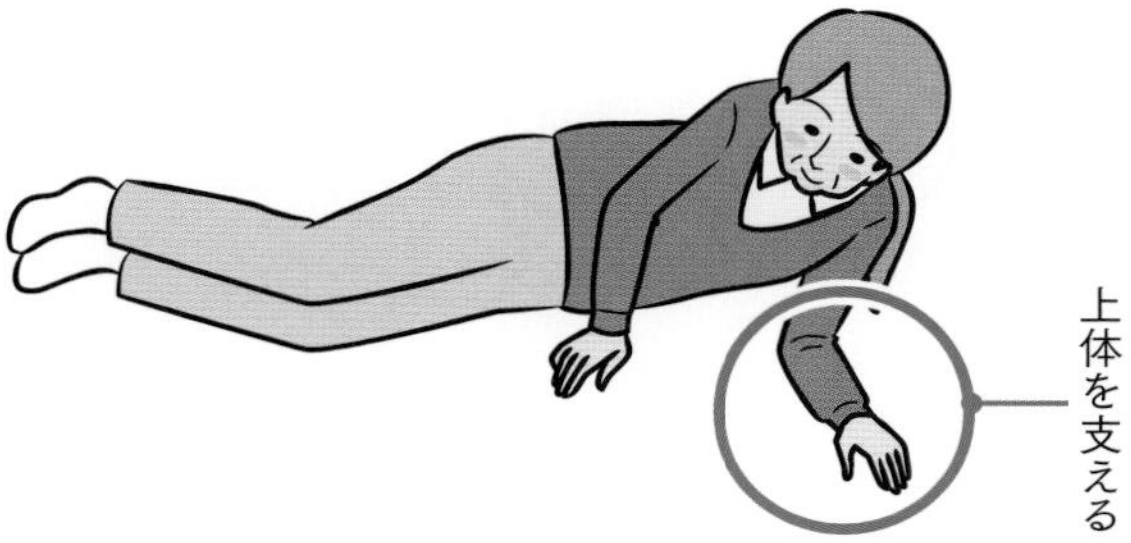

3 ひじを伸ばして上体を起こして座る

ひじを伸ばして座った姿勢になります。上になった手でも床を押すと楽にできます。

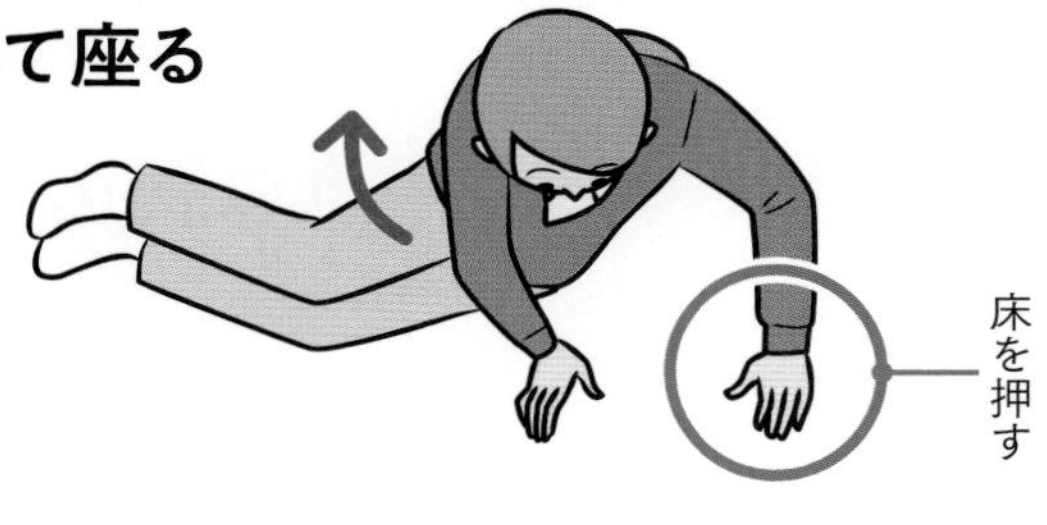

ギャッチベッドはお年寄りの起き上がりに不向き!?

電動で上体を起こす機能のあるベッドをギャッチベッドと呼びます。アメリカの外科医W・D・ギャッチが考案した介護ベッドです。

でも、この起こし方は、筋力のある若い人にしかできない起き上がり動作を再現しているため、お年寄り向きとはいえません。しかも、起き上がったときの姿勢は座位とはいえない中途半端な状態なので、仙骨部の床ずれの原因にもなります。ギャッチベッドは、座ってはいけない特別な理由のある重病の人にのみ使用すべき介護用品です。

いくら年をとっても起き上がりは一人でできるはずです。自力でできる起き上がりのポイントを次ページで説明しましょう。

基本のき

▼**若い人の起き上がり方をまねしない**

▼**お年寄りの起き上がり方は、**
横向き⬇片ひじ立ち⬇座位

「起き上がり」介助の基本を学ぶ

自然な起き上がり動作は、頭の動きと片ひじ立ちになるときの腕の角度がポイントになります。

起き上がるときの**頭の動き**

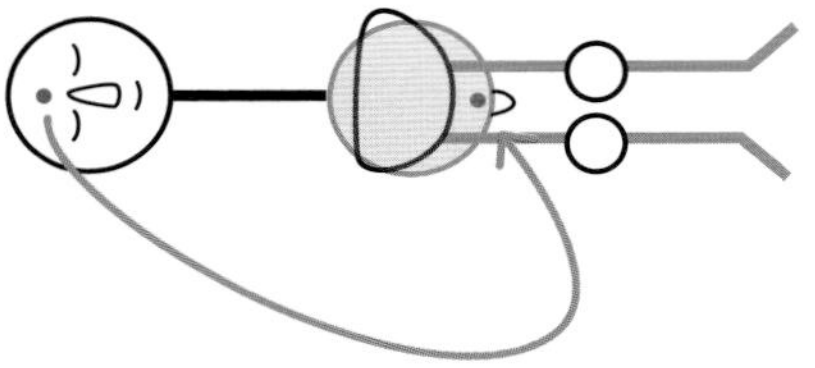

上から見た図

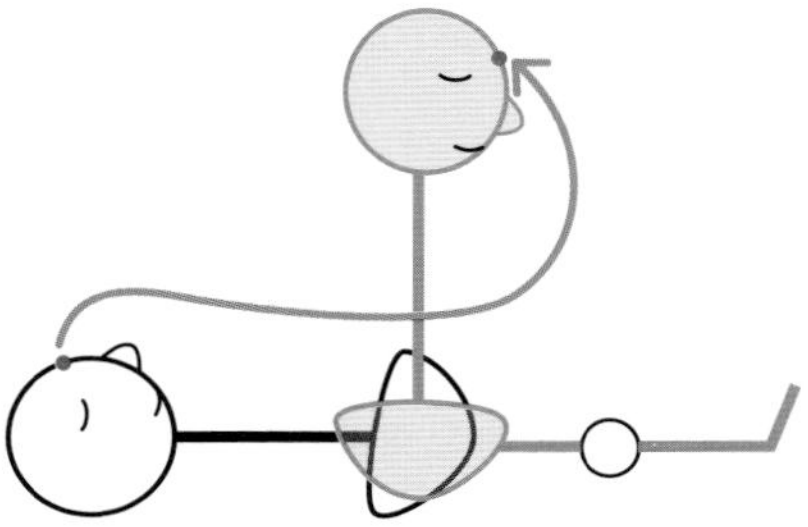

横から見た図

横向きになったときの**腕の角度**

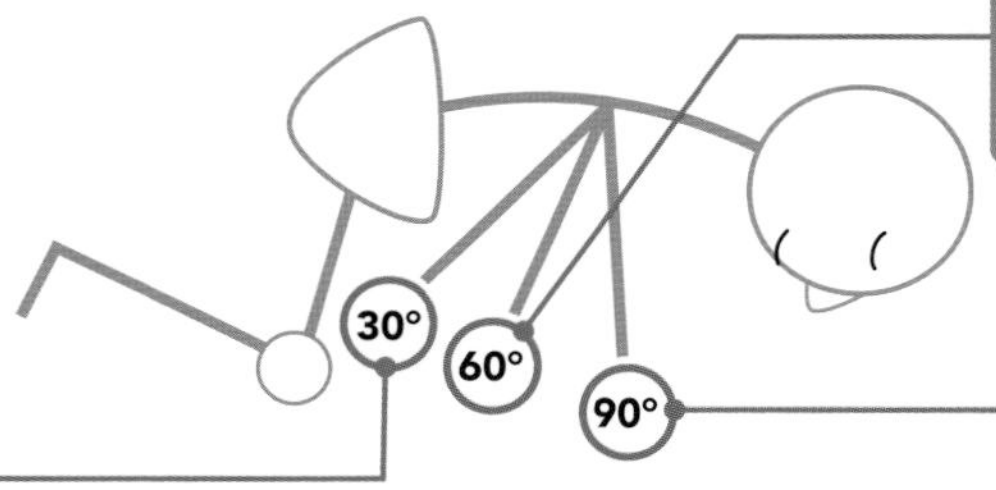

チェック
60度の角度でできると、次の動作にスムーズに移れる。

チェック
腕の角度が30度と小さすぎると、腹筋が弱い人は起き上がれません。

チェック
腹筋の弱い人でも、90度の角度なら起き上がりやすい。

楽に動ける最適な腕の角度を見つけよう

お年寄りが最後まで自力で起き上がる動き方を観察しましょう。真上から見てみると、頭は大きくカーブしていることがわかります。真横から見ても、腹筋を使う直線的な起き方とは違って、独特の曲線を描くことがわかります。

難しいのは、横向きから片ひじ立ちになるところです。負担が少なく楽に動くためのポイントは、下になった腕の広げ方です。本人にとって体に対して何度に開いたときが起き上がりやすいかを探してみてください。

腕の角度が狭いと動きにくく、60度くらいだと楽になり、次の動きにもスムーズに移行できます。それでもできないときは90度くらいに広げて行ってみましょう。

片ひじ立ちをしやすくする工夫

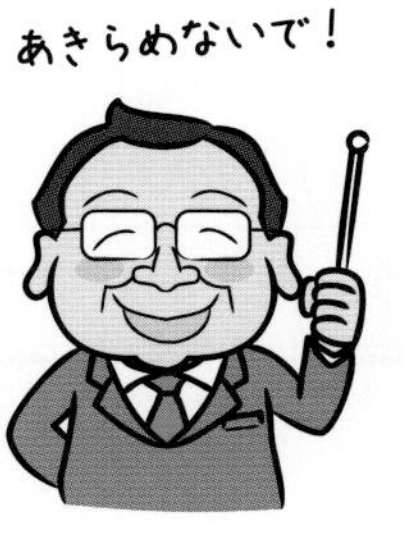

横向き姿勢から片ひじ立ちになる動きがうまくできない場合のアイデアを紹介します。下になった手の先に握りやすいロープやゴムホースを固定すると、弱い力でも上体を起こしやすくなります。

1 ロープを握る

本人が握りやすい手の向きでロープを握ります。力の弱い人は手のひらを上向きにするとうまくいきます。

チェック

力こぶができる上腕《じょうわん》二《に》頭筋《とうきん》は、ひじを曲げるのが役割ですが、手を固定されると、上体が起き上がる動きになります。これをリバースアクション（反作用）と呼びます。

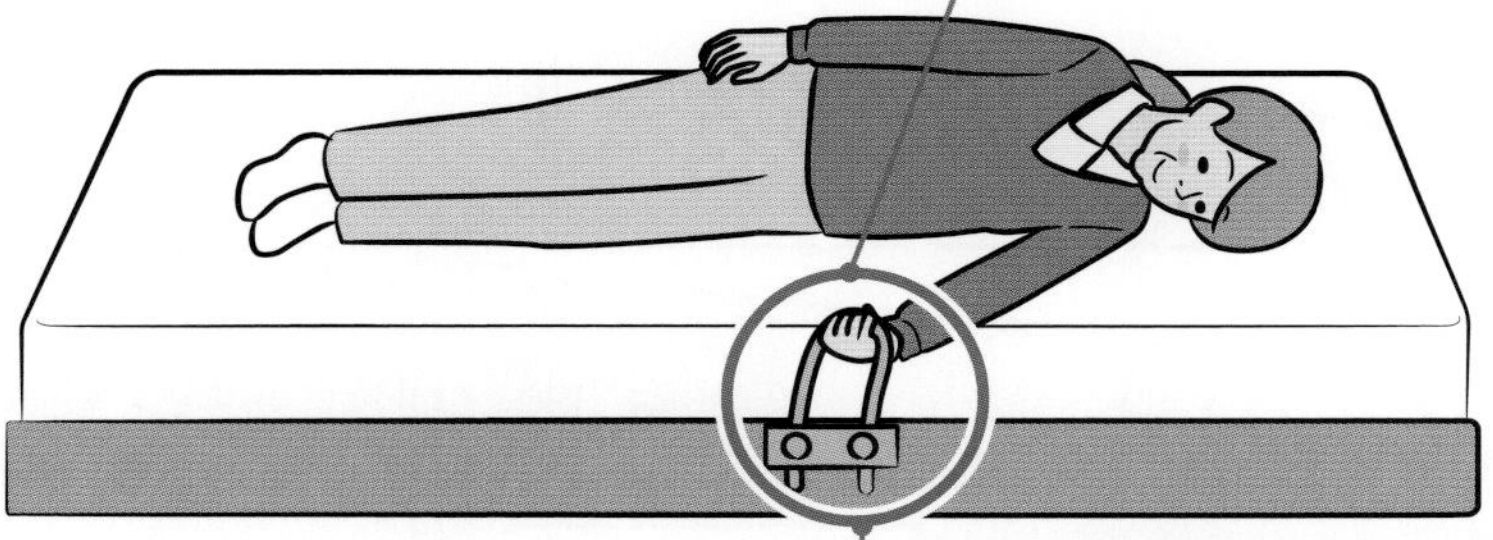

チェック

ロープの代わりに、ゴムホースを板に打ちつけて木製のベッドにねじやくぎで固定すると、ロープのように垂れ下がったりしないので便利です。

2 上体を起こして片ひじ立ちになる

手でホースを握って固定すると、弱い力でも上体がスムーズに起こせます。あとは手のひらで床を押して座った姿勢になります。

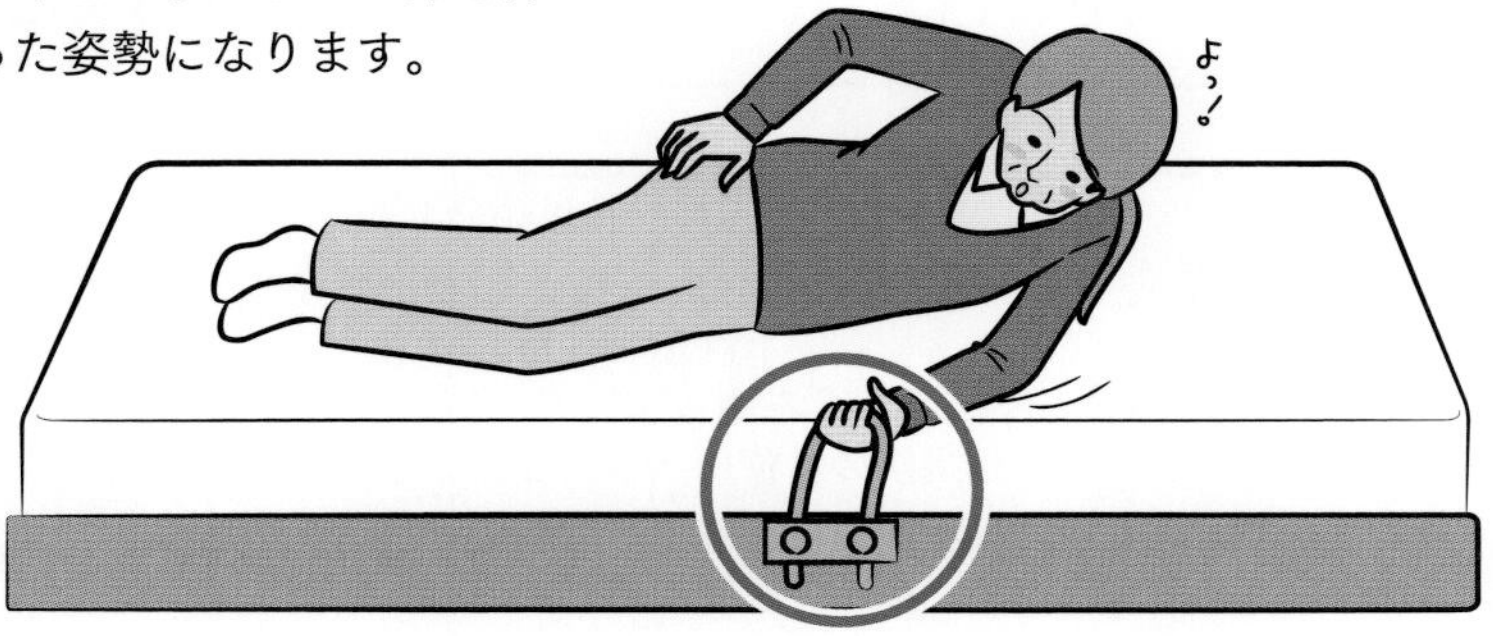

狭いベッドで起き上がる方法❶

ベッドの幅が狭いと、自然な起き上がり動作ができないため、幅を広く使う工夫が必要です。

介助のポイントはここ

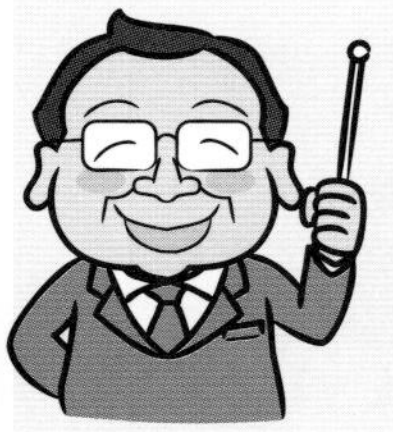

前ページで横向きから片ひじ立ちになる起き上がり動作を紹介しましたが、ベッド幅が狭くて腕を広げるスペースがとれない場合は、この方法がとれません。ベッド幅を広げる工夫をしましょう。

ベッド幅が狭いデメリット

- 腕を大きく広げるとひじから先がベッドから出てしまい、マットを押せない。
- 腕を大きく開けないので、片ひじ立ちの姿勢がとれない。

イスのシートを活用する方法

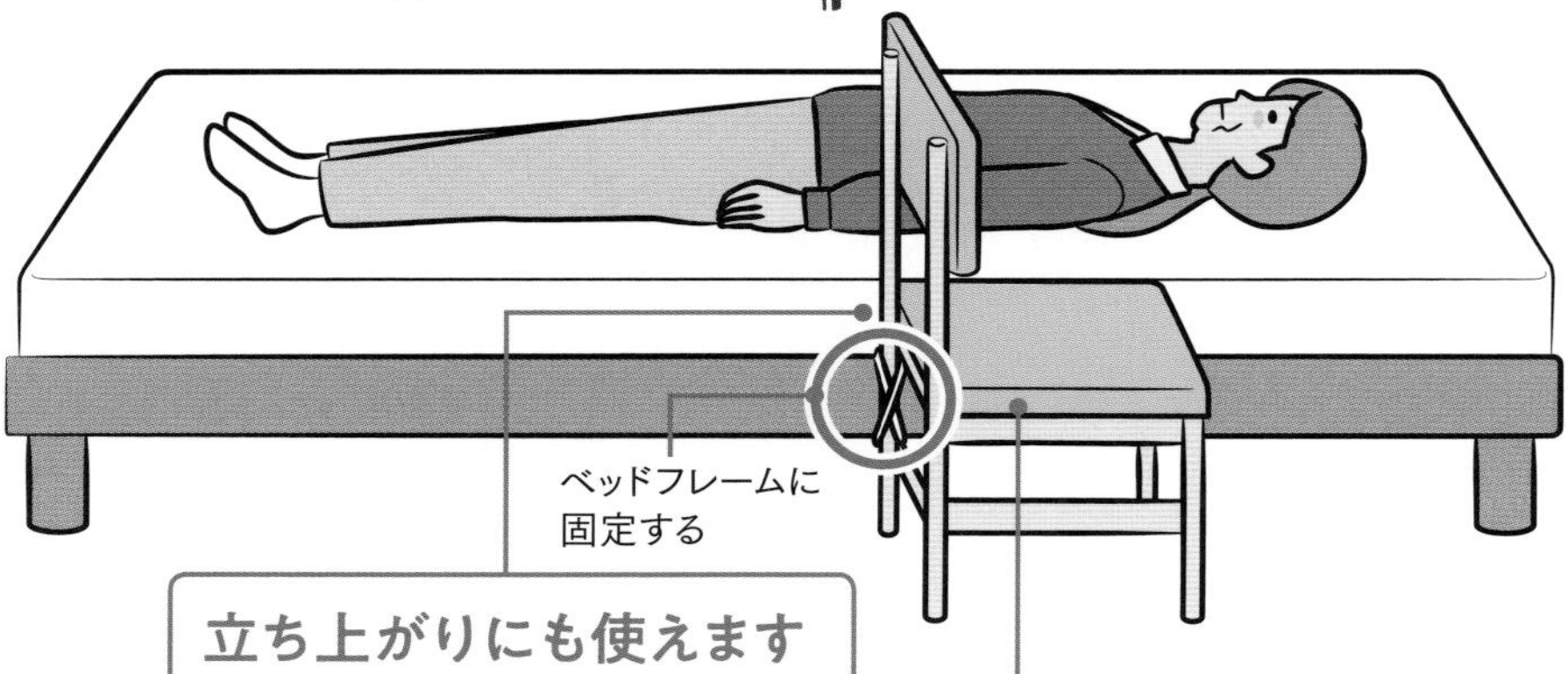

立ち上がりにも使えます

固定されたイスの背もたれは、座ってから次の立ち上がり動作のときの「移動用手すり」の役割もしてくれます。

起き上がりに必要なスペースを作る

安定のいいイスをベッドフレームに固定して、横向きになったとき腕を押しつけられるスペースをつくります。イスはシートがマットと同じ高さになるものを選びましょう。

知っ得！

狭いベッドが寝たきりをつくる

困ったことに「介護用ベッド」は、シングル幅（100㎝）すらないものが大半です。これは病院の治療用ベッドをまねたためです。でも、そのスペースでは起き上がりができないし、寝返りすら困難です。部屋に余裕があればセミダブルのベッドにして寝たきりを防ぎましょう。

イスのシートを使って起き上がる練習

1 横を向いて下側の手をシートの上に置く

イスのシートがあれば横を向くのもこわくありません。下になった手を体に対して60度〜90度開いてシートの上にのせます。

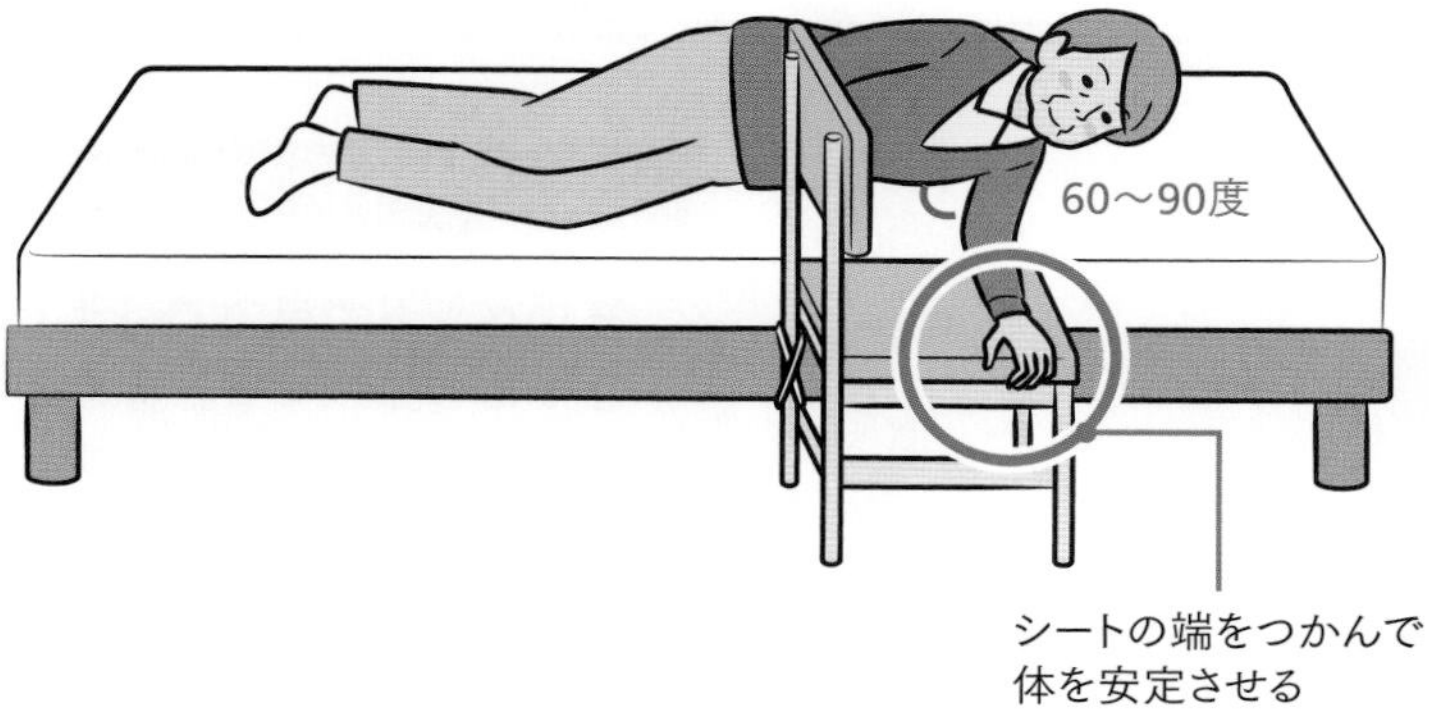

2 片ひじ立ちになる

前腕（ひじから下）でシートを押して片ひじ立ちになります。体が安定しなければ、P.45のようにロープなど何か握るものをイスに固定してみてください。

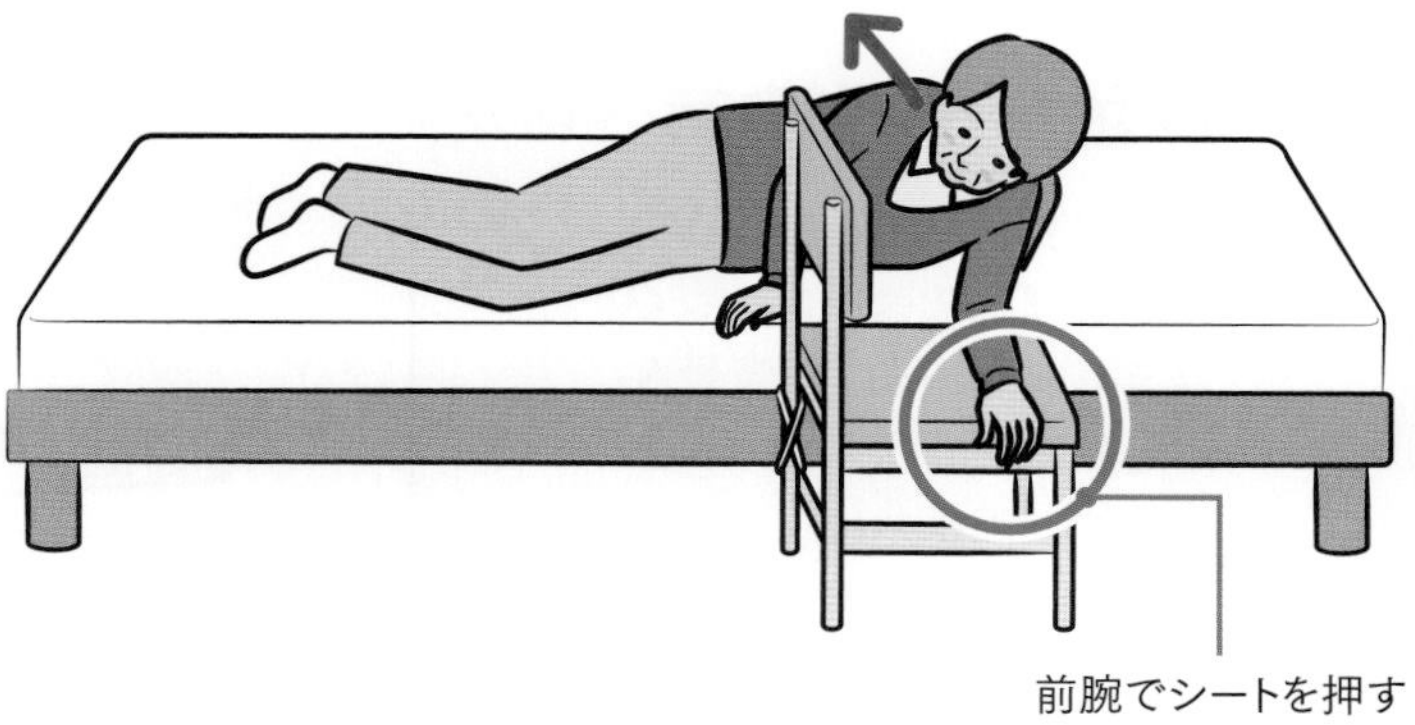

3 足を下ろしながら起き上がる

手のひらでシートを押してひじを伸ばします。このとき、足をベッドから下ろすと、上体がスムーズに起き上がってきます。

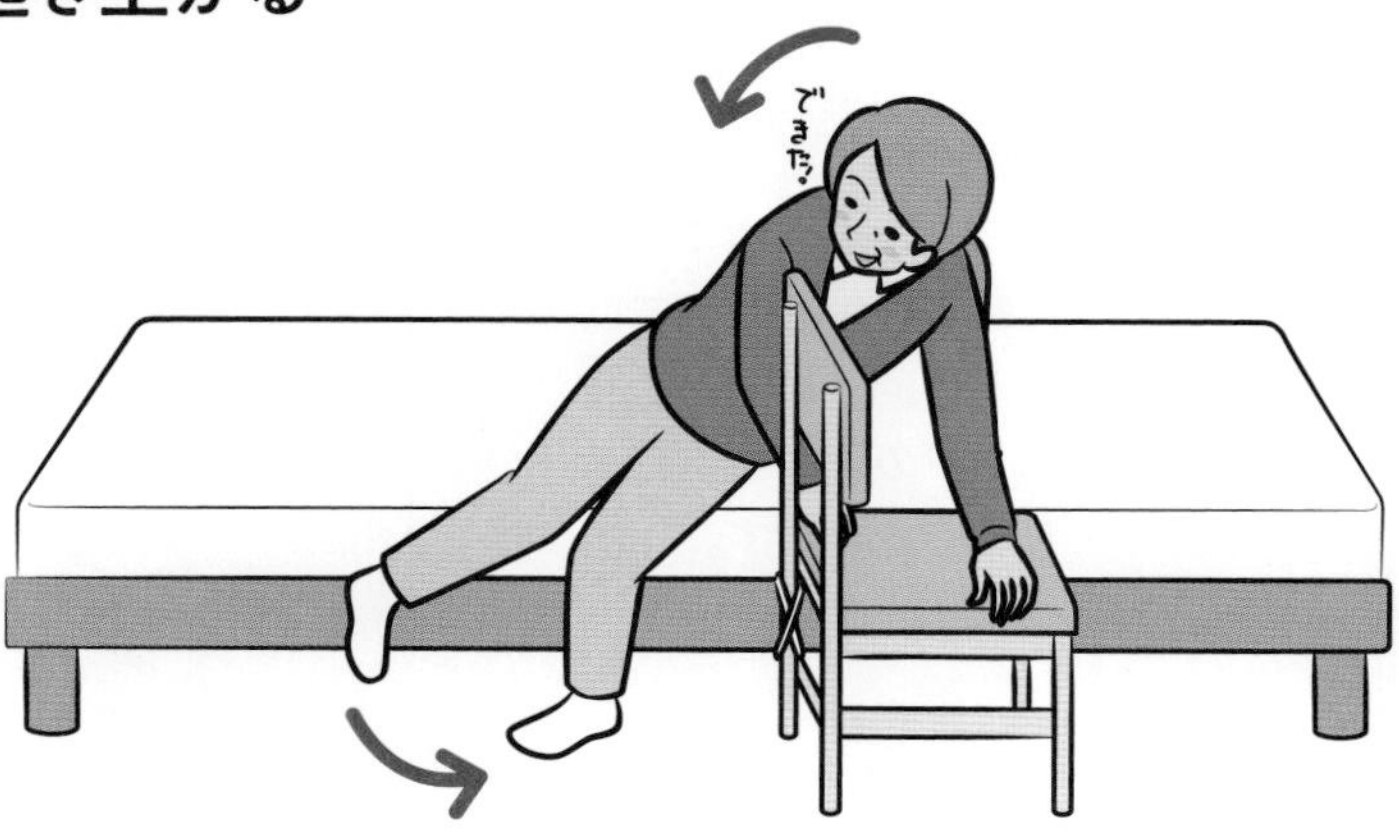

狭いベッドで起き上がる方法❷

次に、体を斜めにすることで狭いベッドから起き上がる方法を紹介します。

介助のポイントはここ

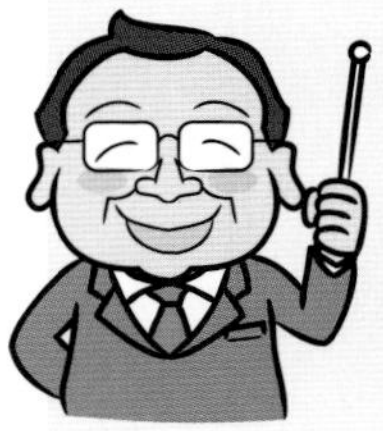

狭いベッドで自力で起き上がるための２つめの方法です。背骨を中心にして体を回転させるようにすると、片ひじ立ちをするためのスペースをつくることができます。一人でできる方法を教えることも立派な介助です。

1 両足をベッドの端へ動かす

片ひじ立ちになるために、手を広げるスペースをつくりましょう。まずは背骨を中心に体を回転させて斜めにして、両足をベッドの端へ動かしましょう。

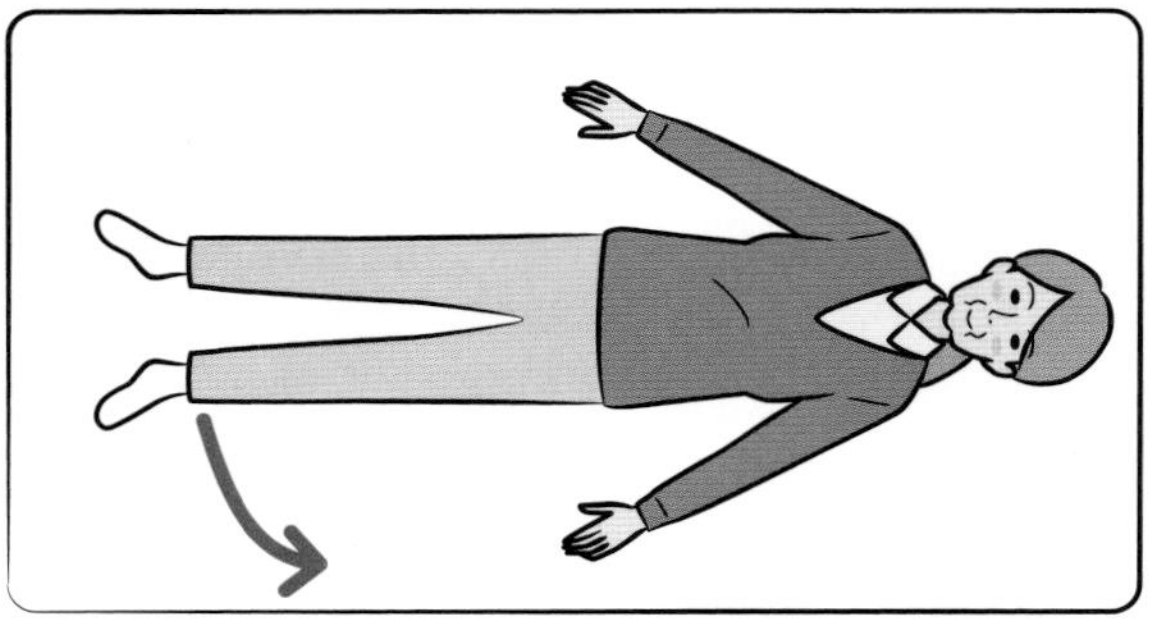

2 体を斜めにする

次に上半身を斜めにします。足先がベッドから少しでも出るように背骨を中心にして回転するように動きます。こうして、ベッドの体の左上にスペースをつくるのです。

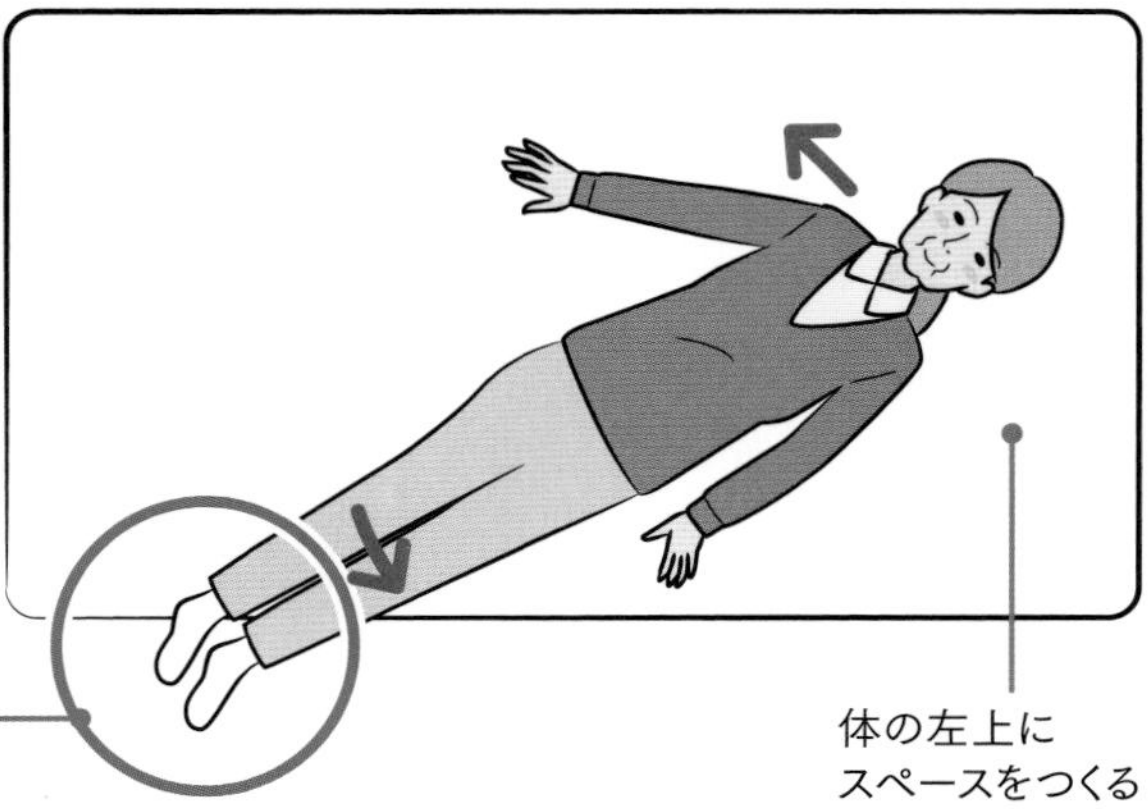

3 横向きになり、片ひじ立ちへ

ベッドの左上のスペースに下側の手を広げ、マットを押して片ひじ立ちになります。さらに手のひらでマットを押してひじを伸ばし起き上がります。

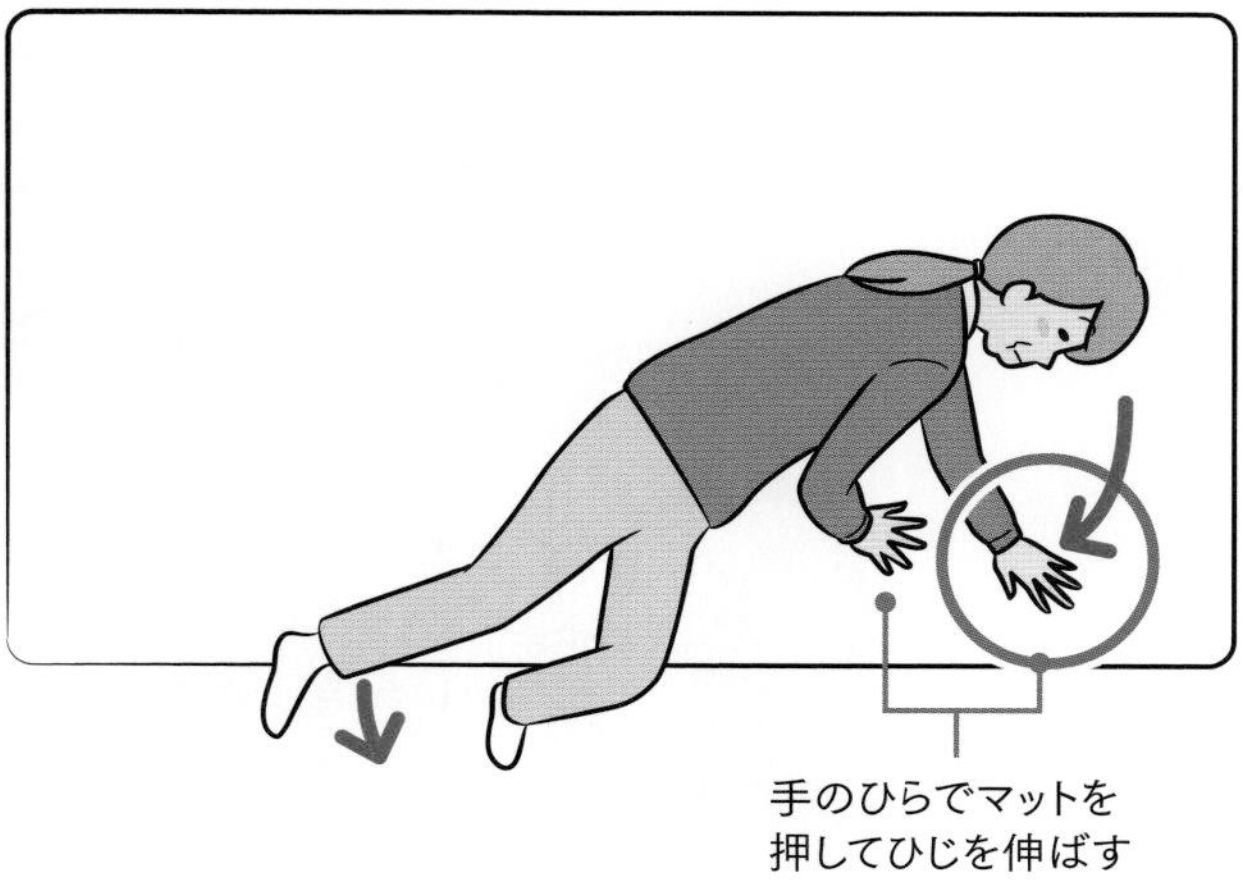

4 姿勢を整える

片ひじ立ちから起き上がるとき、両足をベッドから下ろすと楽にできます。両足をちゃんと床につけ、少し前かがみの安定した姿勢で座りましょう。

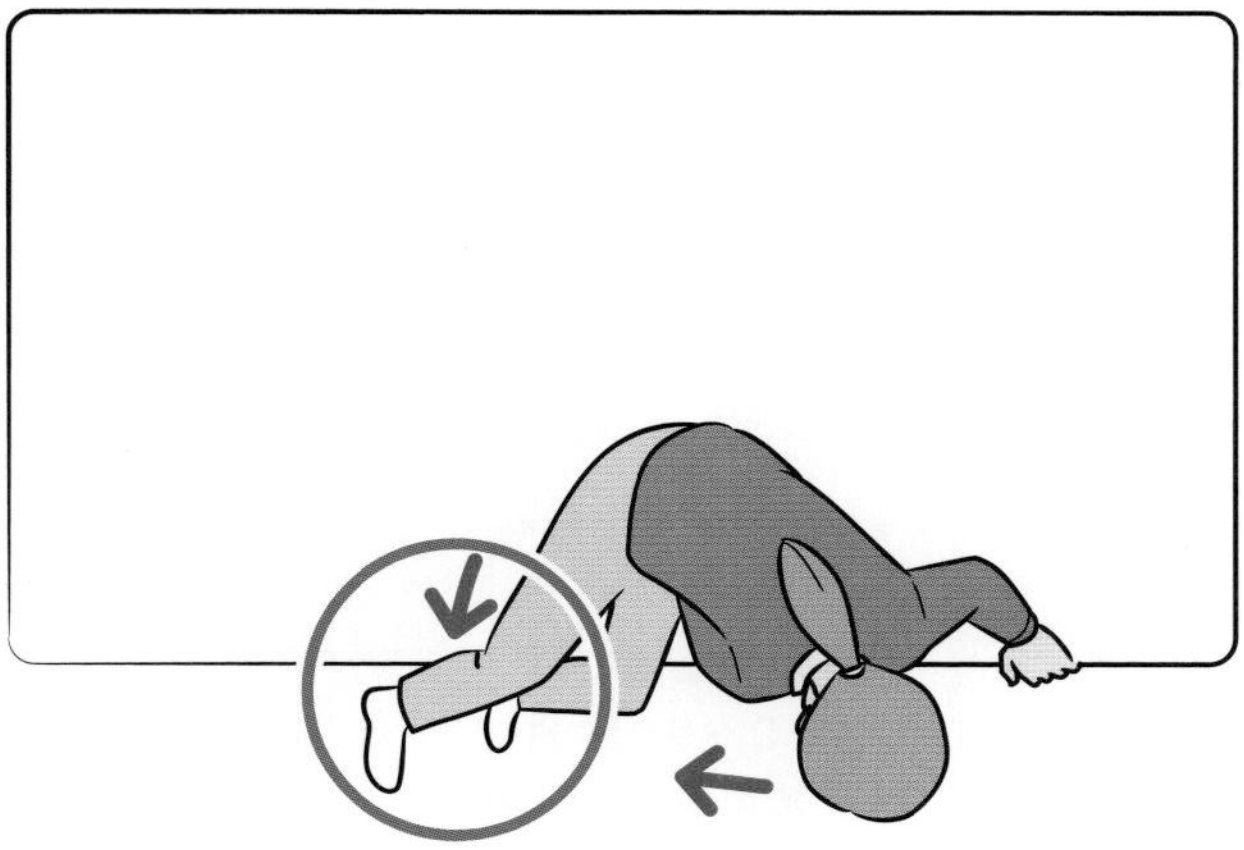

知っ得！

お年寄りは、寝たままの横移動が苦手

片ひじ立ちのスペースをつくるには、横移動をすればいいじゃないかと思うかもしれませんね。ところが、横移動は体の柔軟性がないとできない動きなので、お年寄りには難しいのです。今回紹介した体を回転させる方法ならできる人が多いので試してみてください。

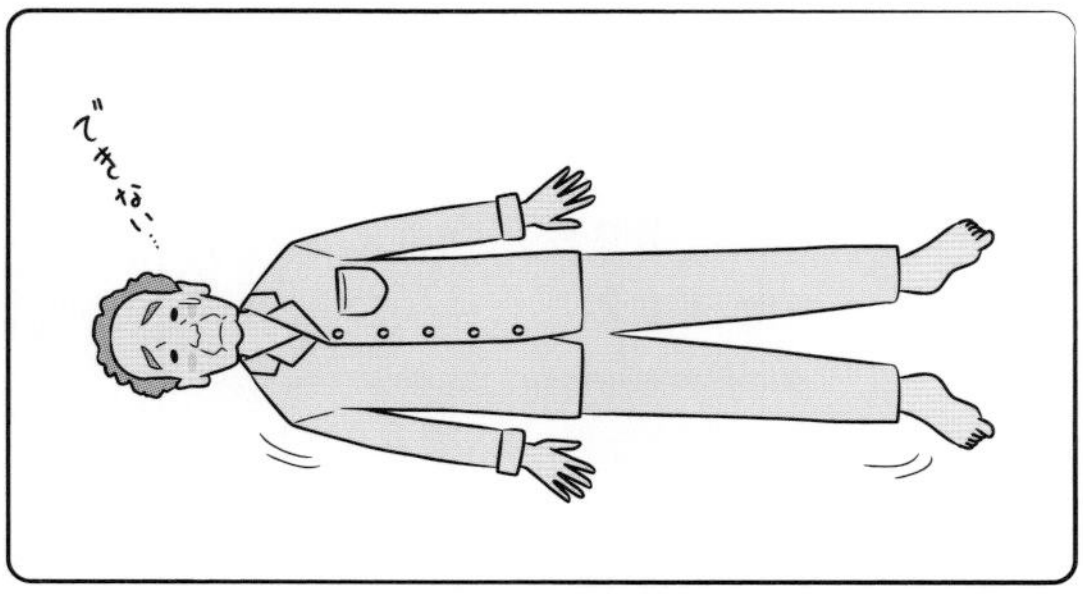

一部介助

正しい起き上がり動作の誘導法

一人でできなくてもすぐ力を貸すのではなく、正しい起き上がりパターンへと誘導しましょう。

介助のポイントはここ

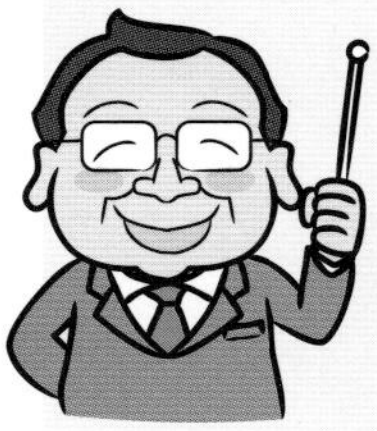

力を貸すことだけが介助ではありません。できない人は力の使い方がわからないことが多いものです。正しい起き上がり動作ができるよう誘導してあげると、お年寄りの自発的な動作を引き出せます。

1 握手をする

下側になる手は自分でマットを押してもらうので誘導には使いません。上側になる手で握手しましょう。

チェック

下側の手は体に対して60～90度開いておきましょう。

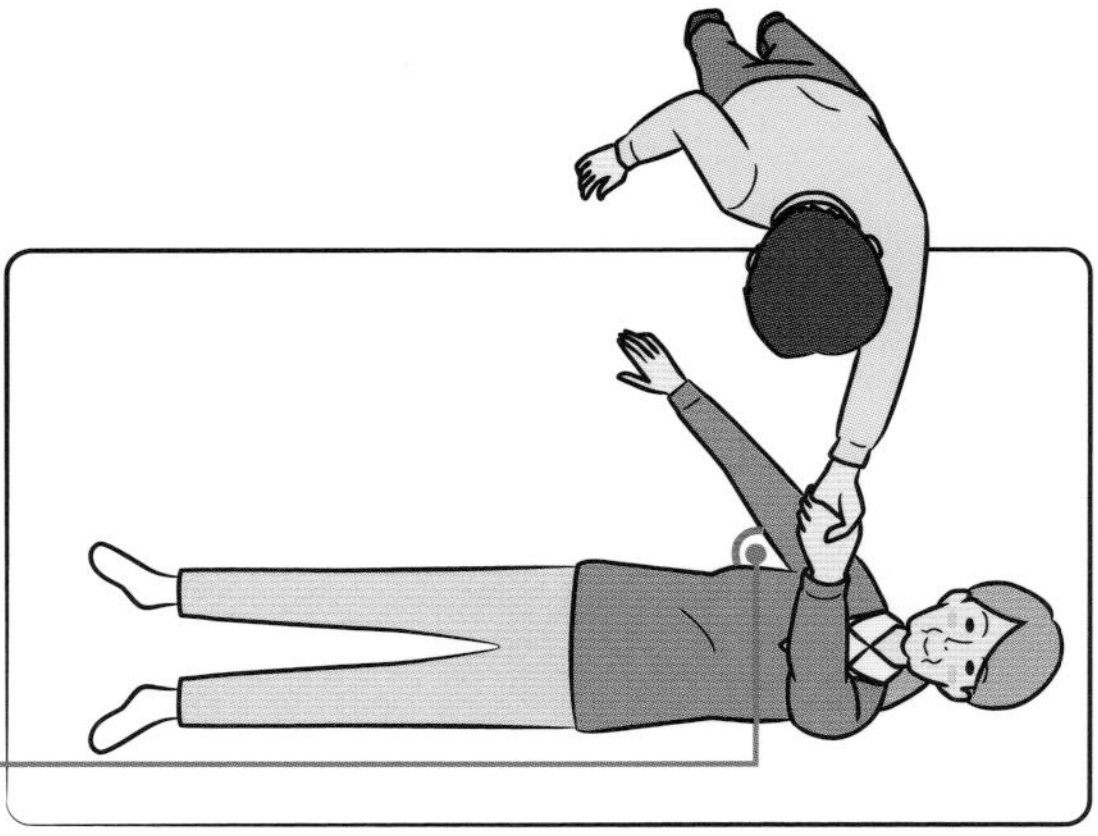

2 水平方向(ほぼ真横)に誘導する

介助者は握手した手を引き上げるのではなく、水平に軽く引いてお年寄りが横向きになるのを助けます。

チェック

両ひざを立てたり、頭を上げてもらうともっと楽にできます。

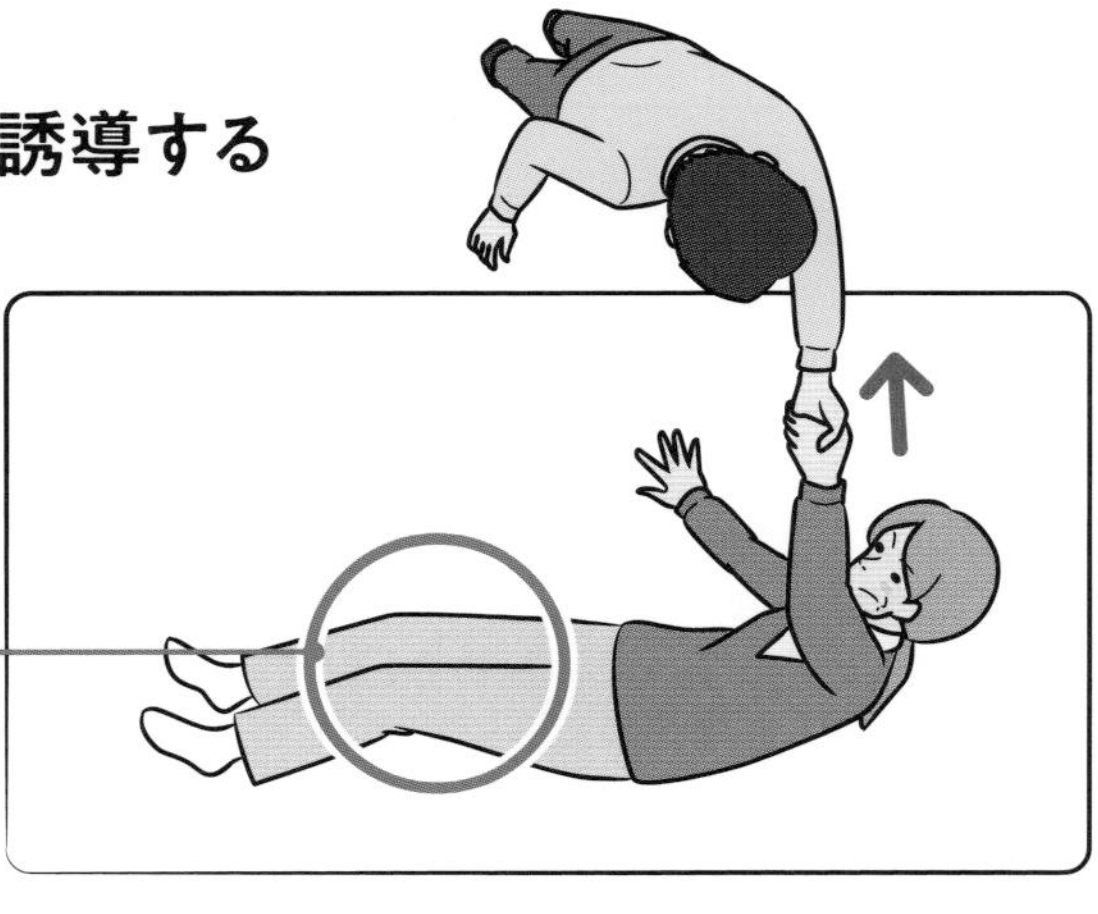

3 片ひじ立ちへと誘導する

横向きになったら、下側の手の角度に合わせて引きます。重い頭が下側の手に沿って動いていくイメージで行いましょう。

チェック
もちろん下側の手は、前腕部（ひじから先）でマットを押してもらいます。

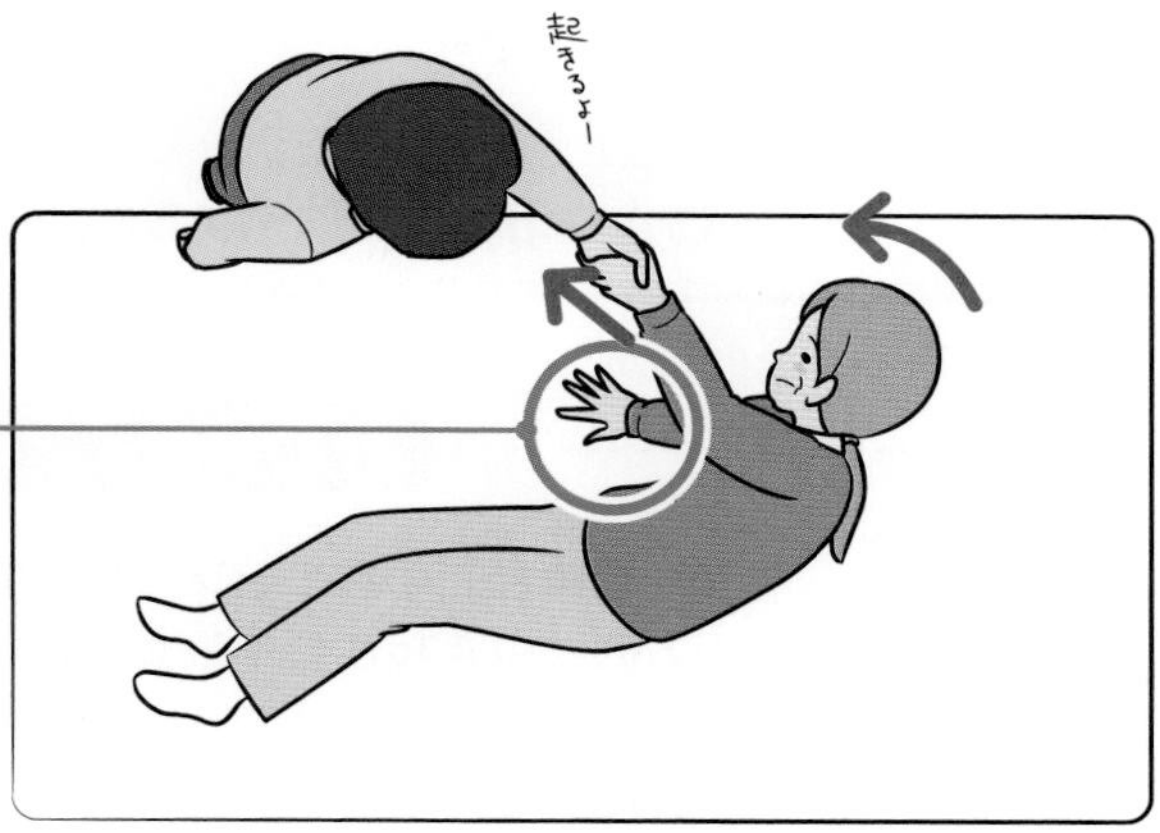

4 足元の方に回りこむ

お年寄りが手のひらでマットを押してひじを伸ばすのに合わせて、介助者は足元に回りこんで上体が倒れないように助けます。

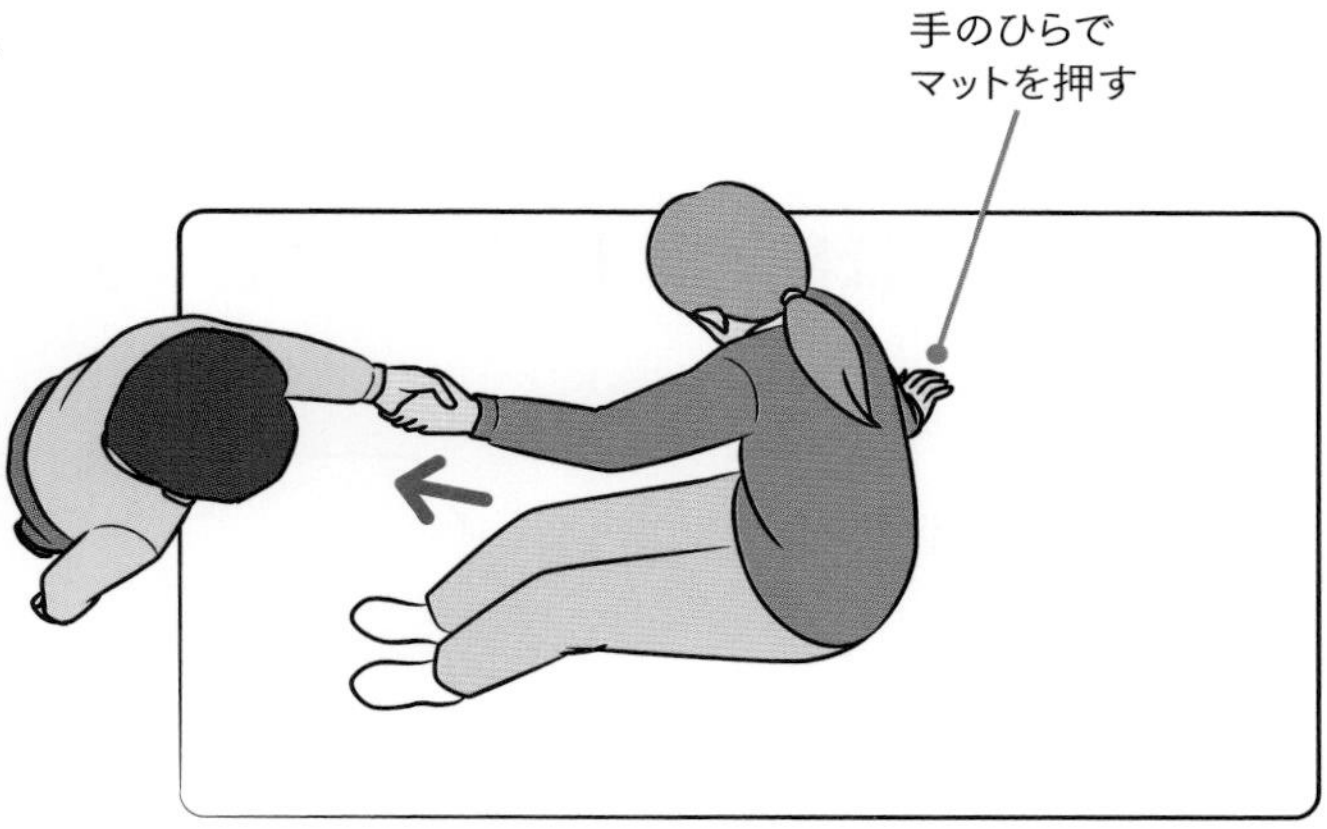

5 上体が安定するまで誘導する

柔らかいマットの上は不安定なので、介助者はお年寄りが少し前かがみの姿勢になるまで誘導します。

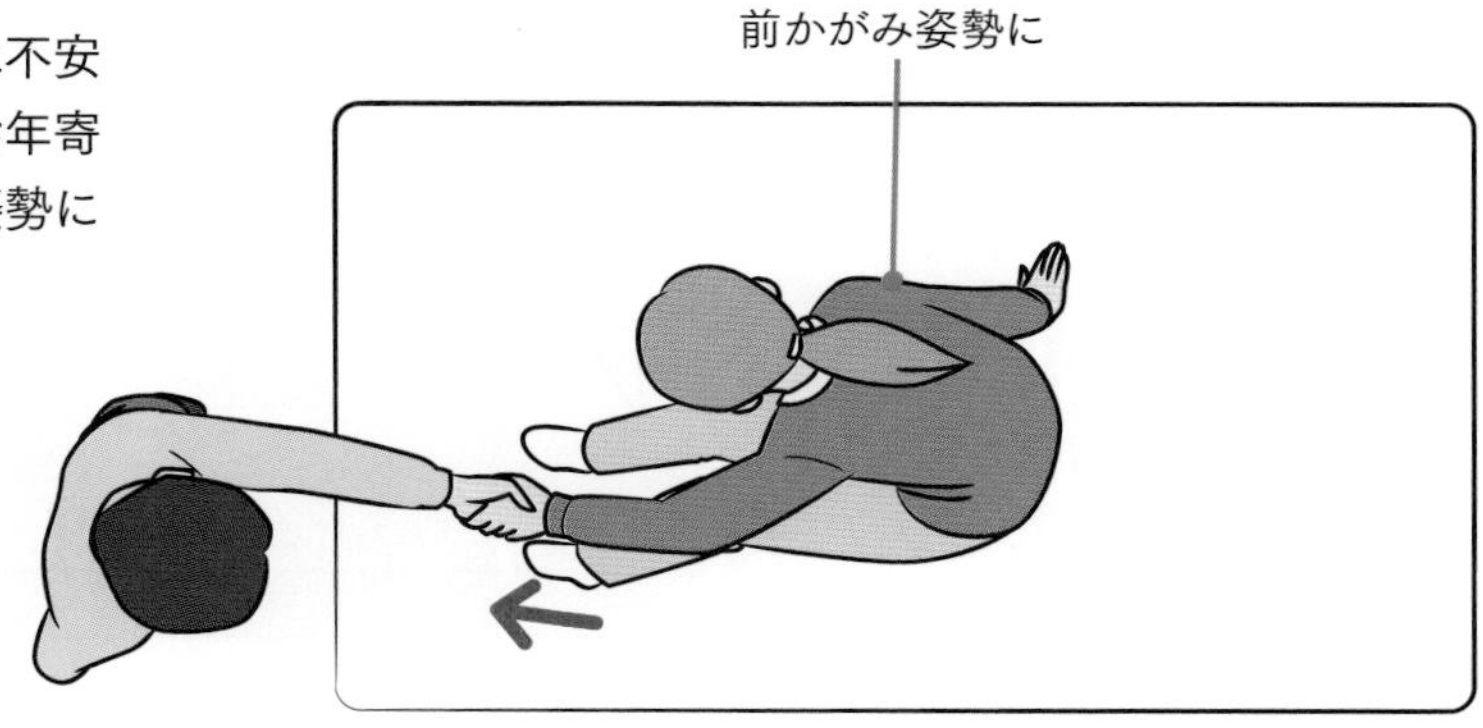

一部介助

足りない力だけを貸す方法

起き上がりの基本動作に沿って介助をすると、一人で起きるための動作を覚えてもらえます。

介助のポイントはここ

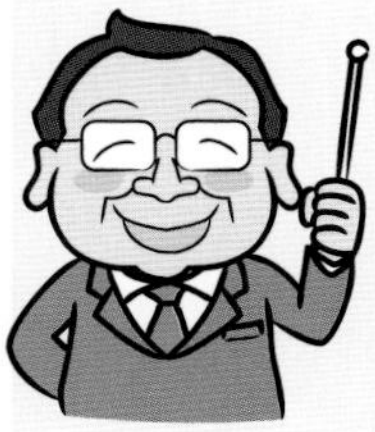

介助者は自立のパターンを忘れて一方的に引き起こしてしまいがちです。しかし、それでは力任せの全介助になってしまいます。介助だからこそ、相手のもつ力を引き出す自立の方法に沿っていなければなりません。

起き上がりの一部介助の基本

1. 自ら動こうとする自発的な動作を邪魔しない
2. お年寄りの力が出やすいよう前腕や手を固定してあげる
3. 足りない力だけをサポートする

1 下側の手は開き、上側の手を首に回す

お年寄りの下側の手を60〜90度に開いてもらい、上側の手を介助者の首に回して、横向きになるのを助けます。

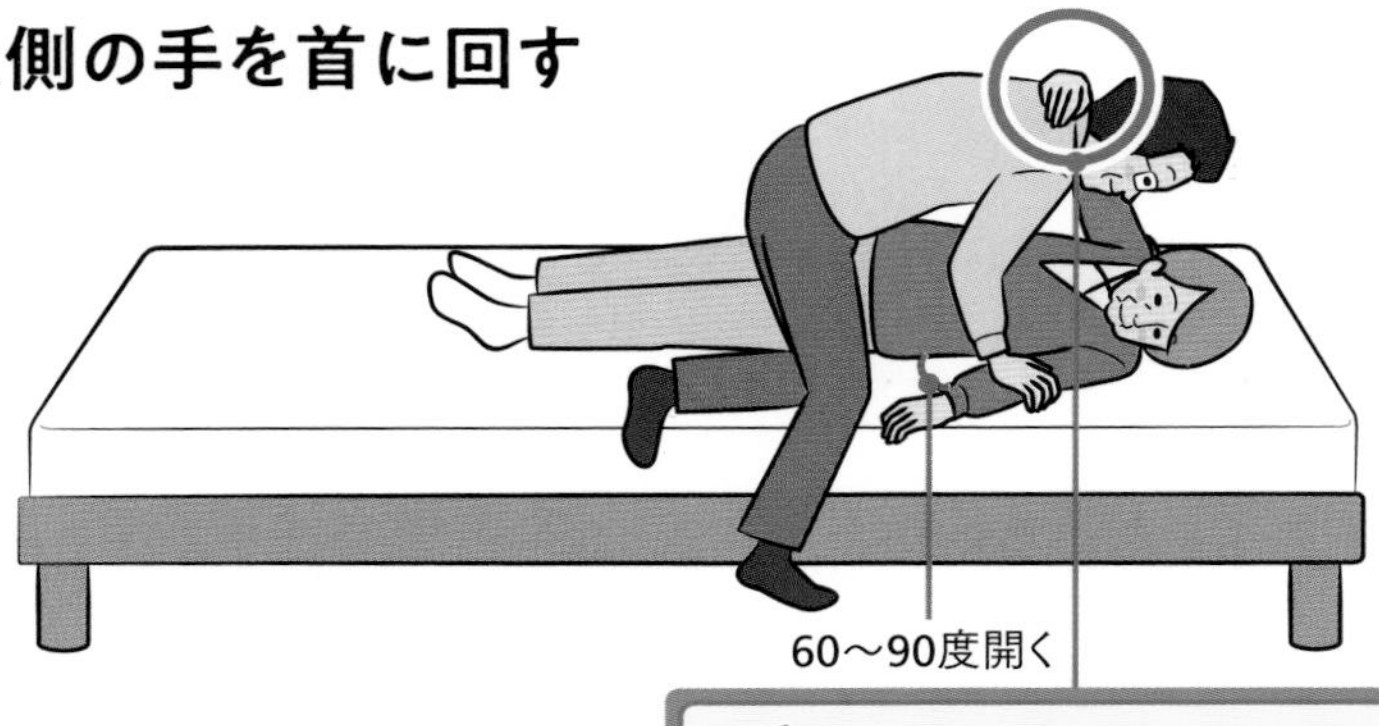

チェック

「寝返り動作の3要素」（P.28参照）を使えば、ほとんどの人が力を使わずに横向きに。

2 片ひじ立ちになる

ひじから下の前腕で上体を支える片ひじ立ちの姿勢になります。このとき、お年寄りの前腕を介助者の手で押さえて固定してあげると楽にできます。

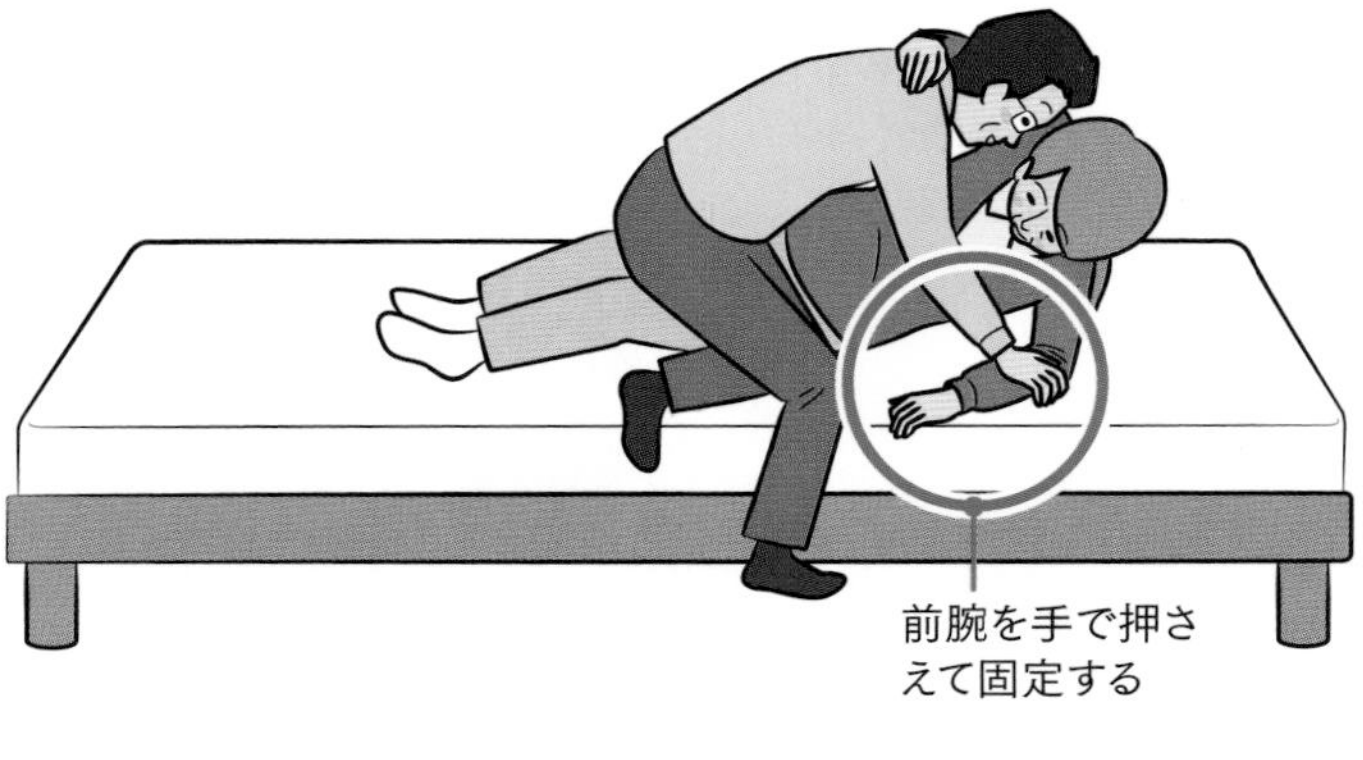

3 ひじを伸ばしていく

お年寄りは手のひらでマットを押してひじを伸ばしていきます。このとき、介助者は手の甲を押さえて固定してあげてください。

お年寄りが起きてくるタイミングに合わせて介助者は体を起こしていきます。

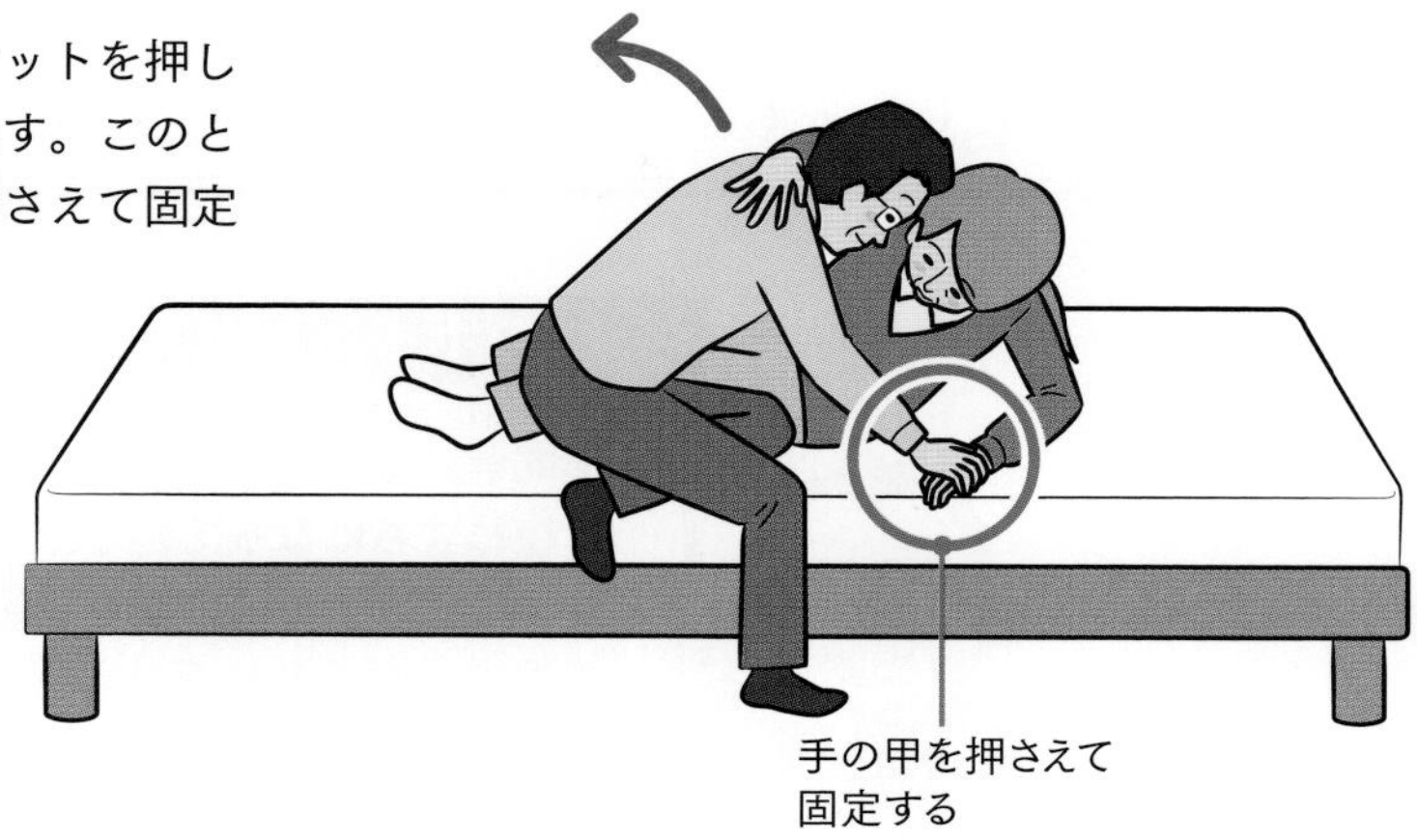

4 頭を前に出す

後ろに倒れないようにお年寄りの頭を前に出してバランスをとります。介助者は体を起こして、前かがみの姿勢へと誘導します。

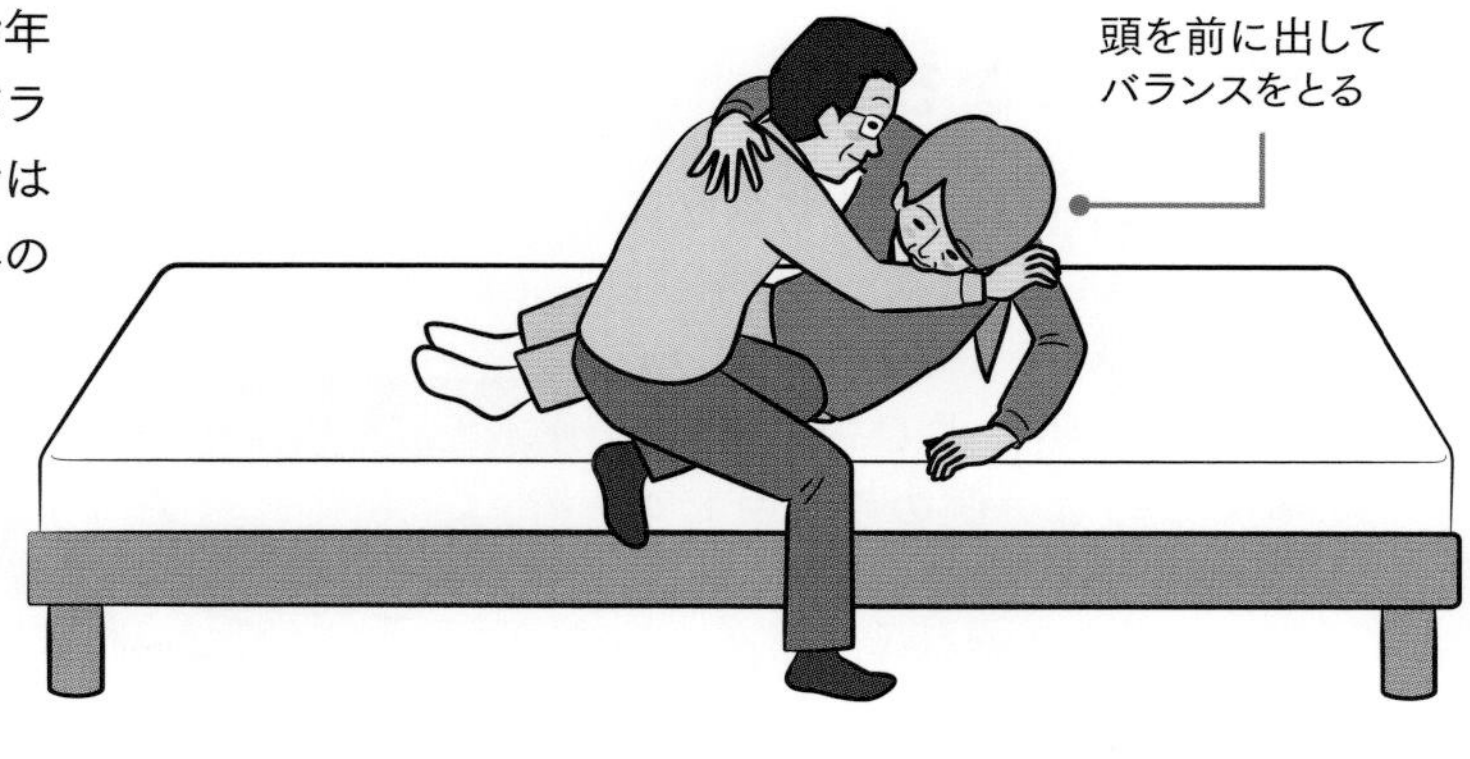

5 上体が起き上がる

ひじが伸びきって上体が直立して安定するまで支えになってください。両足をベッドから下ろした姿勢になればもっと安定します。

ベッドが狭い場合は、P.48～49を参考にして、片ひじ立ちするスペースをつくる工夫をしましょう。

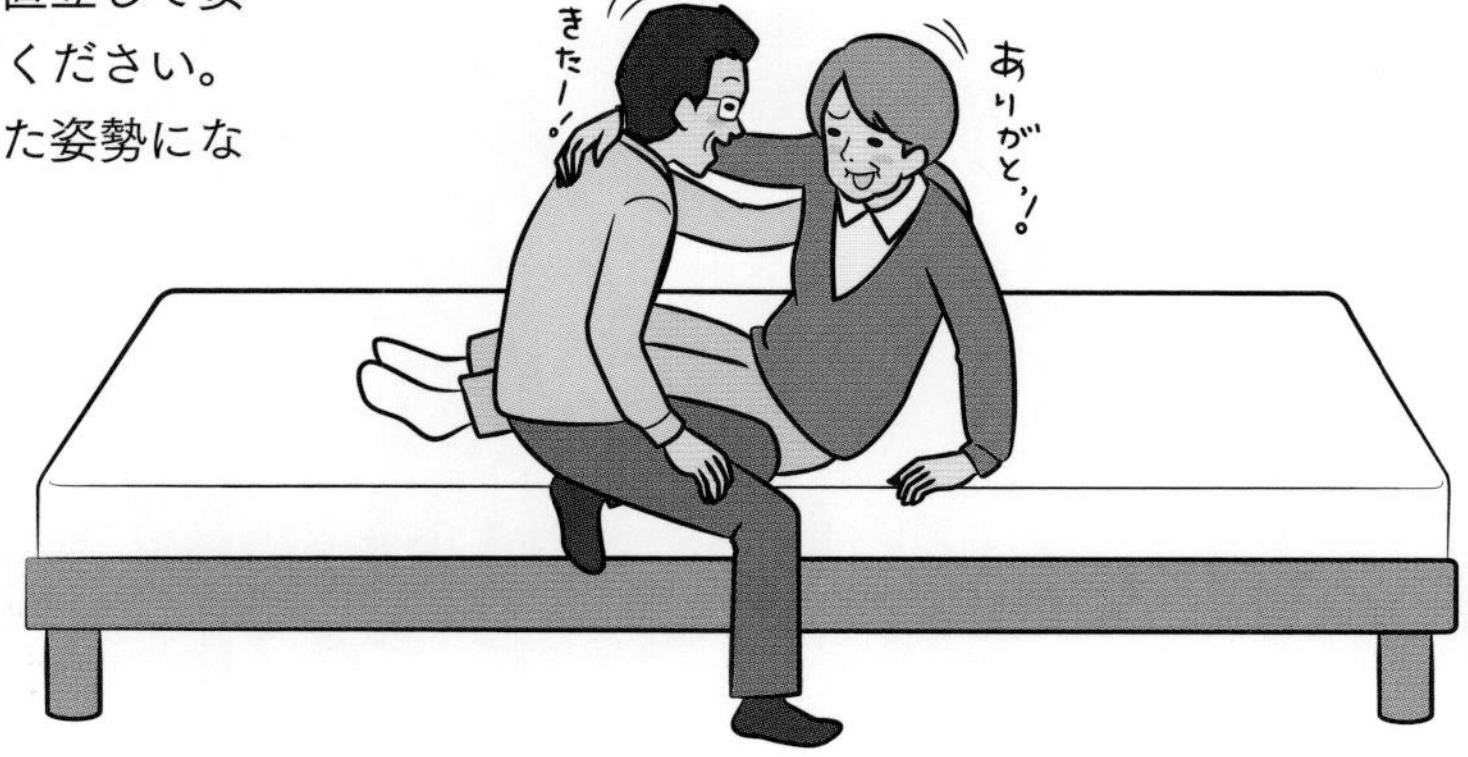

一部介助

片マヒの人が起き上がる場合

片方の手足に重いマヒがあっても起き上がりはできます。最小限の介助をしましょう。

介助のポイントはここ

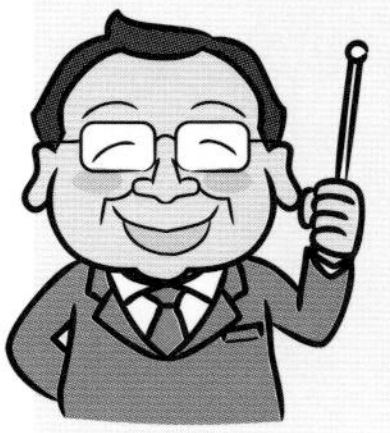

横向きになって下側の手で床を押し、片ひじ立ちになって起き上がる――片マヒがあるからこそ、自然な動きで起き上がる動作を体に覚えてもらうことが大切です。もちろん、マヒがない側の手を下に。

1 横向きになる

マヒのない側に横向きになります。難しいときには、「寝返り動作の3要素」をできるだけ使います（P.31参照）。片ひざを立てる➡マヒのない側の手でマヒのある側の手を持ち上げる➡頭を上げる、の順に行いましょう。

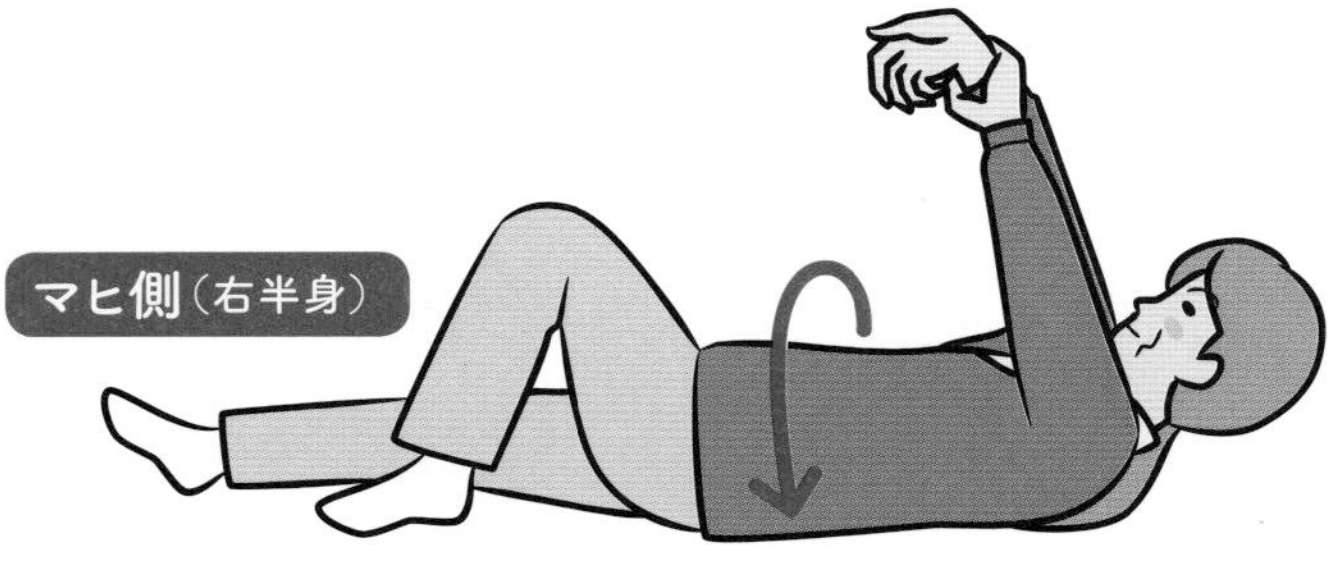

2 腕を開く

下になったマヒのない側の手を、体に対して60〜90度開きます。その手で床を押して起き上がります。

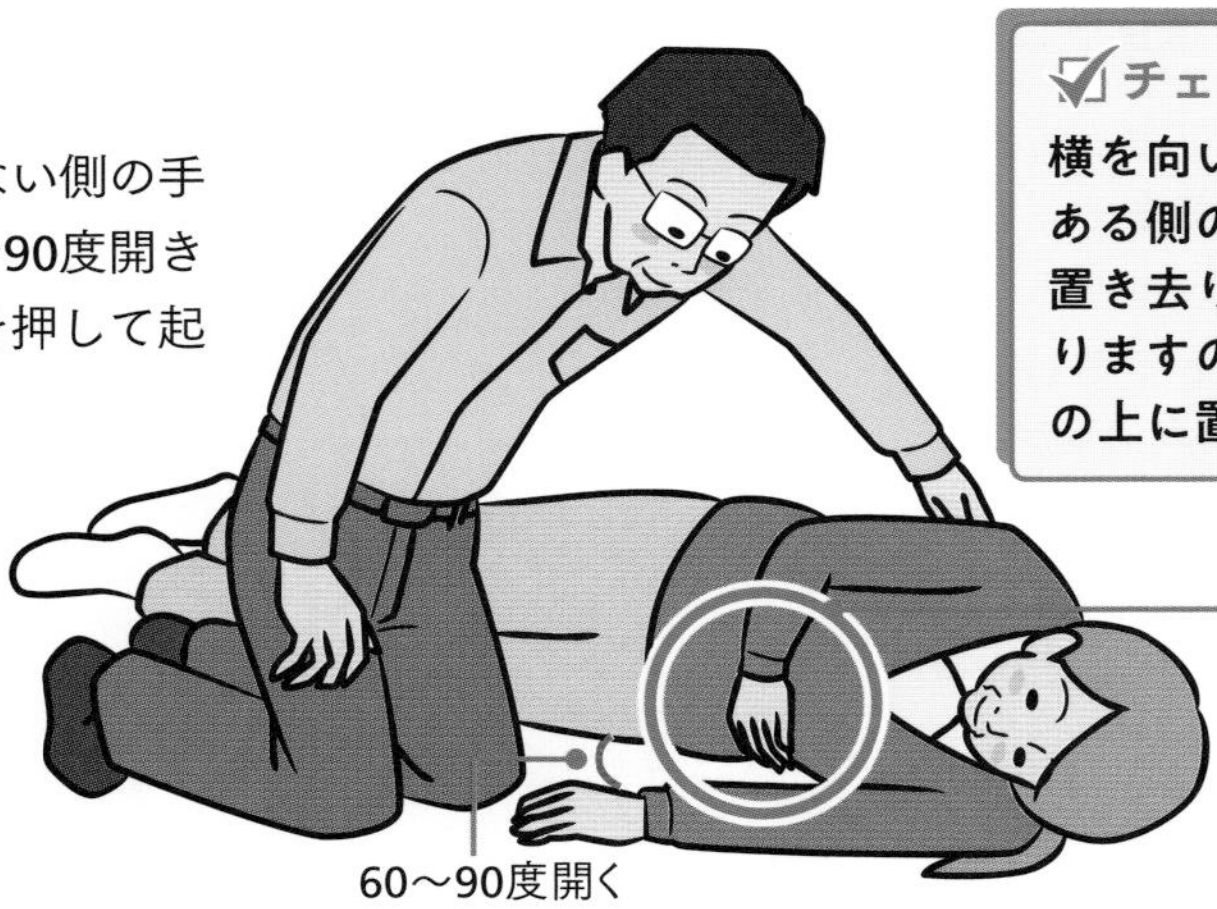

チェック

横を向いたときにマヒのある側の手が体の後ろに置き去りになることがありますので、事前にお腹の上に置いてください。

3 前腕を固定して片ひじ立ちになる

ひじと手首の間（前腕）を介助者の手で軽く押さえて固定してください。それでも難しいときには、後頭部を軽く持って引き上げましょう。マヒのある側の腕を無理に引っ張ると脱臼することもあるので注意しましょう。

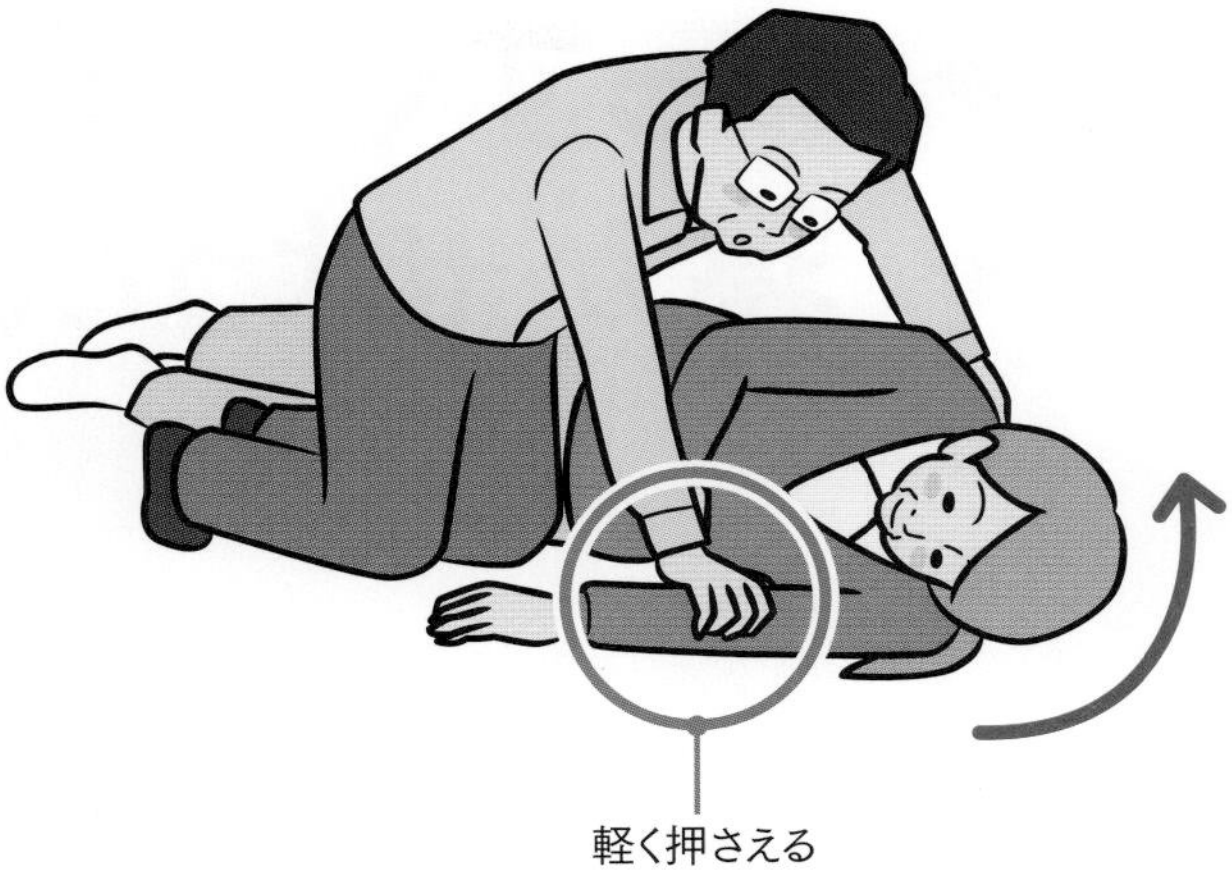

4 手の甲を固定してひじを伸ばす

介助者は手の甲を押さえて固定し、お年寄りにひじを伸ばしてもらいます。このときも後頭部を軽く支えて手前に引いてください。

チェック
前腕、次に手で床を押してもらうのがポイントです。

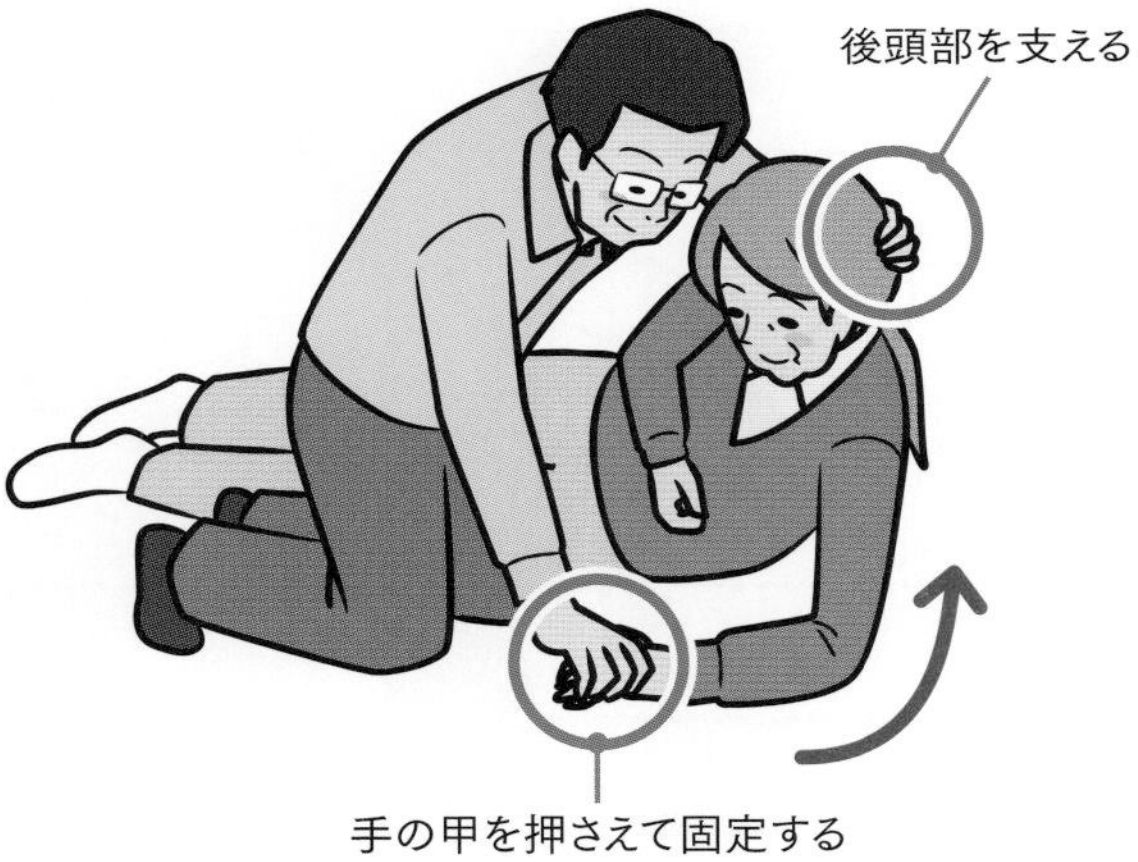

5 体が安定するまで支える

ひじをいっぱいに伸ばして座り、その手を床から離してひざの上にのせられれば起き上がり動作の完了です。介助者はそれまで体を支えてあげてください。

チェック
この介助法なら、自発的動作を邪魔せず、ほとんど自力で起き上がれます。お年寄りのもつ力を引き出して、自立の手助けをしましょう。

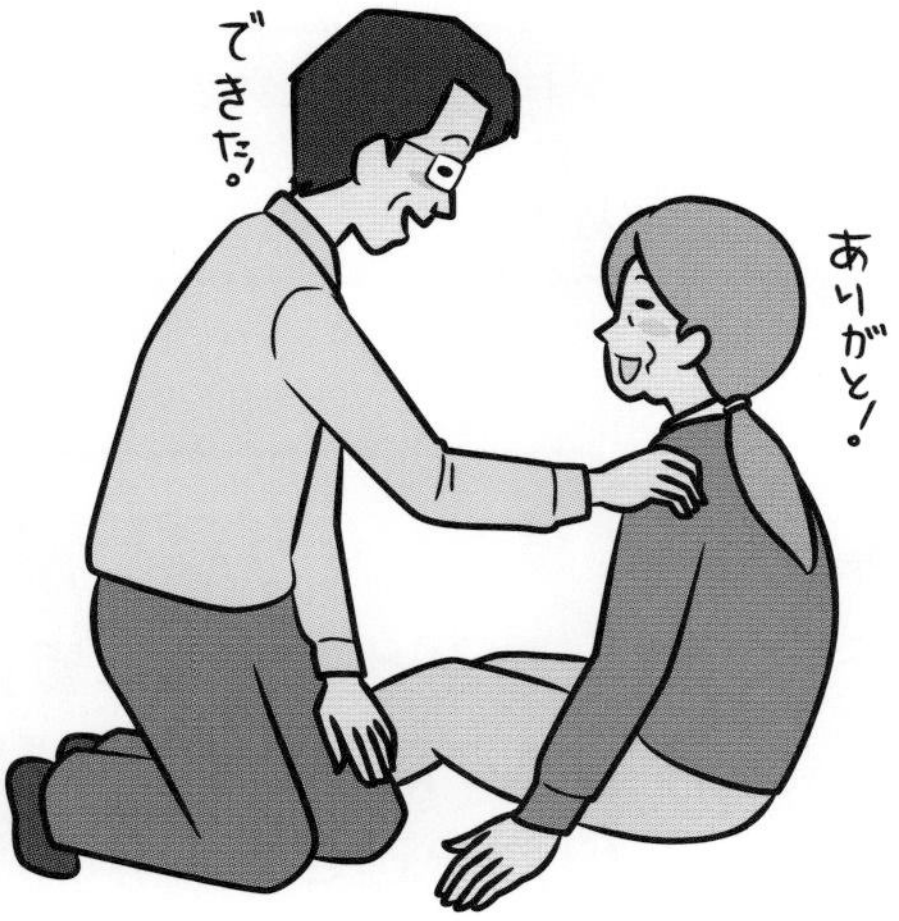

寝かせる
介助の勘違い

×まっすぐ直線的に寝かせようとしていませんか？

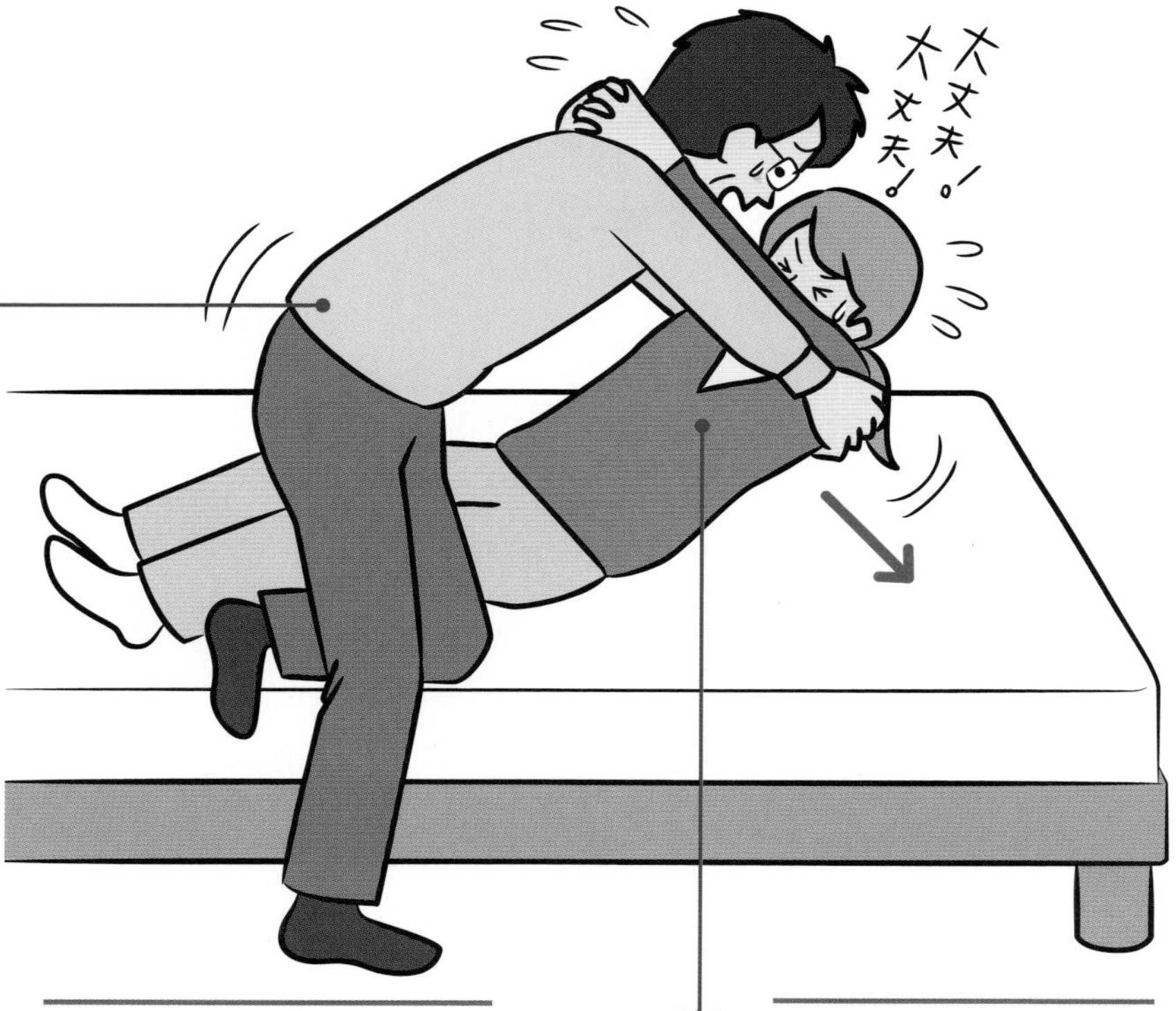

ここがNG
介助者がお年寄りの全体重を支えることになり、首や腰を痛めてしまいます。

ここがNG
お年寄りは身を任せているだけの不安定な状態で、自立法からは程遠い介助に……。

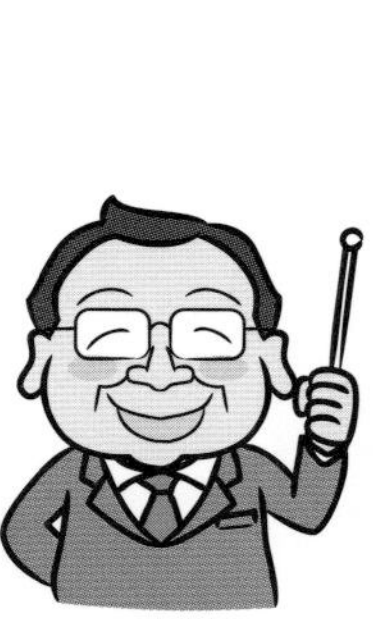

起き上がりと寝る動作は同じ道すじで

寝かせる介助は重力に任せればいい訳ではありません。起き上がりの動作を逆にたどってもらえば、100歳を過ぎたお年寄りでも自分でできるはずです。

寝る動きの基本動作

寝るときの動きは簡単に思えますが、重力に頼ると危険な動作でもあります。
起き上がりの動作と反対の流れをなぞるイメージで、ゆっくり動いていきましょう。

1 上体をひねって手をつく

真後ろに倒れるように寝ないでください。重力に任せきりの動きは自分でコントロールできず危険です。

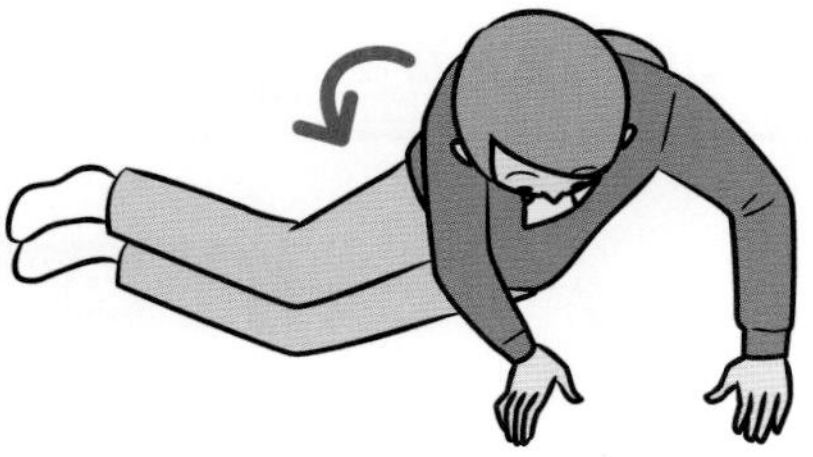

2 片ひじ立ちになる

下の手の前腕部（ひじより先）で体重を支える片ひじ立ちになります。起き上がりの動きの逆ですね。

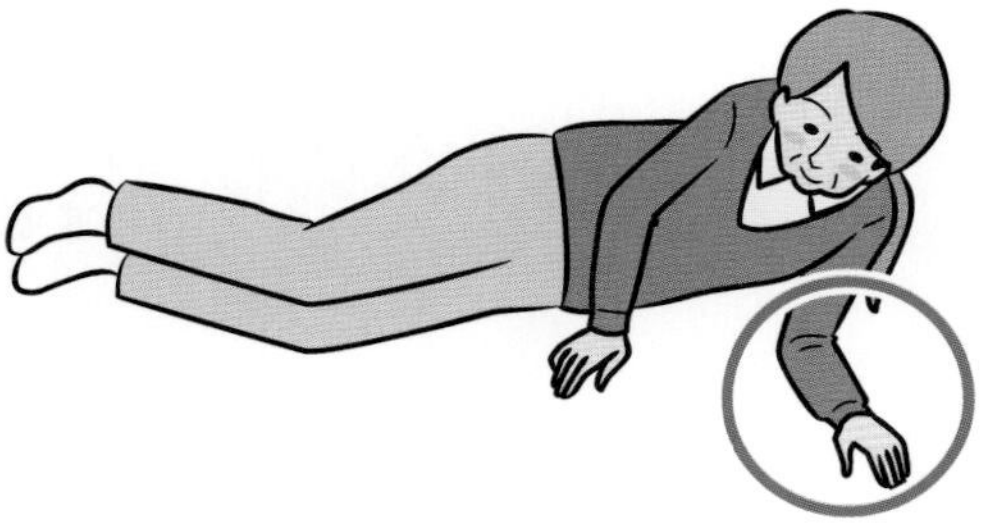

3 横向きになる

片ひじ立ちからパタンと倒れないで、必ず横向きの姿勢になってから上向きになりましょう。

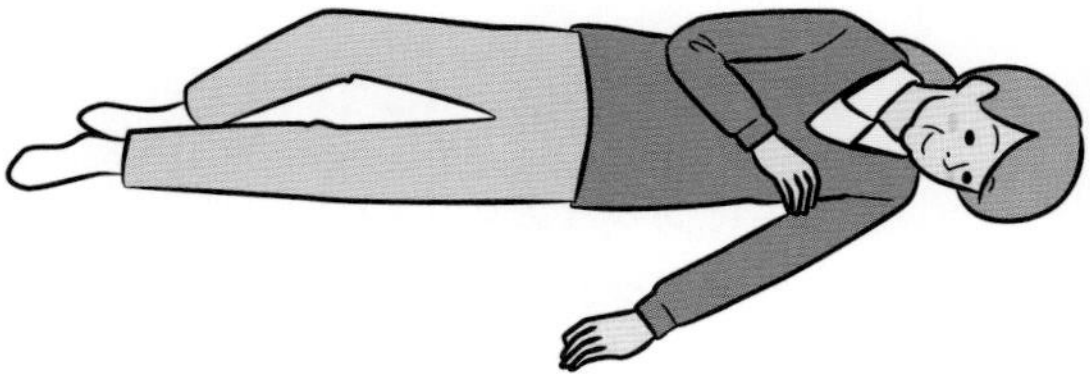

片ひじ立ち➡横向きの姿勢で重力をコントロールする

起き上がりの動作は、上体を重力に抵抗して起こすことです。そのとき、腹筋を使って直線的に力任せに行うのではなく、〝横向き➡片ひじ立ち〟という姿勢を経由して、少しずつ重心を高くしていきましたね（P.43参照）。

寝る姿勢になる動作は、重力に任せてしまえば簡単だなんて思わないでください。まず、お年寄りが自分の体を自分でコントロールしていないというのは、自立を促す介助ではありません。しかも、後ろに倒れて頭を打つ可能性もある危険な動作なのです。

お年寄りが安全に自分でできる起き上がり方、寝方をマスターしましょう。

基本のき

- ▼重力に任せる動き方は危険！
- ▼起き上がり方と同じく、寝るときにも片ひじ立ちという姿勢を経由する

「寝る」介助の基本を学ぶ

起き上がり動作の逆の動きをなぞることで、自然に横になることができます。

介助のポイントはここ

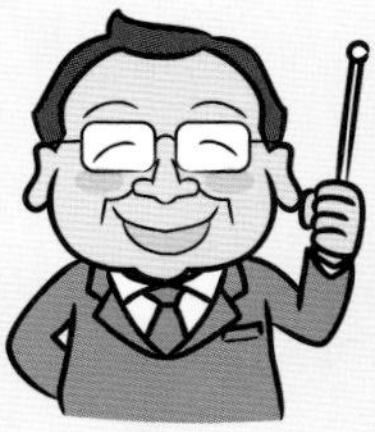

寝る動作は、起き上がりの逆の動きです。重力に任せて寝るのではなく、必ず片ひじ立ちの姿勢を通って、重力をコントロールすることがポイントです。

1 片手をマットにつける

お年寄りの片方の手のひらを体から少し離してマットにつけ、もう一方の手を介助者の首に回してもらいます。

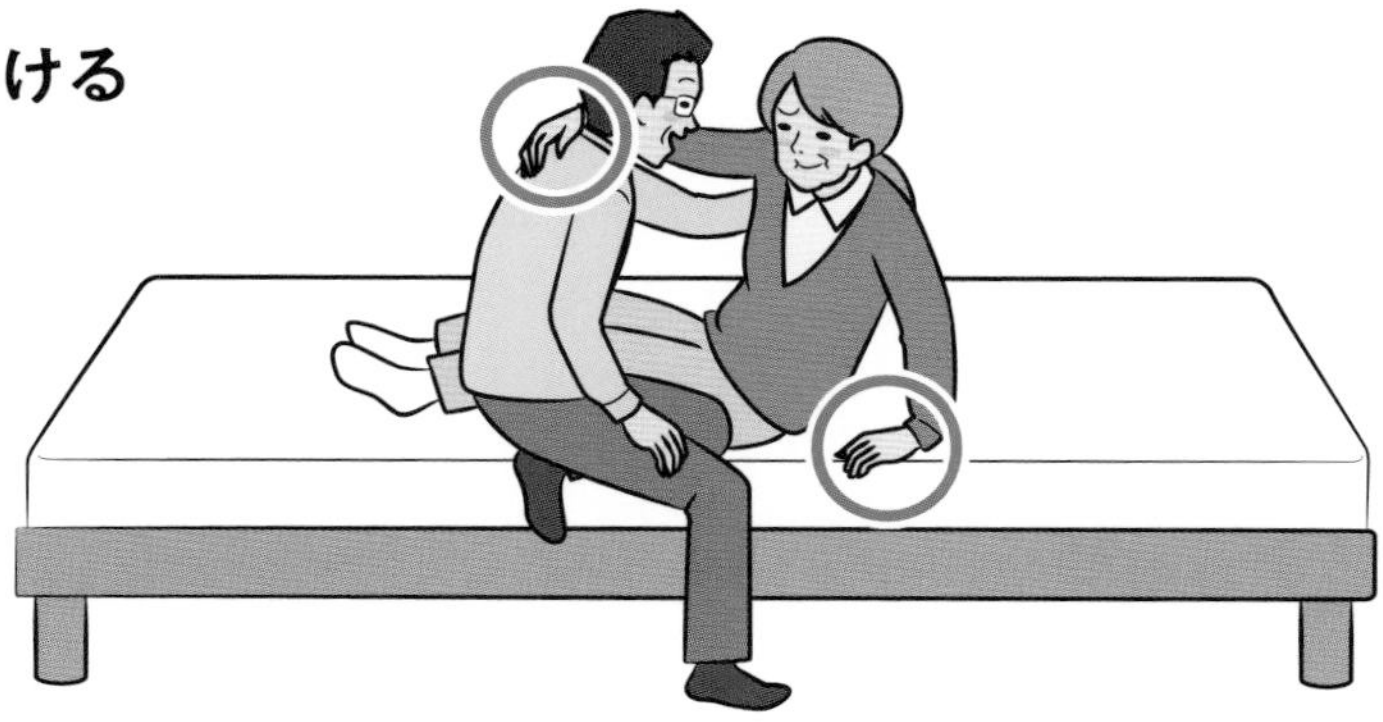

2 ひじを曲げて片ひじ立ちになる

お年寄りが片ひじ立ちになれるように、介助者はお年寄りの手を押さえ、前かがみになっていきます。

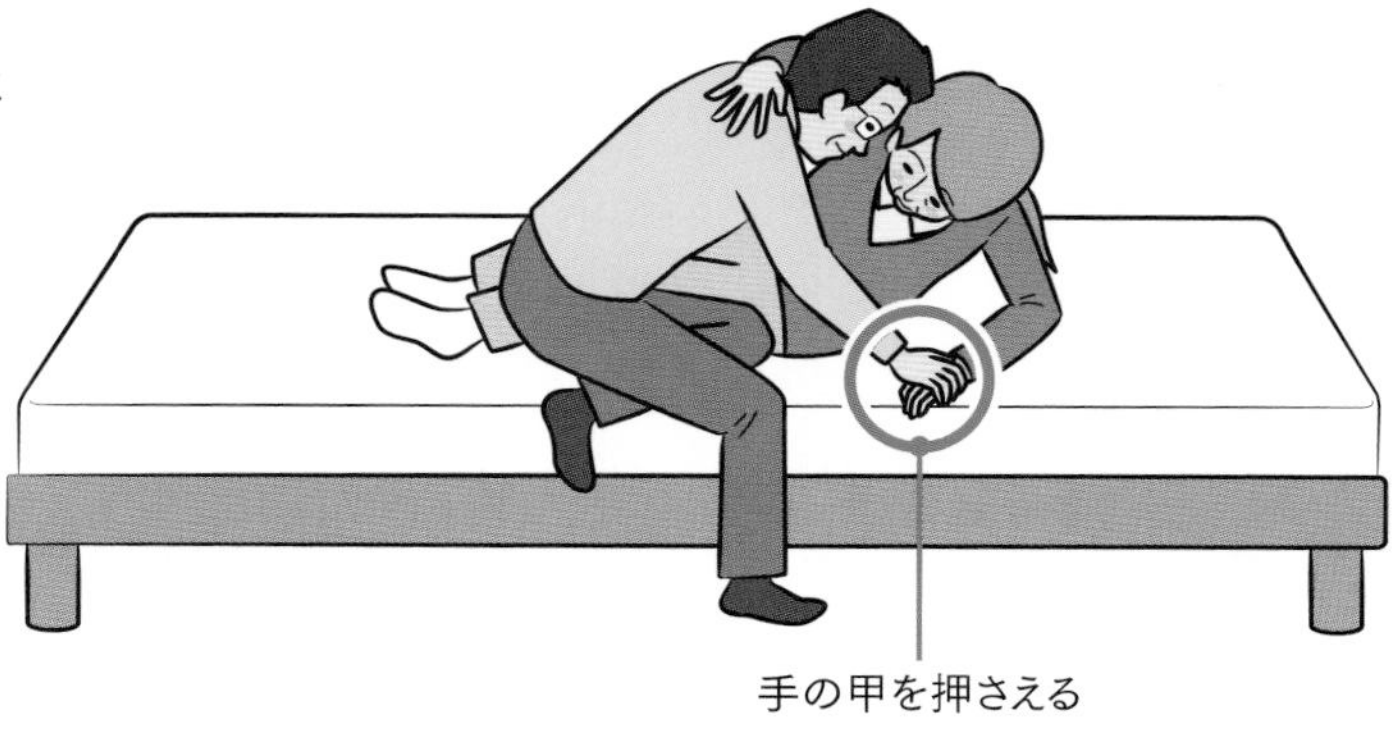

3 横向きになる

重力に任せて、そのままパタンと上向きに寝かせず、必ず横向きの姿勢を経由してください。この動きは、正しい起き上がりの動作を身につける練習にもなります。

チェック
起きる動作より寝る動作のほうがこわいものです。安心して横になれるように支えましょう。

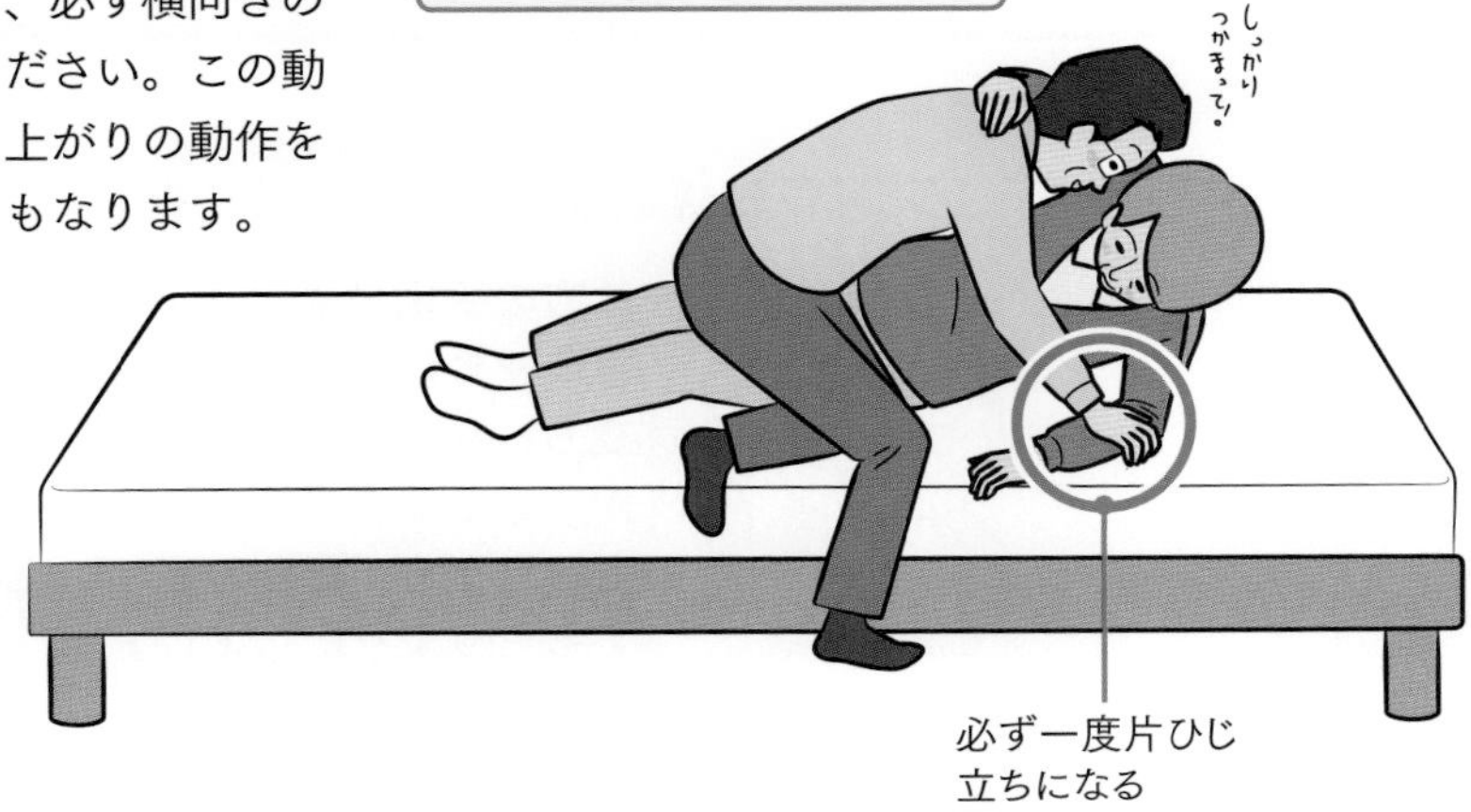

4 上向きに寝かせる

横向きから上向きになるのは、寝返りとは逆の動きです（P.29参照）。両ひざをピンと伸ばすと楽に上向きにできます。

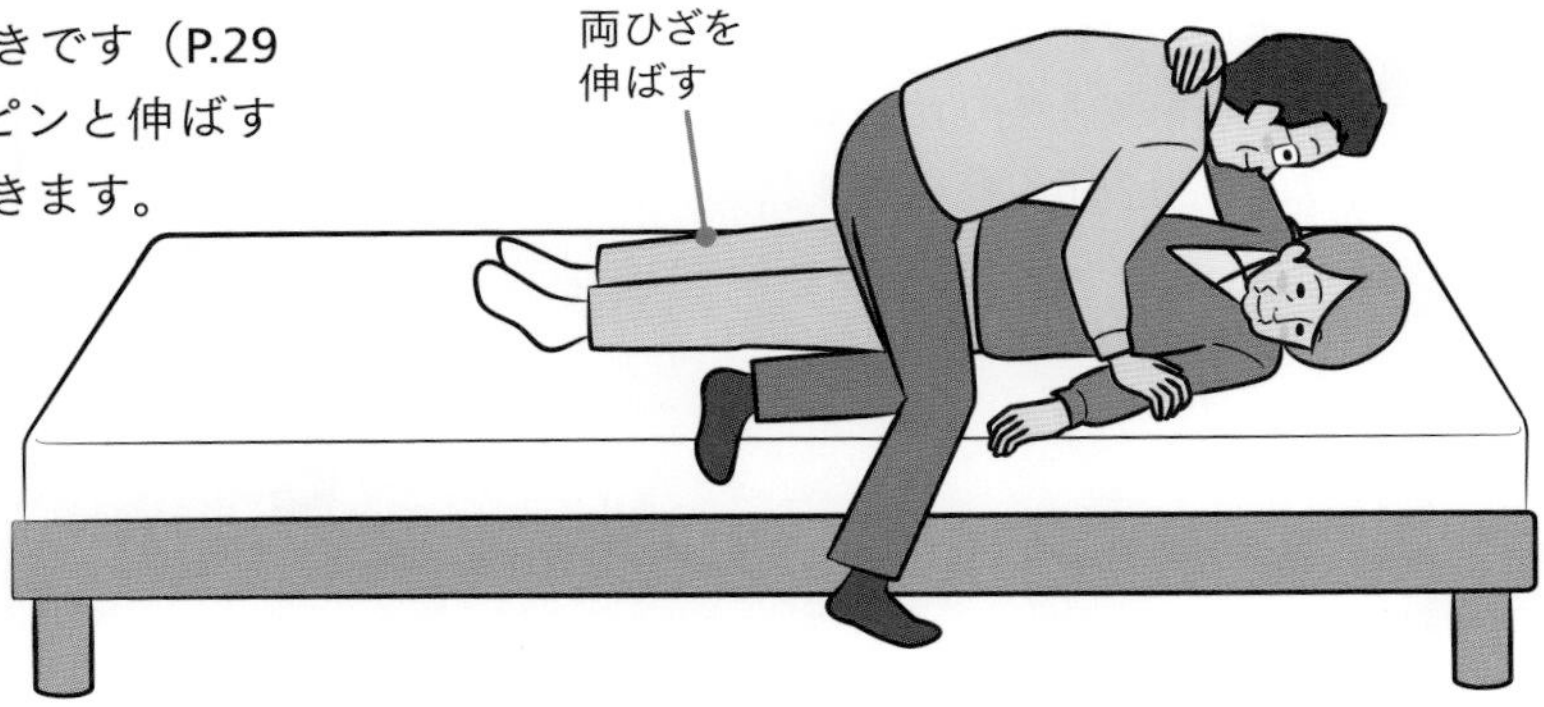

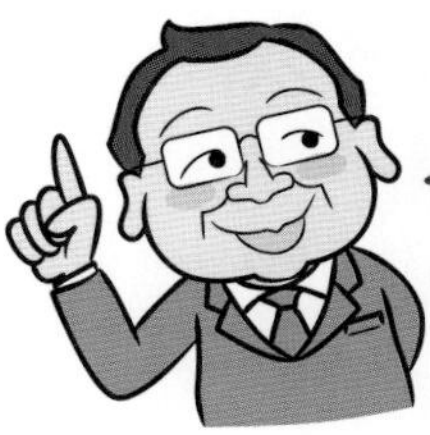

繰り返し練習してパターンを教えてあげよう

重力に任せない寝る動作を教えてあげてください。介助者はお年寄りが倒れないように軽く支えるだけでいいでしょう。すぐに体が覚えてくれると思いますよ。

片マヒの人が寝る場合

片ひじ立ちになって横になる方法は、片マヒの人でも一人で行えます。

介助のポイントはここ

片方の手足が全く動かない最も重いマヒのある人でも、片ひじ立ちになれれば一人で寝ることができるはずです。最初は介助をしながら、動きの流れに慣れてもらうようにしましょう。

1 マヒのない側の手を床につける

マヒのない側の手を体から少し離して床につけます。マヒした手を置き去りにしないよう、お腹の上に置きます。

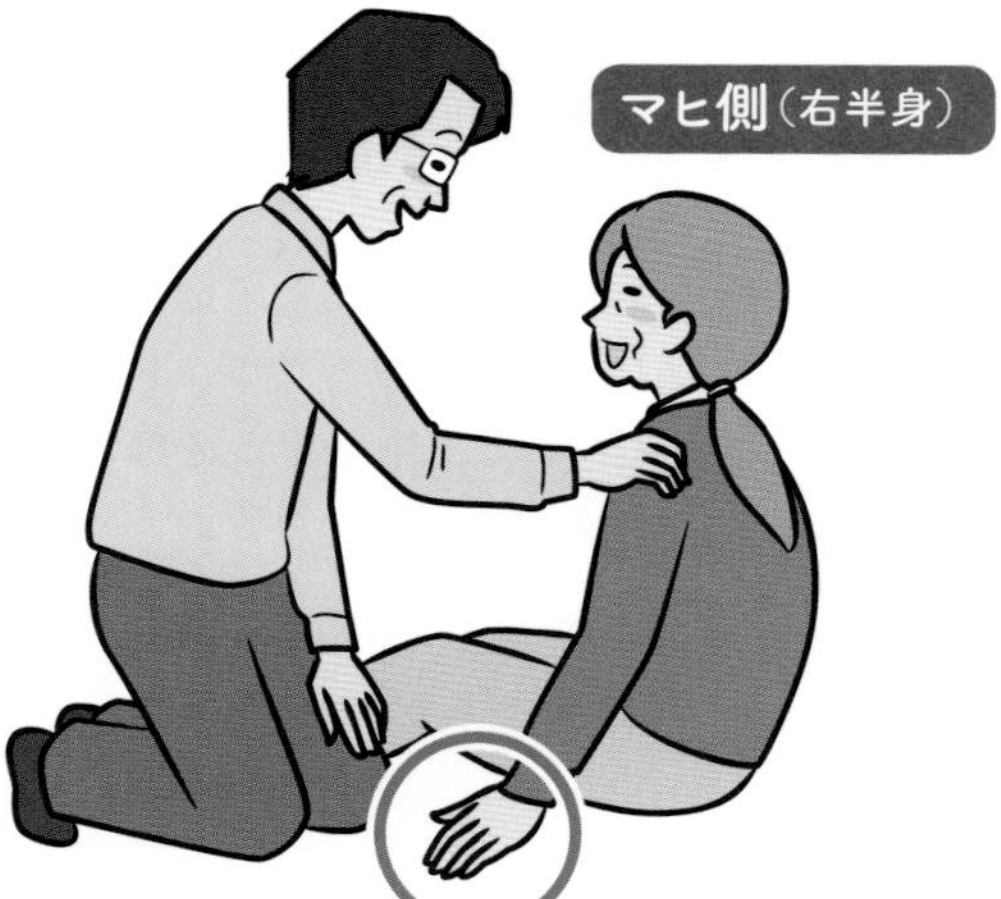

2 ひじを曲げて片ひじ立ちになる

介助者はお年寄りの手の甲を押さえて固定し、頭を支えながら片ひじ立ちになれるように少しずつ前かがみになっていきます。

チェック

お年寄りのペースに合わせてゆっくり横になるように誘導します。

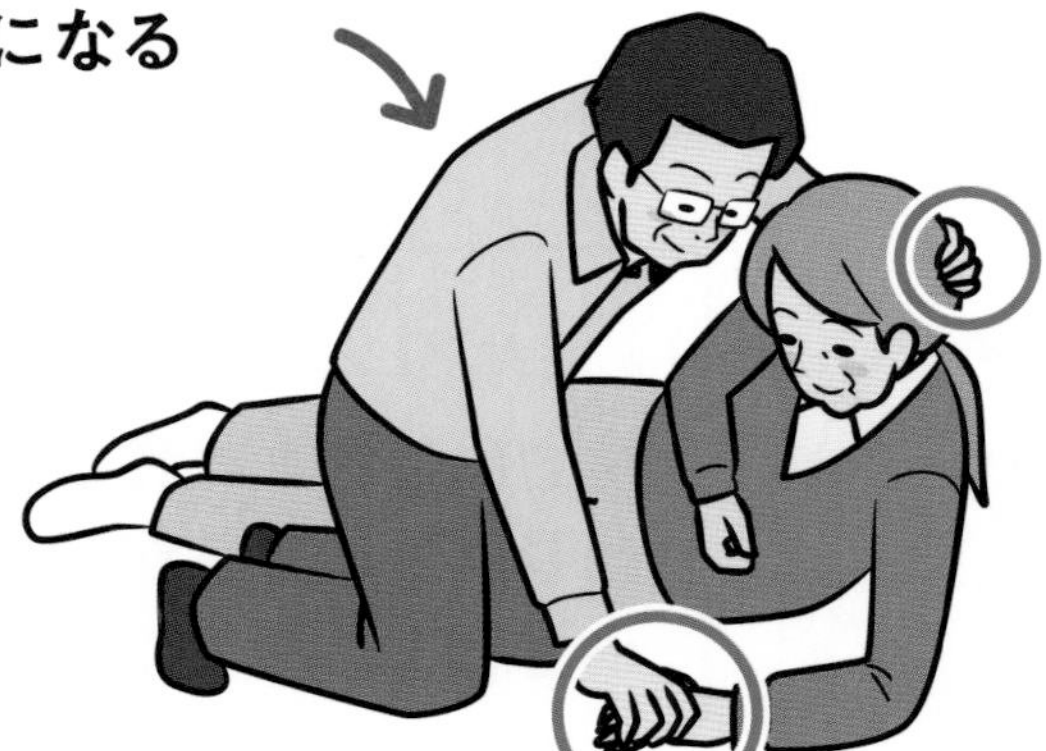

3 横向きになる

重力に任せて、そのままパタンと上向きに寝かせないで、必ず横向きにします。

チェック
マヒのある右側の手が体の下敷きにならないように注意しながら体を支えます。

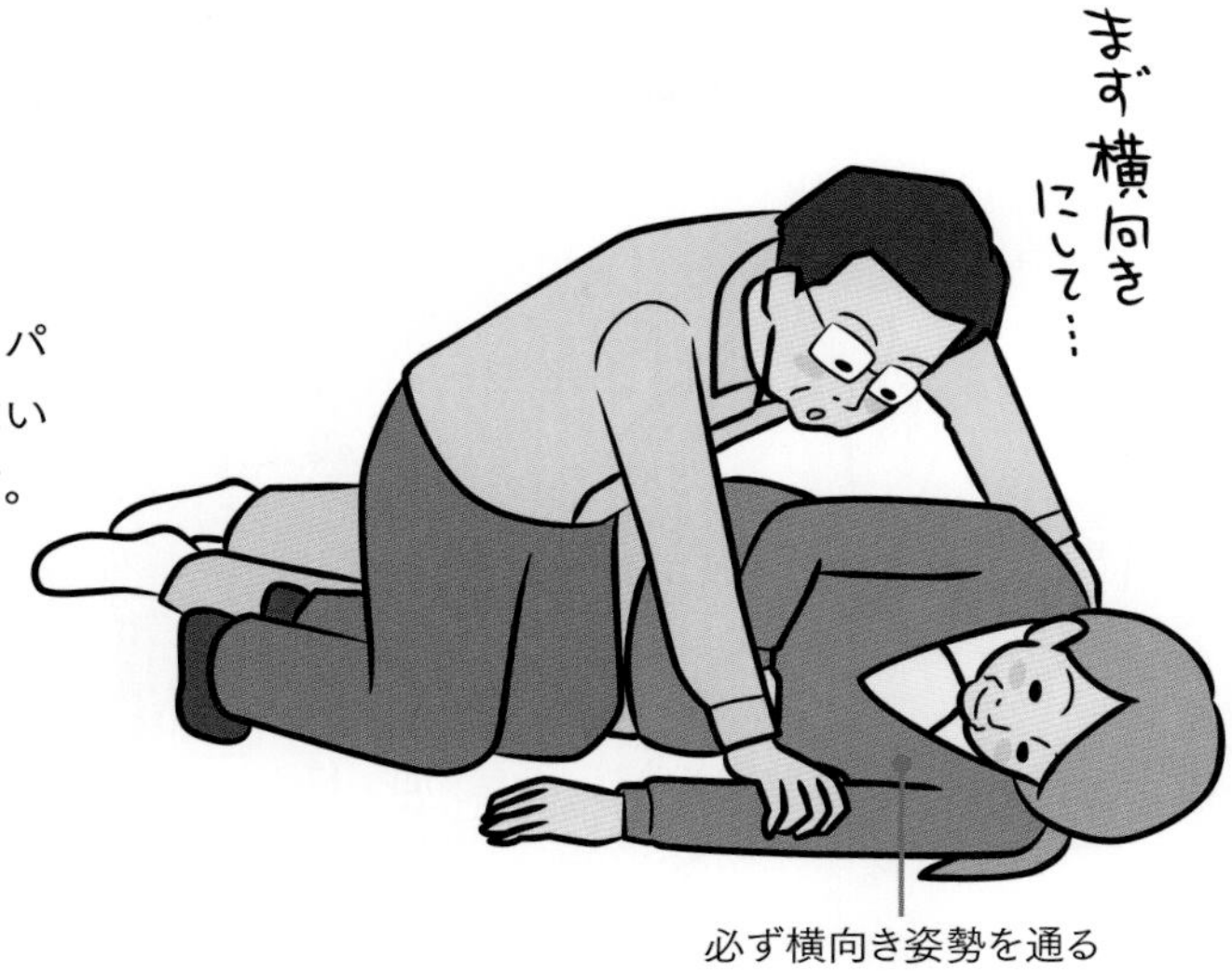

4 上向きに寝る

足を伸ばし、体を反るようにすると楽に上向きになります。このとき、マヒのある側の手を体の下に敷きこんでいないか注意しましょう。

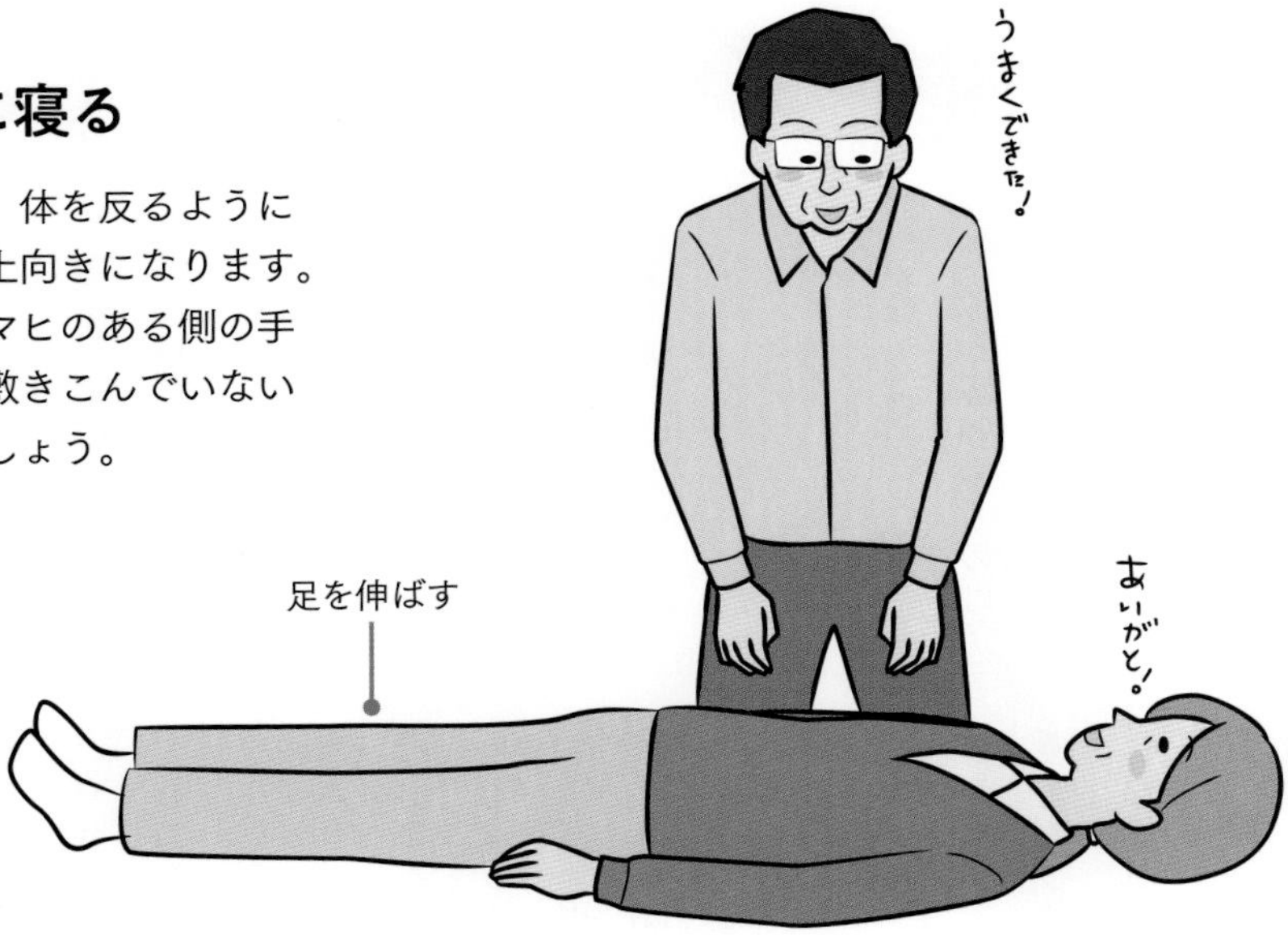

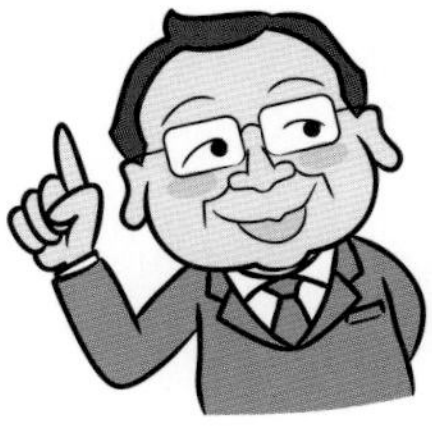

片マヒの人の不安定な動きをサポート

片マヒになると体のバランスがとれなくなるので、ちょっとした動作でも不安定になります。介助者はお年寄りの手を適切に固定したり、いざというときの支えになるよう意識しましょう。

ふわふわの布団は親不孝？

生活習慣を変えてはダメ

　田舎で一人暮らしをしている父親を東京の長男が呼び寄せると言い出しました。まわりの人たちは「親孝行者だ」とほめるのですが、私は心配しました。

　というのも「環境を変えない」「人間関係を変えない」「生活環境を変えない」というのは、介護の原則なんです（詳細は拙著『認知症介護』雲母書房）。

　案の定、父親は上京してから、あっという間に認知症の症状が出てしまいました……。引っ越しや施設入所せざるをえないときには、本人の生活習慣だけでも継続する必要があります。

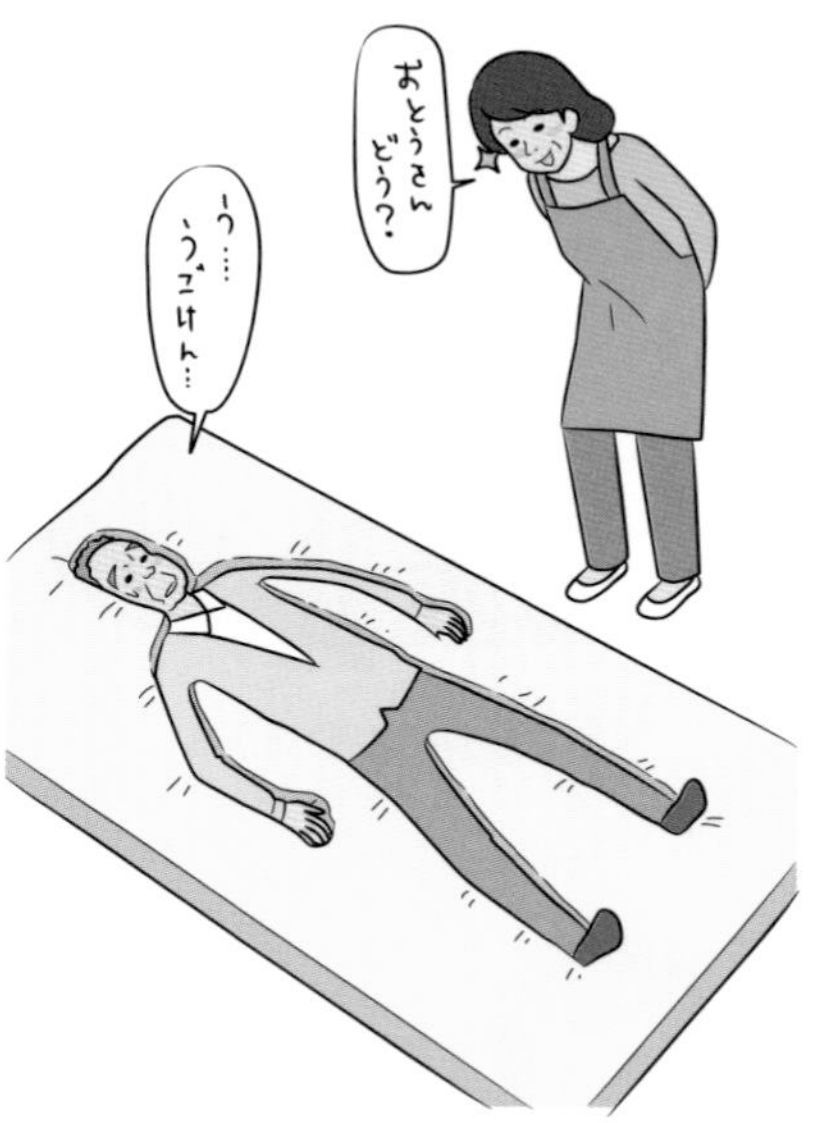

布団は低反発より高反発

　親孝行でふわふわの布団をプレゼントするのは考えものです。軽くて暖かい掛け布団はいいのですが、敷布団選びには気をつけましょう。

　ふわふわのものは、お年寄りを身動きできなくしてしまいます。人は、「押す力」とその「反発力」で動くことができます。砂浜で走ることを想像してみてください。グラウンドで走るよりも脚力が必要でしょう。

　やわらかいところで動くにはとても力がいるんです。低反発を売りにしたものやエアーマットは、寝返りは打ちにくいし、通気性がないこともあって、床ずれの原因にもなります。だから、筋力が落ちたお年寄りには低反発のやわらかい布団より、高反発の固いタイプがいいんです。

　私たちは、寝ている間も無意識にゴソゴソと寝返って姿勢を変えることができるから、床ずれにも腰痛にもならないんです。親孝行したければ、使い慣れた動きやすい敷布団を。

第4章

介助の基本

イスから立ち上がる＆座る

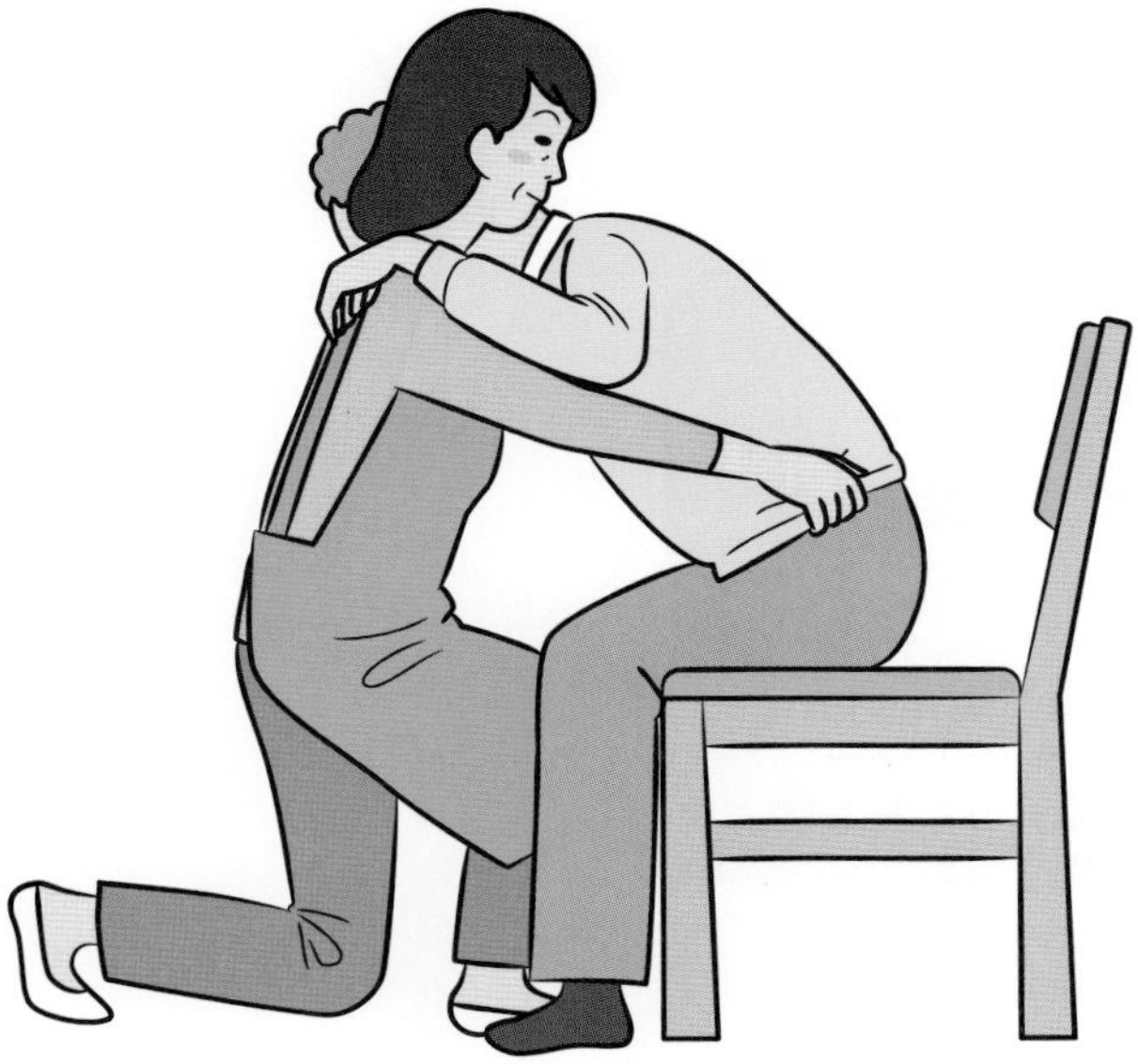

多くの介護者が勘違いしているのがイスからの立ち上がり介助です。
人の自然な動きとバランスを利用した介助のポイントがわかると、
体に負担をかけずに楽に行えます。

イスからの
立ち上がり
介助の勘違い

× 手を斜め上に引っ張って立ち上がらせていませんか？

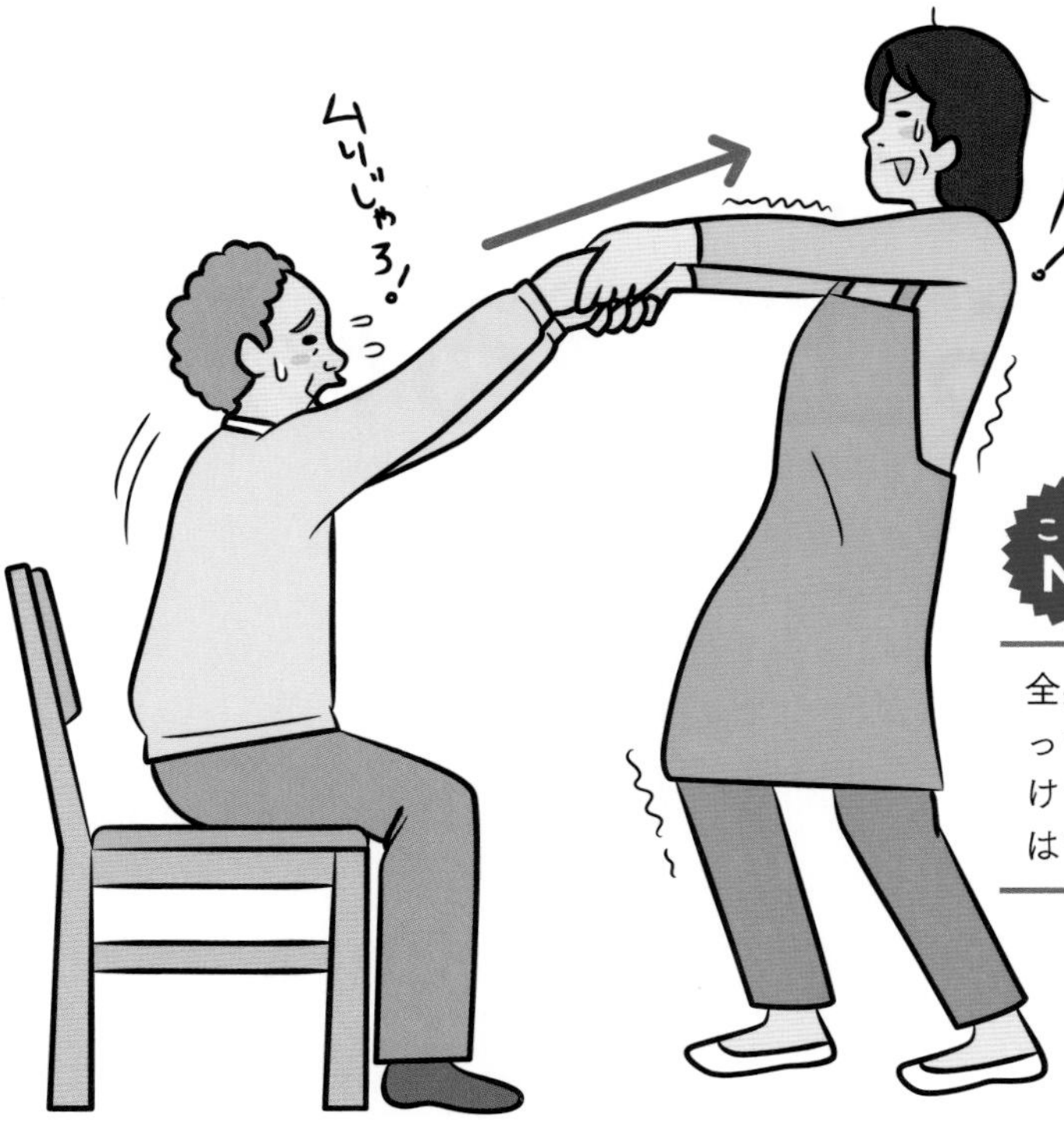

ここが
NG

全身に力を入れて引っ張っていますが、疲れるだけで立ち上がらせることはできないと思いますよ。

ここが
NG

こんなに強く引っ張られたら、筋力が弱ったお年寄りは腕や肩を痛めてしまいます。

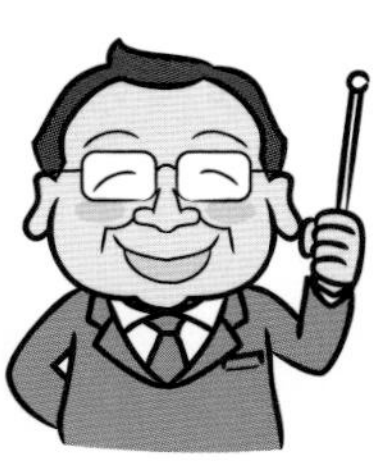

直線的に立ち上がっている人はいません！

起き上がりと同じく、イスからの立ち上がりでも、まっすぐ直線的な動きをしている人はいません。立ち上がりの様子を連続写真で確かめてみると、頭の動きが独特の曲線を描いているのがよくわかります。

自然な立ち上がりの基本動作

1 前かがみになる

2 体を持ち上げる

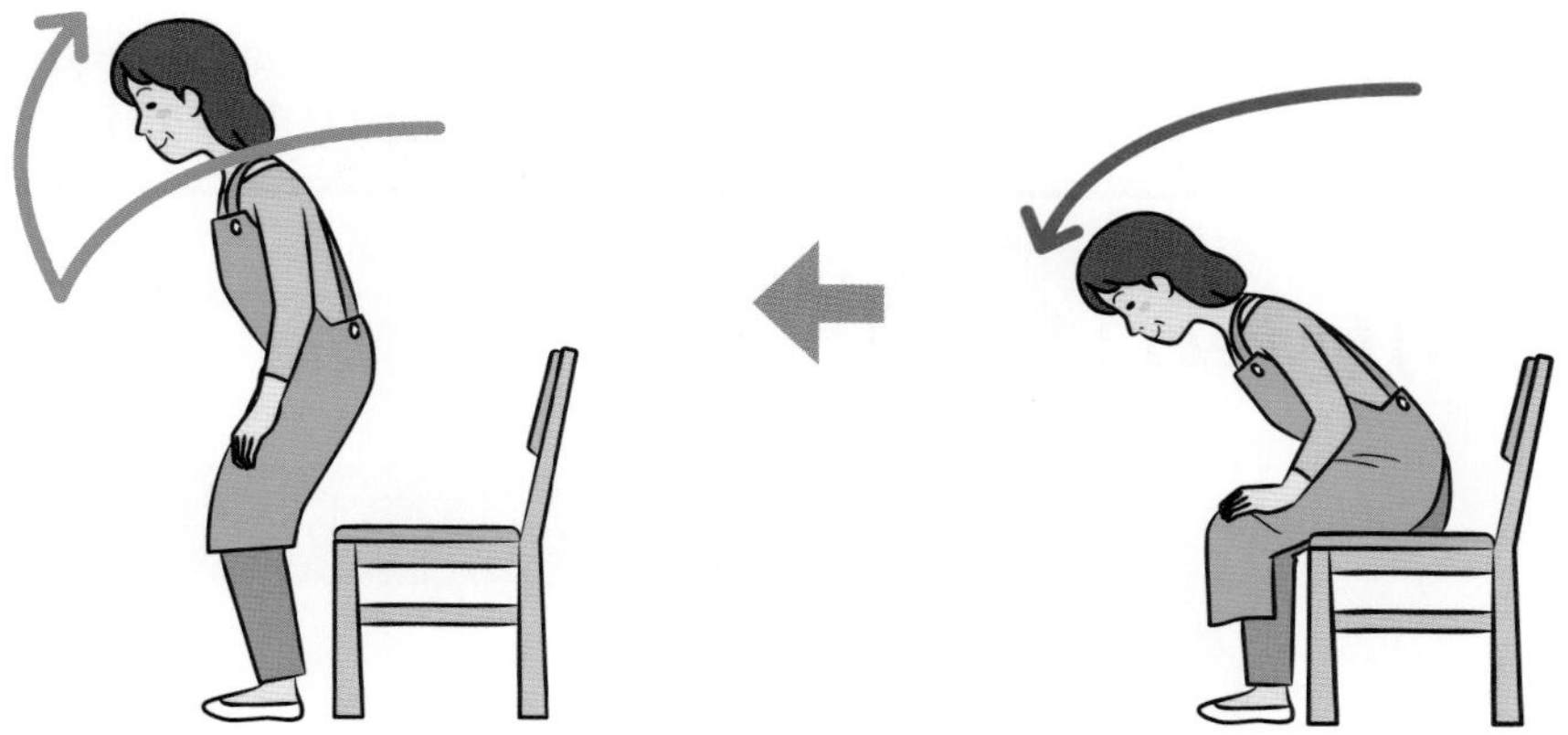

人はまっすぐ直線的に立ち上がっていると思いがちですが、そうではありません。人が立ち上がるときには、誰でも無意識に前かがみになってから立ち上がっているのです。

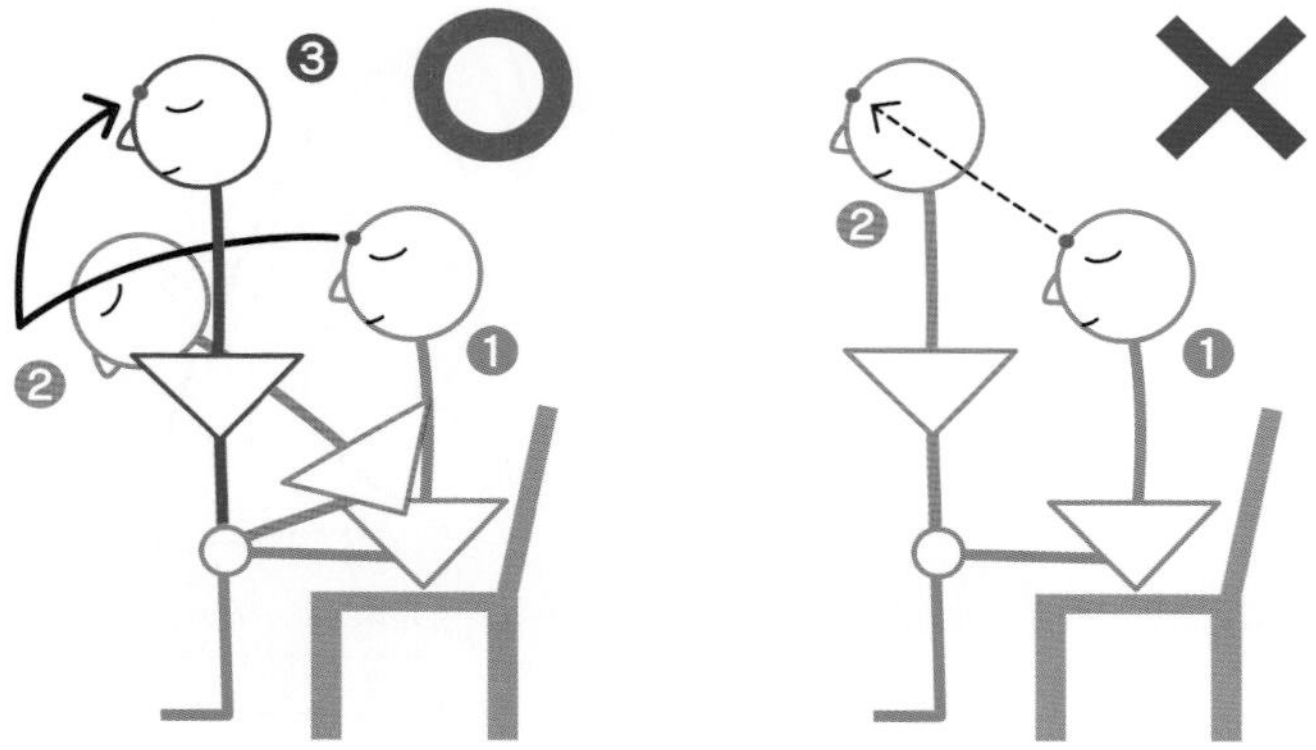

前後バランスをとって重力を味方にして立ち上がる

イスに座った姿勢から立った姿勢になるのが「イスからの立ち上がり」です。もちろんベッドに足を下ろした姿勢からの立ち上がりも含みます。

立ち上がりは、お年寄りがベッドを生活の場にしないための大切な動作です。立ち上がることで歩いてリビングやトイレに行ったり、車イスに移って外出したりするためのスタートになり、生活空間を広げることができるようになります。

人間は力で動いているのではありません。前かがみになって前後バランスをとることで、力がなくても自然にお尻が浮き、スムーズに立ち上がることができます。自然な立ち上がり動作を理解してお互いにとって負担の少ない介助をしましょう。

基本のき

- ▼**まっすぐ直線的に立ち上がらない**
- ▼**前かがみ姿勢になって、重い頭とお尻とで前後バランスをとる**

「立ち上がり」動作の基本を学ぶ

立ち上がるためには3つの条件があります。介助するときも同じ条件を使います。

立ち上がり動作の3条件

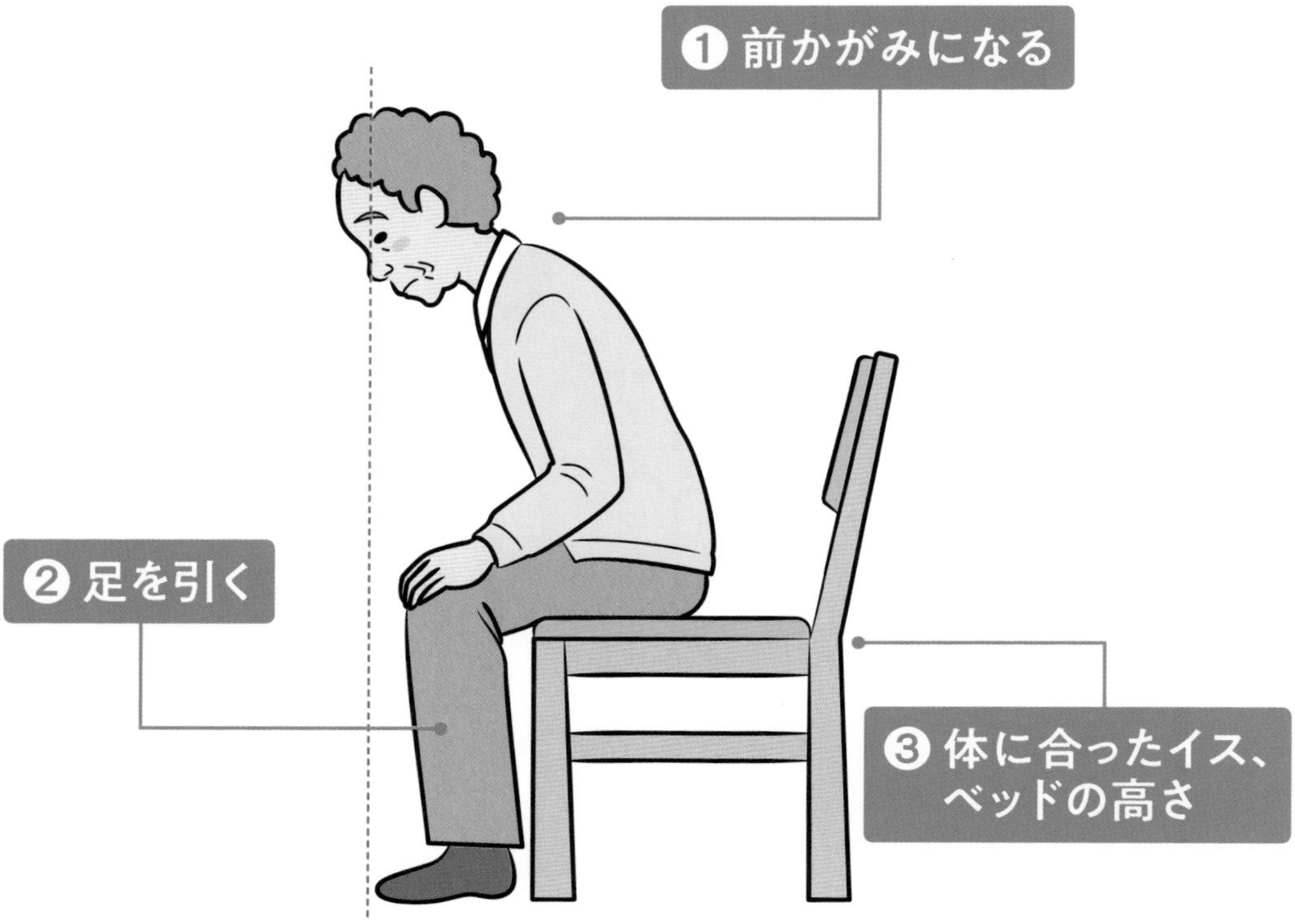

介助する前に楽に立てる方法を教えよう

1日に何回も無意識に行っているイスやベッドからの立ち上がり動作ですが、力が弱ったり、障がいがあったりすると、うまくできないことがあります。

無意識に行っている動きを意識的に観察してみると、次の3つの条件がないと楽に立てないことがわかります。

❶前かがみになる

頭の中心部が足先より前に出るくらい前かがみになって、前後のバランスをとるのです。

❷足を引く

足が頭の位置より前に出ていては立ち上がることができません。

❸体に合ったイス、ベッドの高さ

その人が最も立ちやすい高さに調節しましょう。

立ち上がりの一部介助

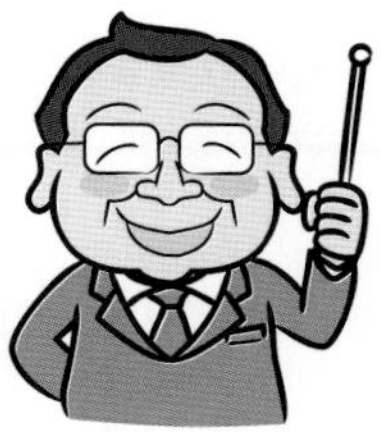

イスの高さも大切なポイント

市販のイスのシートの高さは40～45㎝が一般的です。でも、小柄なお年寄りには高すぎて、足が床につかず、「立ち上がり動作の3条件」がつくれないため、立ち上がれません。かかとがちゃんと床につくよう、体に合う36～38㎝の高さのイスを試してみましょう。

斜め下に誘導する

お年寄りの足が頭よりも前に出ていないことを確認し、手を斜め下に引いて前かがみにすればお尻は自然と浮き上がります。あとは支えるだけです。

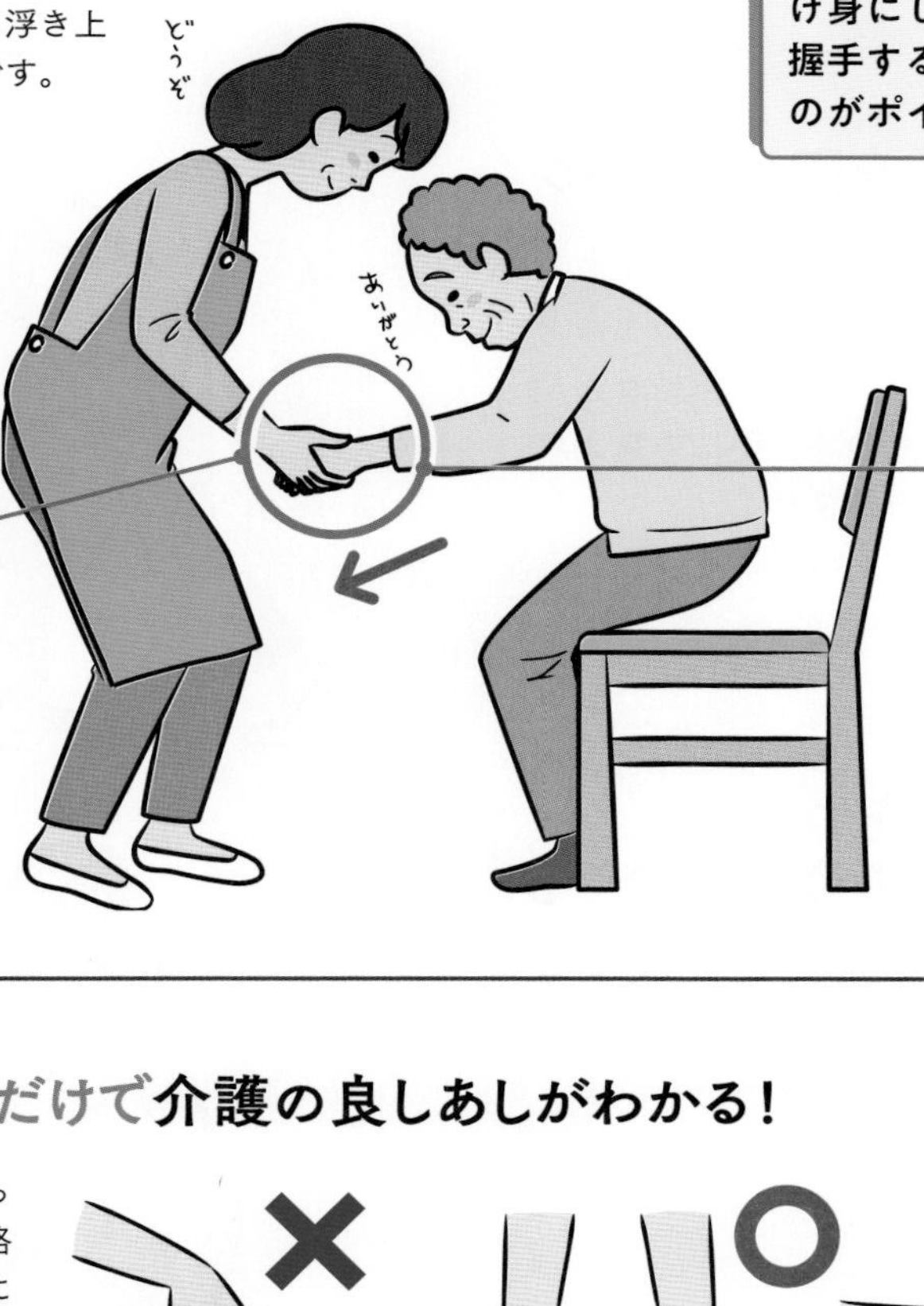

チェック
介助されるお年寄りを受け身にしないためには、握手するように手を握るのがポイントです。

チェック
介助者は手のひらを上にして差し出し、お年寄りに上から押すようにして手を握ってもらいましょう。

知っ得！

手の握り方を見るだけで介護の良しあしがわかる！

お年寄りの手首を一方的に握って引っ張っていては介護者失格です。手を握る際は、お互いに握手をしましょう。お年寄りは強く握り、介護者は軽く握るのがポイントです。

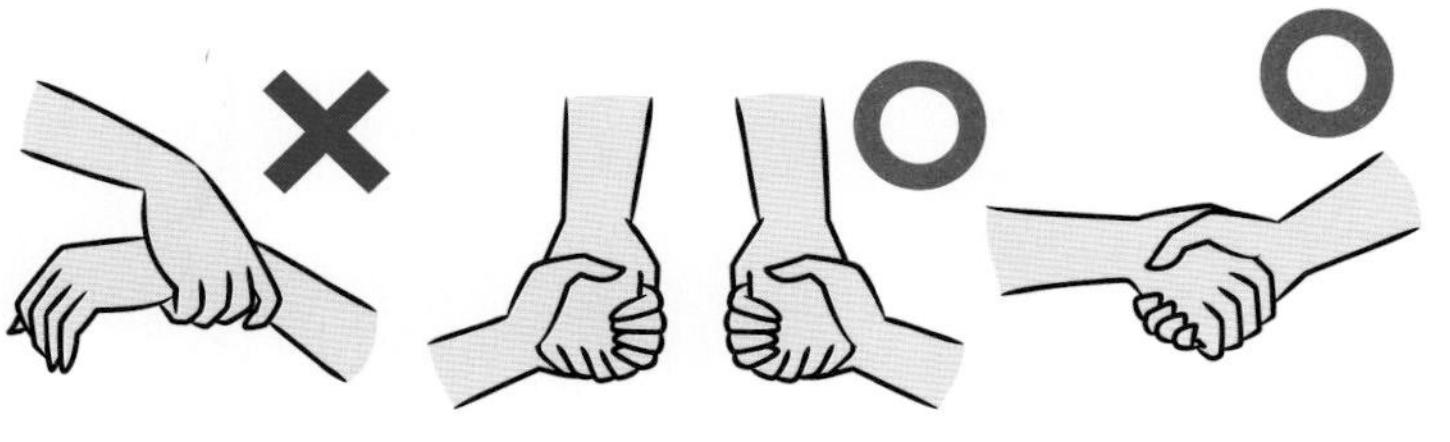

半介助

イスから立ち上がるための介助

体を密着させるのではなく、介助者はひざを曲げてお年寄りの前かがみ姿勢をつくります。

介助のポイントはここ

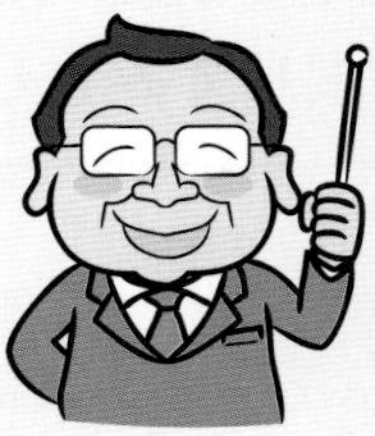

介助をしようとすると、人の自然な動きを忘れて、つい斜め上に引き上げて立たせようとしてしまいます。でも、この介助では介助者も腰を痛めますし、お年寄りも主体的に動くことができません。

1 首に手を回してもらう

お年寄りに首に手を回してもらい、介助者はお年寄りのベルトか腰のあたりを両手で持ってください。その際、手に力を入れる必要はありません。

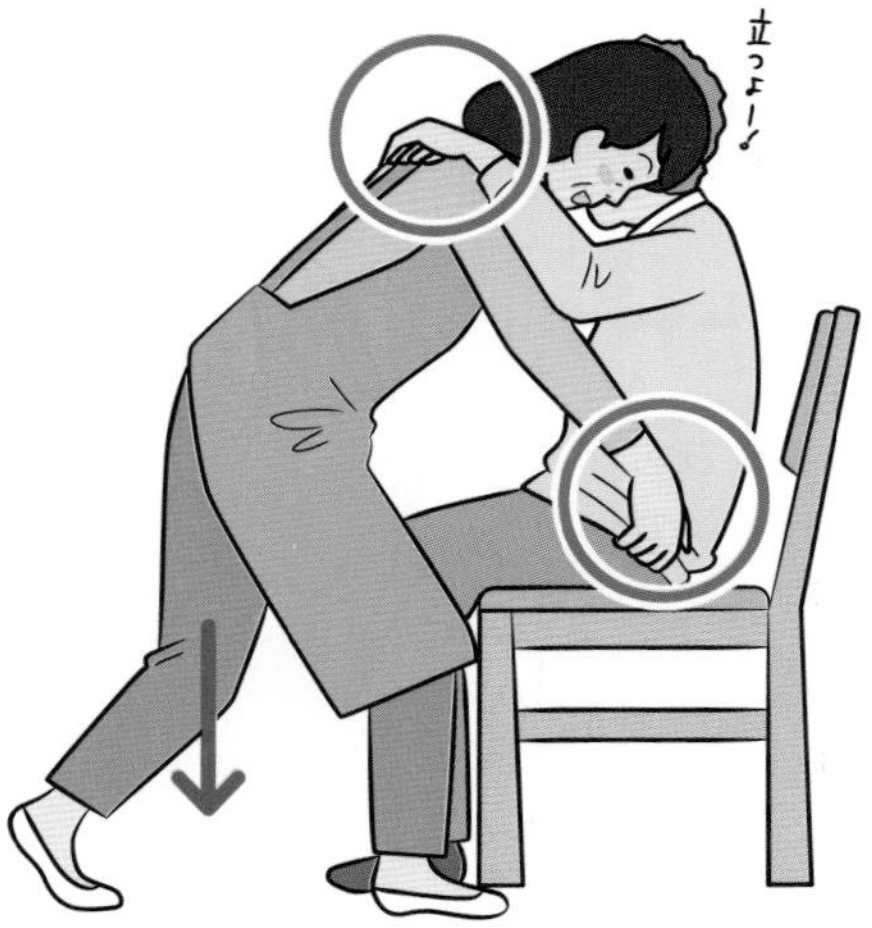

2 片ひざをついて 前かがみ姿勢をつくる

介助者はなるべく直立姿勢を保つようにしながら、床にひざがつくまで片ひざを曲げていきます。お年寄りの前かがみの姿勢をつくるためです。

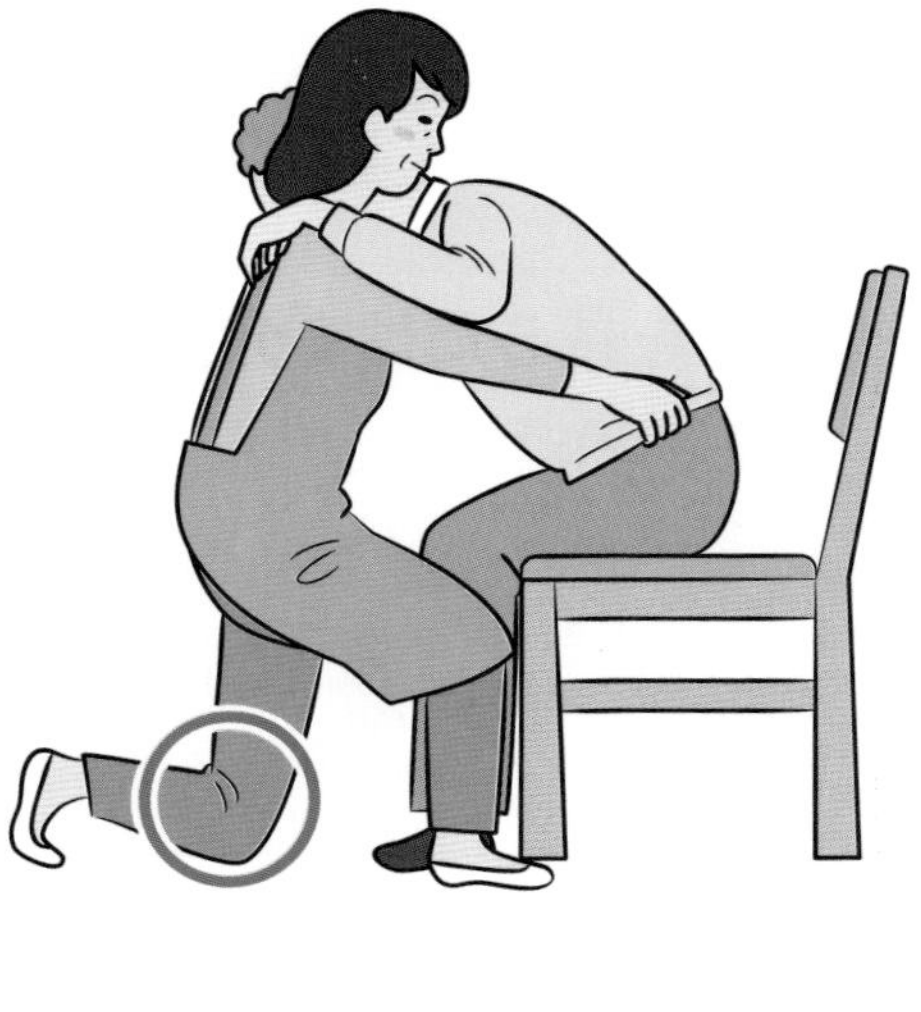

3 少し手前に引く

お尻を上げるのに、力任せに持ち上げる必要はありません。少し手前に引くことで、前後バランスがとれ、お尻は自然に浮きます。

チェック
介助する側のタイミングではなく、お年寄りのタイミングを感じながら介助します。

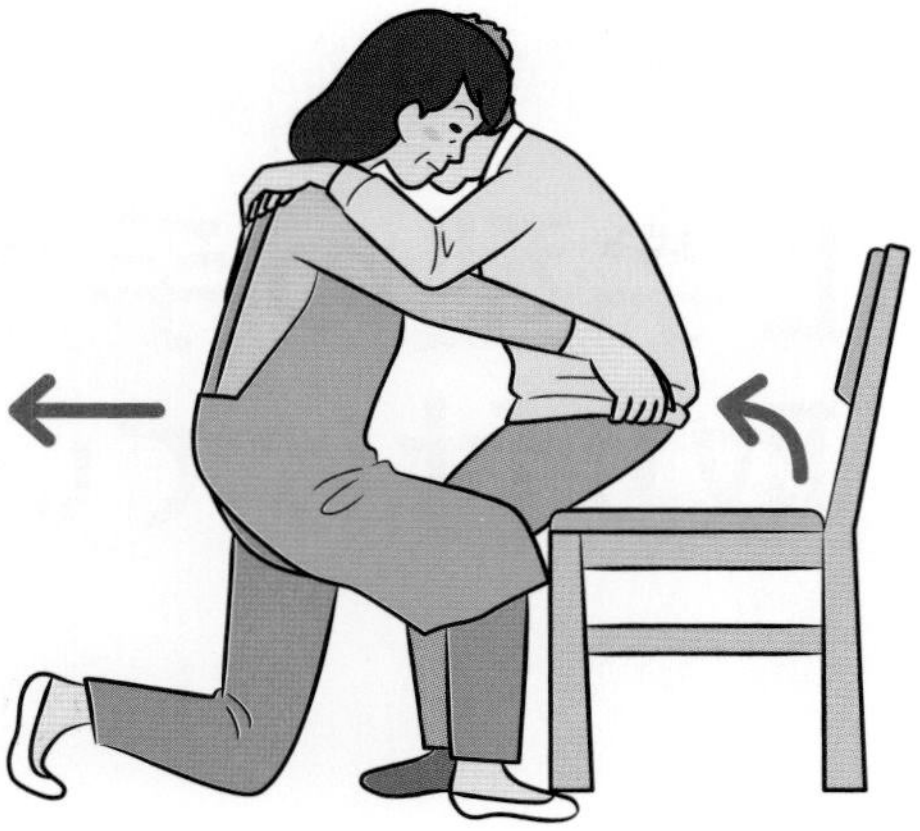

4 真上に立ち上がる

介助者は、前の足を少し手前に引いて、両ひざを伸ばしていきます。このとき前かがみにならないで真上に立ち上がっていくのがポイントです。

チェック
介助が必要なお年寄りは、動き出すまでに時間がかかることがあります。せかさずに、自発的な動きが出てきてから誘導するようにしましょう。

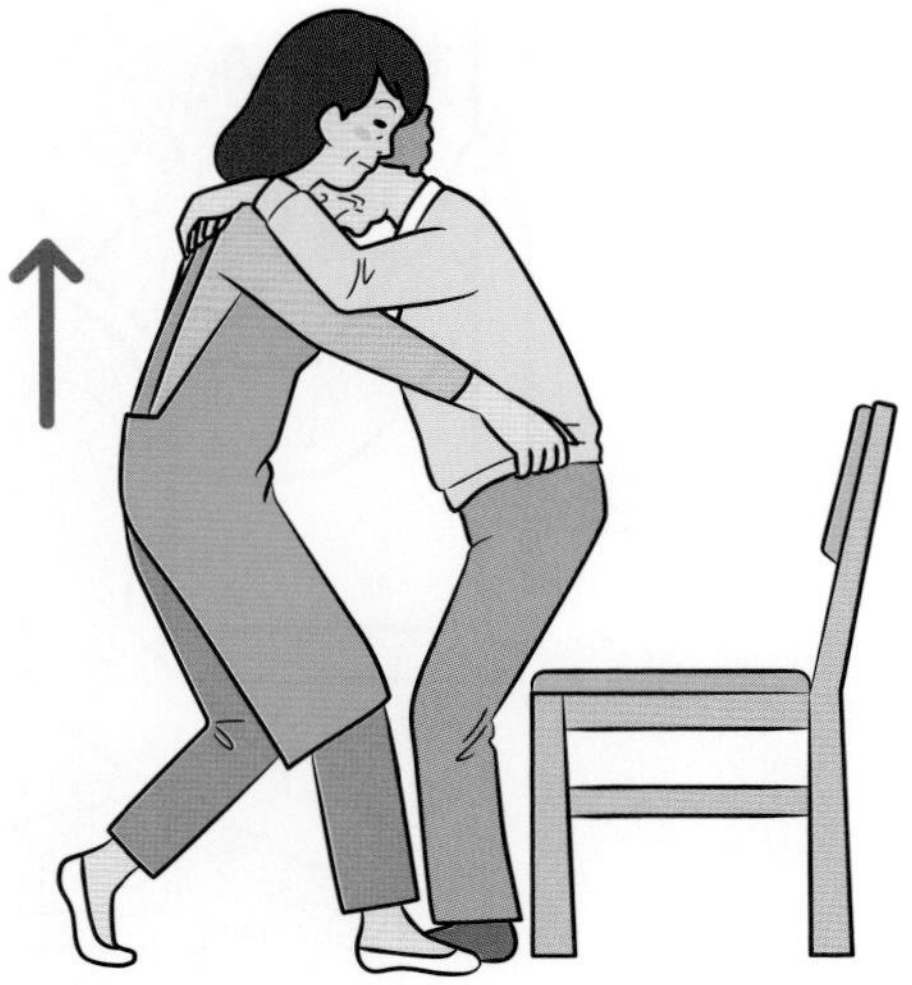

5 立ち上がりの完了

ほとんど力を使わず、しかも前に介助者がいるので安心して立ち上がれました。
お年寄りに「これなら一人でもできる！」と思ってもらえれば立派な介護です。

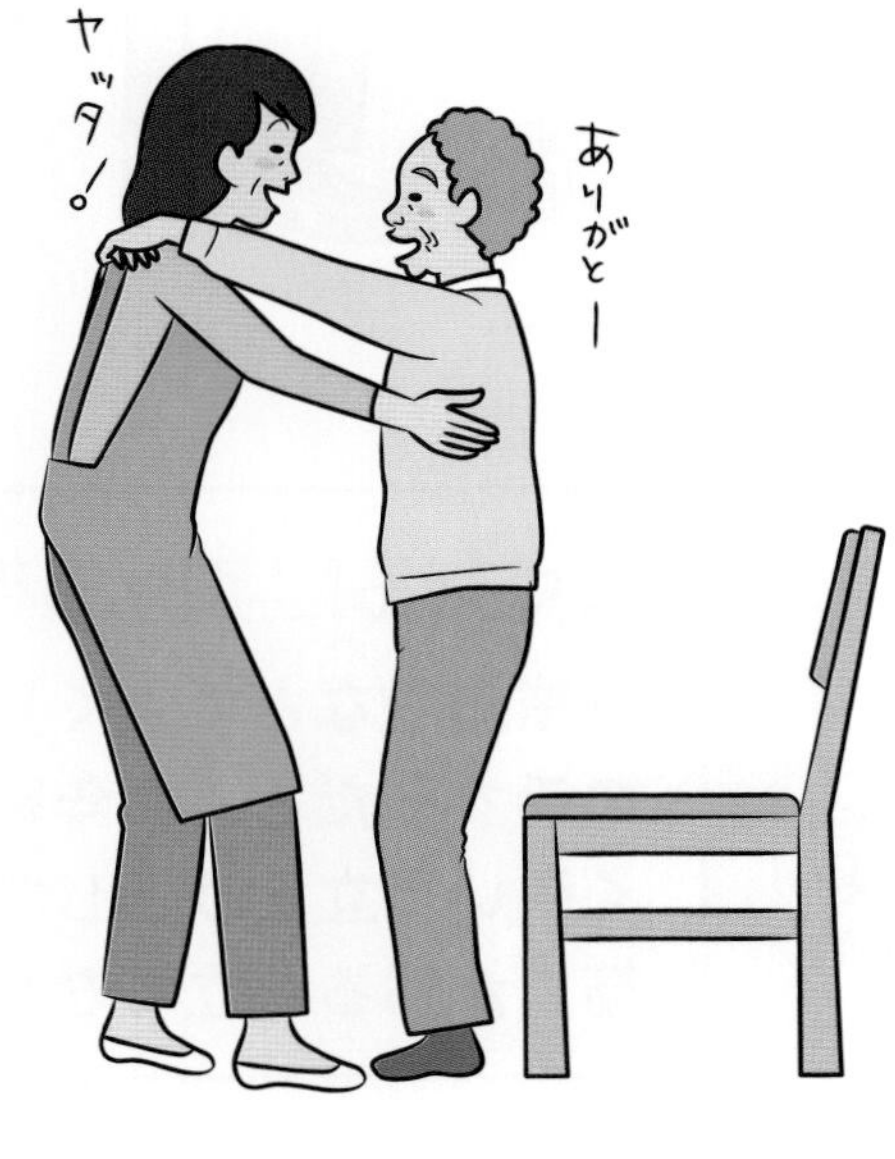

立ち上がり
介助の勘違い

× L字型の手すりを取り付けていませんか？

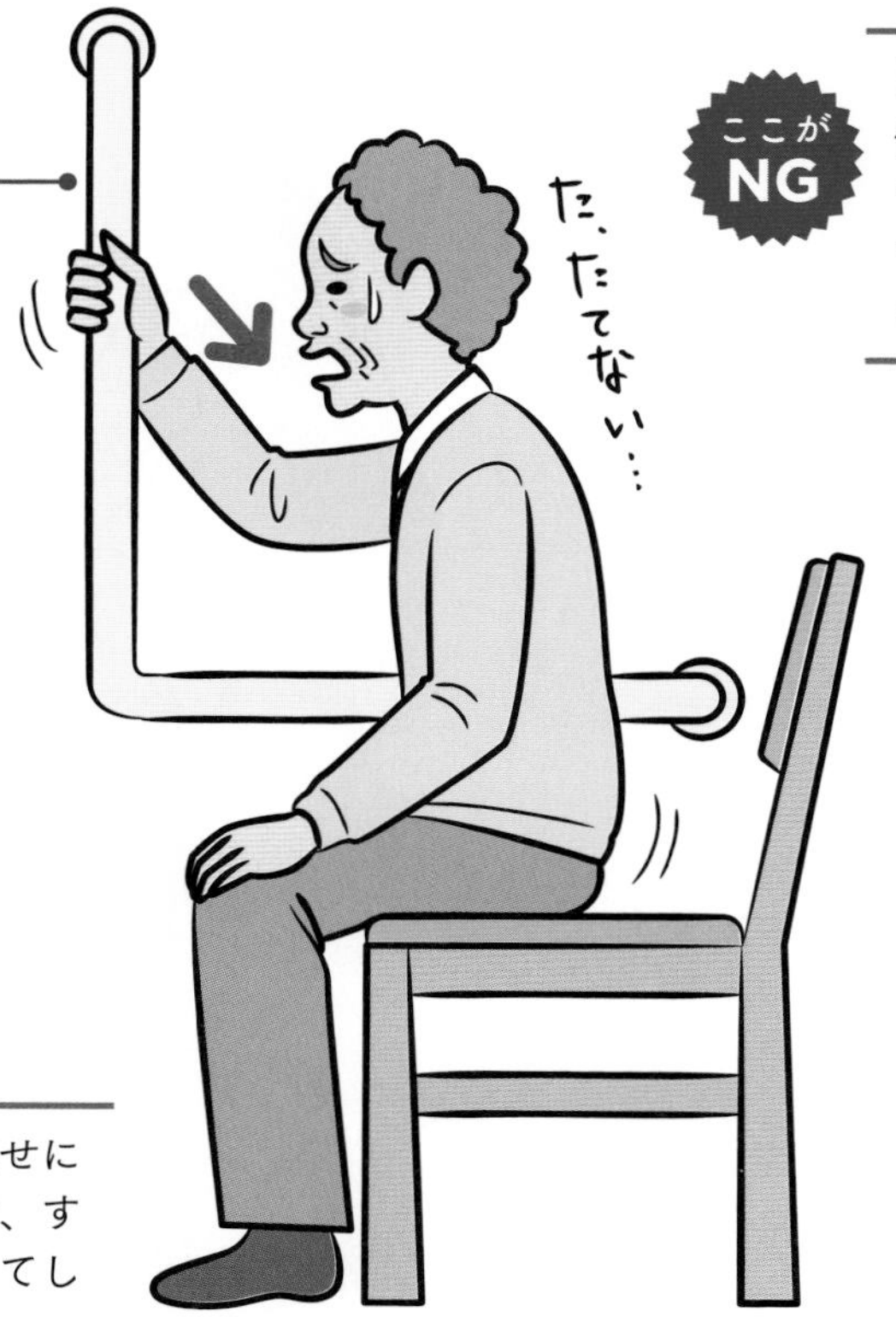

ここがNG
「立ち上がり動作の3条件」を使わず、片腕だけで体を引き上げようとしているので、立ち上がることができません。

ここがNG
手すりが常に力任せに引っ張られるので、すぐガタガタになってしまい危険です。

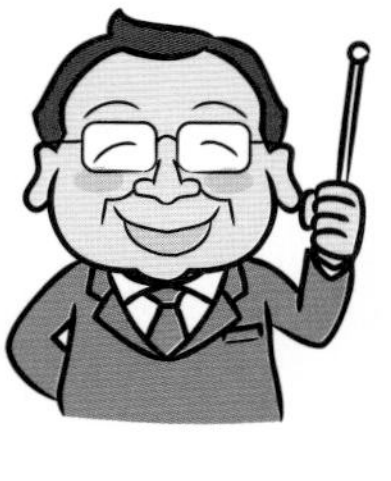

よくあるL字型の手すりを見直そう

商業施設などでよく見るのがL《エル》字型の手すりです。この手すりだと、お年寄りは斜め上のあたりを持って強く引いて立とうとしてしまいます。この立ち方では、筋力が弱ると立てなくなってしまいます。

手すりの正しい位置

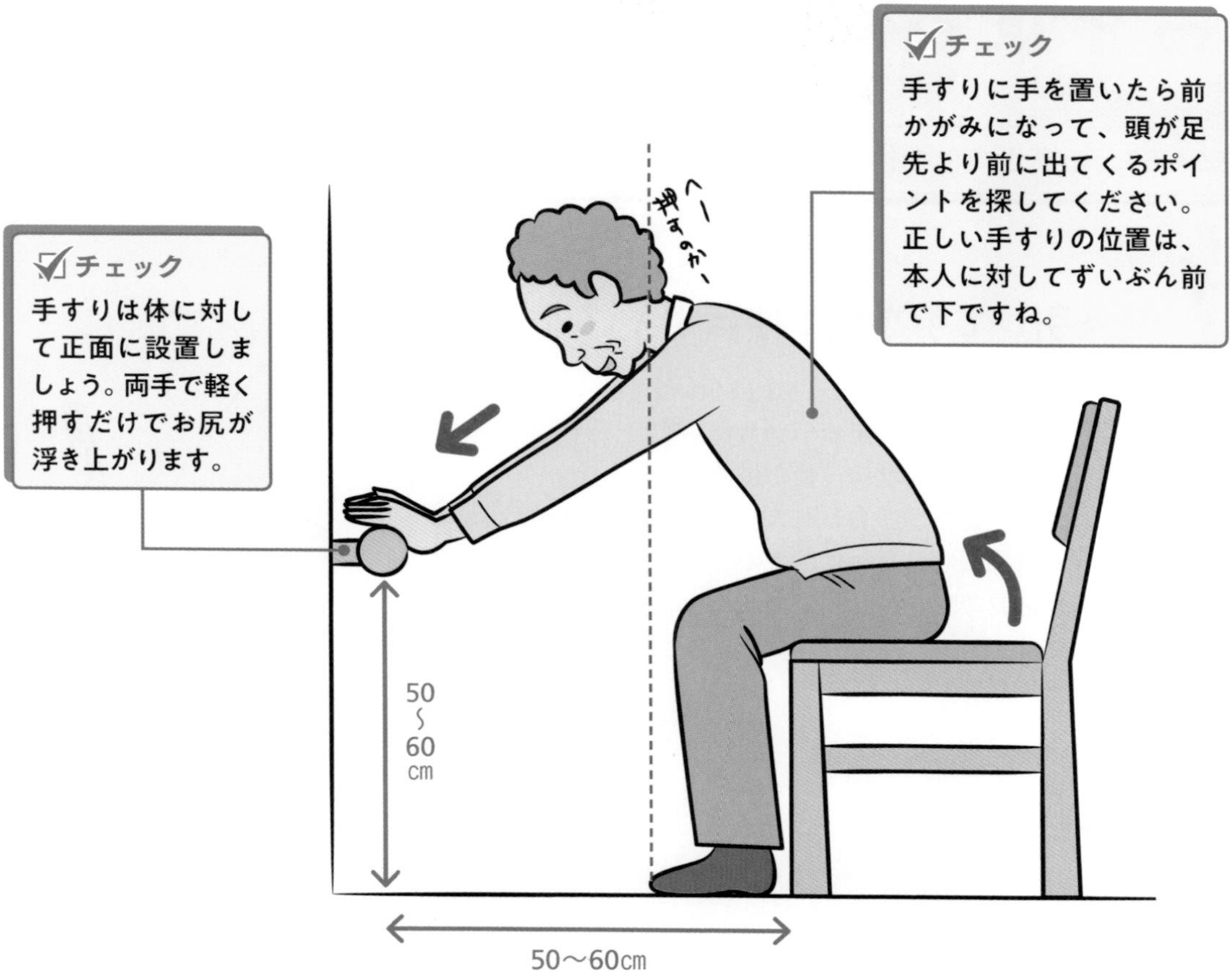

手すりは引くのではなく、〝押す〟ことで体を支え、動かす

人の自然な生活動作で、引く動きはありません。起き上がりや立ち上がり、杖歩行でも手で押すことで体を支え、動くことができるのです。

手すりも引くものではなくて、「押すもの」です。そのため、軽く押してお尻が自然に浮いてくる位置に手すりをつけなくてはいけません。

小柄な女性だと前50㎝、高さ50㎝、大柄な男性で前60㎝、高さ60㎝が手すりの位置の目安です。

そうは言っても、立ち上がりにちょうどいい場所に壁がないこともありますね。その場合の私のおススメは、手すりよりも安定のいい50～60㎝の高さの台を使うこと。これなら引けないので押す動きが出ますし、何より工事もいらず安価です。

基本のき

- 手すりの位置は斜め下
- L字型の手すりは、実は腕力が必要
- 手すりよりも安定のいい台が有効

台を使って楽に立ち上がる方法

50〜60㎝の高さの台を押せば、「立ち上がり動作の3条件」を使って楽に立てます。

1 足を引いて手を台に伸ばす

足を引いているのを確認し、50〜60㎝離れたところに置いた安定のいい台に手を伸ばします。お年寄りは「台の位置をもっと近くに」と言うかもしれませんが、前かがみ姿勢になるためにはこのくらいの距離が必要です。

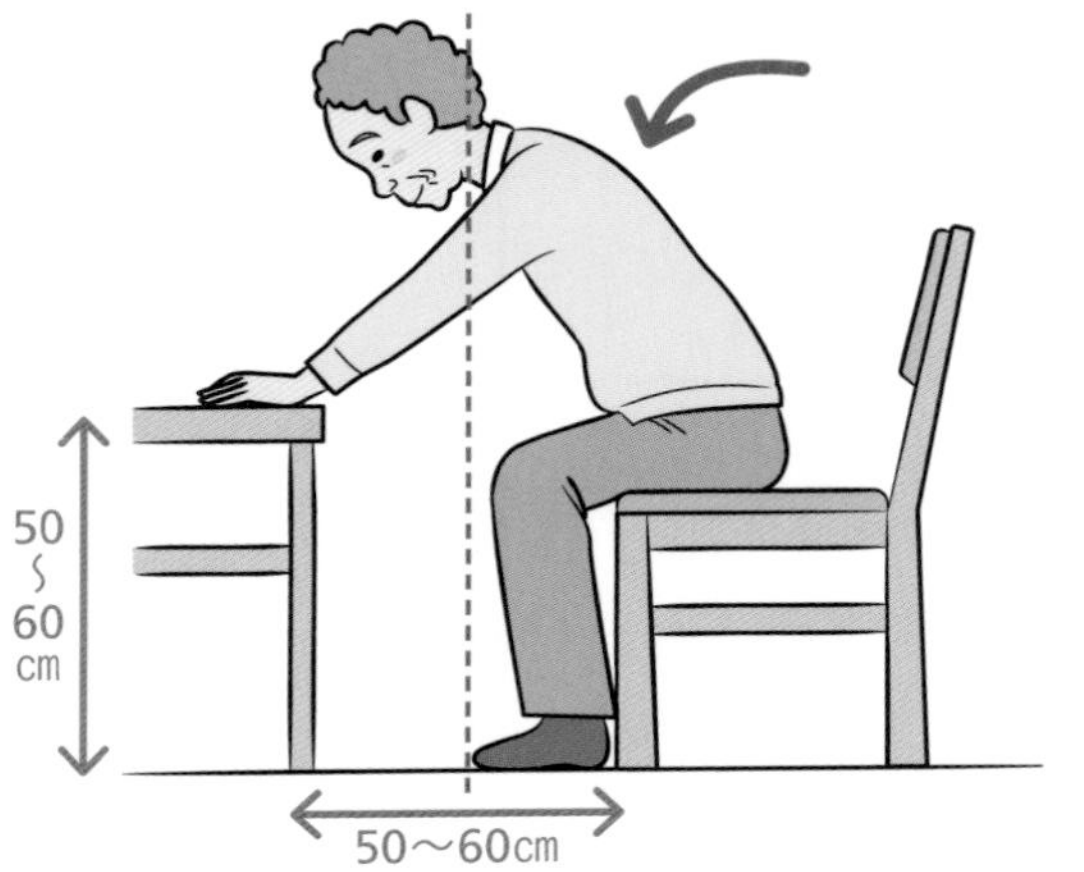

2 台を軽く押す

手すりは引くものではなく、押すことで力が生まれます。台を使うと、「立ち上がり動作の3条件」が自然に出ます。頭が足より前に出ていれば、お尻は軽く上がってきます。前に台があると心理的にも安心できます。

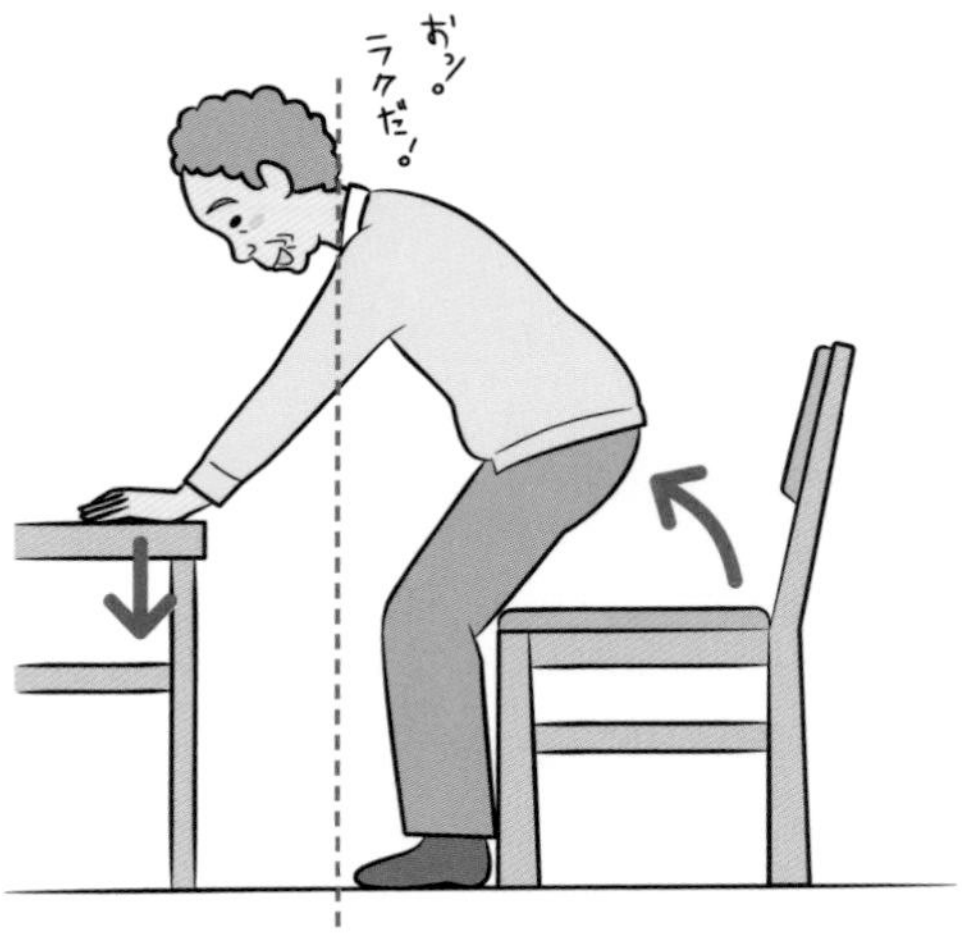

知っ得！

ピアノのイスは
高さ調節ができて便利

50〜60㎝の高さの台はあまりありません。ピアノのイスなら高さ調節もできるので便利です。少し高さが足りないけれど、安定のいいイスのシート（イスの背もたれを持つのは危険：P.117参照）で代用してもかまいません。

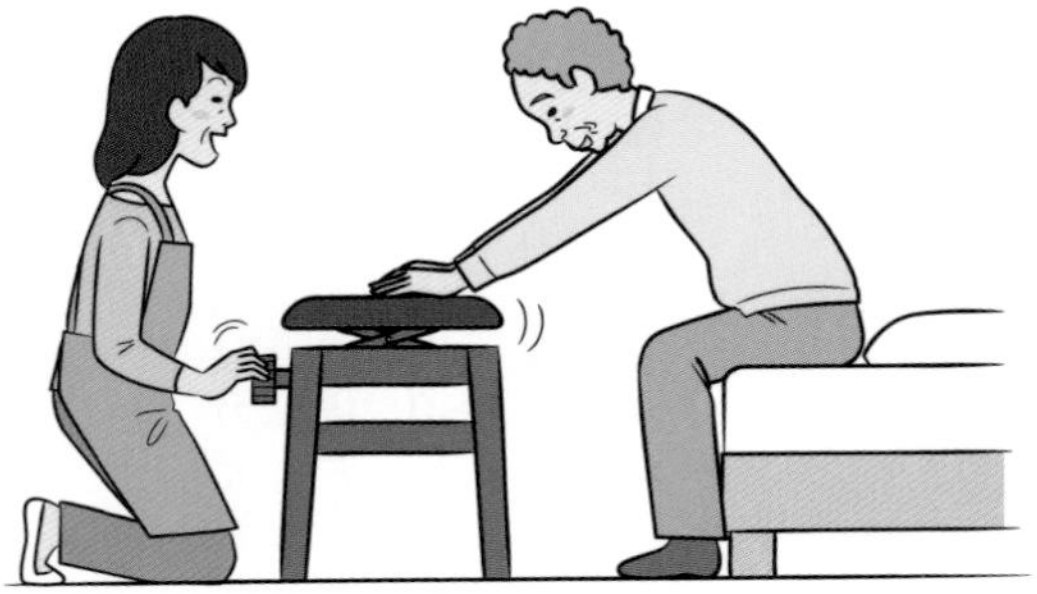

立ち上がりやすい介護用品の選び方

▶ ポータブルトイレ

○

立ち上がるときにちゃんと足が引けるタイプで、シートの高さが調節できるものを選んでください。

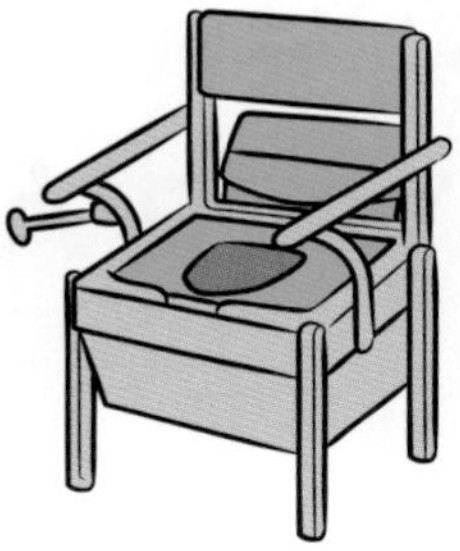

×

昔からある「台型ポータブルトイレ」は、足が引けないだけでなく、シートが低すぎて不便どころか危険です。

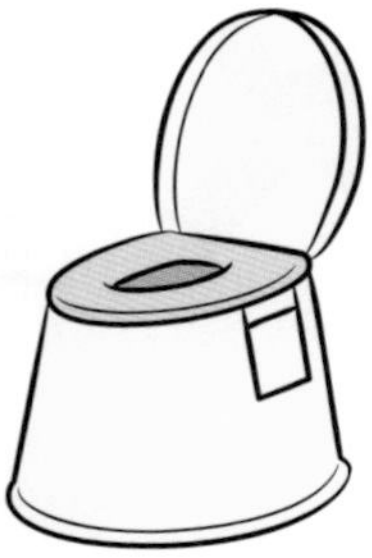

▶ 車イス

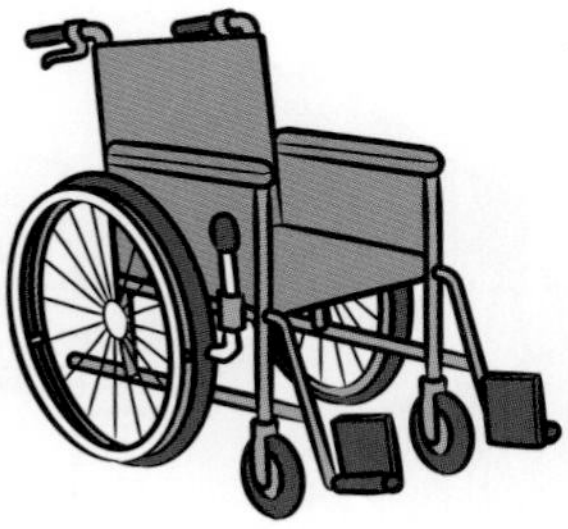

○

右のイラストとの違いがわかりますか？　足台の上のフットレストの布がありませんね。立ち上がりのとき足を引くためです。

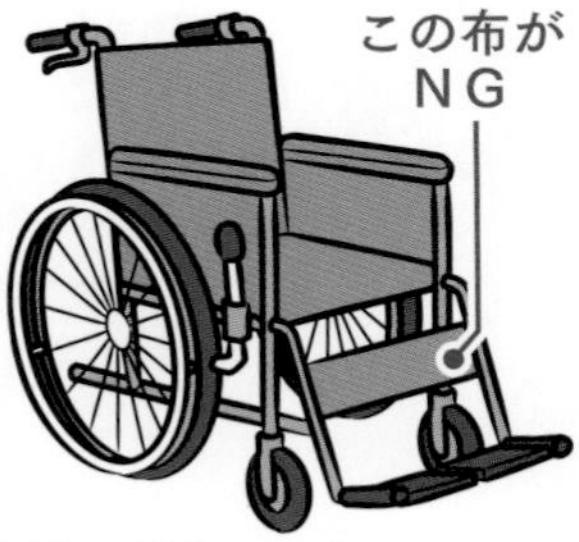

×

フットレストに布があっては立てません。ぶらぶらする足を固定する場合は、足台に取りつけるヒールループで行います。

▶ イス

○

立ち上がりができるよう、シートの下に邪魔なものがないイスを選びます。シートの高さもその人に合わせて。

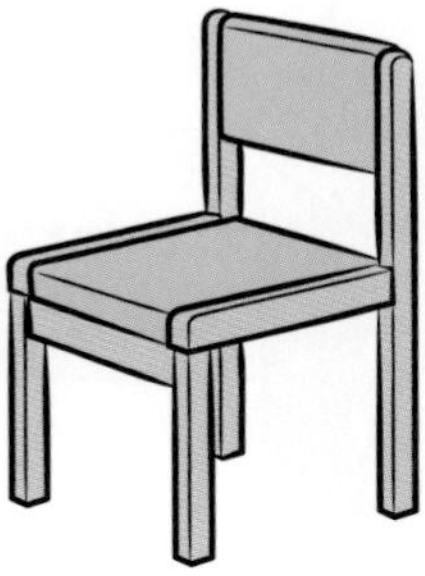

×

足が引けないタイプは介護用品とはいえません。折りタタミのイスは安定が悪いので論外です。

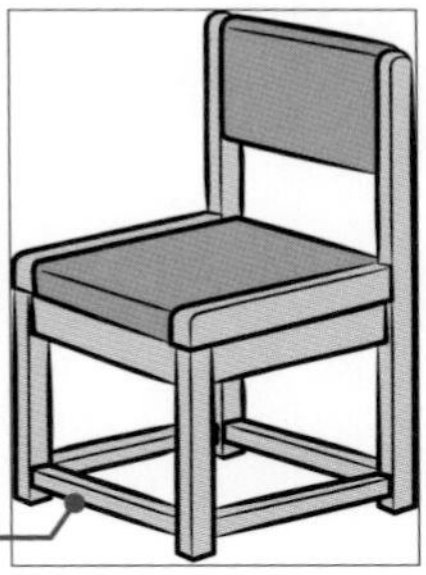

▶ ベッド

○

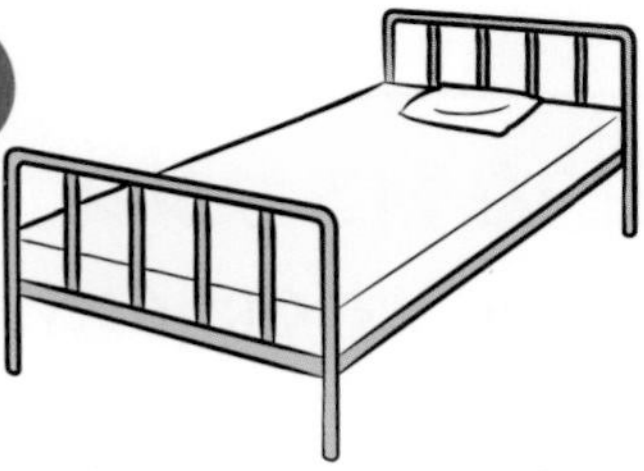

ベッドは寝るためだけではなく、立ち上がる動きの基点でもあります。高さが調節でき、足が引けるものを。

×

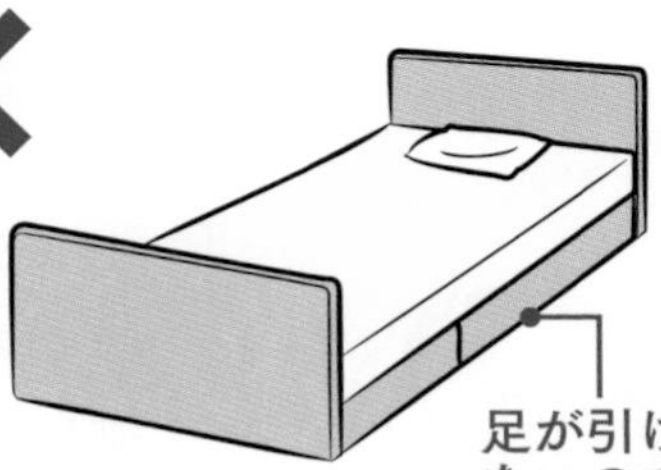

ベッドの下が物入れになっているものは収納には便利ですが、立ち上がりには不便です。

座らせる
介助の勘違い

✕ 体を密着させて座らせていませんか？

ここがNG

バランスが崩れていてこわいので、お年寄りは必死にしがみつこうとします。相手に恐怖を与えては、自立を促すことができません。

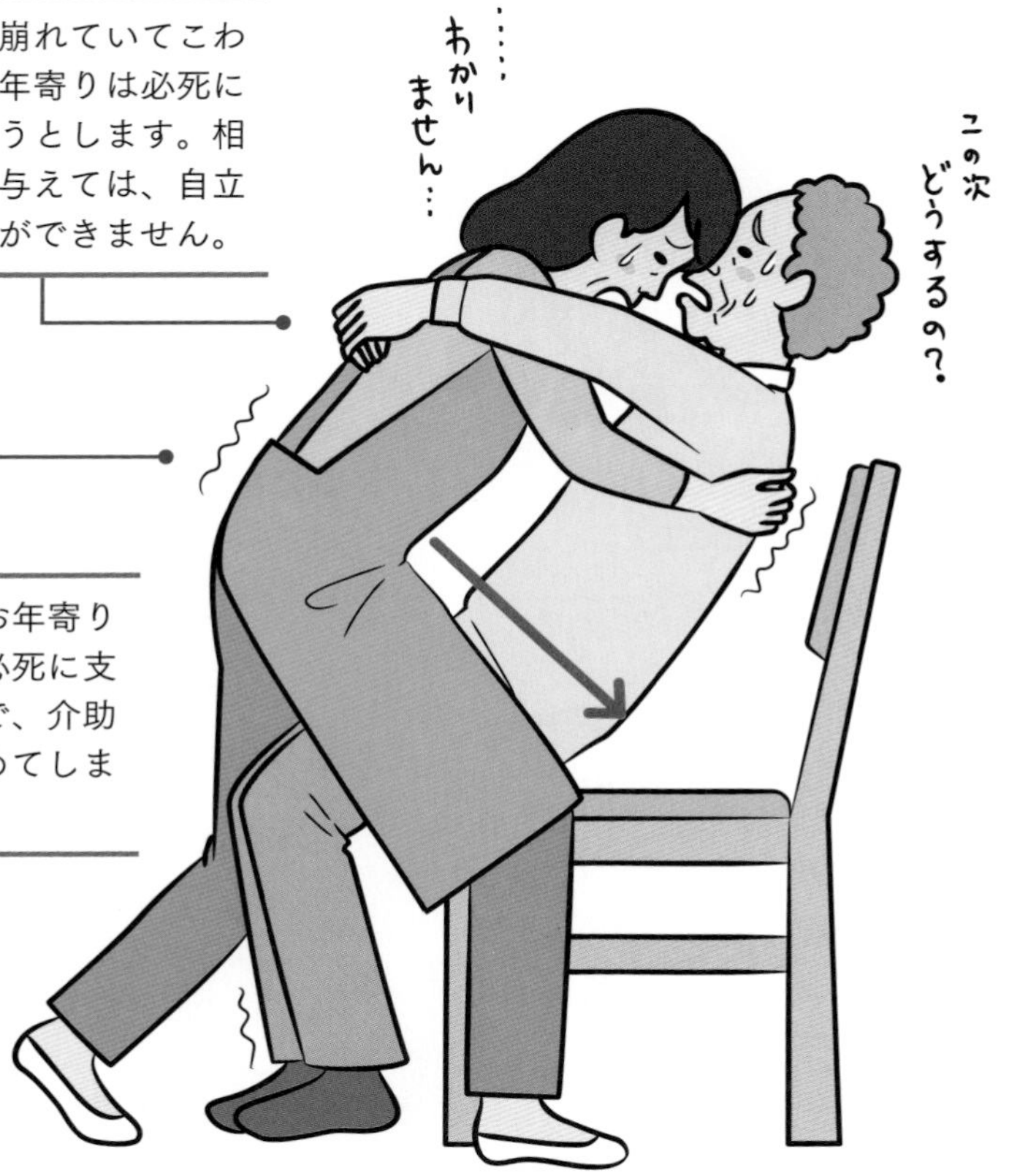

ここがNG

しがみつくお年寄りの全体重を必死に支えているので、介助者は腰を痛めてしまいます。

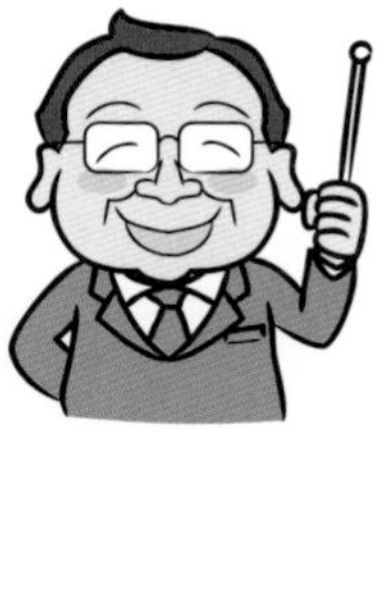

座る動きこそ直線的な動きはダメ！

座るときは、抱いたまままっすぐにイスに座らせればいいなんて思わないでください。それでは、介助者にお年寄りの全体重がかかり、お年寄りは全部介助されることになってしまいます。

イスに座るときの基本動作

1 前かがみになりながらひざを曲げる

2 お尻がついたら上体を起こす

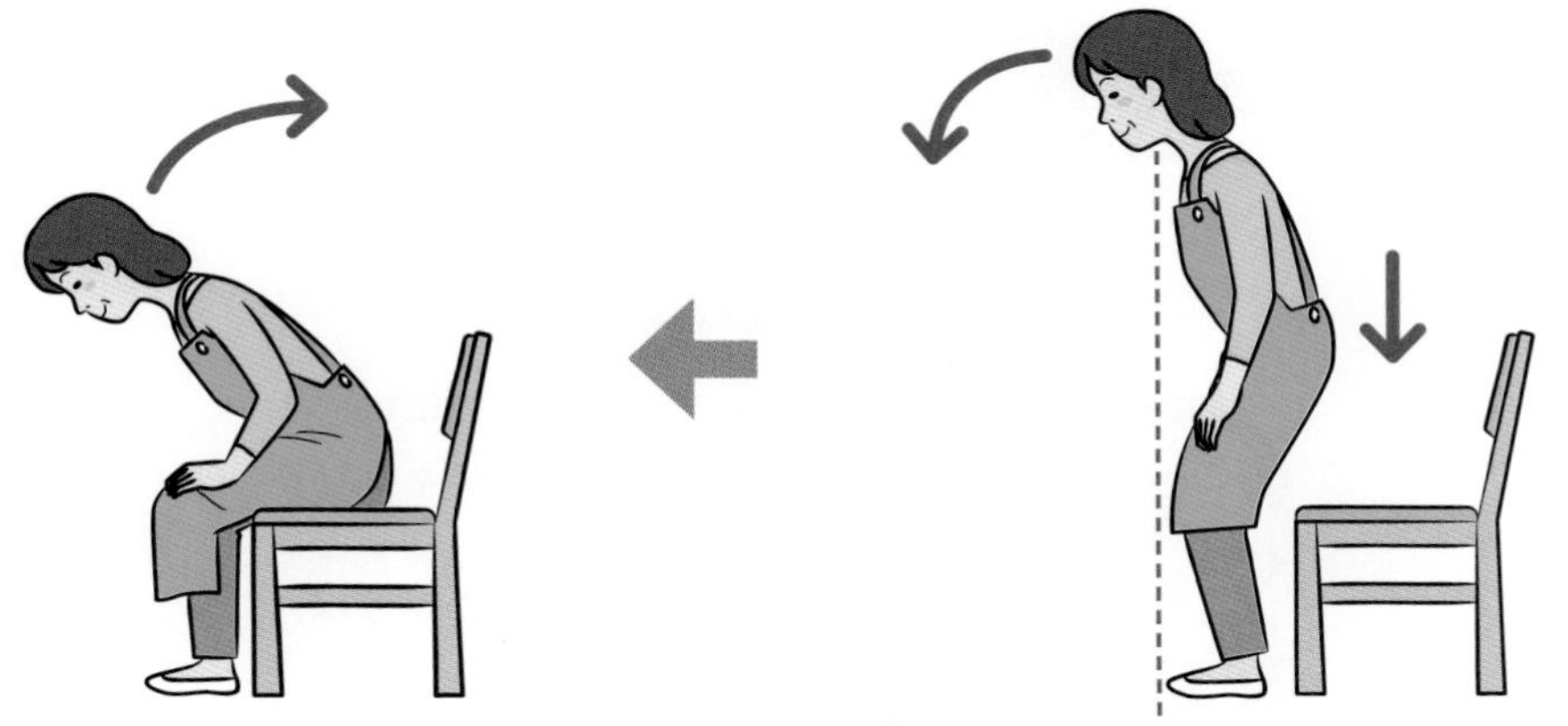

座る動作分析

座るときの動作は、立ち上がり動作と同じ生理学的曲線を逆にたどっていきます（P.65参照）。つまり、頭が足より前に出ている前かがみの姿勢を経由するのです。

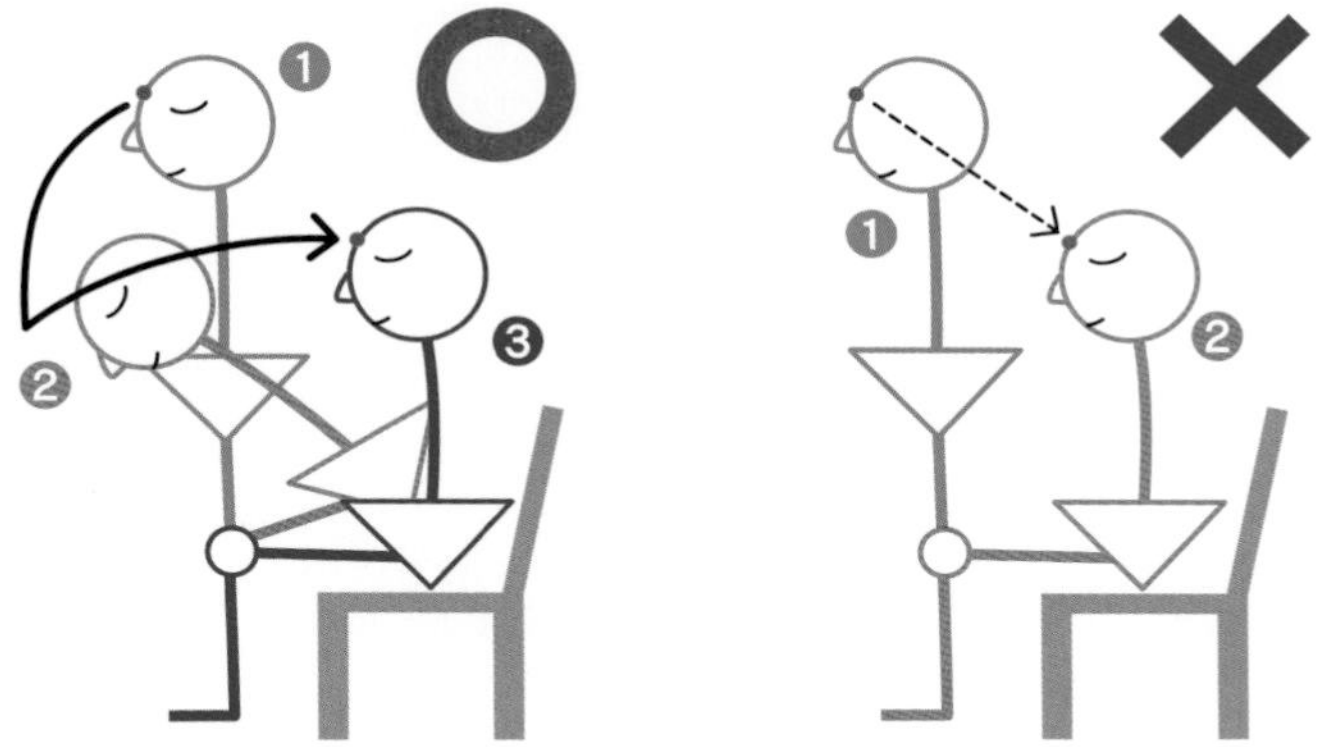

「座る」動作の介助で腰を痛めてしまうことが多い！

立ち上がり動作は重力に逆らう動きになるので、座る動作よりも介助が大変だと思うかもしれません。でも、介護者が腰を痛めるのは、イスや車イスに座ってもらう動きの介助のときなんです。

お尻がドンと落ちてしまわないよう、ブレーキをかけてゆっくり下ろすとき、どうしても直線的な動きになるので大きな力が必要になります。

さらに、この動きだとお尻が深く入らないので、座った後、後ろから引っ張り上げて座り直すことが必要となり、ここでも腰を痛めてしまいます。

お互いに楽なのは、立ち上がり動作の独特の生理学的曲線を逆にたどっていくことです。

基本のき

- ▼**立たせるより座らせる介助が難しい**
- ▼**生理学的曲線を逆にたどっていくとお尻も深く入り、安定して座れる**

イスに座るための介助

立ち上がって向きを変え、座る。この動作ができればイスや車イスに移れるようになります。

介助のポイントはここ

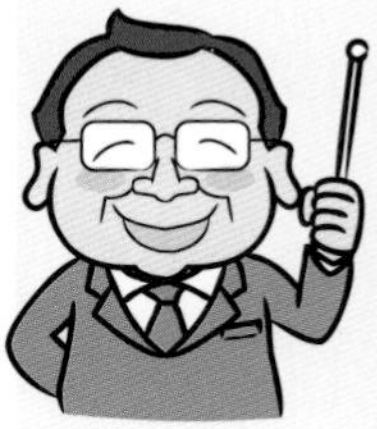

イスや車イスに座るときには、お尻を下ろせばいいだけじゃないかと思わないでください。立ち上がりの方法を逆にたどっていけば、お互いに力を使わずにちゃんと深く座れるようになります。

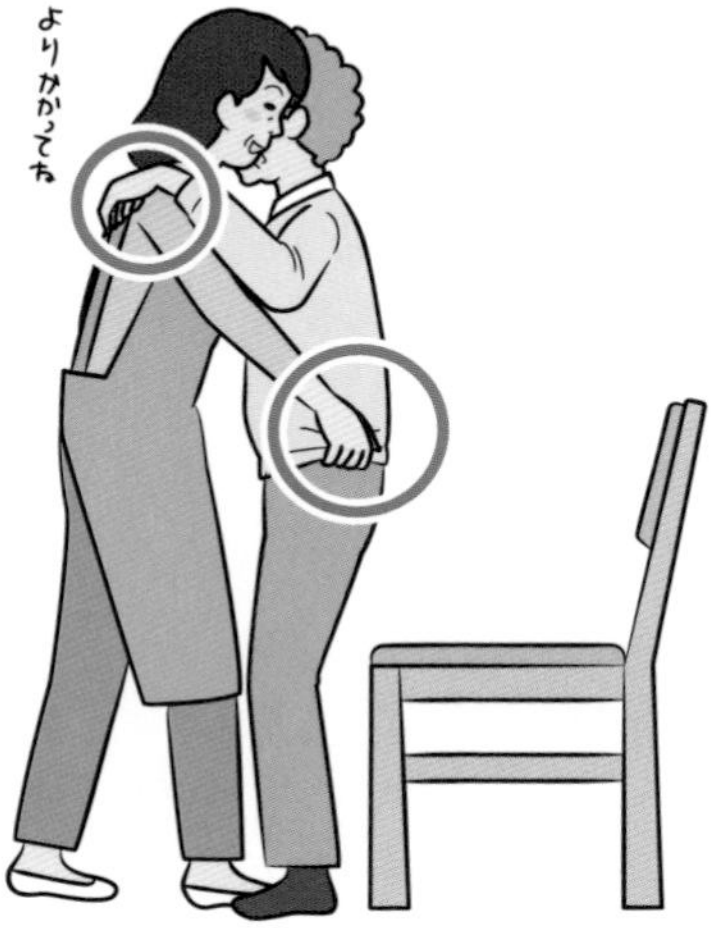

1 首に手を回してもらう

お年寄りに手を首に回してもらい、「私に寄りかかってください」と声をかけます。介助者は、両手でベルトか腰のあたりを持ちますが力は入れません。

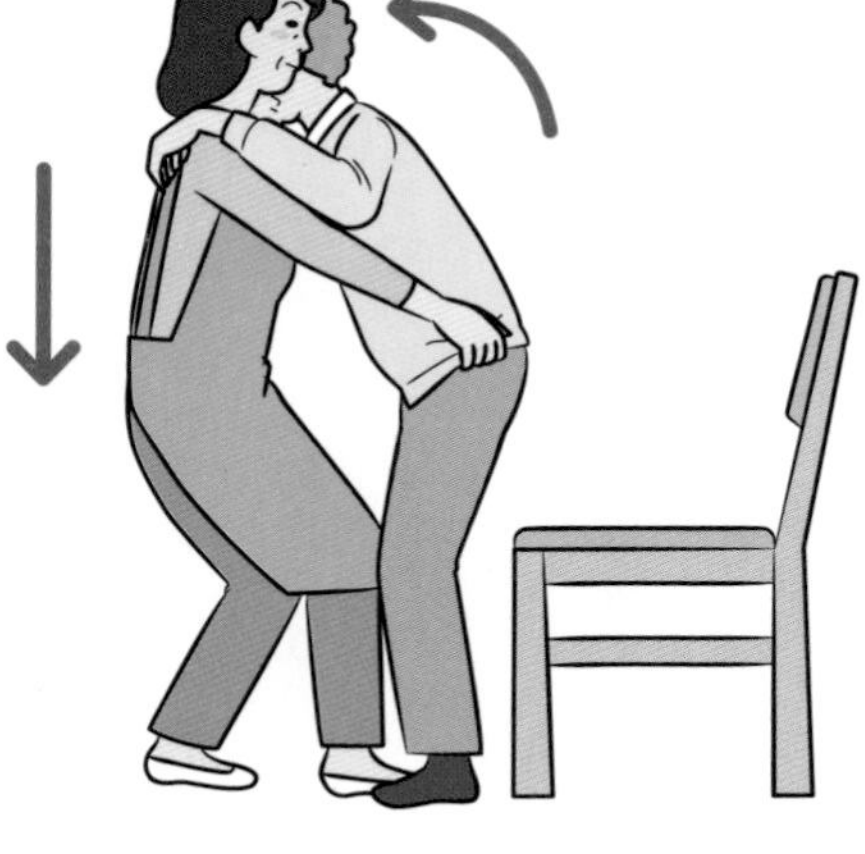

2 両ひざを曲げていく

上体を前かがみにしないで、直立姿勢のまま両ひざを曲げていきます。するとお年寄りが自然と前かがみになります。

3 片ひざを床につける

さらにひざを深く曲げ、片ひざを床につけてください。お年寄りの頭が前に出れば、お尻は深く入り、安定して座れます。

チェック
動き出すタイミングはお年寄りのペースに合わせます。

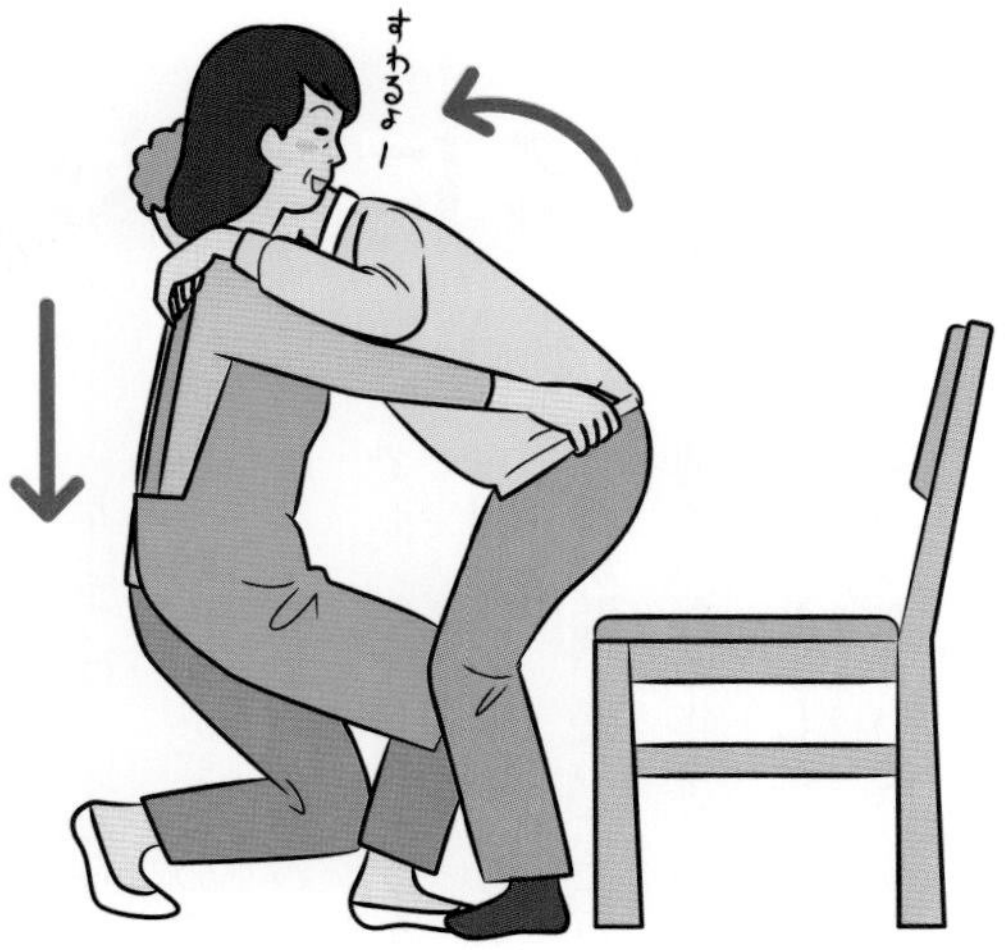

4 お尻が深くつく

介助者は最後まで前かがみにならず、真下に下りていきます。するとスムーズにお尻がイスに着地します。

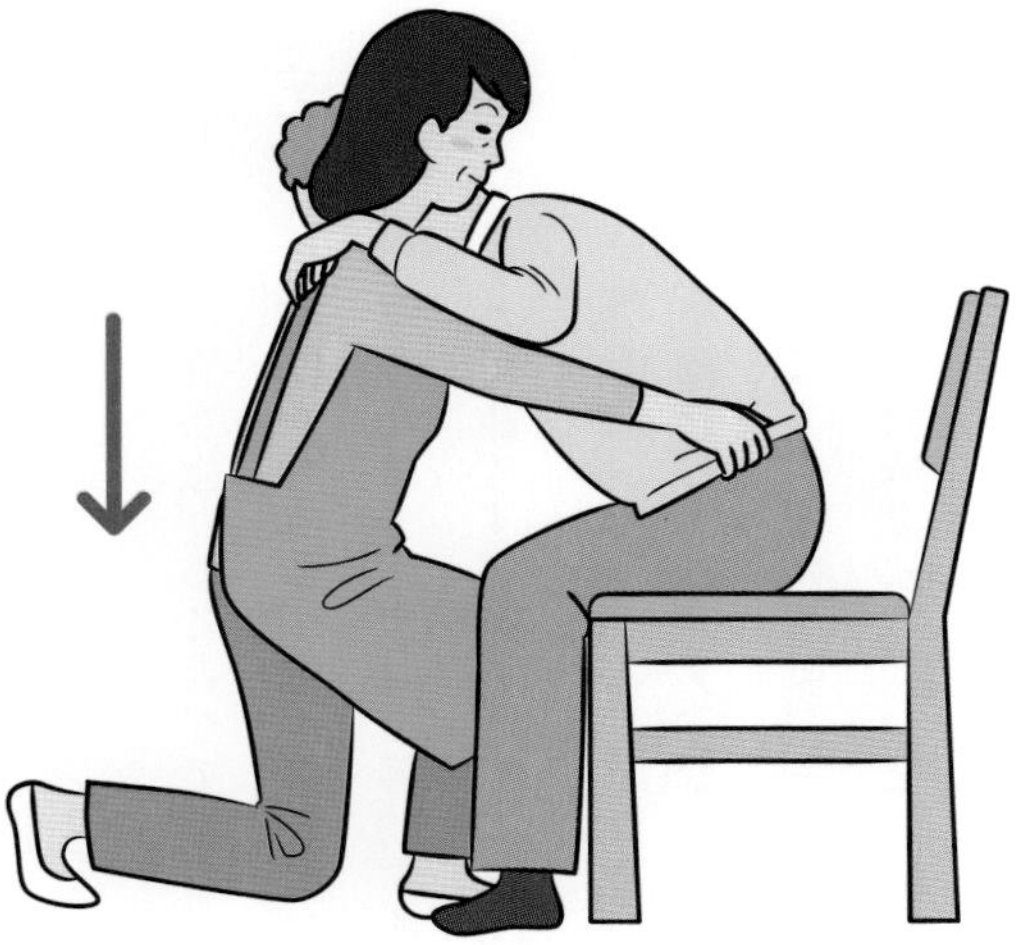

= column =

背の高い介護者は“腰痛”に気をつけよう

“立ち上がる”と“座る”という動作の介助は、お年寄りを寝たきりにしないための大事なものです。でもこれで介護者が腰痛になってしまうケースが多いのは困ったことです。「立ち上がり動作の3条件」と、独特の生理学的曲線を頭に入れて介助してください（P.65参照）。

それでも背の高い介護者にとって小柄なお年寄りを介助するのは大変です。

というのも、介護者が片ひざを床についても、お年寄りが手を回したとき首の位置が斜め上になるので、前かがみ姿勢が十分とれないのです。そのため、首からぶらさがるような姿勢となり、直線的な動きになってしまいます。これでは、座るときにもお年寄りの頭が下がらないので、イスに深く座れません。

対策法としていちばん有効なのは、背の低い介護者と代わってもらうことですが、家族ではそうもいきませんね。その場合は、少し離れて手のひらを肩に置いてもらうとちゃんと前かがみになります。試してみてください。

介護するにはベッドがいいの？

環境は無理に変えない

　介護には、布団よりベッドがいいと言われてきました。ベッドの方が腰痛にもなりにくいからです。また、お年寄りがベッドからなら立ち上がりやすいこともその理由です。

　布団では、床から立ち上がるという動作が必要なので、寝たきりになりやすいと思われがちです。でも、必ずしもそうとは言えず、布団がいい場合もあるんです。

　長い間、畳の上に布団を敷いて寝ていたお年寄りが入院してベッドになりました。その人は認知症もあったせいで、夜中にトイレに起きて、いつもの習慣でベッドの上に立ち上がってしまい、バランスを崩して転倒しました。布団からベッドに環境が変わってしまったゆえの事故です……。

　床から立ち上がる動作を自分でできる人なら、無理にベッドに変えず、今までの生活習慣を継続するほうがいいでしょう。

布団の心理的効果

　立ち上がることができなくても、布団からなら、はって移動したり、座ったまま、ずって移動することも可能です。第7章では布団からはって移動してトイレに行く方法を紹介しています（P.157参照）。

　また、重病で安静が必要なときや、終末期になったときには、畳に布団の方が心理的に落ち着くお年寄りもいるようです。

　布団は、寝る場所を簡単に移せるという利点もあります。そのときの体調や気分に合わせて、臨機応変に寝る場所を変えてみるのも良い気分転換になるでしょう。

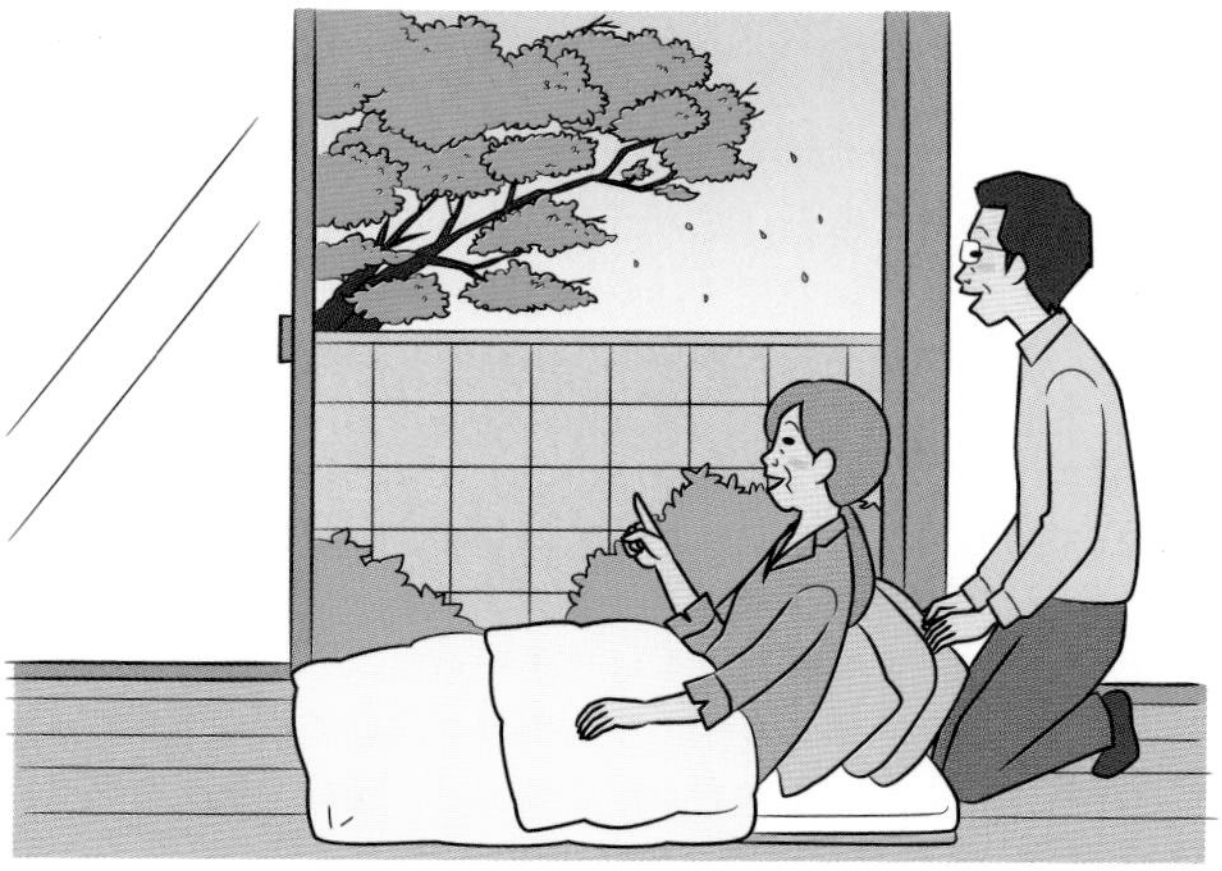

第5章

介助の基本

床から立ち上がる&座る

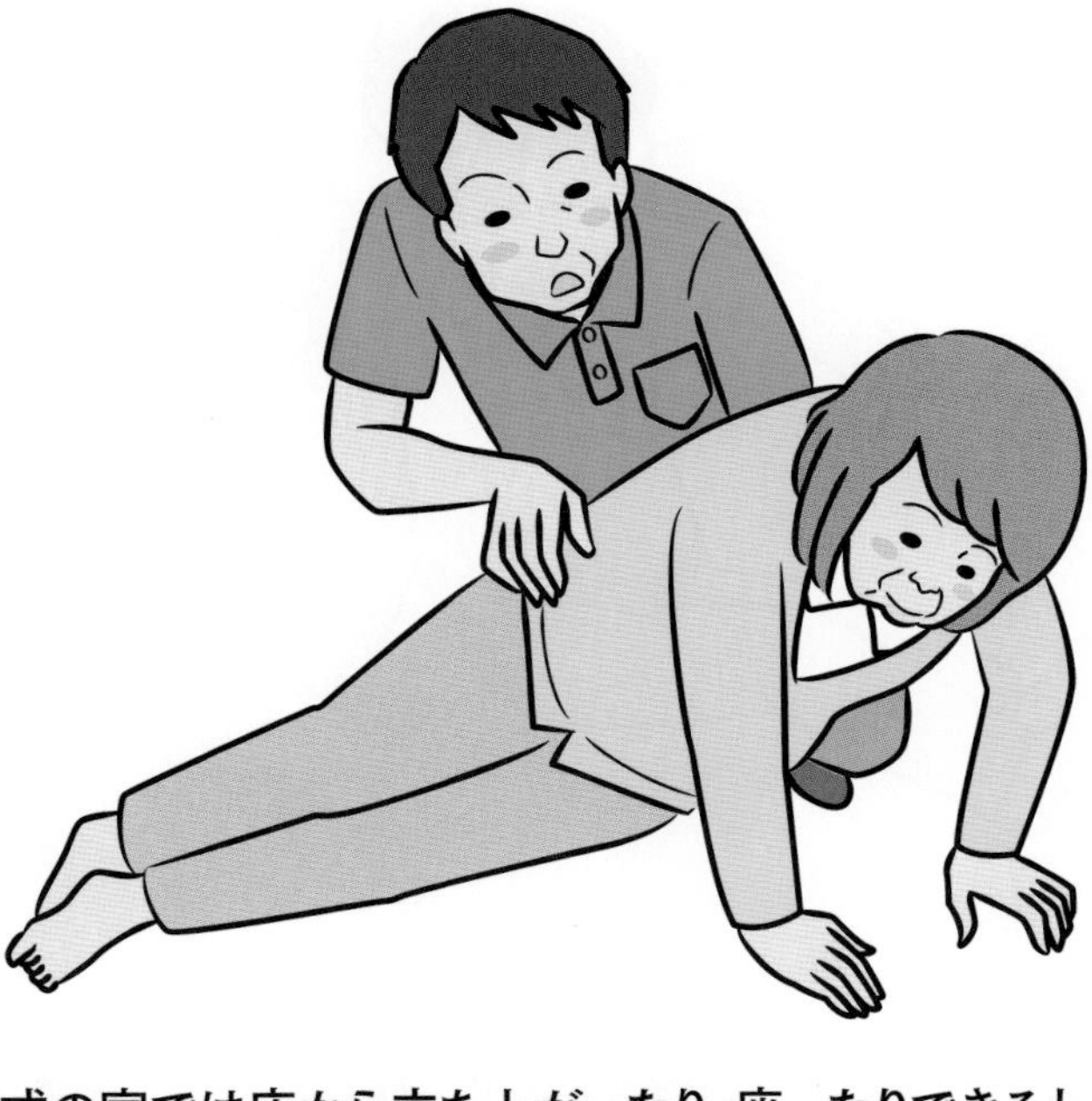

和式の家では床から立ち上がったり、座ったりできると
行動範囲が広がり、日常生活が送りやすくなります。
体の使い方のコツがわかれば、自分でできる方法もありますよ。

立ち上がり
介助の勘違い

×後ろから脇の下に手を入れ、真上に引き上げていませんか?

ここがNG

後ろから脇の下に手を入れられると身動きがとれなくなり、お年寄りは自発的な動作ができません。

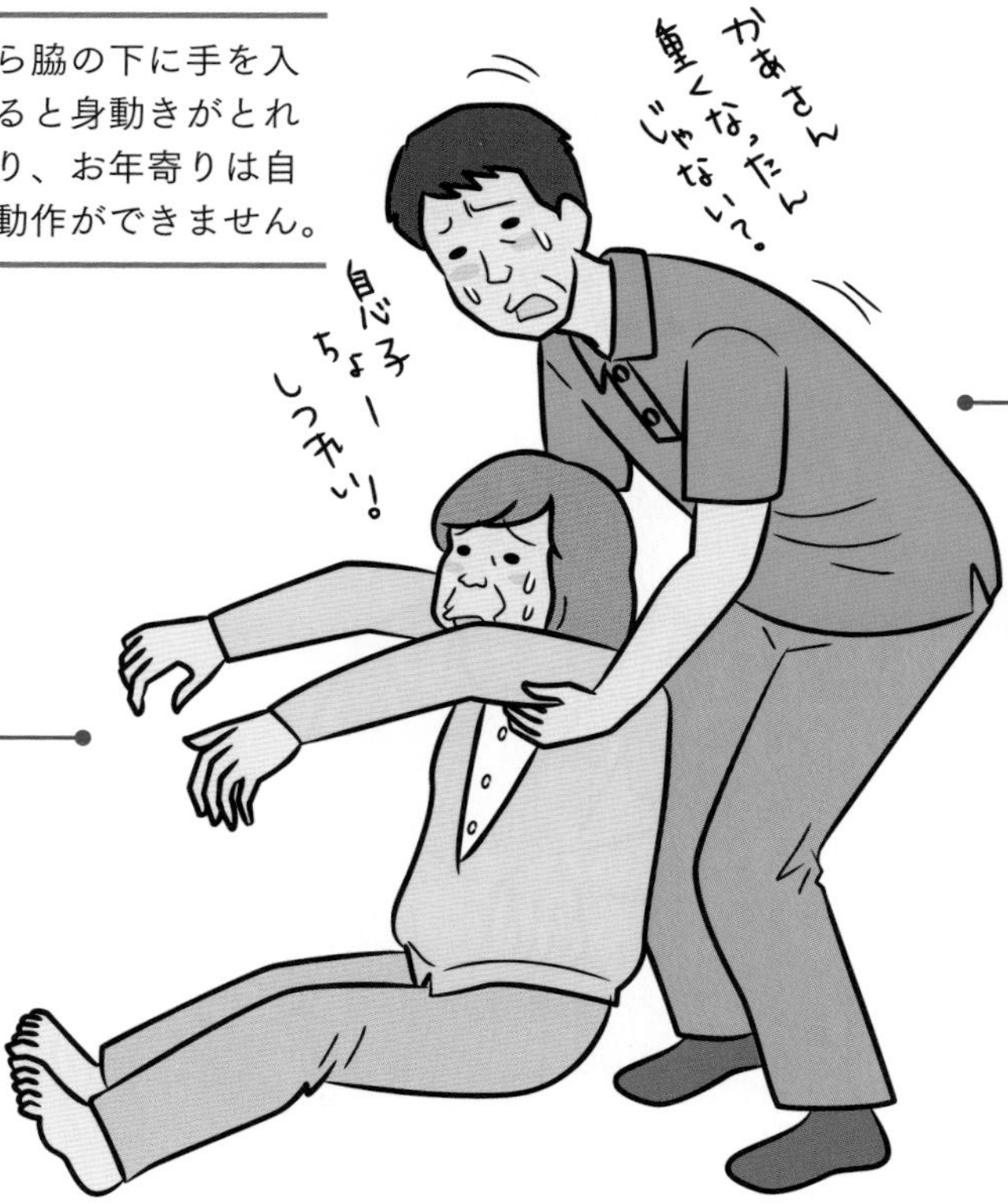

ここがNG

力任せに真上に持ち上げようとすると介助者の腕や腰にお年寄りの全体重がかかってしまいます。

介助する側&される側、どちらも体を痛めます

自然な立ち上がりの動きを知らないと、つい脇の下に手を入れて持ち上げようとしてしまいます。介助者にはお年寄りの全体重がかかりますし、お年寄りも力いっぱい肩を引き上げられるので、痛くて嫌がります。

床からの立ち上がりの基本動作

若い人の場合

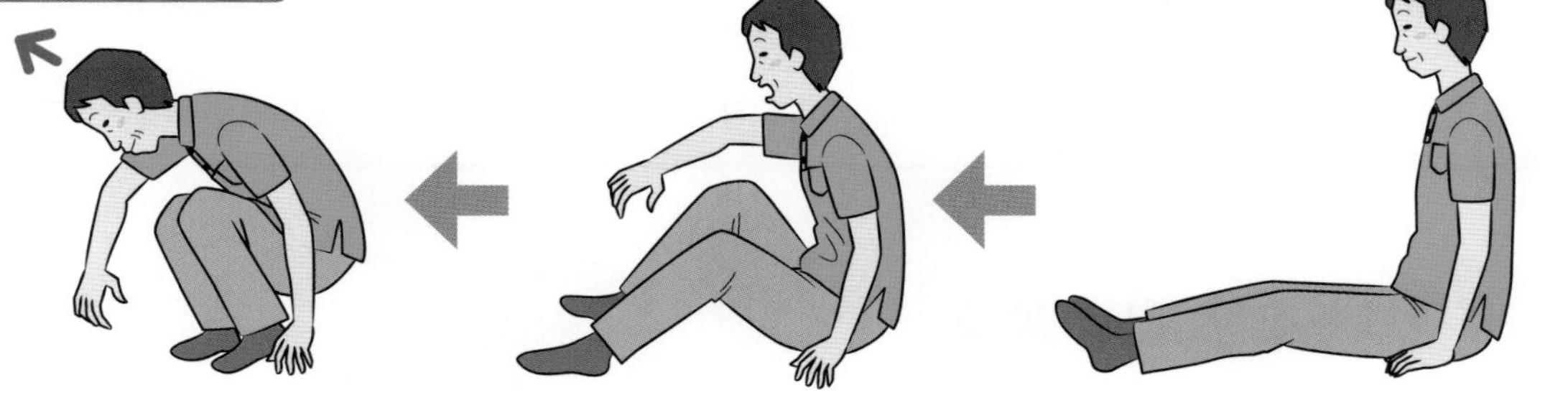

若くて筋力のある人の床からの立ち上がり動作を観察してみてください。イラストのように、両足を引いたかと思うと、勢いをつけてお尻を上げ、一挙に立ち上がっていきます。でも、このやり方は、筋力が弱ったお年寄りには難しいです。

お年寄りの場合

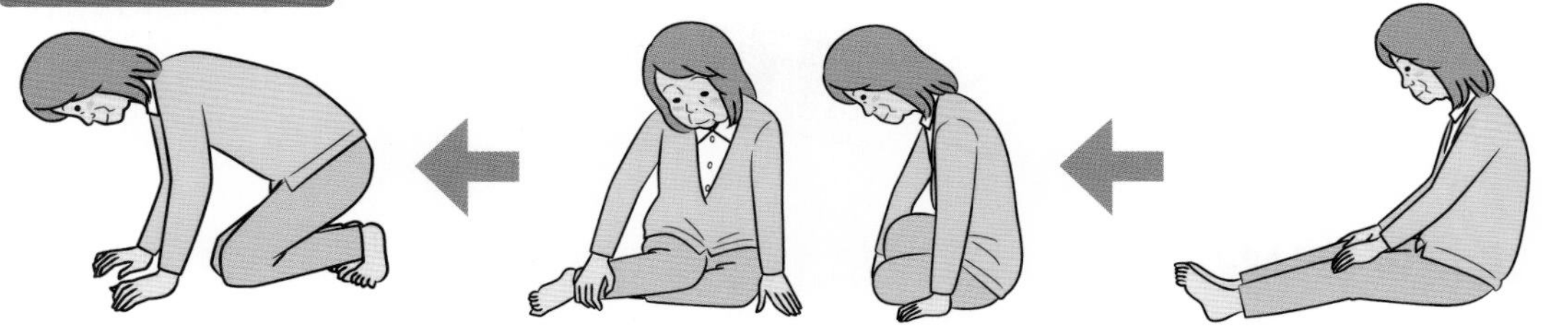

お年寄りの床からの立ち上がり方は、まず両足を右か左のどちらかに曲げて、横座りという姿勢になります。さらに手を床について四つばいの姿勢になり、それからひざを床から離し、最後に両手をひざ上に移して立ち上がります。でも、お年寄りは横座りの姿勢が苦手です。

同じ体重の人を背負って お年寄りの動きを疑似体験する

若い介護者がお年寄りがどんなふうに動いているかを知るいい方法があります。その一つが、自分と同じぐらいの体重の人を背負って動いてみることです。つまり負荷をかけるんです。すると、今までのように軽々とは動けません。お年寄りの動きを疑似体験できるんです。

さあ、床からの立ち上がりを練習してみましょう。今までのように立ち上がれましたか？ 横座りになって前向きに四つばいになり、そこから高《たか》ばいという姿勢を経て、やっと立ち上がれるはずです。でも、これにはお年寄りには難しい横座りという姿勢が含まれています。お年寄りが自然に立ち上がれる方法を次ページから紹介します。

基本のき

- ▼後ろから真上に引き上げない
- ▼若い人の立ち上がり方をまねしない
- ▼横座りを経由しない工夫を

「床から立ち上がる」動きの基本を学ぶ

お年寄りが苦手な横座りになる代わりに、後ろ向きに四つばいの姿勢になるのがポイントです。

1 ひざを伸ばして座る

この姿勢を「長座位《ちょうざい》」と呼びます。後ろに倒れやすいので、頭を前に出して安定させてください。

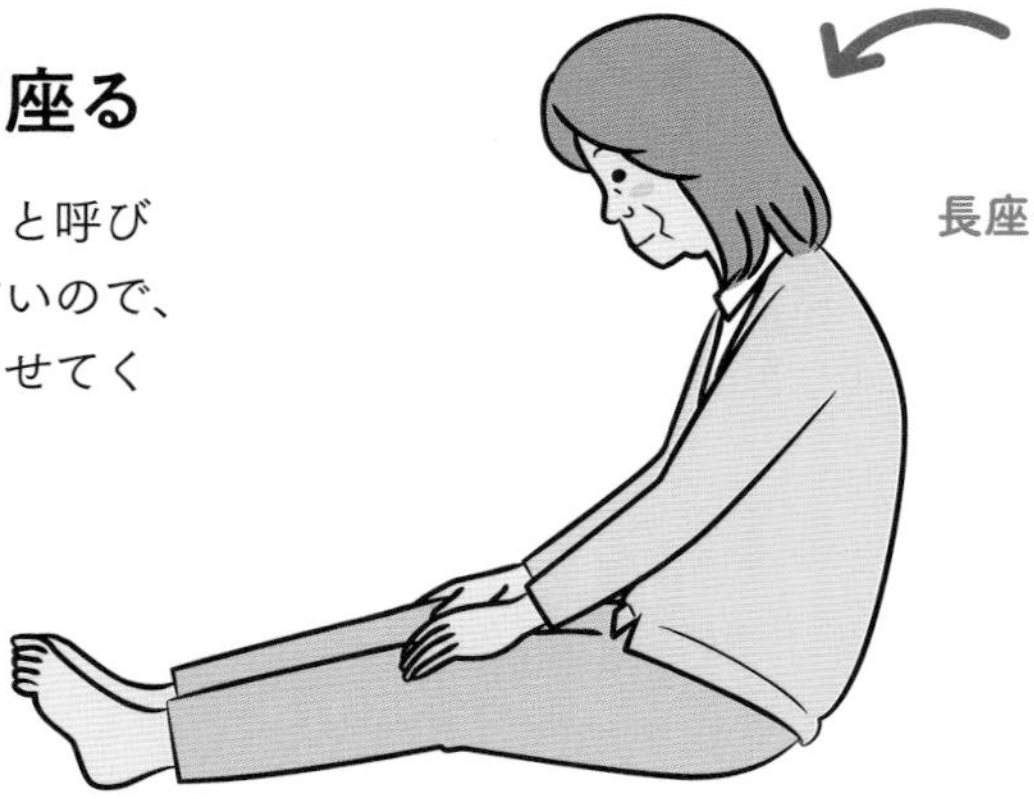

長座位の姿勢

2 体をひねる

上半身を左右どちらかにひねって、両手を床につけます。上半身の重みを両手で支えるつもりで行ってください。

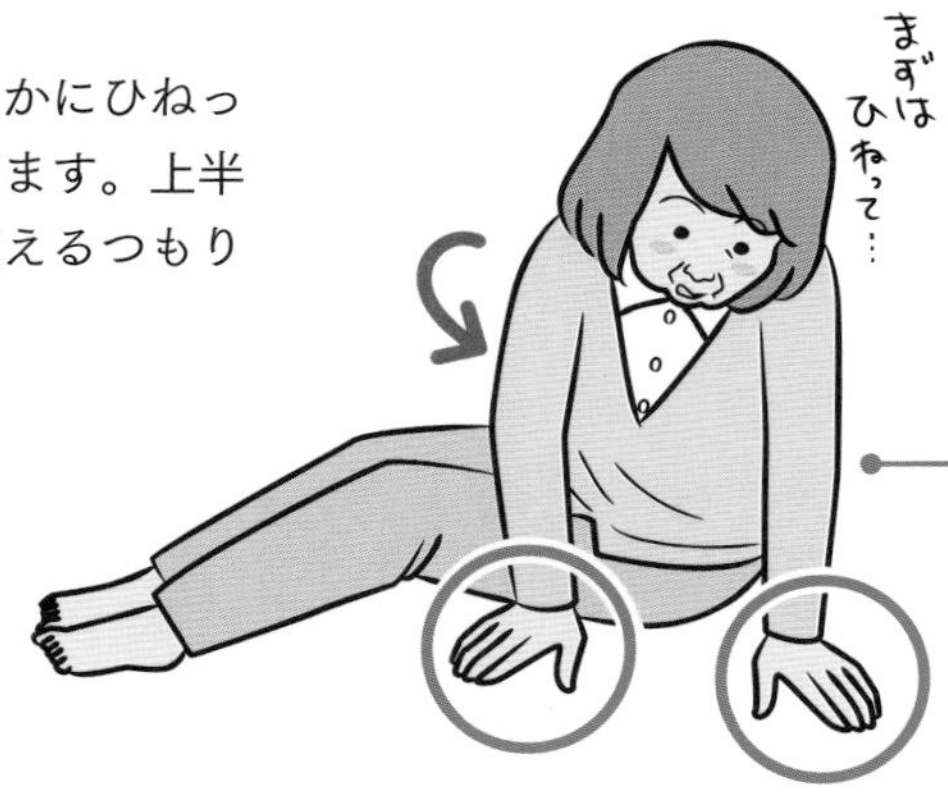

チェック

右にも左にも体をひねれるように練習しましょう。

足をひねる代わりに上半身をひねる

お年寄りは、横座りは苦手です。股関節を両方外側にひねるのは「あぐら」で、男性はできても女性には難しい姿勢です。両方内側にひねるのは「とんび座り」で、女性は得意でも男性はできません。横座りは、外ひねりと内ひねりの両方なので男女とも苦手なのです。

そこで、股関節をひねる代わりに、上半身を大きくひねって、斜め後ろ向きに四つばいの姿勢をとりましょう。両手をついて体重をかけ、重い頭が下がれば、お尻は自然に浮いてきます。この両手には最後まで体重をかけておきます。

床から離れるのは、お尻⬇両ひざ（片ひざずつ）⬇そして両手の順番です。両手で何かをつかんで立とうとするのはＮＧですよ。

3 四つばいの姿勢に

お尻を上げ、両ひざを床につけて、四つばいの姿勢になります。この姿勢での移動は安定していて和式住居での生活に活用できます。

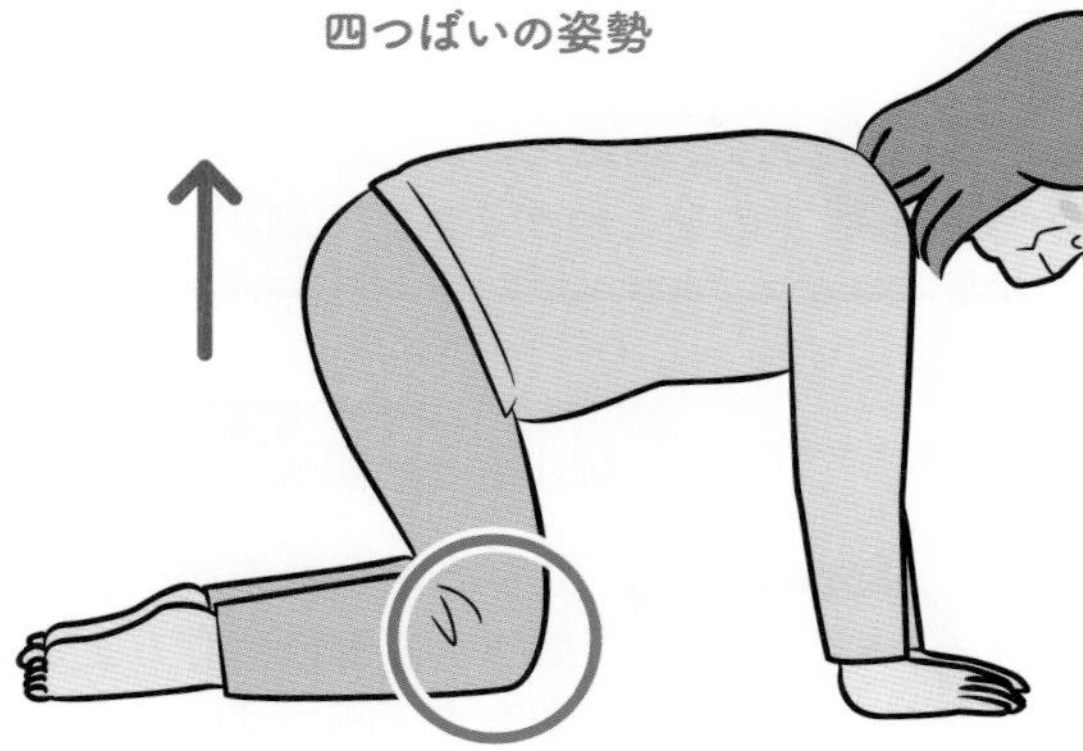

4 高ばいの姿勢に

四つばいから片ひざずつ床から離し、足を伸ばして「高《たか》ばい」になります。赤ちゃんはこの姿勢でよく移動しますが、お年寄りには難しいこともあります。

チェック
重心が高くなっていくにつれて、バランスが悪くなるのでゆっくり動きましょう。

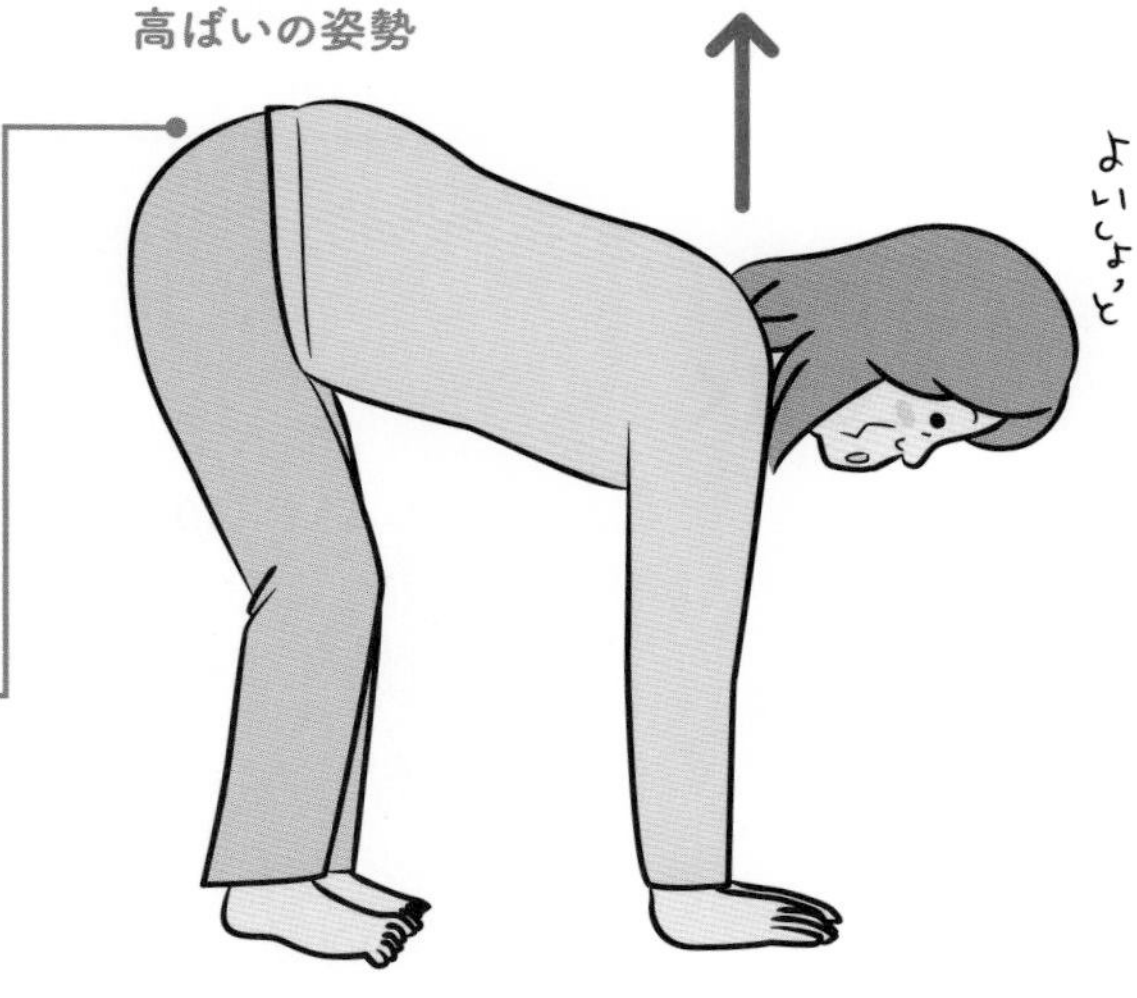

5 床から手を離して、ゆっくりと立ち上がる

手を片方ずつ床から離し、足の方に引き寄せていきます。手を順番にひざに移し、ゆっくりと上体を起こしていき、腰とひざを伸ばしながらゆっくりと立ち上がります。

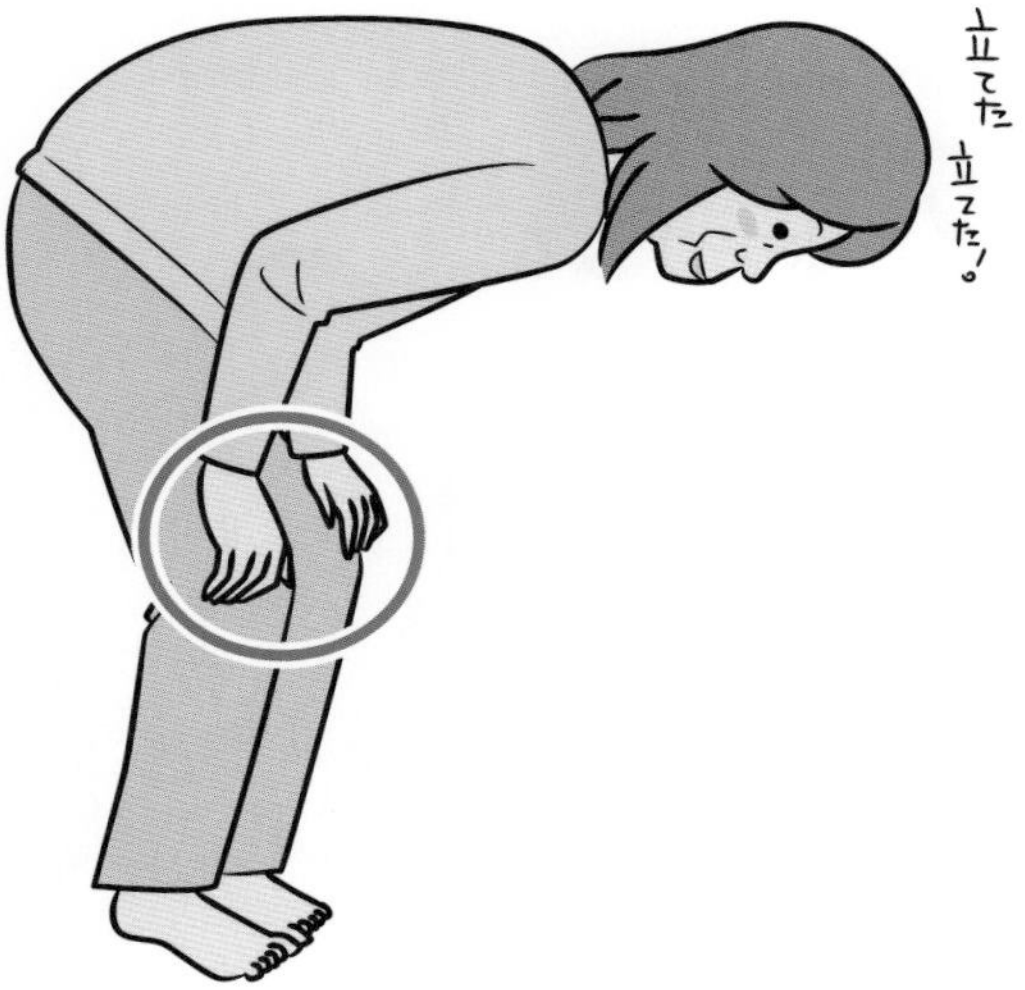

台を使って床から立ち上がる方法

高《たか》ばいで床から手を離すのをこわがる人のために、安定性のある台などを使います。

介助のポイントはここ

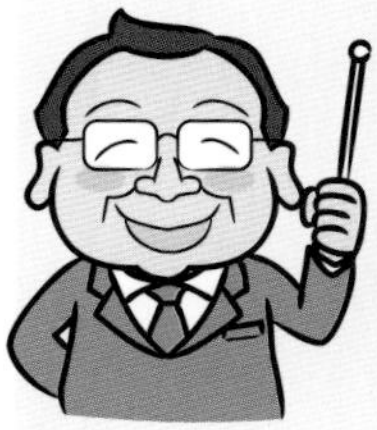

立ち上がり動作が不安定な人は、台を使うと安全に立ち上がることができます。四つばいになったときに、台が目の前に来るように斜め後ろに置くのがポイントです。台に手をついてゆっくり立ち上がりましょう。

1 台を置く

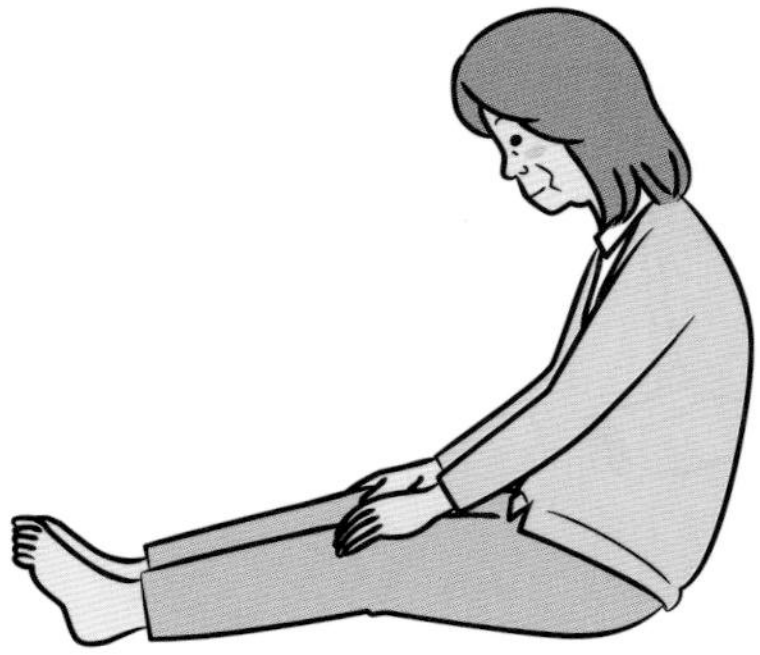

40〜50cmの高さの台を、お年寄りが体をひねる方の斜め後ろに置きます。

☑チェック
台はイスでも代用できます。お年寄りが安心して体重を預けられるよう丈夫で、体に合った高さのものを選ぶようにしましょう。

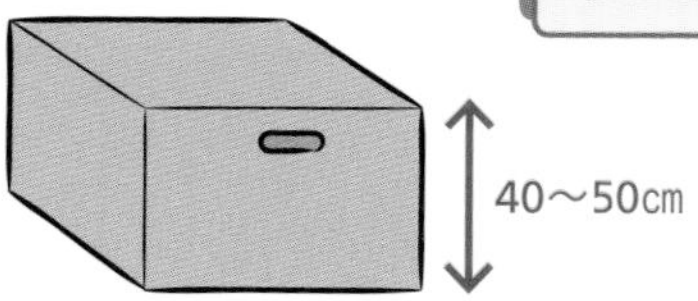

2 体をひねる

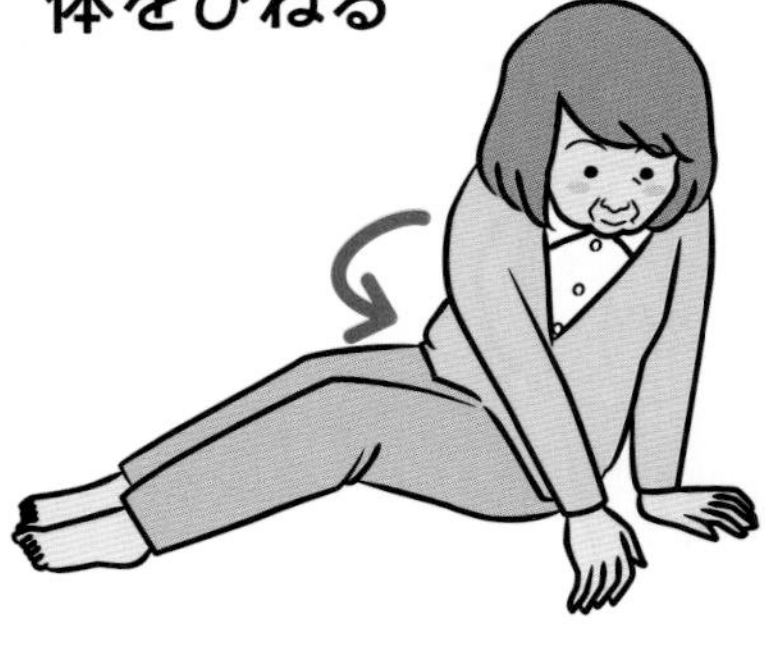

体をゆっくりとひねっていきます。台が近すぎると、四つばいになったとき頭があたるので注意しましょう。

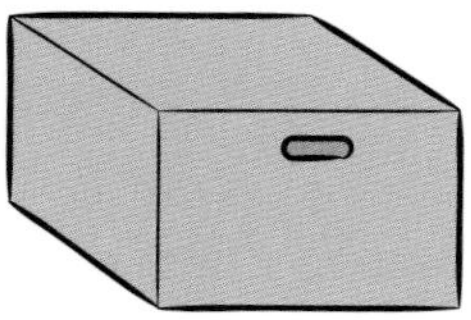

3 四つばいになる

四つばいの姿勢になったときに、台が目の前にあるのが正しい位置です。遠すぎると手が届かないので注意を。

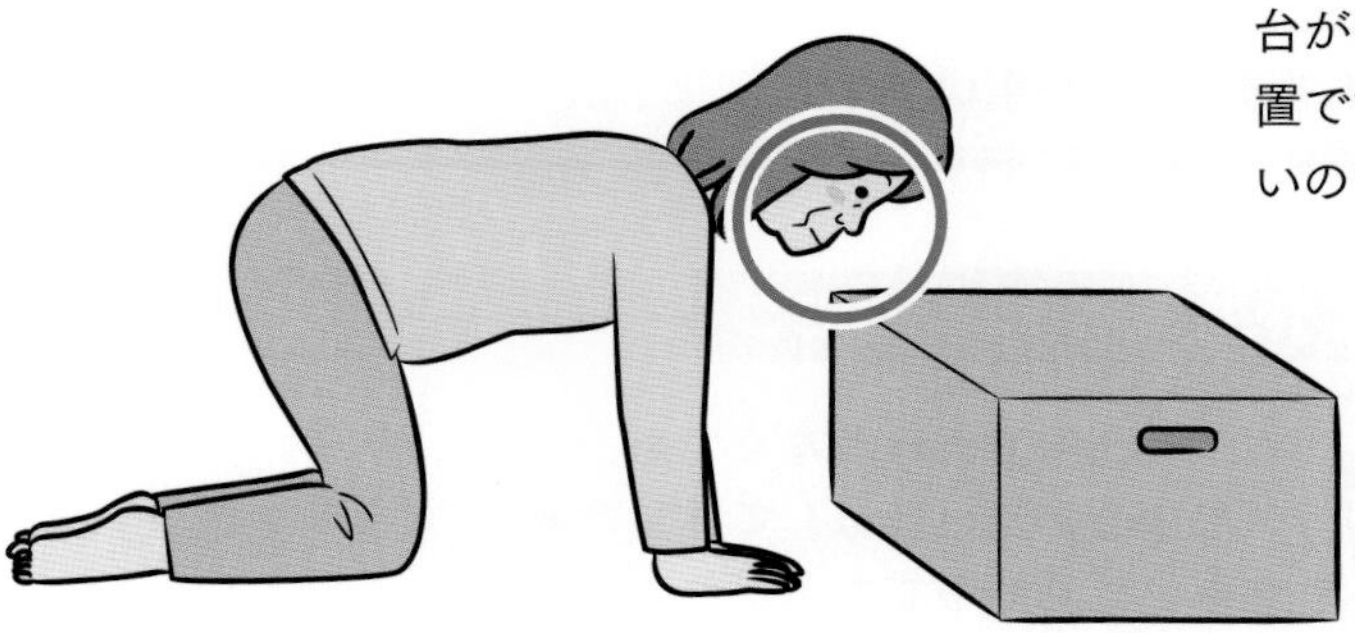

4 両手を台につける

手を片方ずつ台の上にのせます。両手に体重をかけると、その後の動作がスムーズに行えます。

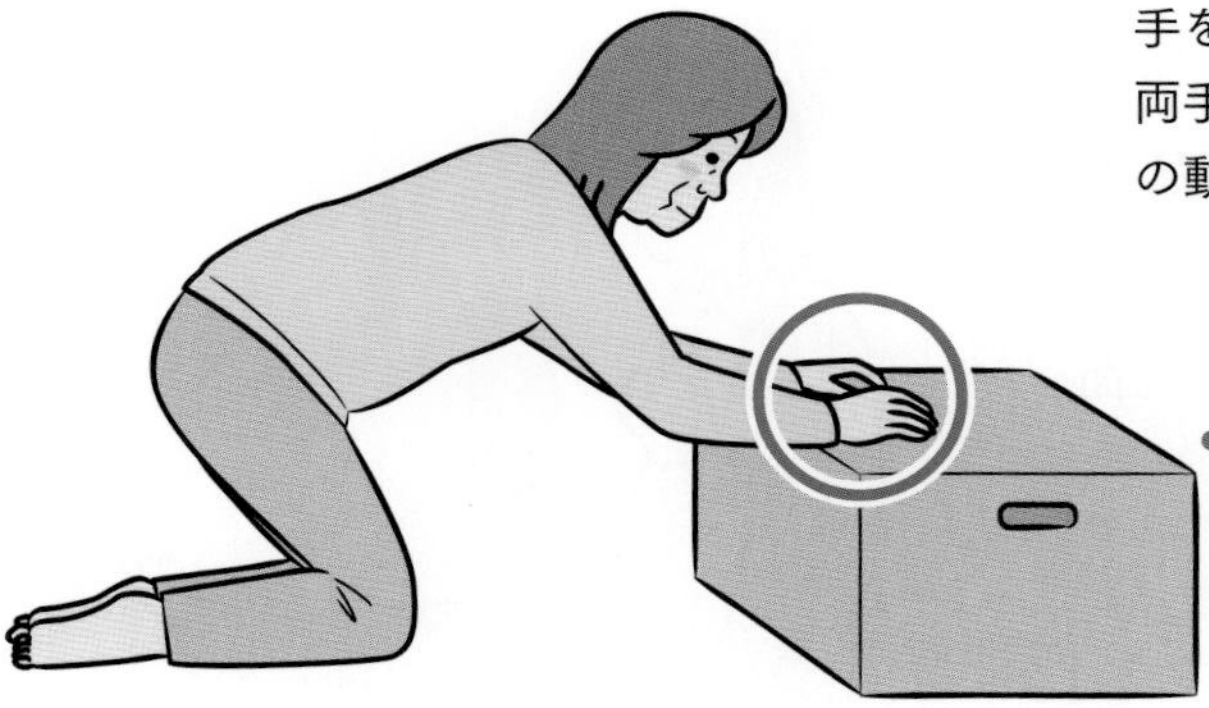

チェック

指先だけでなく、手のひら全体を台につけます。

5 ゆっくり立ち上がる

両手で台を押しながら片ひざを立て、ゆっくりとひざを伸ばしていきます。ひざが伸び、姿勢が安定したら、台から手を離して立ち上がります。

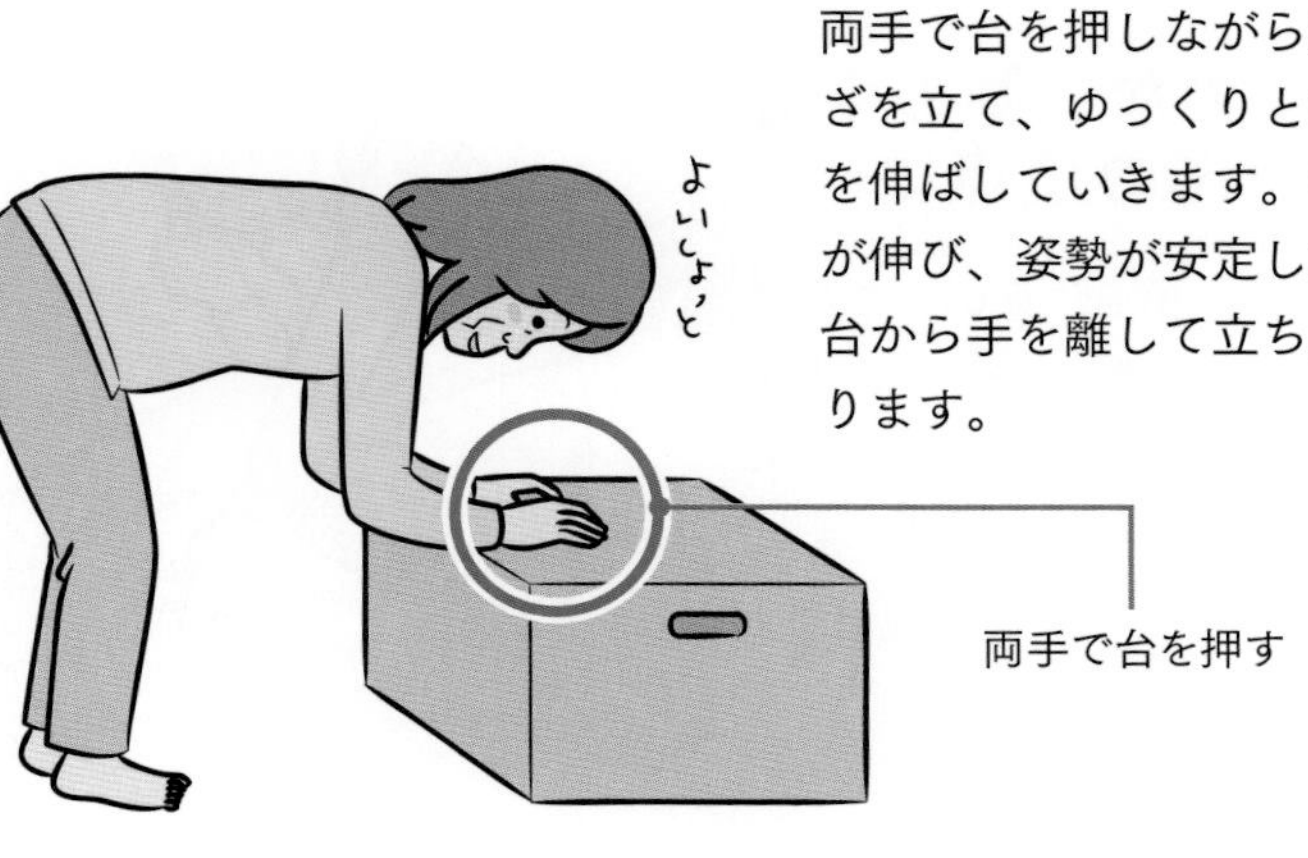

片マヒの人が床から立ち上がる方法

マヒがあっても自力で立ち上がれます。マヒが重い場合は、脚を装具で固定すればできますよ。

介助のポイントはここ

手で体重を支えられなくても、マヒ側の脚をピンと伸ばして体重を支えられれば床から立ち上がれます。重いマヒの場合でも、脚全体につける装具でひざの関節を固定すれば自力で立ち上がれる可能性も高まります。

1 マヒのない側の脚を曲げて横に倒す

マヒのない側の脚のひざを曲げて横に倒してください。このひざと、ピンと伸ばしたマヒのある側の足とで三角形の底辺をつくります。

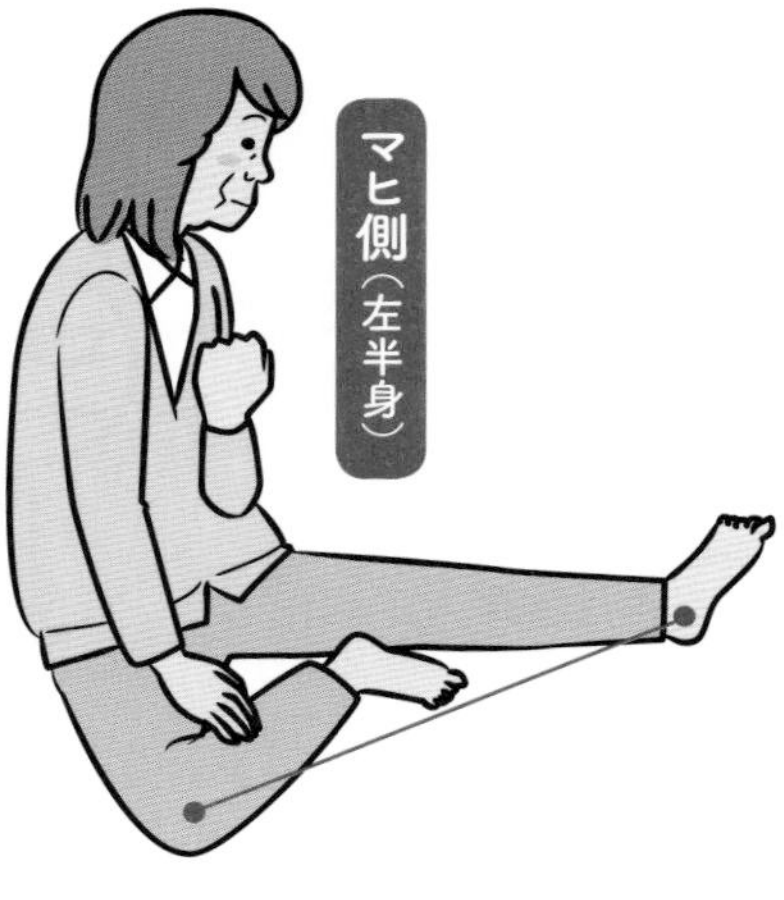

2 マヒのない側の手を三角形の頂点に

三角形の頂点に近いところに、マヒのない側の手をつきます。その際、勢いをつけるとお尻が自然と浮いてきます。

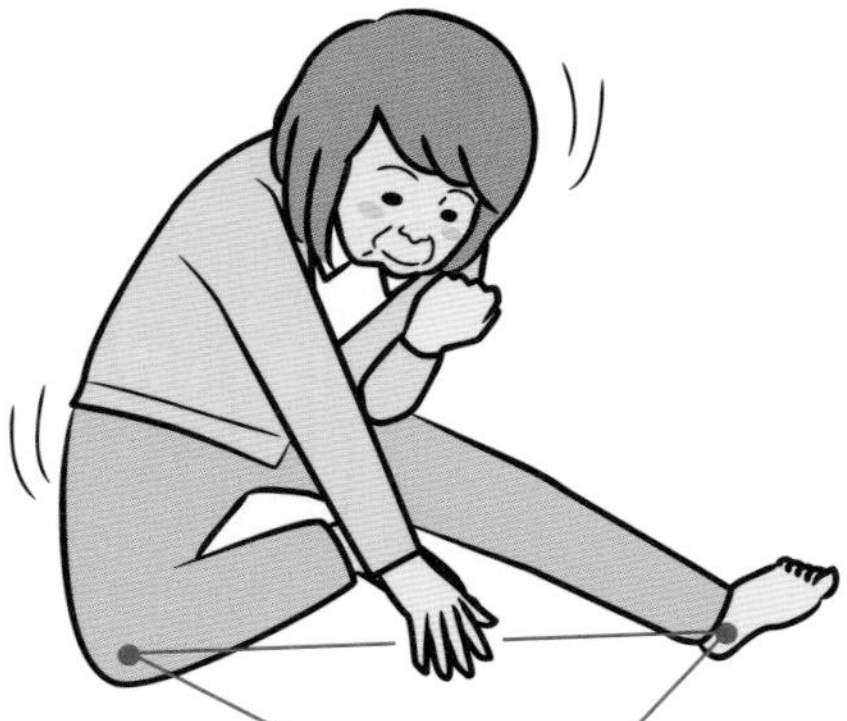

3　3点で体を支える

マヒのない側のひざと手、ピンと伸びたマヒのある側の脚の3点で体を支えます。三角形の面積が広いほど安定します。マヒのある側の脚が動かないように家具や壁で固定すると安定します。

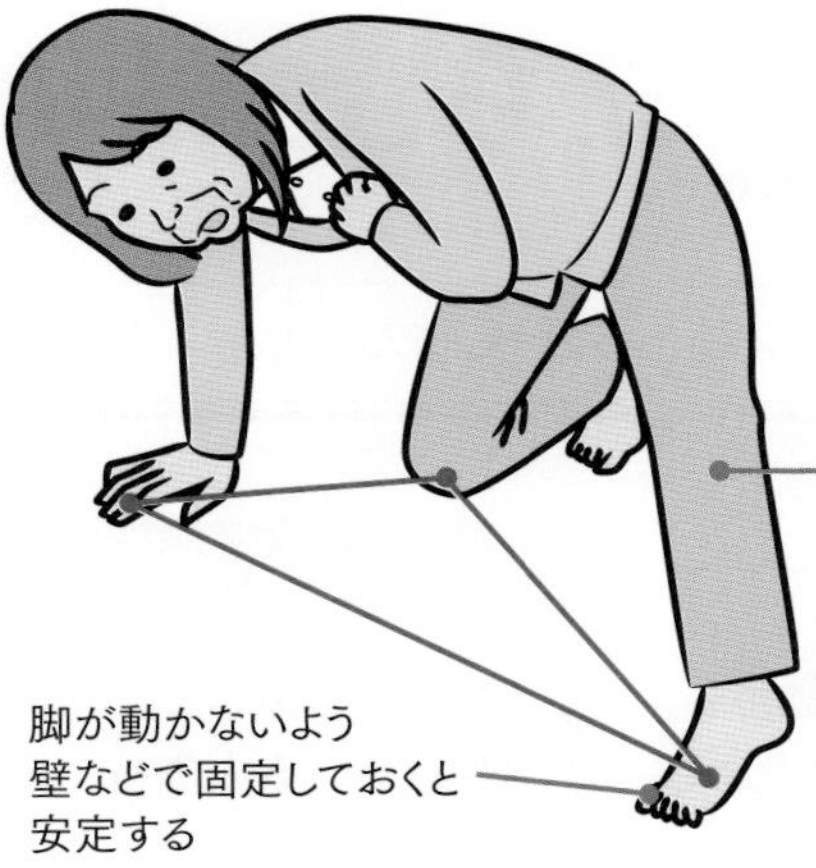

チェック
マヒのある側の脚はピンと伸びてしまう人が多いはず。その特徴をうまく活かしましょう。

4　ひざを立てて3点の高ばいになる

マヒのない側のひざを立てて、3点で支える変則的な高《たか》ばいになります。ひざを立てるとき、手とマヒのある側の脚だけで支えます。

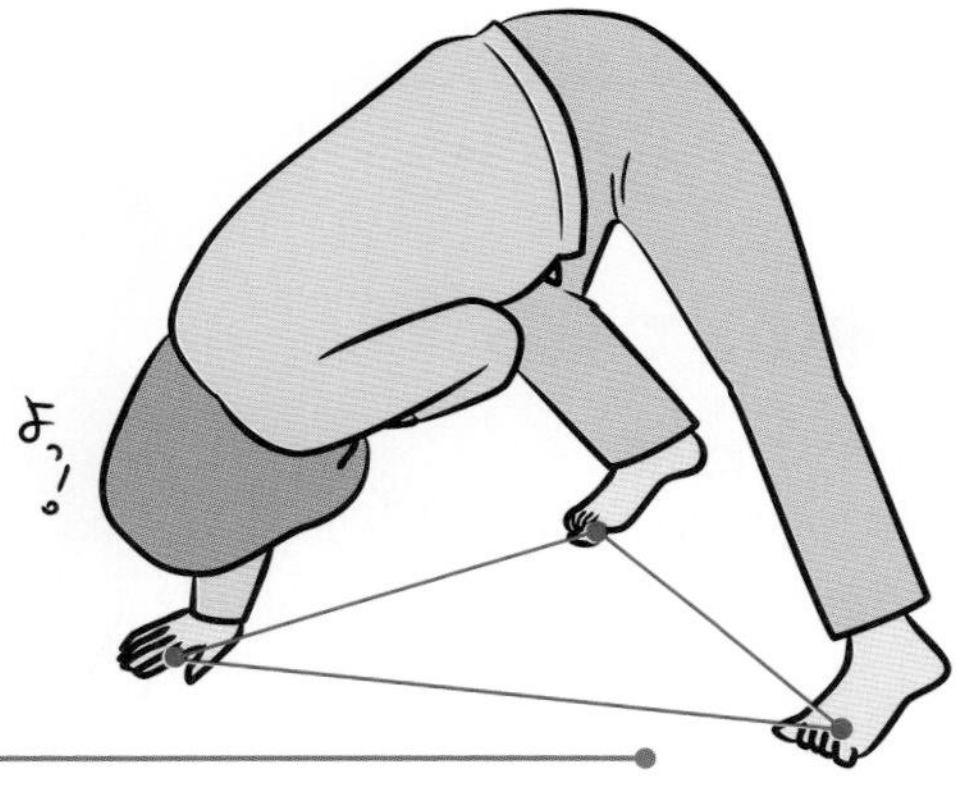

チェック
マヒが重くて、脚がブラブラで動かない場合には、長い装具でひざと足首を固定すると脚をピンと伸ばすことができます。

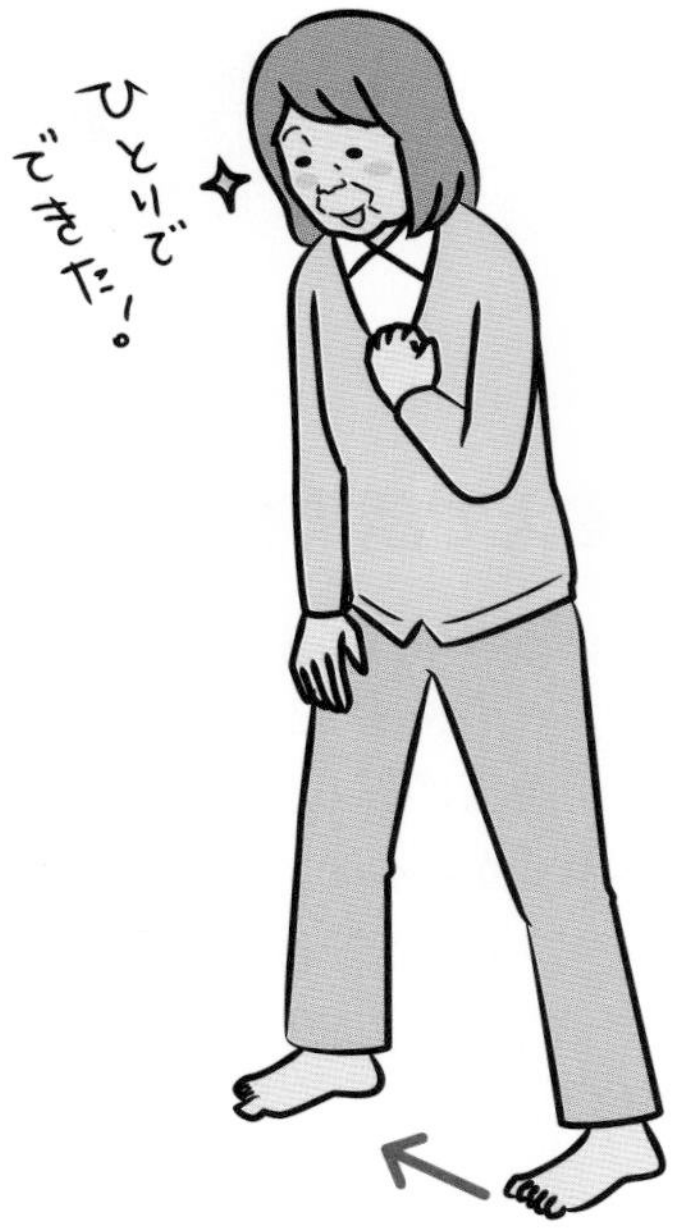

5　手を離して、脚を閉じる

床についた手を何回かに分けて体に引き寄せた後、手を床から離してひざに移し、ゆっくりと上体を起こします。マヒのある側の脚をマヒのない側へと近づけていきます。

床からの立ち上がりを介助する

一部介助では、自然な動きの誘導と安心感を与えてあげるよう心がけましょう。

介助のポイントはここ

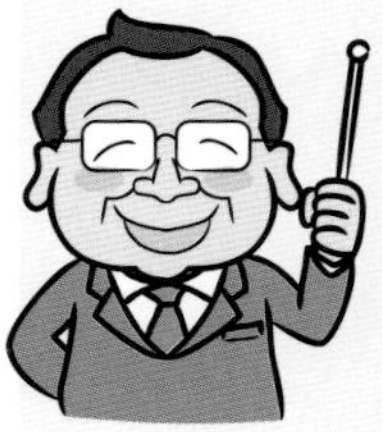

歩行器を押して、なんとか自立して歩いている人なら、床からの立ち上がりは自分でできるはずです。ただし、四つばいになるときの力の入れ方の誘導と、心理的不安をなくすために支えてあげることが必要です。

1 ひざを伸ばして座る

ひざは少し曲げた姿勢でもかまいません。介助者はお年寄りが体をひねろうとする反対側に位置してください。ひねる側にいると、お年寄りの自然な動きを邪魔することになりますよね。

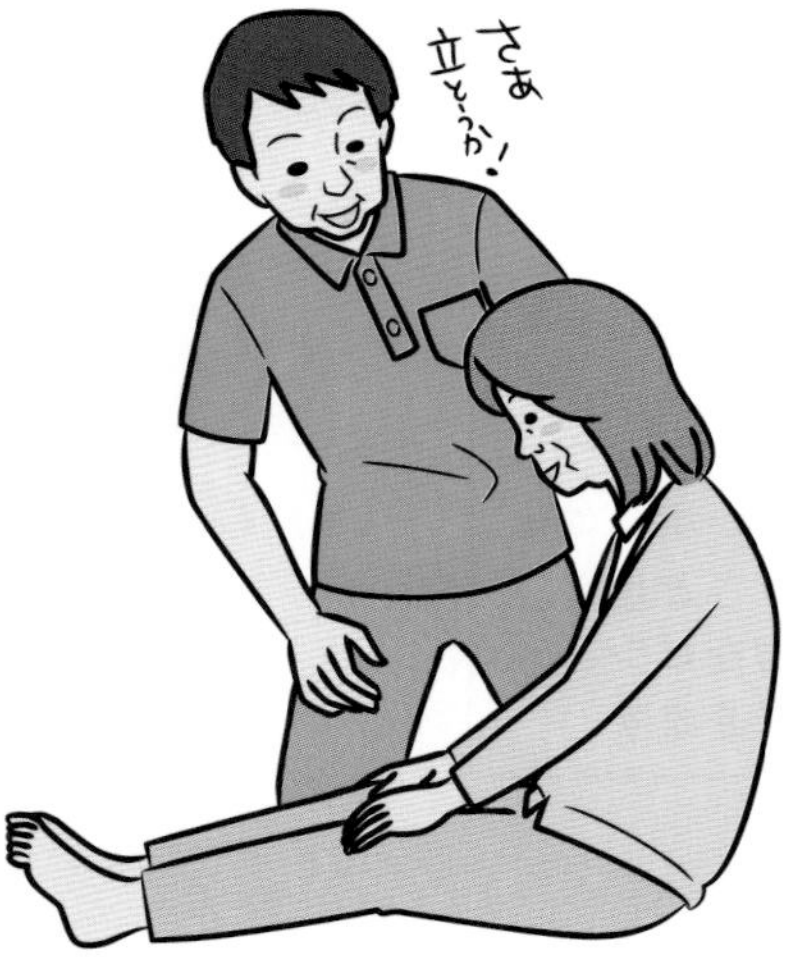

2 お尻を支えて誘導する

お年寄りは体をひねって床に両手をつきます。そのタイミングで介助者は、お尻を上げるのを手伝います。お年寄りが斜め上にお尻を上げられるように軽く誘導してあげましょう。

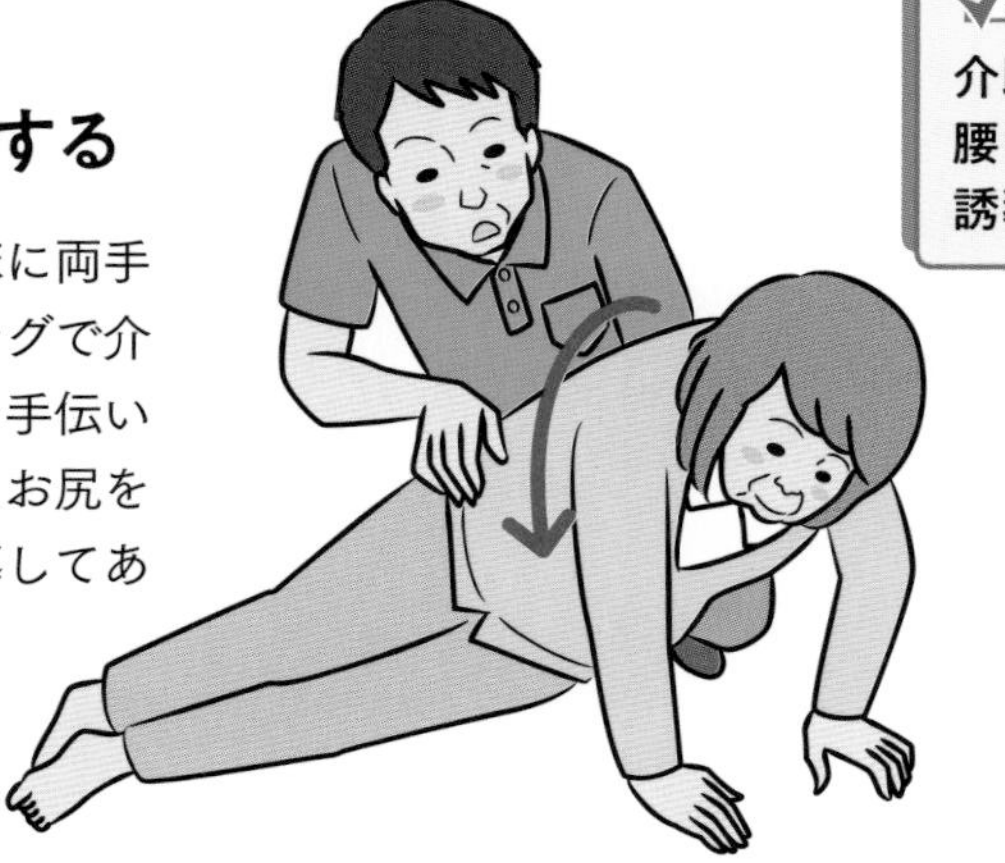

チェック
介助者はお年寄りの腰を円を描くように誘導していきます。

3 四つばいの姿勢を保つ

お尻が上がって四つばいになったら難関を一つ突破です。次の難関に向けて姿勢と呼吸を整えましょう。

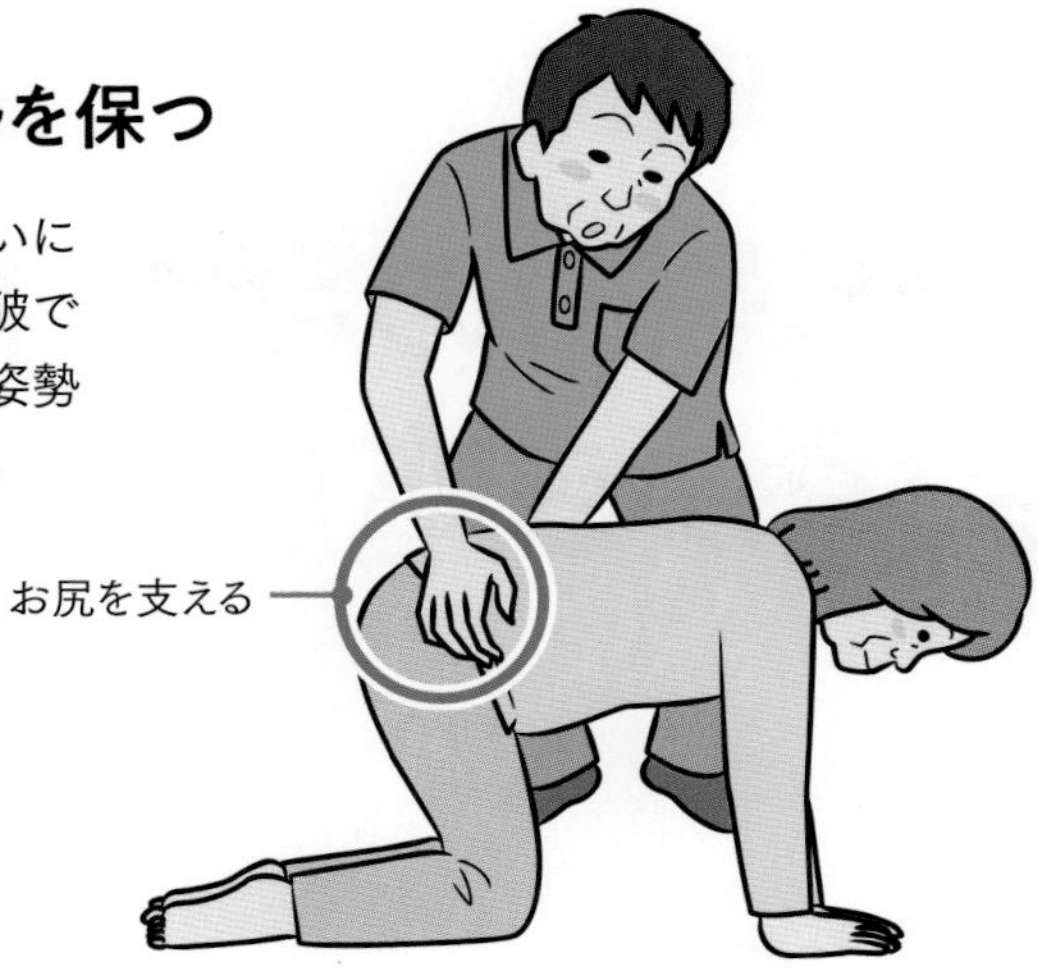

4 安全のために体を支える

ひざを立てて高《たか》ばいになります。お年寄りが不安にならないよう、介助者はお尻を支えるかベルトを軽く握ります。

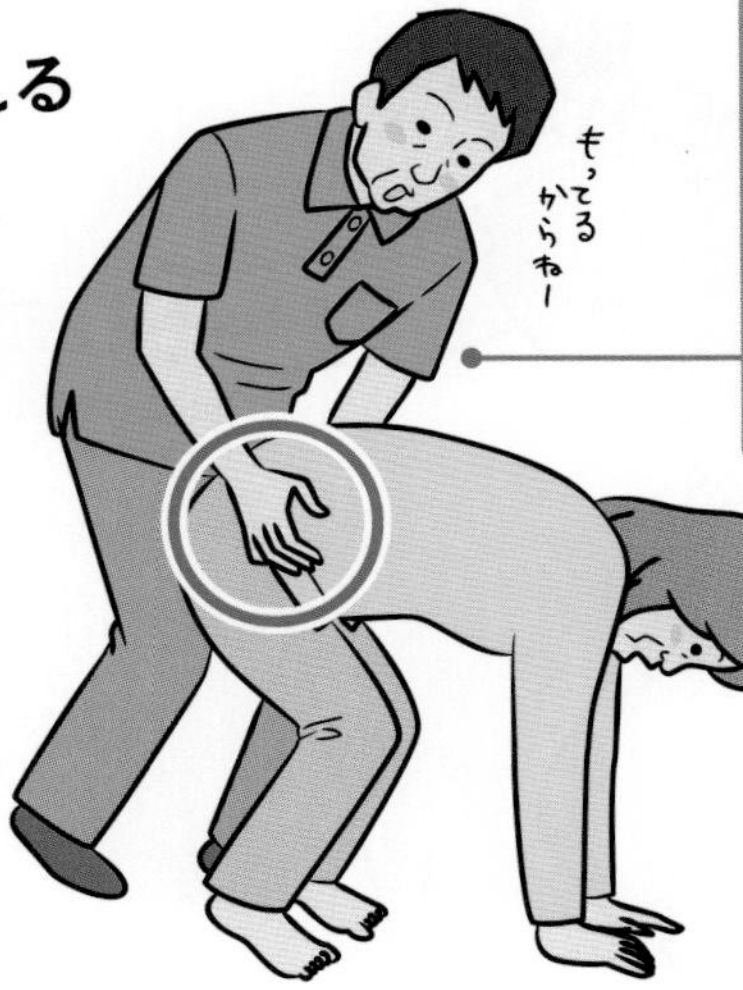

チェック
このとき、決して上へ引っ張り上げないでください。かえって体勢が不安定になります。いざというときのために支えておくだけです。

5 手を離し、立ち上がる

床から手を離し、少しずつ上体を起こしながら、いったんひざに手をつきます。さらに少しずつ体を起こしていきましょう。介助者がそばにいるだけで、安心して立ち上がることができます。

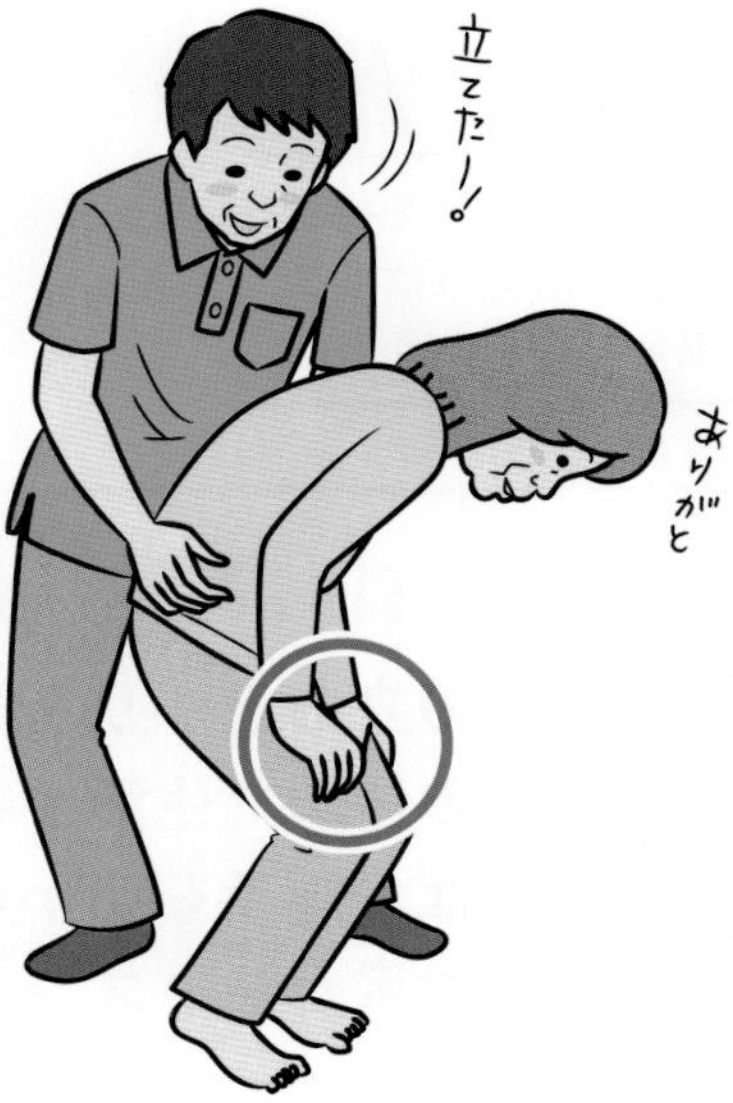

チェック
急に立ち上がるとふらつくこともあるので、介助者はお年寄りが完全に立ち上がったことを確認してから手を離します。

座る
介助の勘違い

✕ お年寄りの手を持って お尻から座らせていませんか？

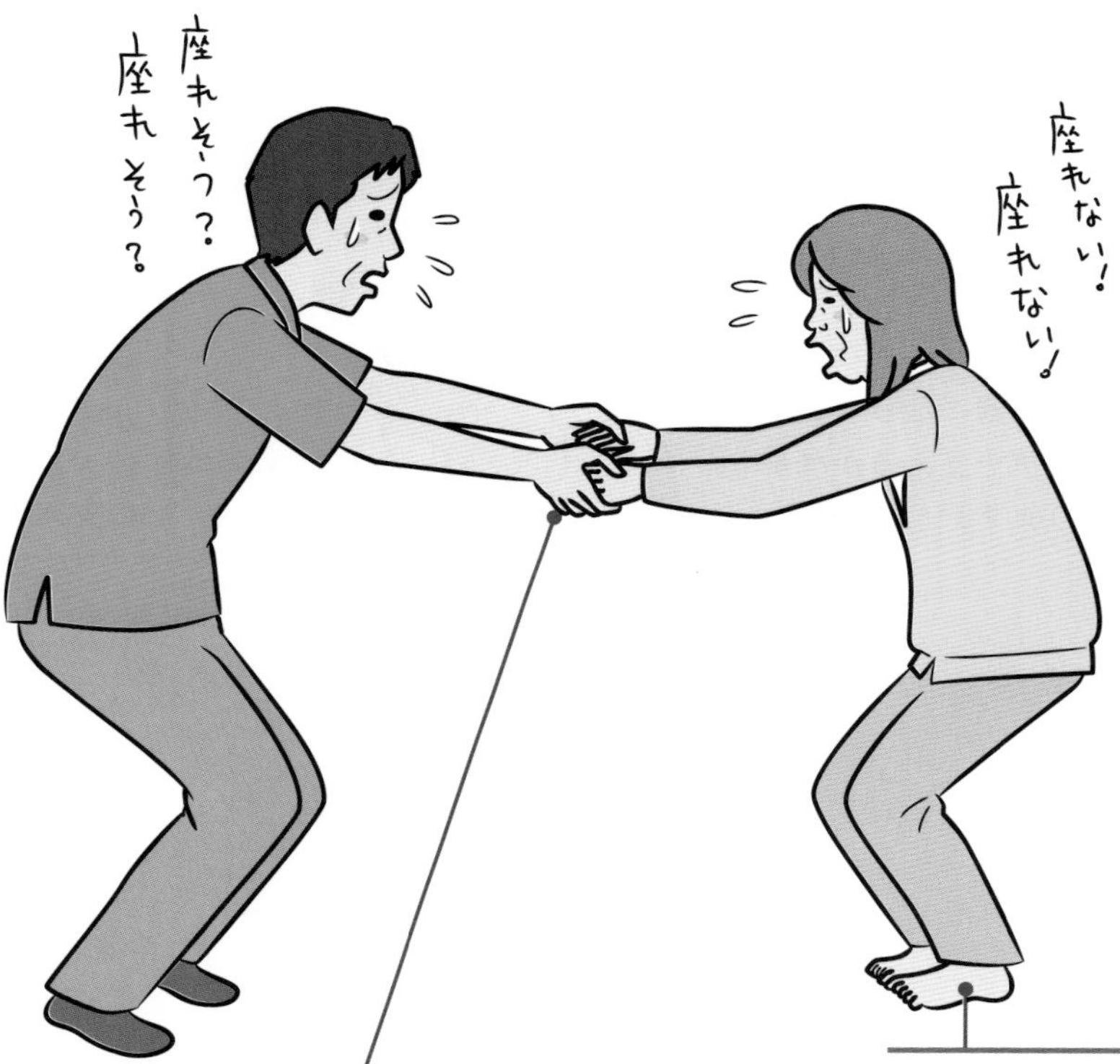

ここがNG

介助者はお年寄りの手を持ってはダメ！手を床につけるのが最初の動きなんですから。

ここがNG

ひざが曲がり切らなくてお尻からドスンと床に落ちそうになるため、お年寄りはこわがります。

座るときは、お尻を最後に床につけます

床からの立ち上がりと同じく、「床に座る」という動きも和式の住居で生活するためには欠かせない動作です。介助者は、両手を前から持ったり、後ろから抱くようにしてお尻からドスンと下ろそうとしないでください。

お尻から座るのは危険

お年寄りがお尻から座ろうとすると、体がぐらついて不安なので両手で手すりや介助者の手を握ったまま座ろうとしてしまいます。この座り方では、お尻からドスンと落ちて、背骨の圧迫骨折を起こす危険があります。

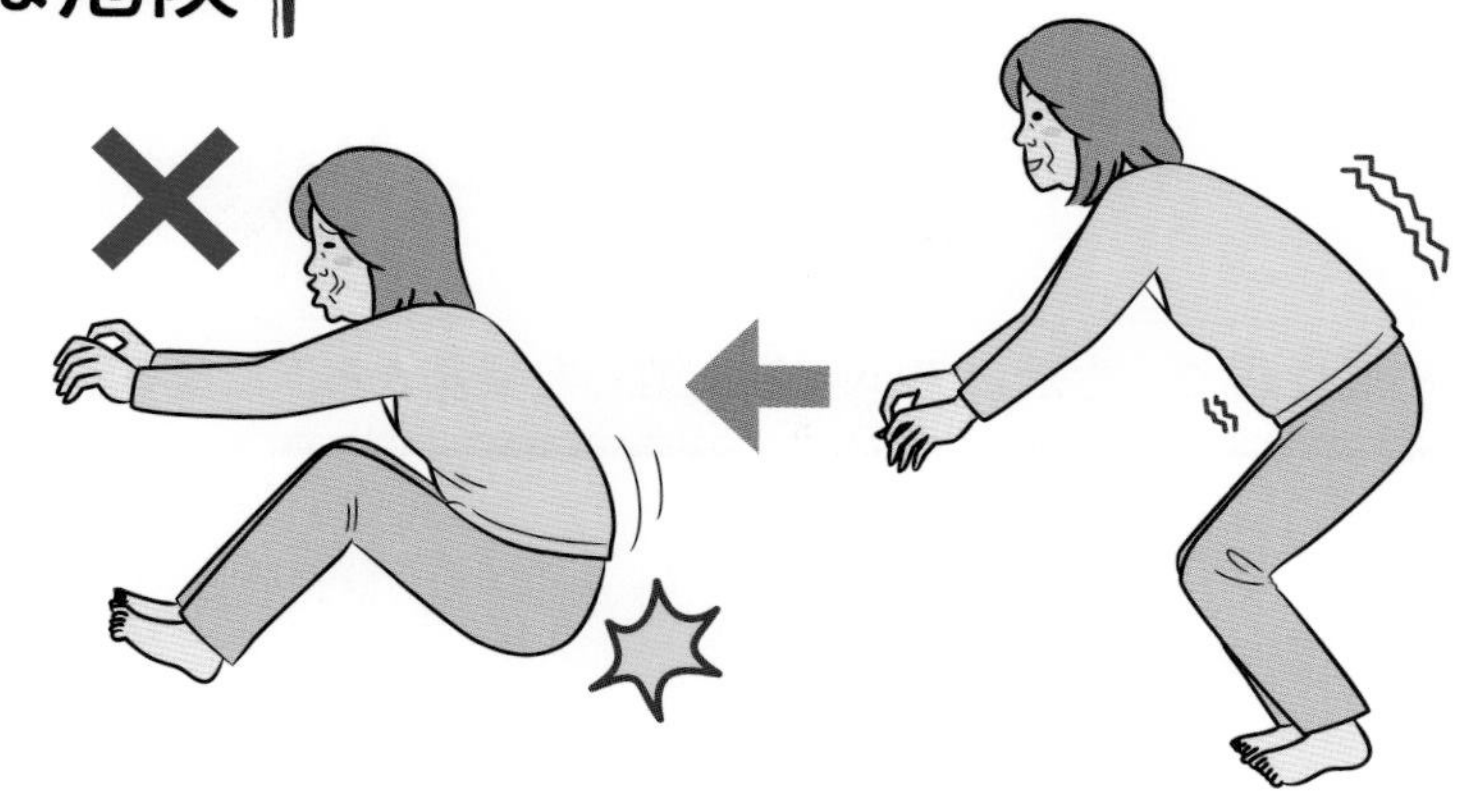

安全で楽な座り方

まず最初に両手を床につけます。次に片ひざずつ床につけて四つばいになり、最後にお尻をつけます。これがいちばん安全で楽ちんな方法です。

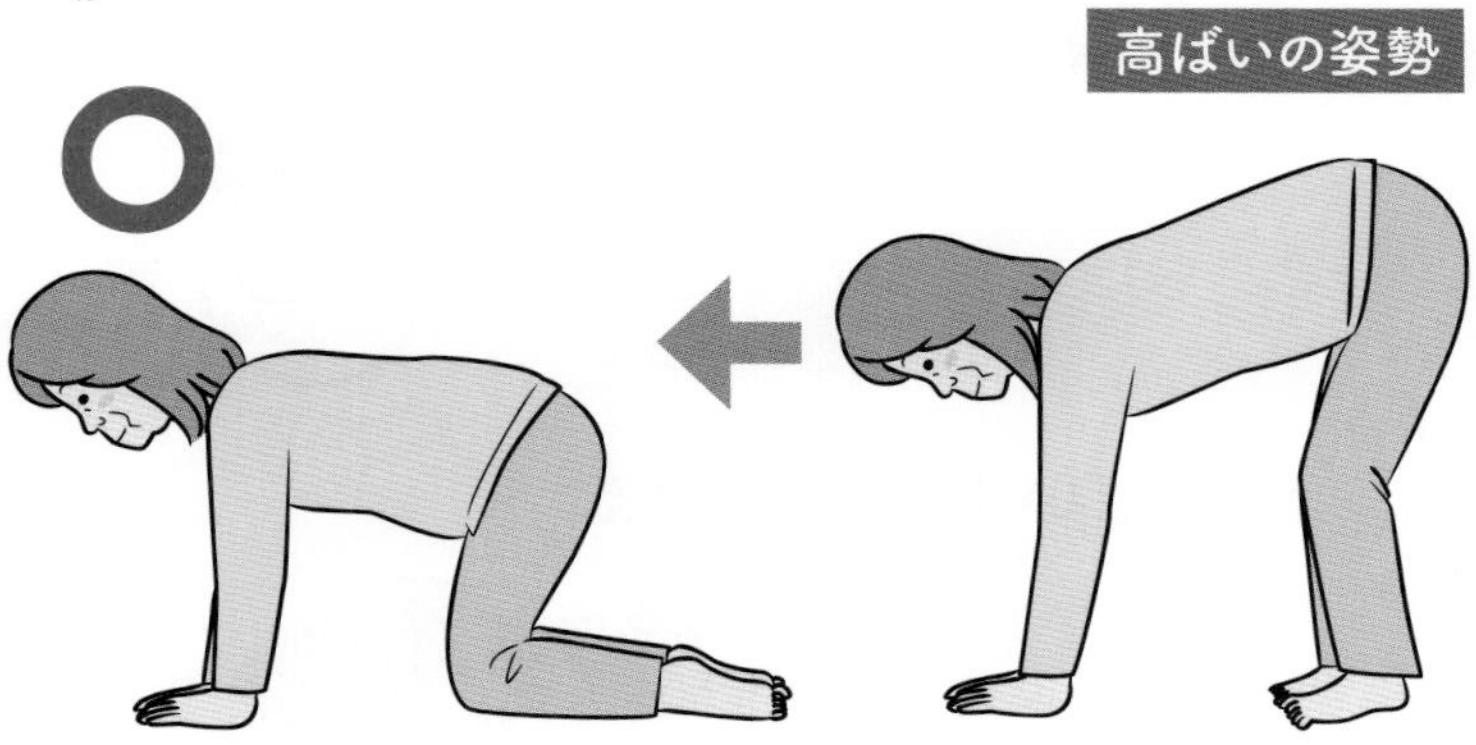

床に座るときは最初に手をつき高ばいの姿勢で体を安定させる

床から立ち上がるときの動作を思い出してください。座った姿勢から、まず体をひねって両手を床につけ、お尻を上げて四つばいの姿勢、そこから高《たか》ばいの姿勢になり、最後に両手を床から離しましたよね（P.82参照）。

床に座るときはその逆の動きをたどってください。だから最初に床につけるのは両手です。両手と両足で支える高《たか》ばいという姿勢になります。次に片ひざずつ床につけて、四つばいの姿勢になり、そこから体をひねってお尻を下ろします。ひざがちゃんと曲がる人は四つばいではなく、正座になってもかまいません。床に手をつくのがこわい人は、安定のいい台を使ってください（P.93参照）。

基本のき

- ▼**お尻からドスンと座るのは危険！**
- ▼**手⬇ひざ⬇お尻の順で床につく**
- ▼**床からの立ち上がりと逆の動きで**

自立法

「床に座る」動きの基本を学ぶ

和式住居での生活に欠かせない、立った姿勢から床に座る動きの基本動作を身につけましょう。

1 両手を床につける

まず立った姿勢から両手を床につけます。こわいときには左下のイラストのように安定のいい台を使うといいでしょう。

高ばいの姿勢

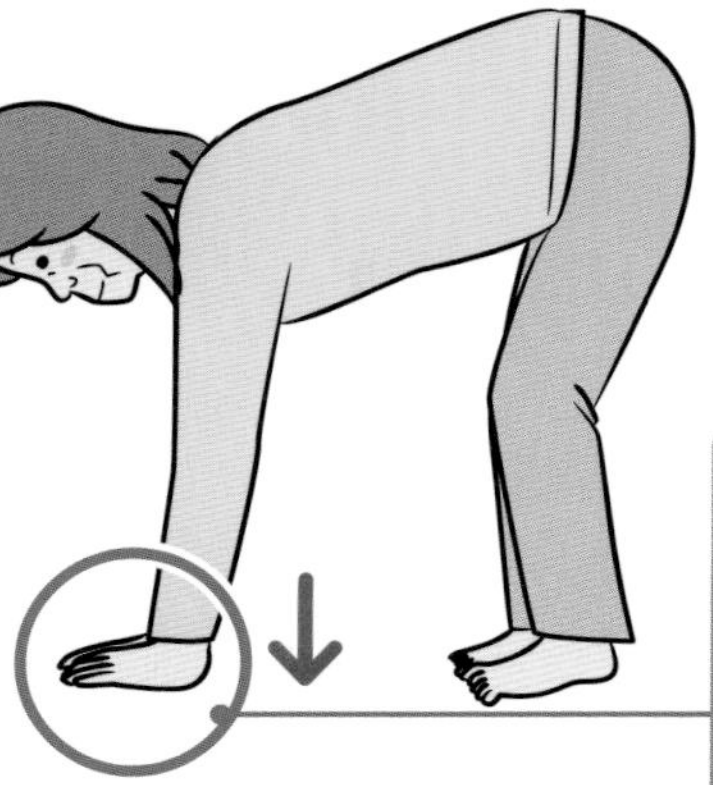

☑チェック

両手で床をしっかり押すと、ひざを床につけるのが楽にできます。

2 四つばいの姿勢になる

*1*の“高《たか》ばい”の姿勢から、後ろに一歩引くようにしながら、片ひざずつ床につけ、四つばいの姿勢になります。

四つばいの姿勢

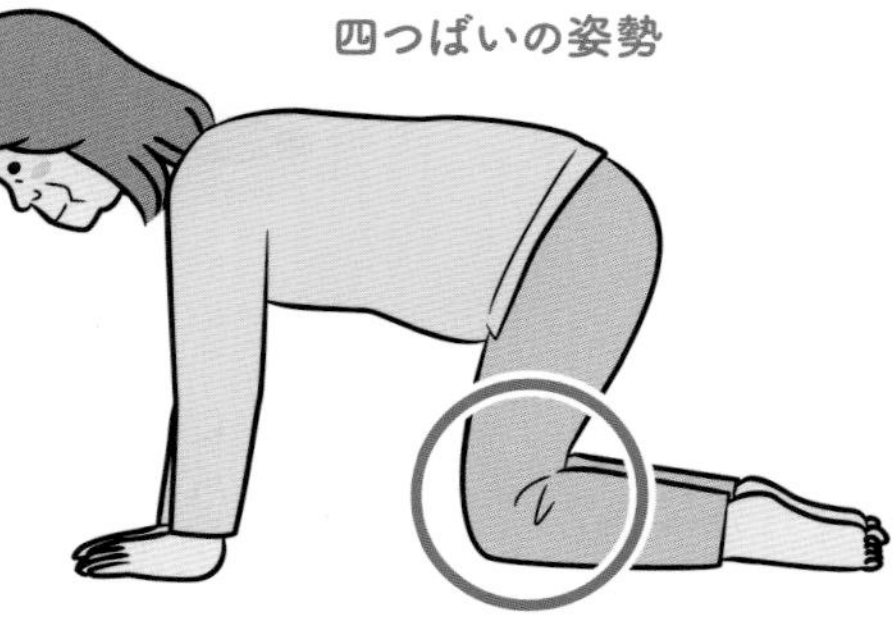

お年寄りがこわがる動きとは？

立ち上がっている姿勢から、床や畳に下りていくという動きはお年寄りには恐怖です。

目線に高低差が生まれ、お年寄りは心理的に不安になり、両手で手すりや介助者の腕などを握ろうとします。そうなると、手を床につく動作ができなくなります。「手すりの正しい位置」のところで説明したように（P.71参照）、手で何かを引こうとする動きは正しい動作とはいえません。体のバランスがとれないので離すと倒れてしまい、倒れまいとしてより強く握って離そうとしなくなります。

両手で〝押す〟、つまり体重を支えるというのが正しい基本動作であり、それは床に座るときも変わりません。

3 お尻を床につける

四つばいの姿勢から体をひねってお尻を床につけます。ひざが十分に曲がる人なら、体をひねらずにそのまま正座をしてもかまいません。

チェック
右、左のどちらでもできるといいですね。

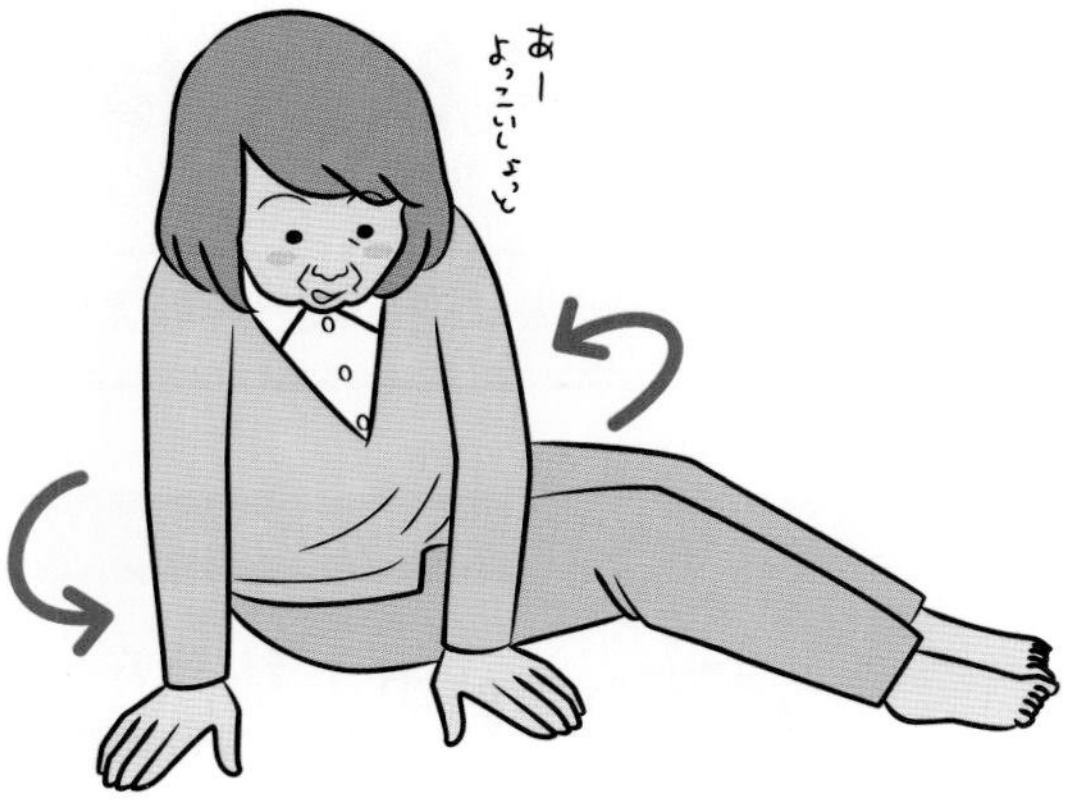

4 体を正面にする

片手ずつ床から離して、両手をひざの上に置いて正面を向きます。頭を前に出すようにすると安定して座れます。

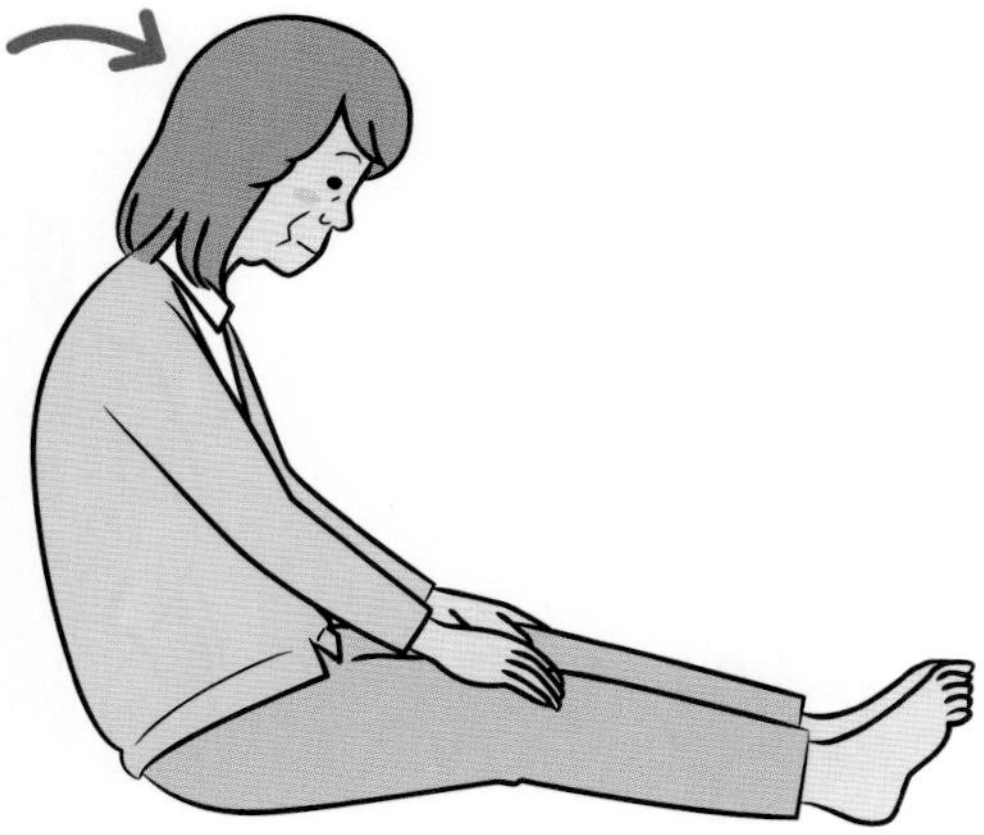

台を使う方法

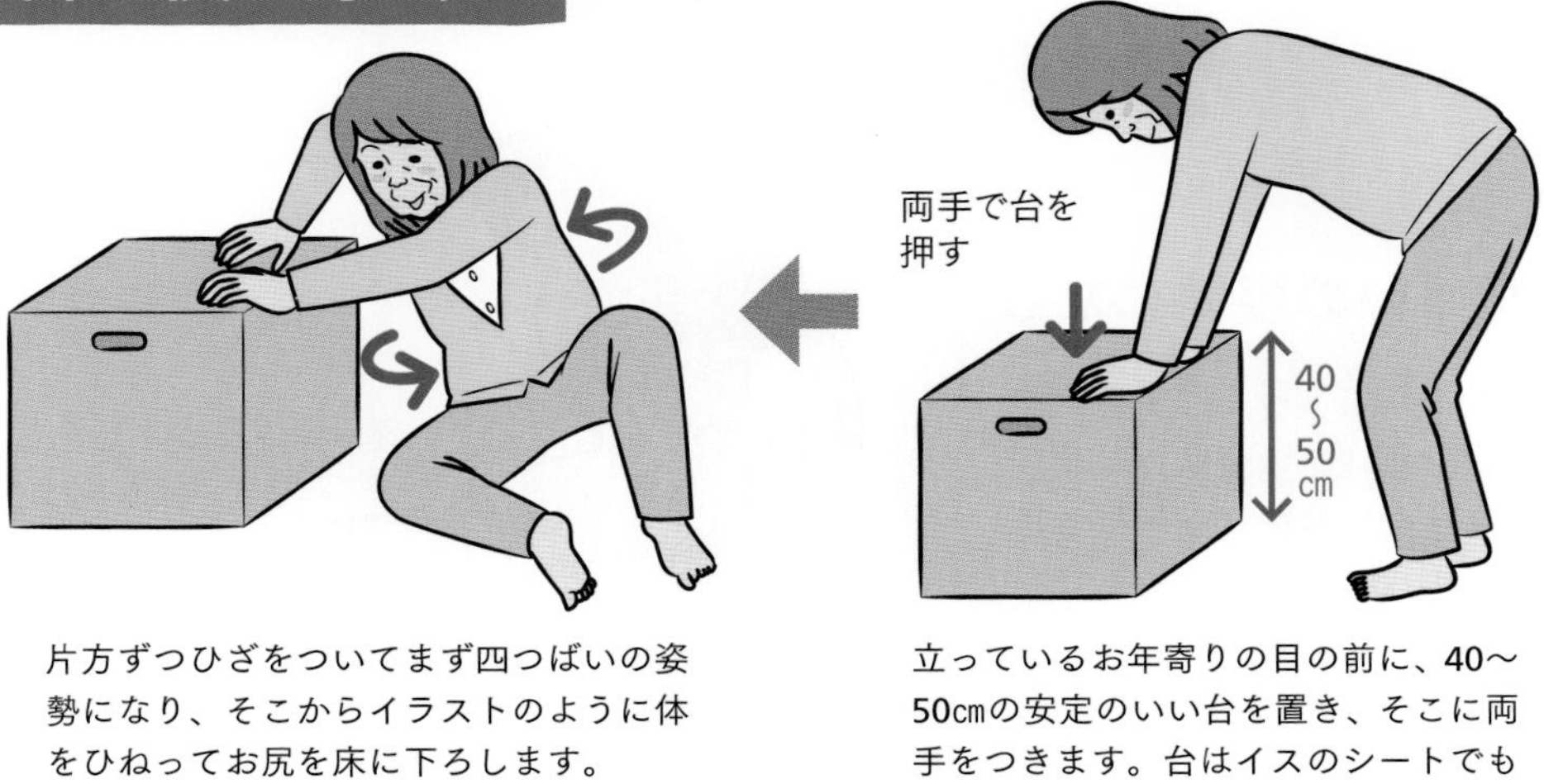

片方ずつひざをついてまず四つばいの姿勢になり、そこからイラストのように体をひねってお尻を床に下ろします。

立っているお年寄りの目の前に、40〜50㎝の安定のいい台を置き、そこに両手をつきます。台はイスのシートでも代用できます。

床に座るのを介助する方法

床から立ち上がるときの動きとは逆の動きを教えてあげてください。

介助のポイントはここ

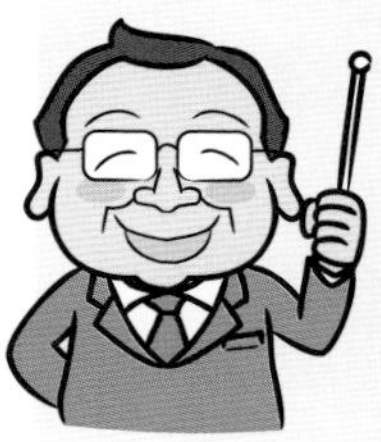

床や畳に座るとき、お年寄りは尻もちをつきそうで不安なため、どこかにつかまろうとします。介助者がその手を持ってしまうと、お尻から床にドスンと座る動きになってしまうので注意しましょう。

1 両手をひざに置く

まず両手をひざに置きます。介助者はお年寄りがバランスを崩したときのため、腰のあたりを両手で軽く支えます。

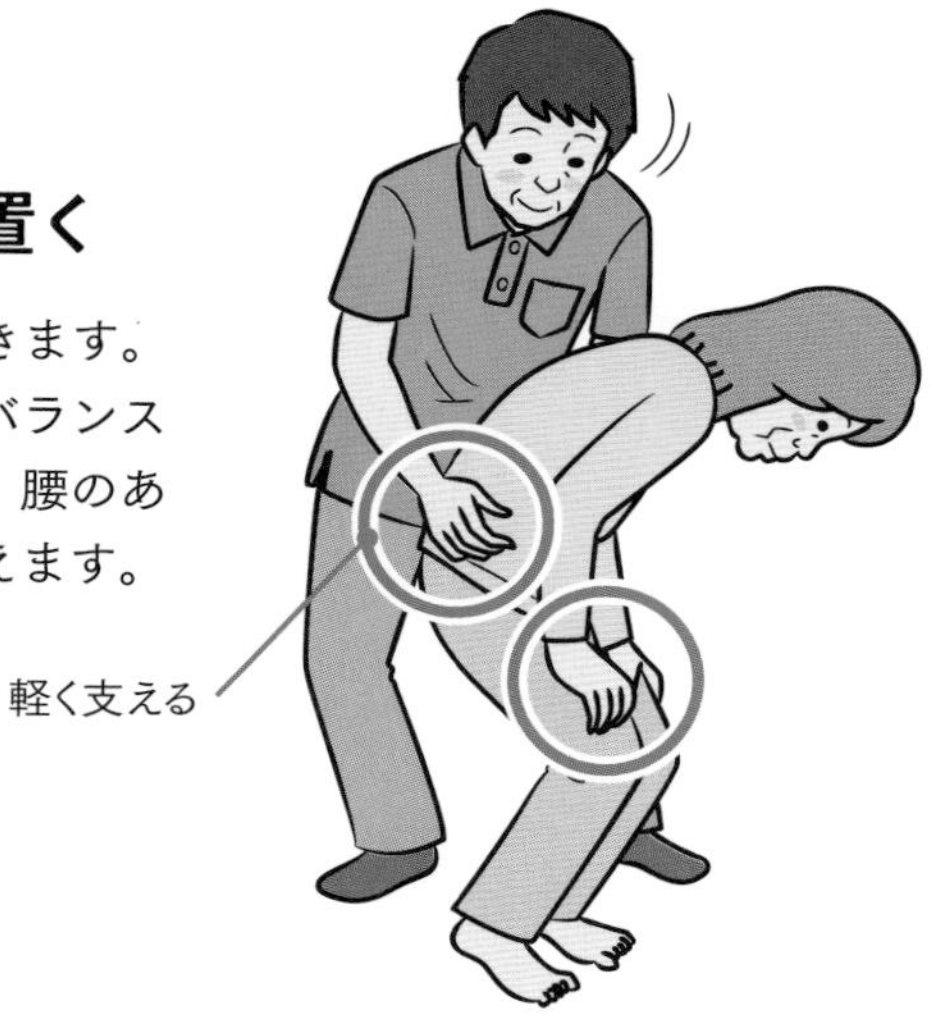

2 高ばいの姿勢になる

前かがみになって両手を床につけ、高《たか》ばいの姿勢になります。介助者は横に立ってお年寄りのベルトか腰のあたりを軽く持ってください。

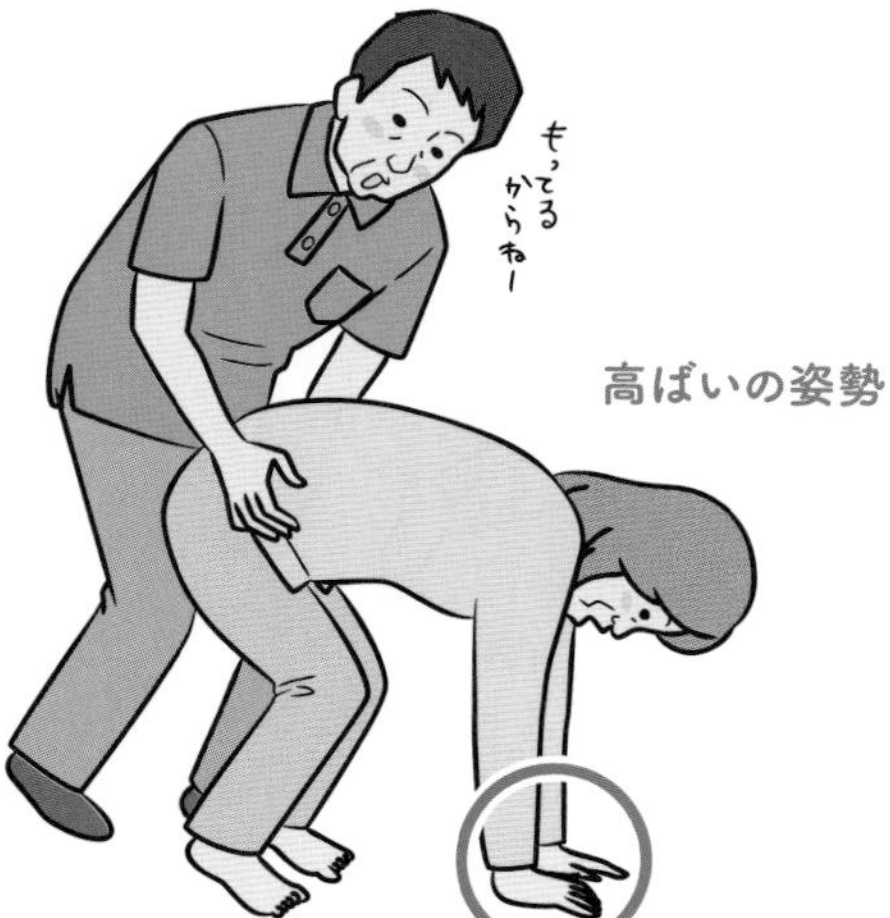

3 四つばいの姿勢になる

片ひざずつ床につけ、四つばいの姿勢になります。介助者は安全のためにベルトか腰のあたりを持ちます。引き上げたりしないでください。

チェック
介助者がいる場合でも、必ず一度四つばいになってから腰を下ろすようにします。

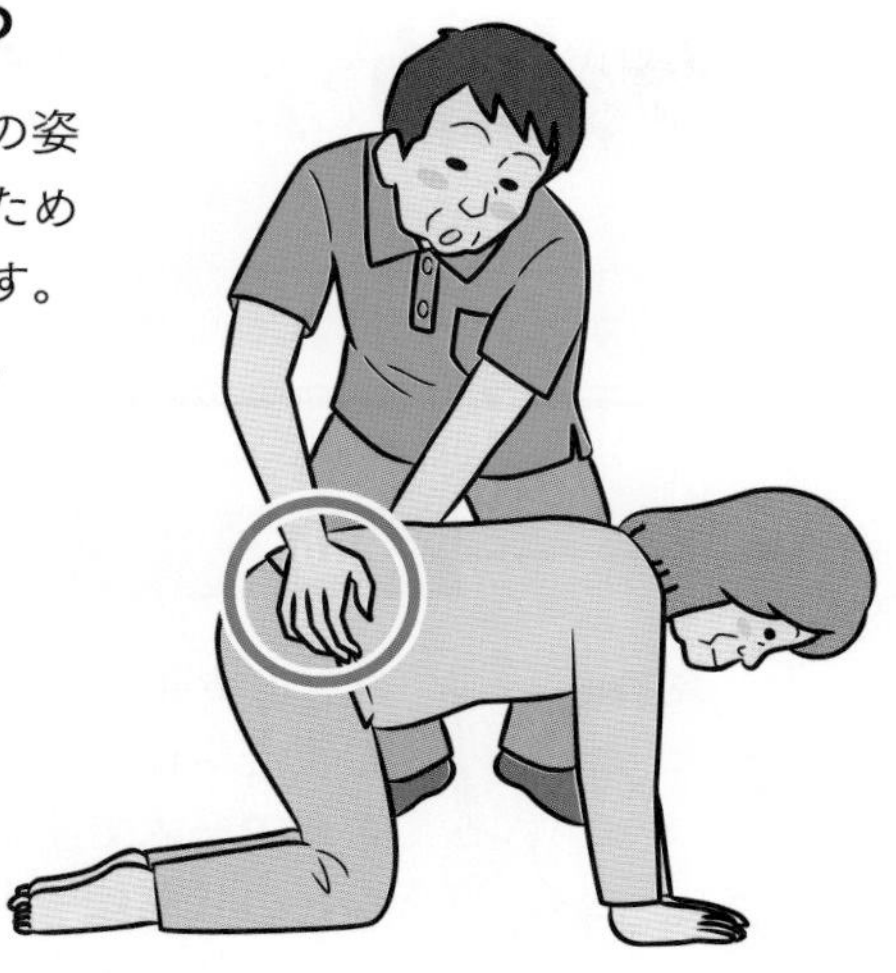

4 体をひねって お尻をつける

体をひねってお尻を床につけます。介助者は軽くベルトか腰のあたりを持って動きを誘導します。

チェック
介助者はお年寄りの動きを見守りながら支え、急がせたり、あわてさせたりしないようにします。

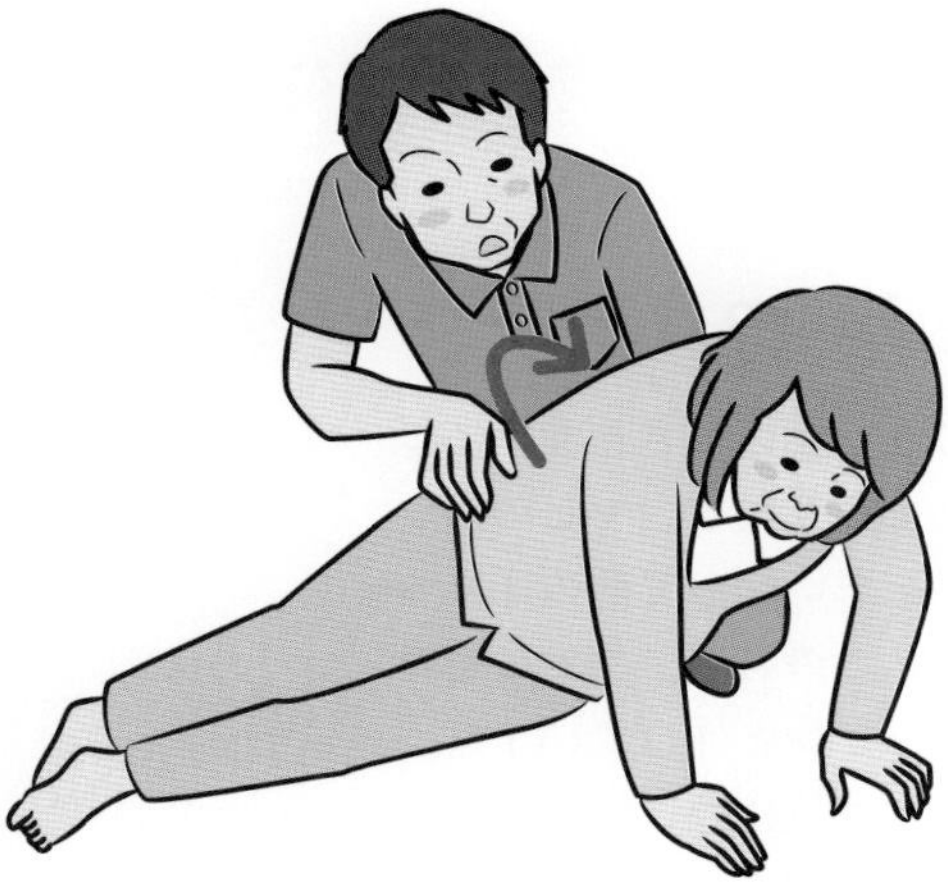

5 ひざを伸ばす

両手を床から離して、ひざの上に置いて正面を向きます。頭を前に出すようにすると安定して座れます。

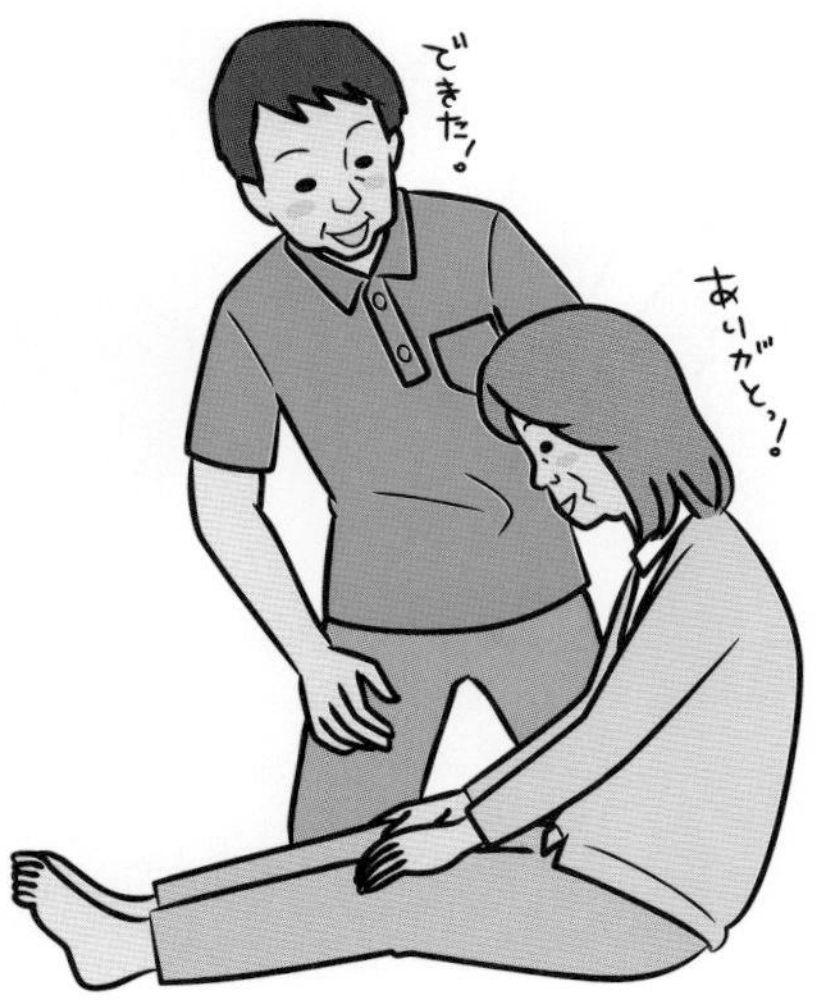

自立法

片マヒの人が床に座る方法

片マヒの人でも、動きのポイントを押さえれば、自力で床に座ることができます。

介助のポイントはここ

片マヒがあっても、マヒのない側の手を床につけて、高《たか》ばいになることで一人で座ることができます。マヒの状態は一人ひとり違います。動きの基本を押さえてどうすればできるかを工夫しましょう。

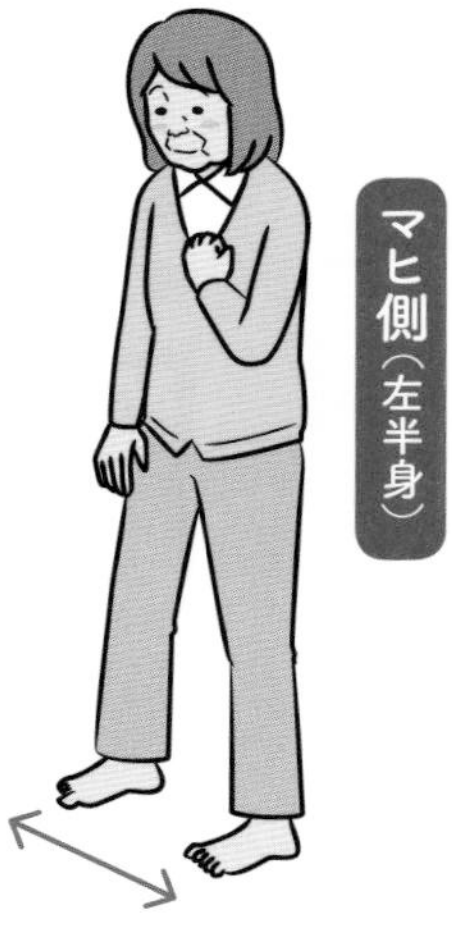

1 脚を開く

どちらの脚を開くかはマヒの程度で違います。バランスがとりやすい開き方を探りましょう。不安ならマヒのない側の手で壁を押さえて行いましょう。

2 手を床につける

マヒのない側のひざを曲げて低い姿勢になります。マヒのない側の手を思い切って前の床につきます。このとき、マヒのある側の脚はピンと伸びています。足を壁や家具につけて動かないようにしておくと安定します。

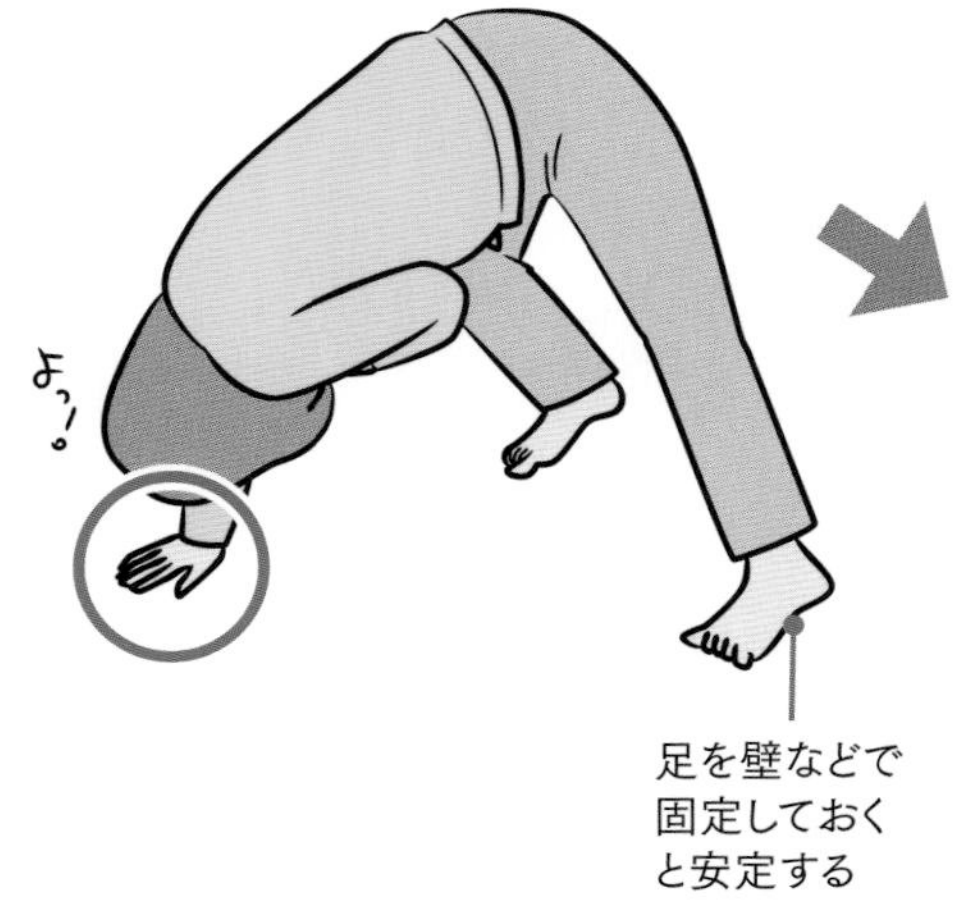

3 マヒのない側のひざを床につける

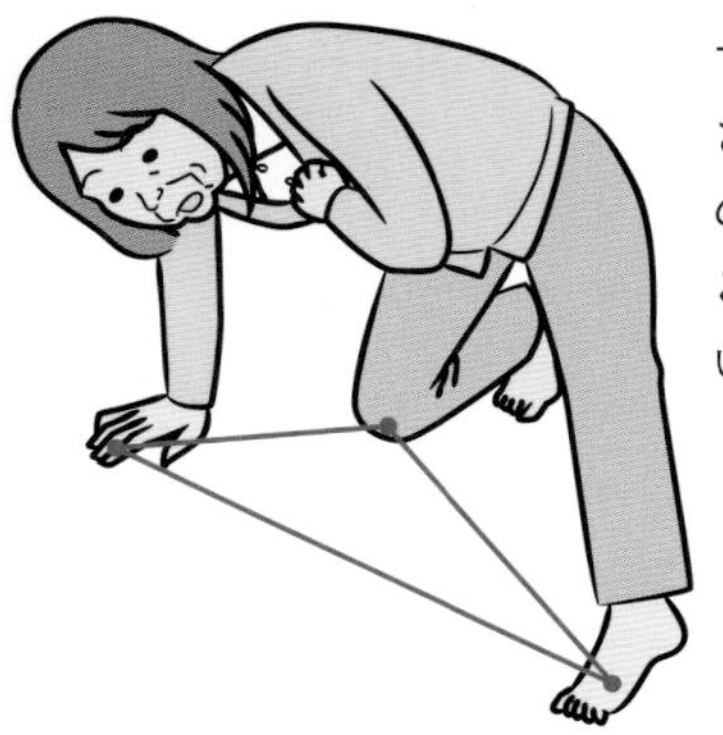

マヒのない側の手とひざ、マヒのある側の脚の3点で体を支えます。この三角形の面積が広いほど安定します。

4 お尻を床につける

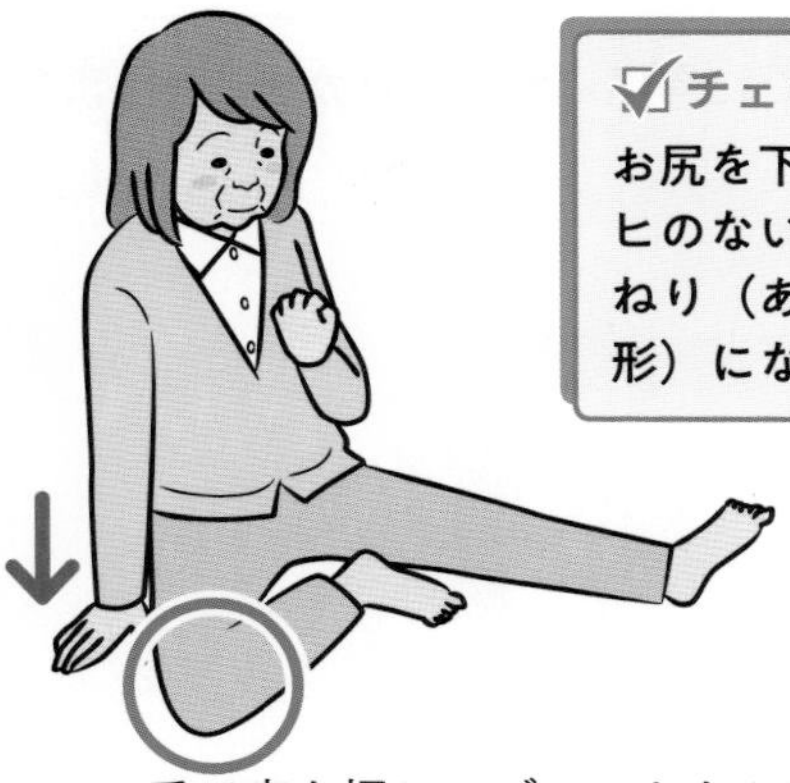

☑チェック
お尻を下ろすとき、マヒのない側の脚は外ひねり（あぐらのときの形）になります。

手で床を押してブレーキをかけながら、お尻を床に下ろします。

5 体を正面にする

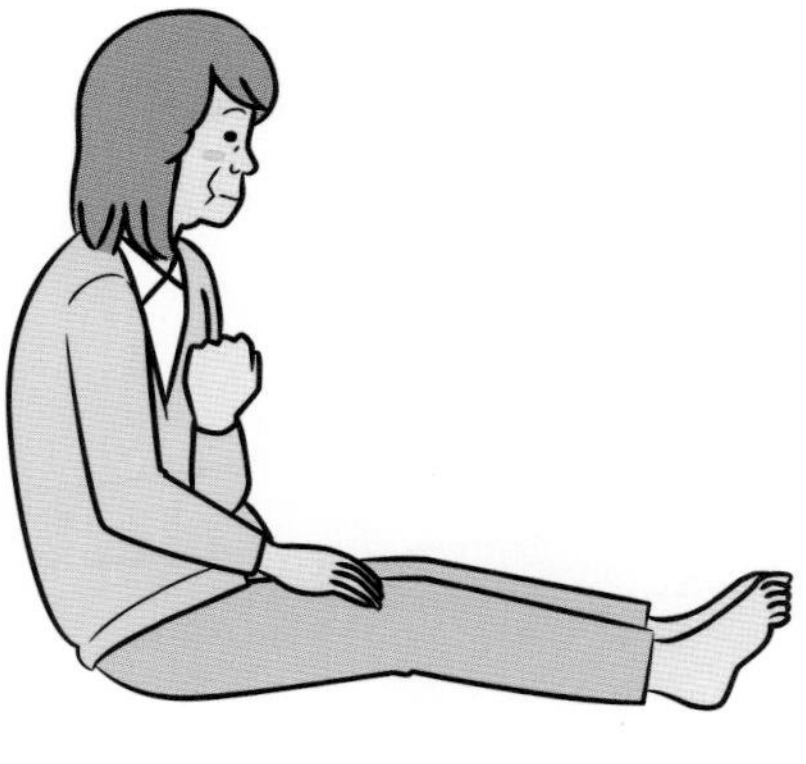

手を床から離し、ひざに置きます。頭をマヒのない側（この場合は右斜め前に）に出すようにすると安定します。

Q 片マヒの人のバランスのとり方とは？

Answer

片方の手足にマヒがある人の障がいのひとつに、バランスがうまくとれないことがあります。床に座っているときや、ベッドの端に座っているときのように、背中に支えがない場合、片マヒの人は、マヒのある側の後ろに倒れそうになります。

マヒのある側なので手で支えることができず、緊張して背中がピーンと伸びて、後頭部から勢いよく倒れることもあるので注意が必要です。

頭をマヒのない側の斜め前の方向に出すようにしてください。安定したら、マヒのない方の手を床から離してみましょう。これで手が使えるようになります。

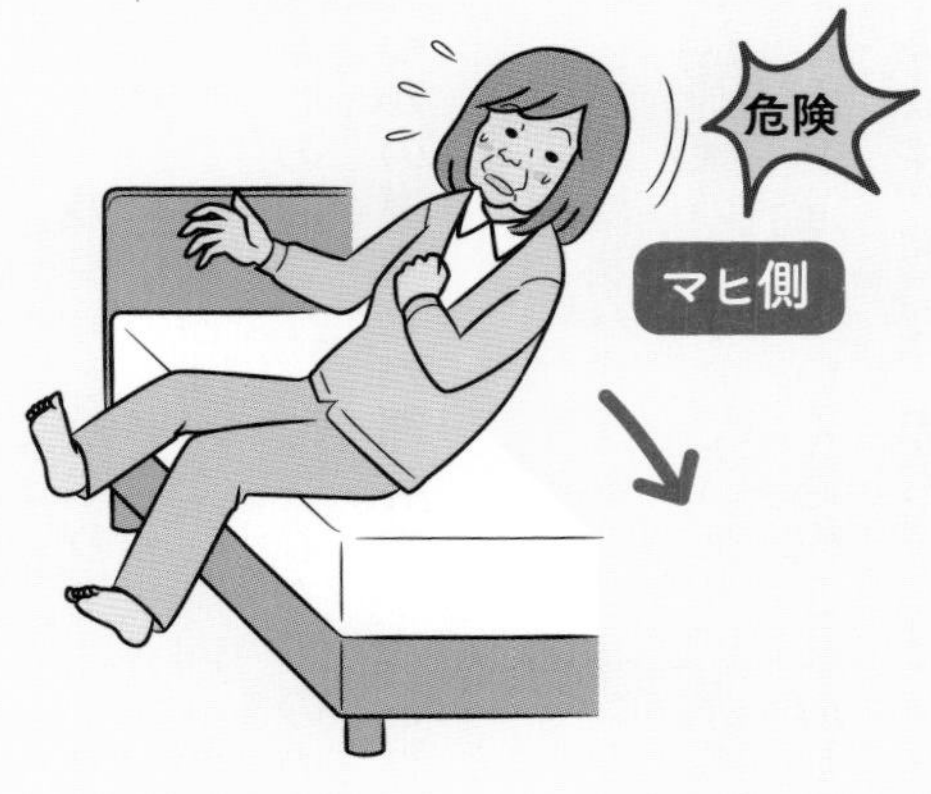

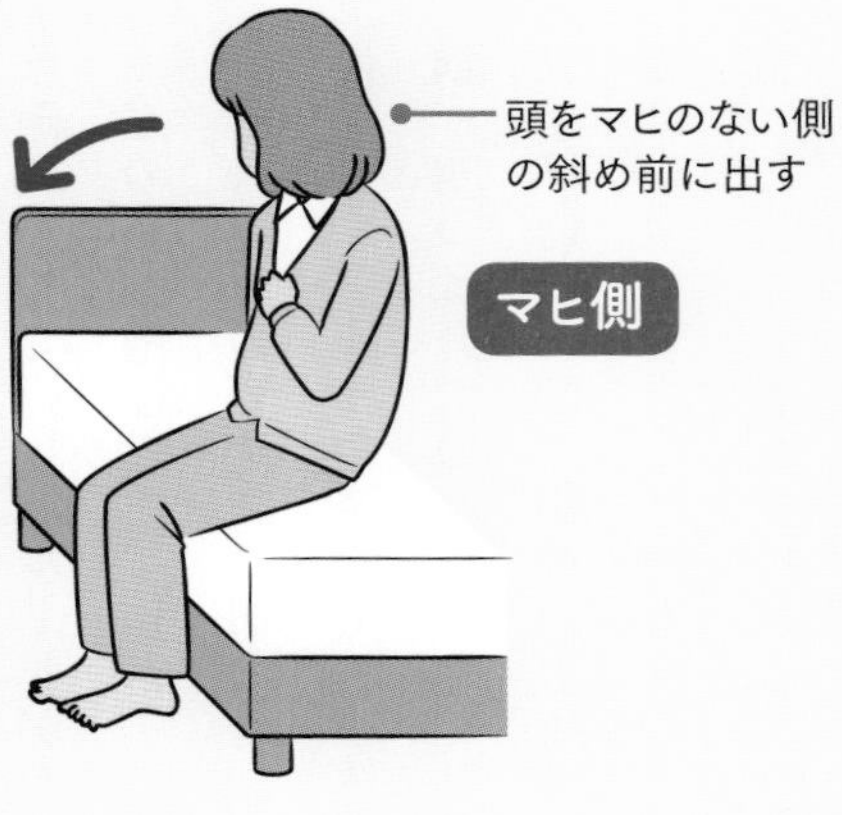

寝返りから歩行まで

姿勢の種類と動作の流れチャート

ここまでに学んだ寝返りから歩行までの姿勢と動作のつながりをまとめました。

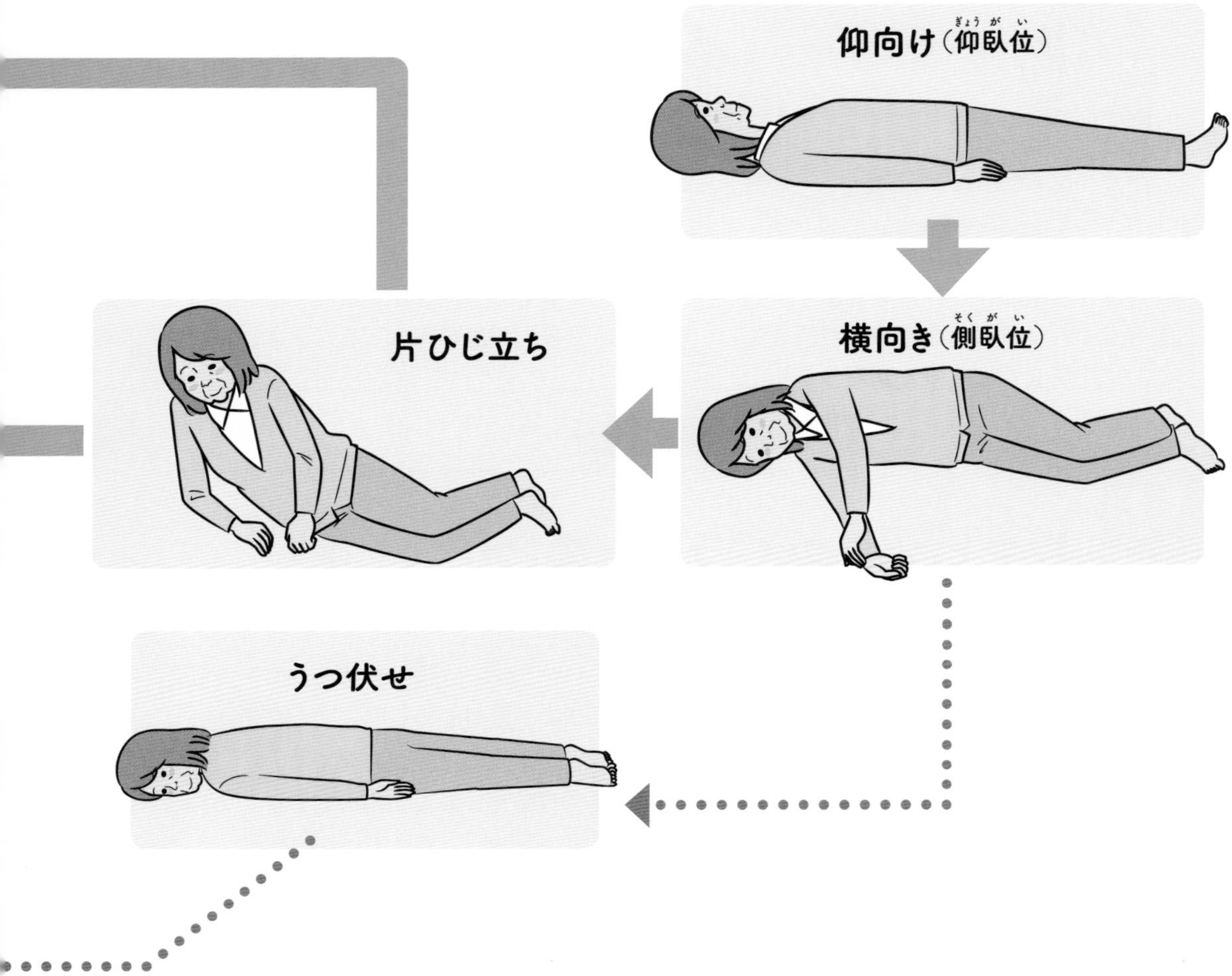

姿勢と動作の道すじはリハビリと共通する

人の姿勢と動作の流れを図解してみました。仰向けから、重心の高い立位《りつい》になるまでのいくつかの道すじが理解できると思います。

これはリハビリテーションの機能訓練の道すじでもあり、赤ちゃんが発達していく過程と共通しています。ただ、赤ちゃんは片ひじ立ちになんかなりませんね。図の点線（┈▶）で記したルートが赤ちゃんの発達過程です。

それぞれの姿勢には移動動作が伴います。座った姿勢での座位移動、四つばいでのはう動き、ひざ立ち移動などは、和式の生活環境では安全で安心な移動方法です。立って歩くことだけではなく、これらの移動動作も活用しましょう。

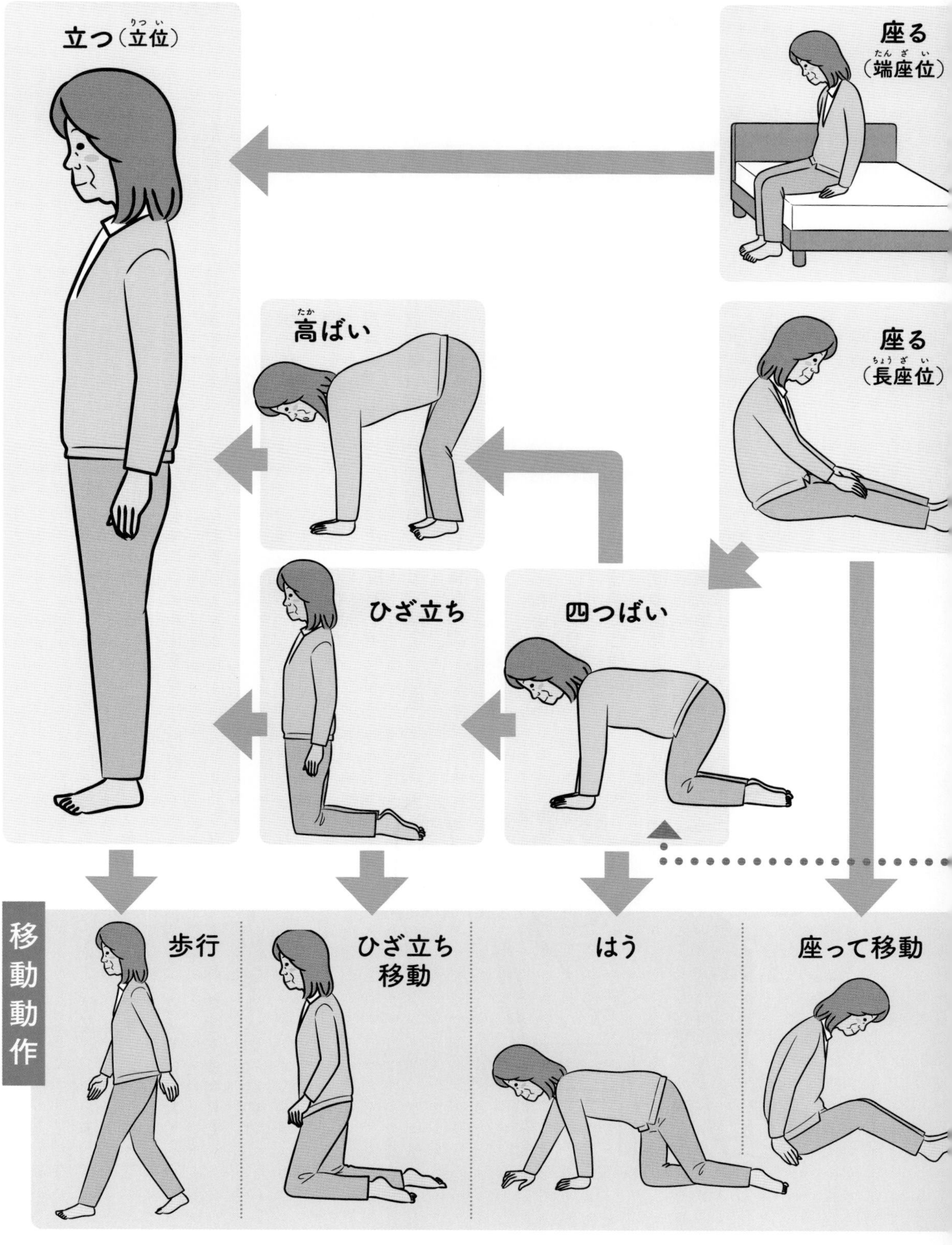
立つ（立位《りつい》）
座る
（端座位《たんざい》）
高《たか》ばい
座る
（長座位《ちょうざい》）
ひざ立ち
四つばい
移動動作
歩行
ひざ立ち
移動
はう
座って移動

介護技術を習ったという勘違い

安静看護は介護じゃない

資格を取得した人はもちろん、一般の方でも、介護教室などで、介護技術を受講する機会はたくさんあると思います。でもそれを受けたからといって、介護法を知っていると思わないでください。

まず、ほとんどの介護技術は安静看護にもとづいた技術です。つまり、自分では動けない、動いてはいけない重病人向きの方法であり、自立をうながすための介護ではありません。介護は「考える杖になること」でしたね（P.24参照）。

介護を教えるのが難しいのは、病人と違って、できること、できないことが、一人ひとりみんな違うからです。障がいの種類や程度が違います。老化の進み方も違います。だから介護をマニュアル化することは難しいんです。

日常動作を介助の基本に

一人ひとり状態がバラバラだったら、介護技術を学んでも意味がないのでは？　と思うかもしれません。

そこで私は、私たちが毎日行っている動きを基本とすることにしたのです。それが最も生理学に合った、つまり、人間の自然な動きに沿った方法だからです。

そのうえで、その人の障がい、老化の程度によって、できる、できないを見分けて、一人ひとりの自立法、介助法をつくっていくのです。

この本は、そのことを伝えたくて執筆しました。本書を参考にして、あなたの大事な人のためのオリジナルの介護術をつくっていってください。

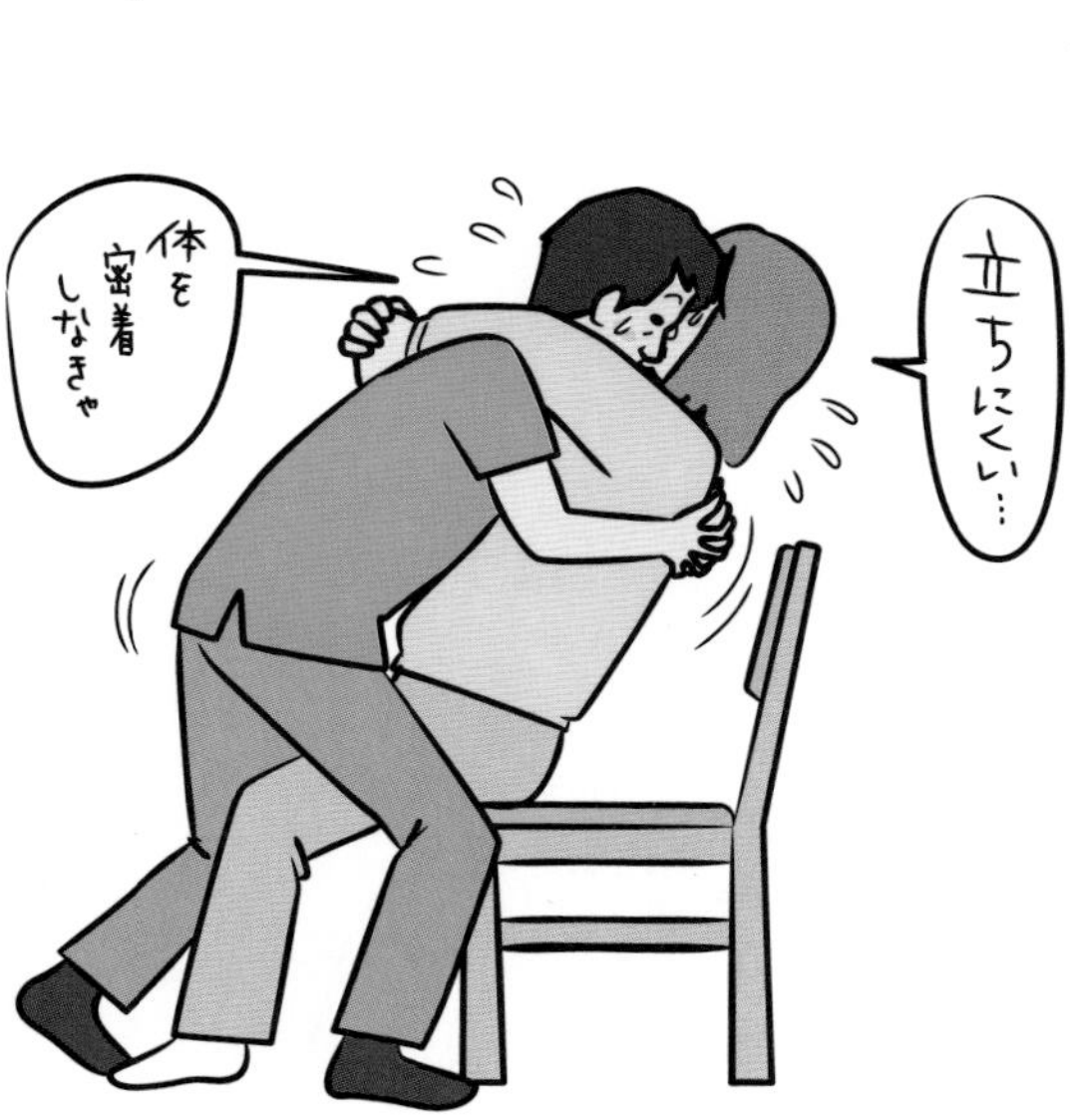

第6章

介助の基本

歩行＆移動・移乗

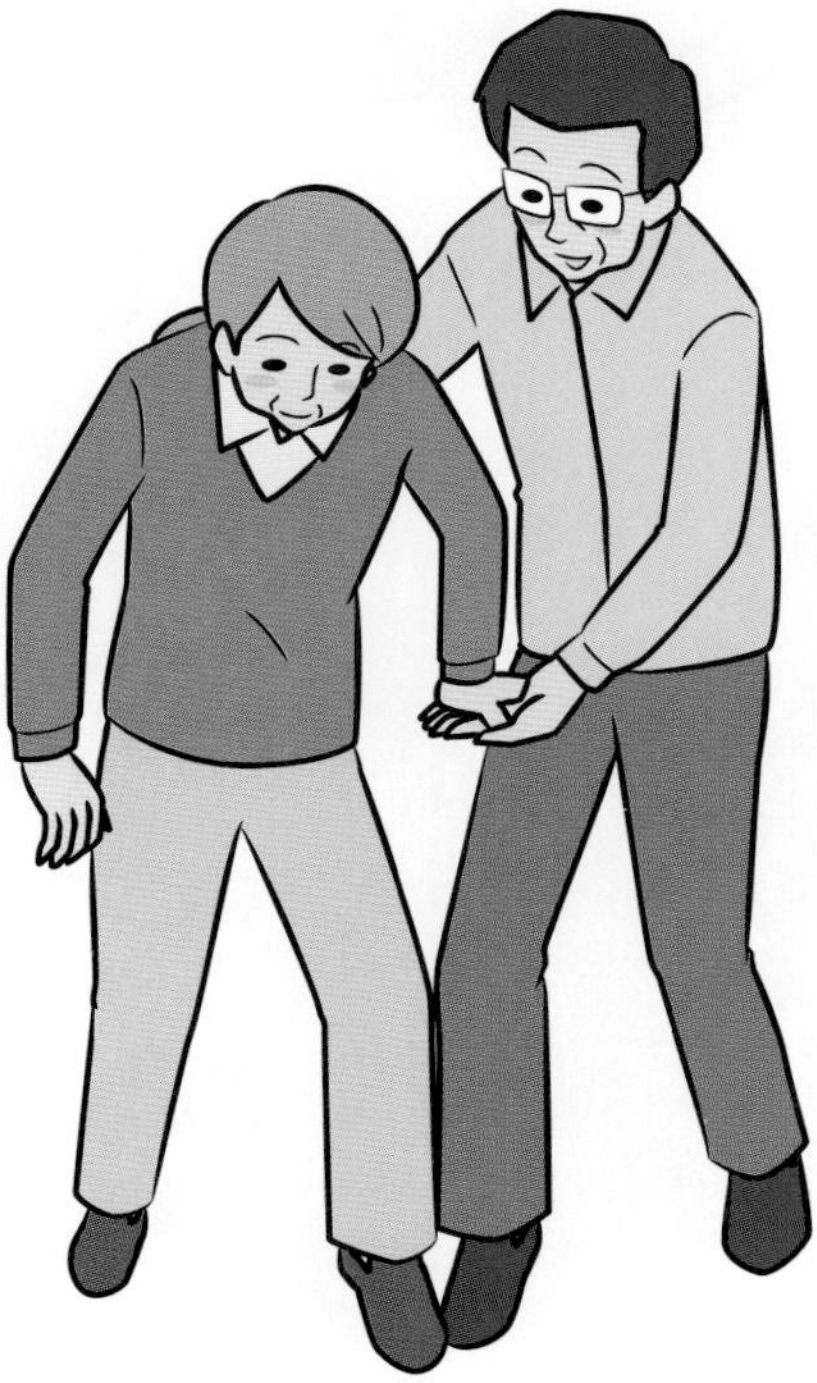

マヒがあっても歩いたり、車イスで外出したりすることは、
生活の範囲を広げるためにも大切なことです。
この章では、安全で体に負担がかからない移動・移乗介助の方法を紹介します。

歩行
介助の勘違い

✕ 手をつかんで引っ張りながら歩いていませんか？

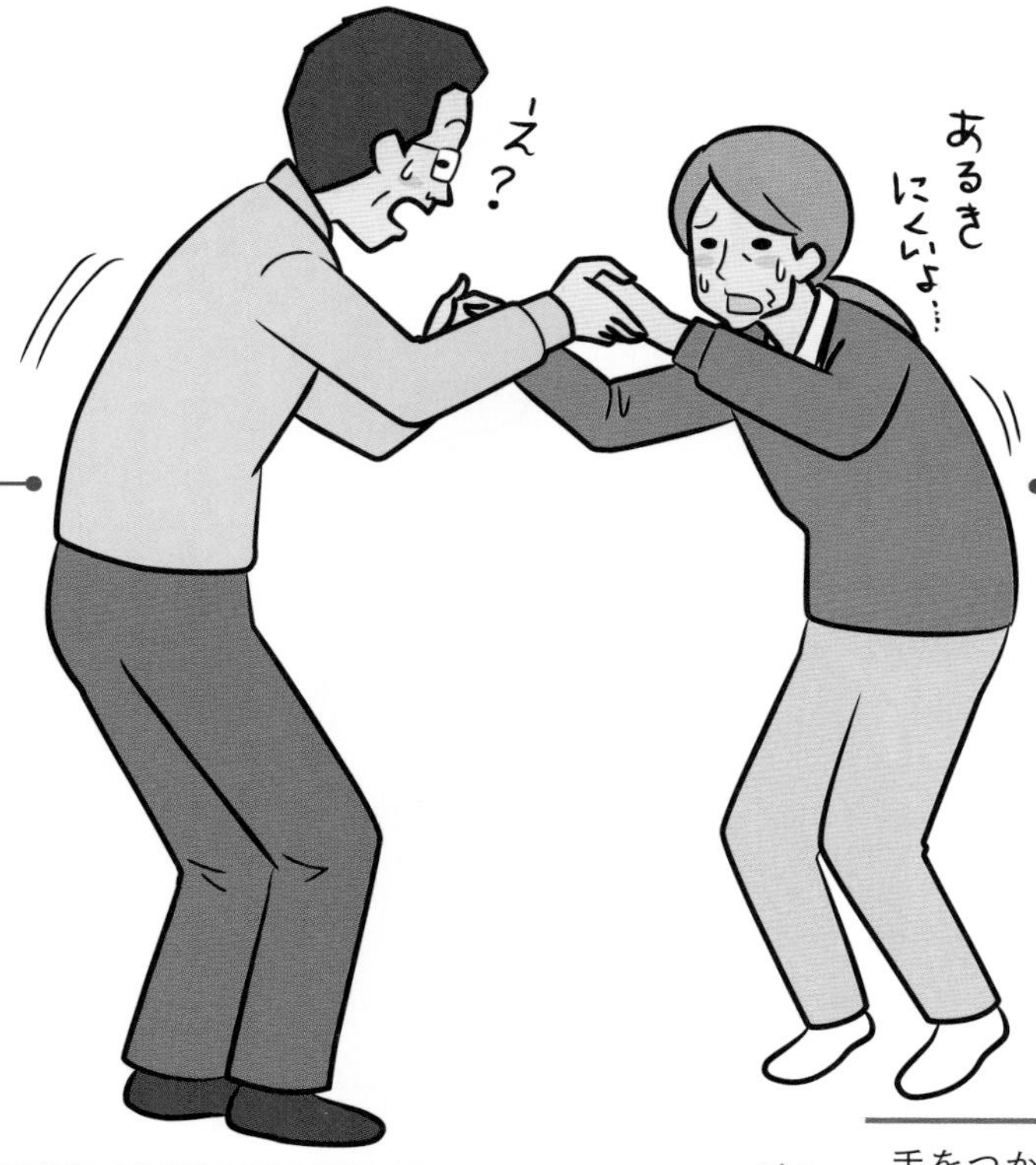

ここがNG

介助者は後ろ向きに歩くことになるので、進行方向が見えず危険です。

ここがNG

手をつかんで引っ張られると、お年寄りはバランスがとれず不安定です。また、前方が見えないので主体的に歩けません。

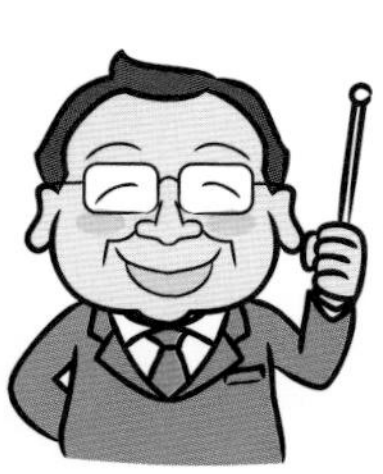

介助者はお年寄りにとっての“杖”です！

歩行の介助というと、お年寄りの両手をつかんで前方へ引っ張ろうとする人がいます。でも、これではお年寄りが一方的に引っ張られていることになり危険です。介助者はお年寄りにとっての“杖”になるべきです。

歩行介助の2つの基本動作

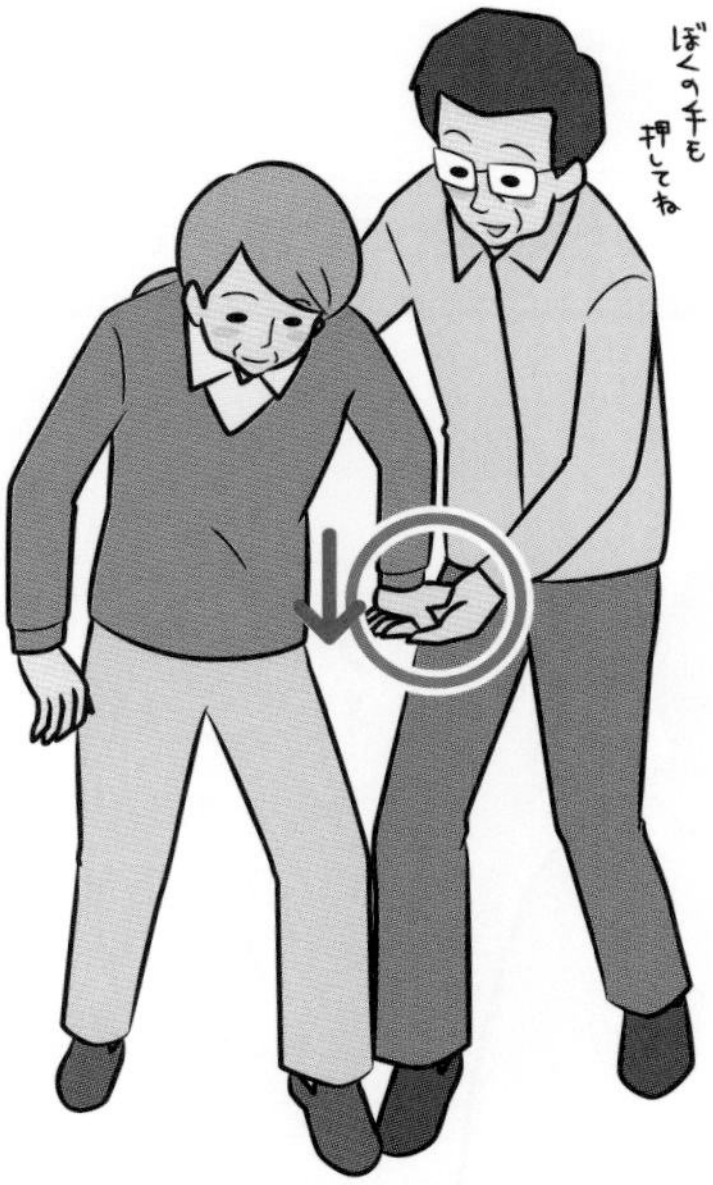

手をつないで腰を支える

片手で手をつないで、介助者の手を押しながら歩くようにしてもらいます。転倒防止のためにベルトや腰のあたりを支えます。

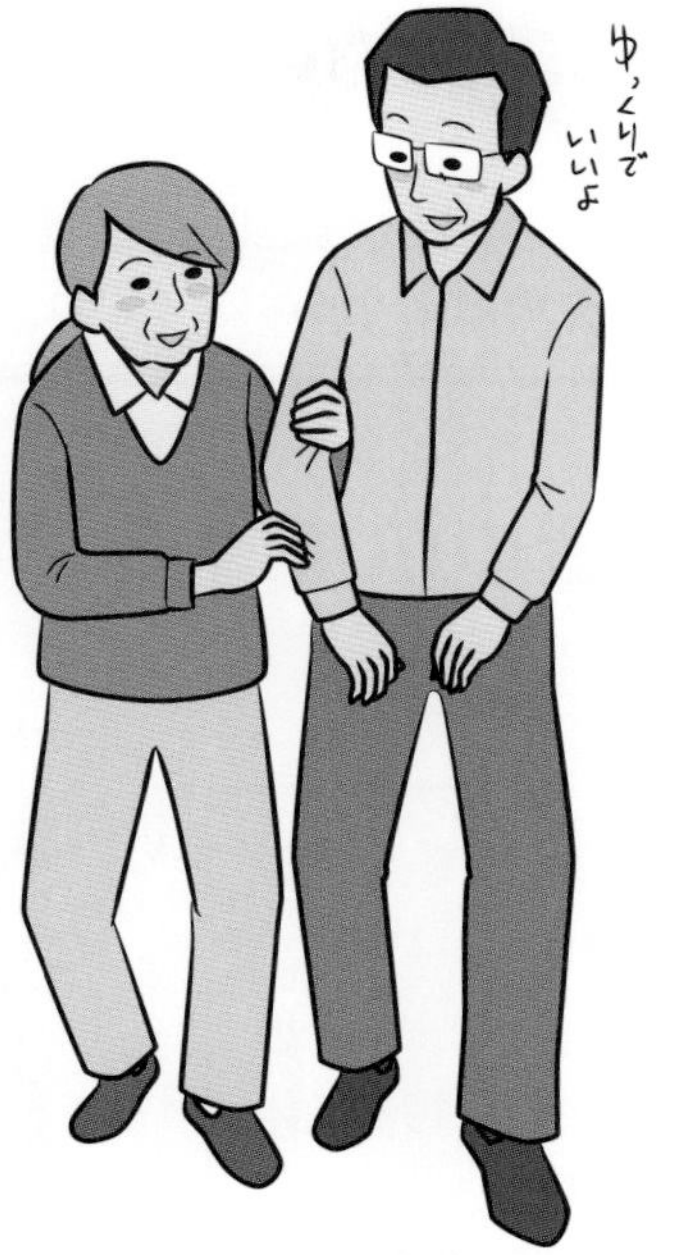

腕につかまってもらう

お年寄りが介助者の腕を持って自分のペースで歩きます。まさに介助者はお年寄りの体を支える杖の役割です。

介助者は体を支える〝杖〟
進行方向を向いて一緒に歩こう

「互いに向き合う」のは正しい介助法みたいですが、それでは互いに進行方向が見えませんね。

さらに両手を引っ張るのは、お年寄りの安全な歩行ペースを乱すことになり、かかとが浮いて歩行の邪魔をすることも少なくありません。歩行介助を「連行《れんこう》」にしないように注意しましょう。

例外として、パーキンソン病の方の介助法として両手を引くことがありますが（左右の手を交互に上下して重心移動させ、足を出しやすくするためです）、それ以外では、上のイラストのように、二人で並んで進行方向を向き、お年寄りの歩くスピードに合わせるのが歩行介助の基本。介助者は〝杖〟、それも「考える杖」なんです。

基本のき

- ▼手はバランスをとるため自由にする
- ▼いざというとき体を支える〝杖〟に
- ▼手を前方へ引くのは特別な場合だけ

「杖歩行」の基本を学ぶ

「転ばぬ先の杖」といいますよね。杖は老いた体で動くための大切な道具です。

介助者の位置

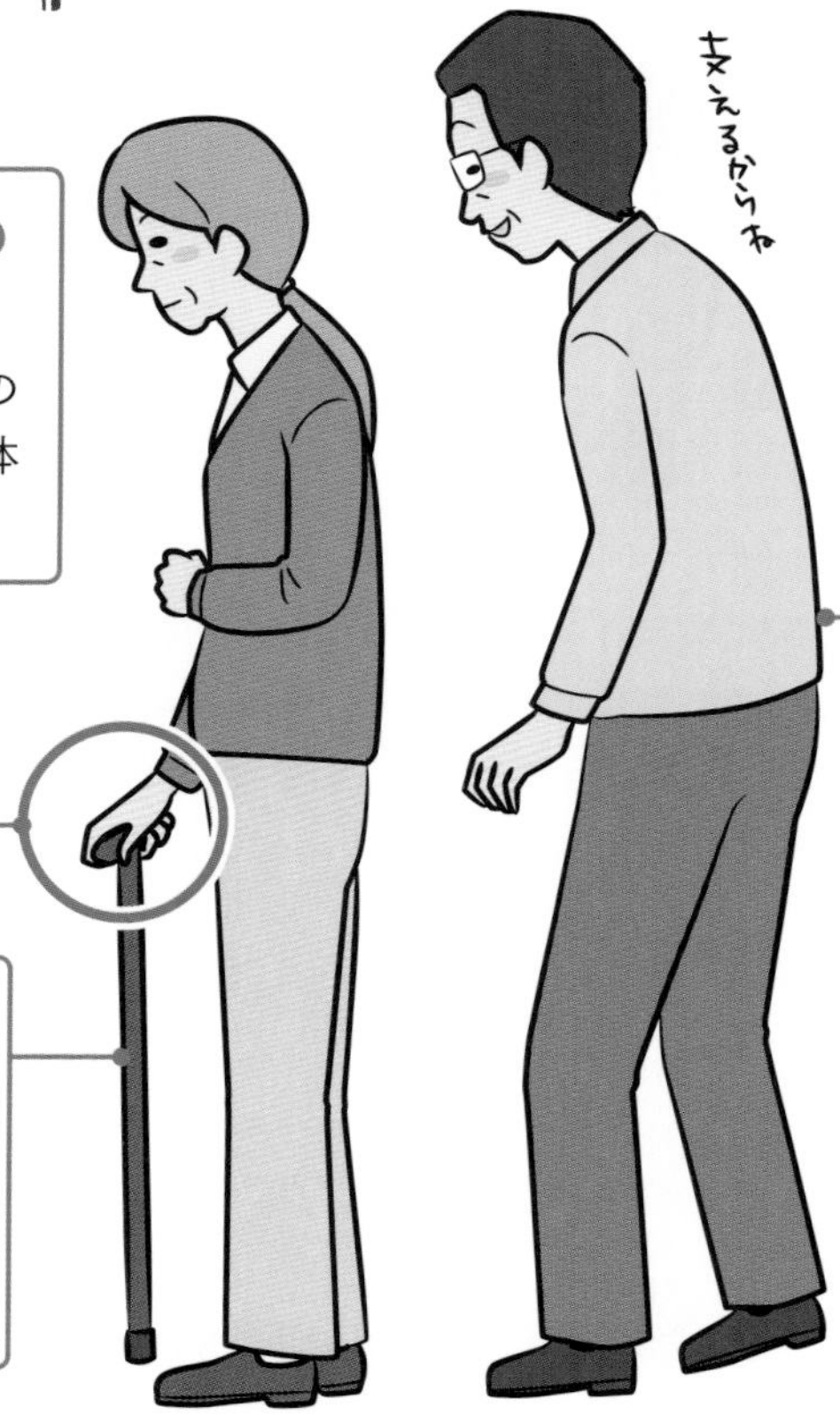

杖はマヒのない側の手で持つ

片マヒの場合には、マヒのない側の手で杖を持って体重を支えます。

介助者は杖の反対側に立つ

マヒのある側に倒れそうになると自分で支えられないため、介助者は杖の反対側に位置します。

体に合う杖の選び方

手を垂らしたときの手首の高さが杖の長さです。長すぎる杖が多いですね。

杖をつく位置

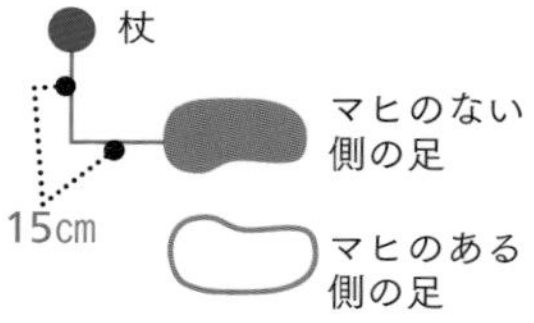

問題です

左ひざに痛みがあるとき杖は左右どちらで持つ?

脳卒中で片方の手足にマヒがあるときには、杖はマヒのない側の手で持ちます。マヒのある側の手では持てませんから当然ですね。

では、マヒがなくて、左ひざに痛みがあるときには、どちらの手で杖を持つべきでしょうか? 痛みのある左ひざを支えるため、左手で持つと考えがちですが、正解は〝右手〟です。

その理由は、人間の自然な歩き方にあります。左足を前に出すときには右手が出るため、左足を右手で持った杖で支えるのです。左ページの「慣れてきたら」のイラスト解説を参考にしてください。

杖歩行の基本動作

1 杖を前に出す

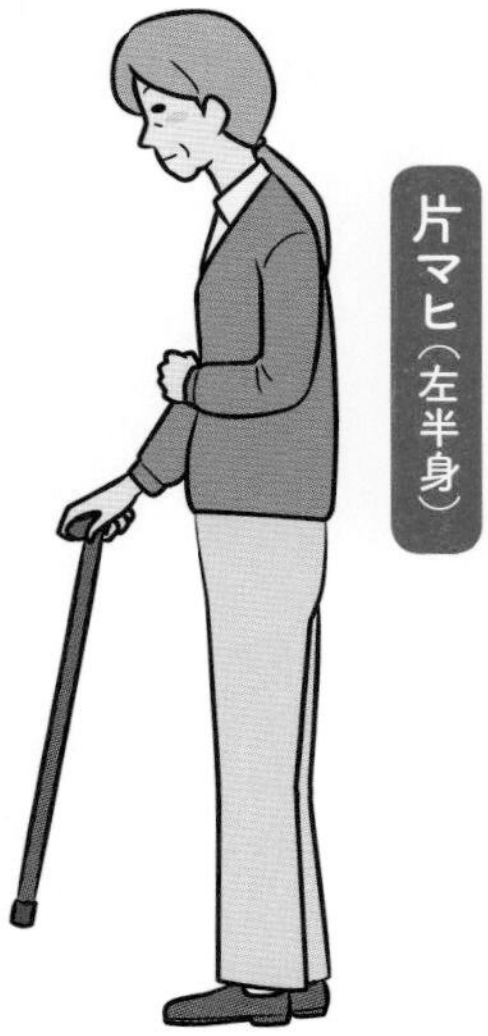

安定した姿勢で立ち、まず杖を前に出します。

2 マヒのある側の足を出す

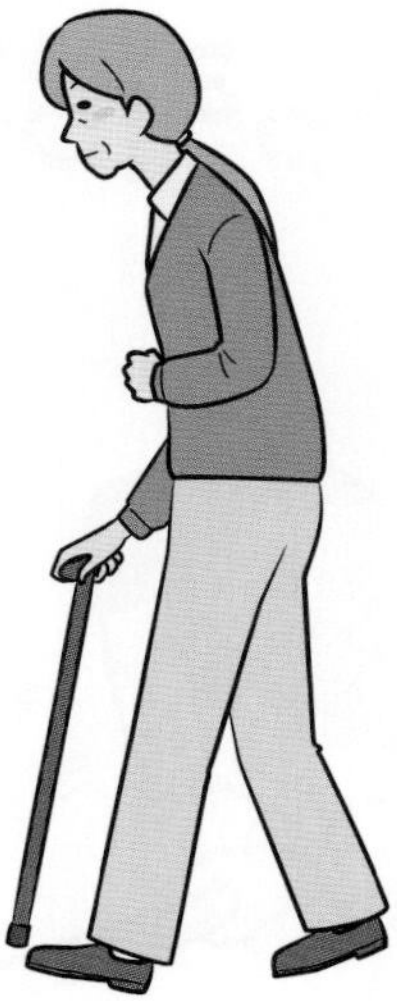

杖とマヒのない側の足で体重を支え、マヒのある側の足を出す。

3 マヒのない側の足を出す

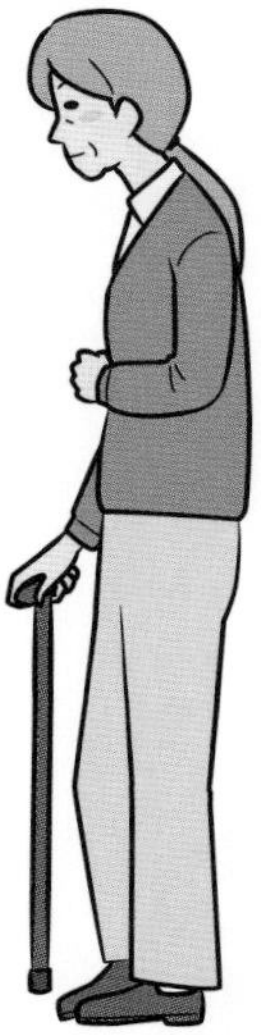

この歩き方を「三動作歩行《さんどうさほこう》」と呼びます。体が安定する安全な歩き方です。

杖歩行に慣れてきたら

1 杖とマヒのある側の足を一緒に出す

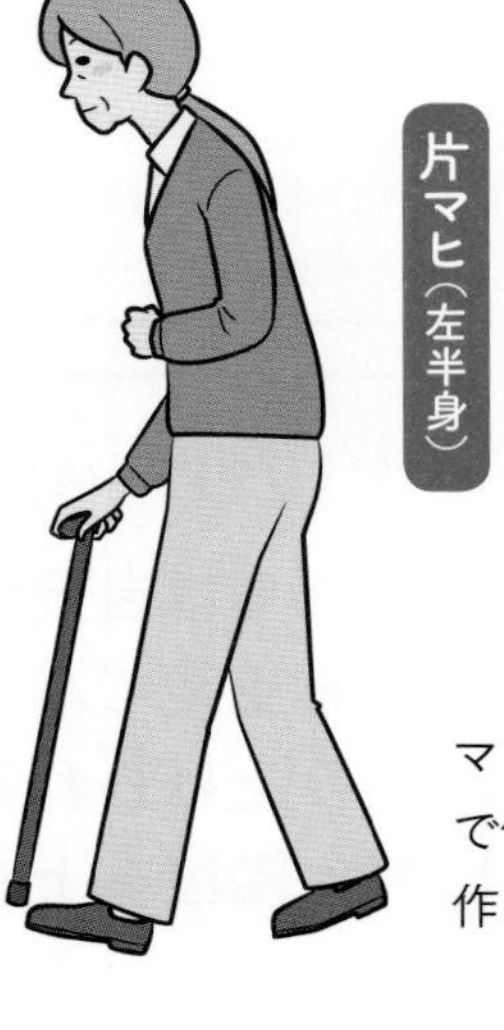

マヒのない側の足だけで体重を支えて、二動作を同時に行います。

2 マヒのない側の足を出す

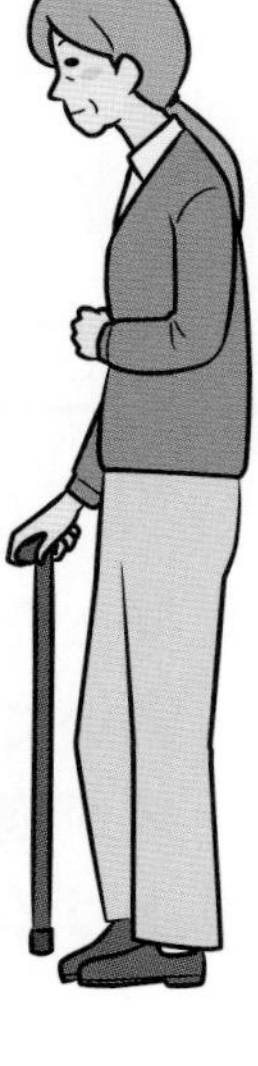

この歩き方を「二動作歩行《にどうさほこう》」と呼びます。杖歩行に慣れてきた人におすすめの実用的な歩き方です。

階段昇降
介助の勘違い

× 階段を上り下りする際、上段から引っ張っていませんか？

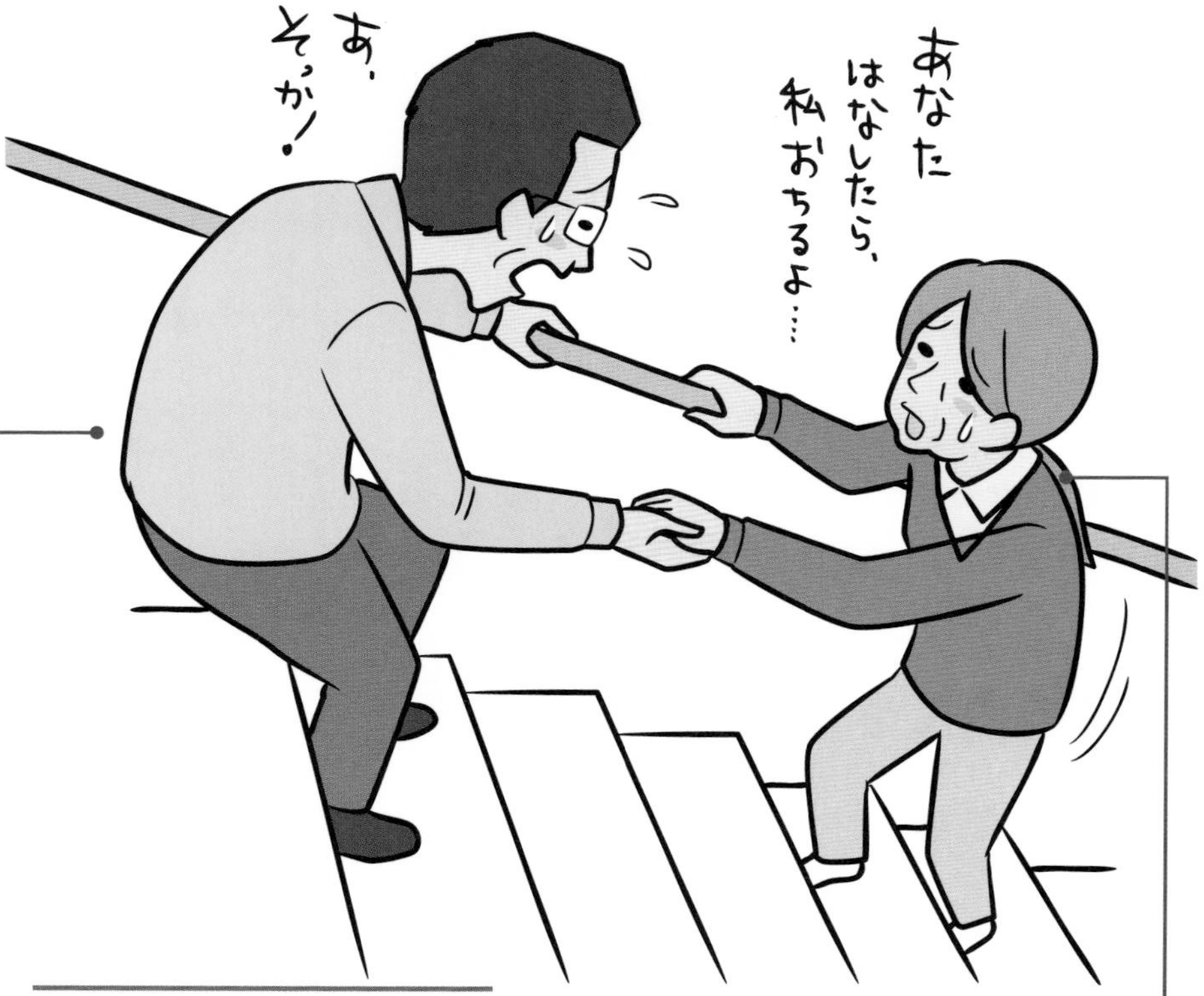

ここがNG
上の段から引っ張り上げる介助はとても危険です。誤って手を離してしまうと、階段から落ちてしまいます。

ここがNG
引っ張り上げられると自分でバランスがとりづらくなり、不安定になってしまいます。

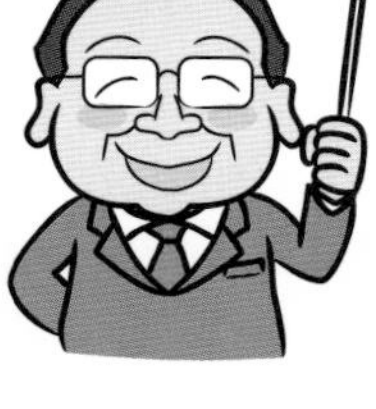

上段から引っ張り上げられるのは大きな迷惑

私たちは自分の足や手、手に持った杖などで自分の体重を支えてバランスをとって動いています。でも引っ張り上げられると体のバランスが崩れてしまいます。特に階段を上る際に引っ張り上げるのは危険です！

階段昇降の介助の基本動作

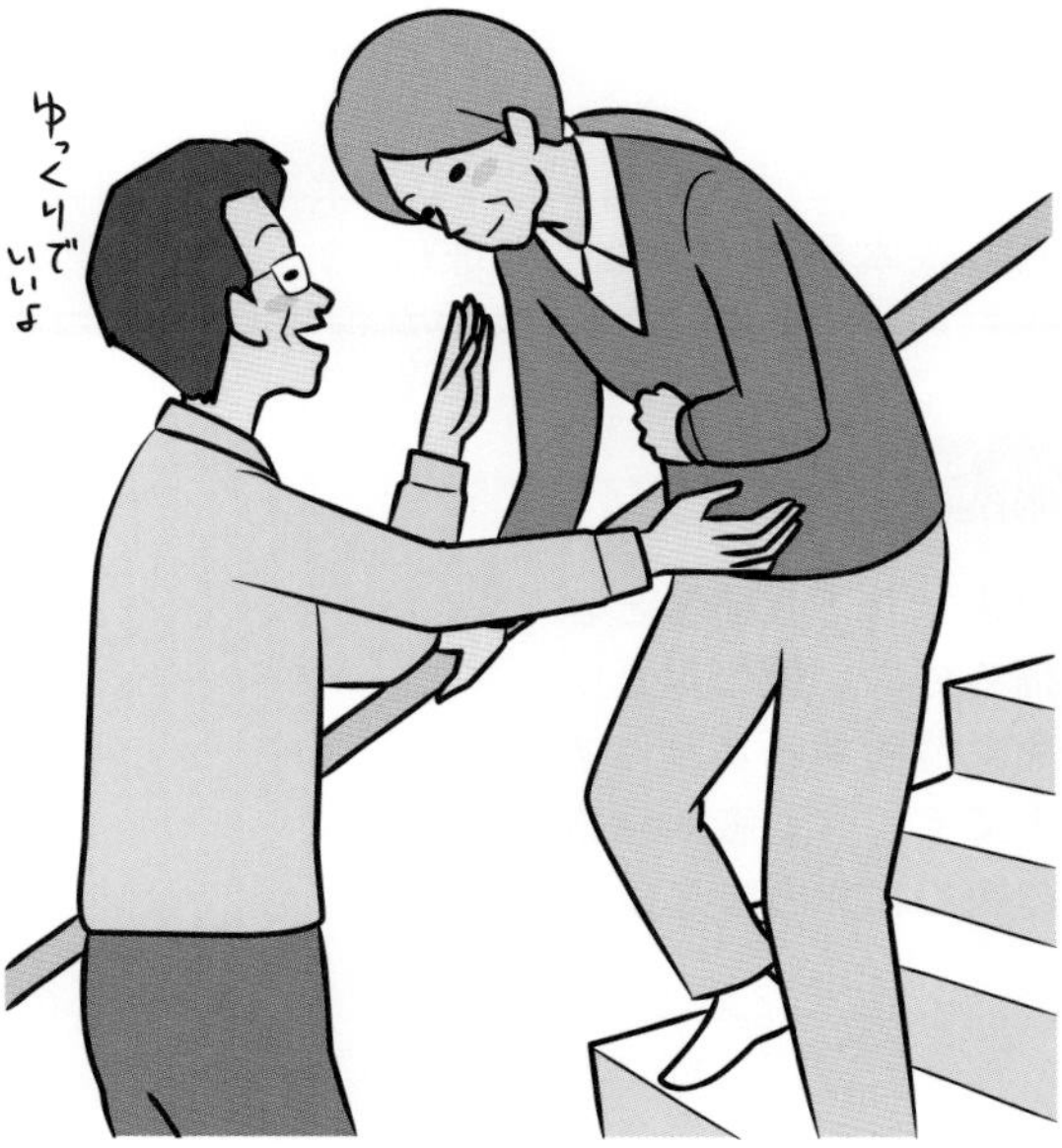

下りるとき

上りより下りるときがこわいものです。介助者が下段に位置して軽く支えるだけで安心感がアップします。

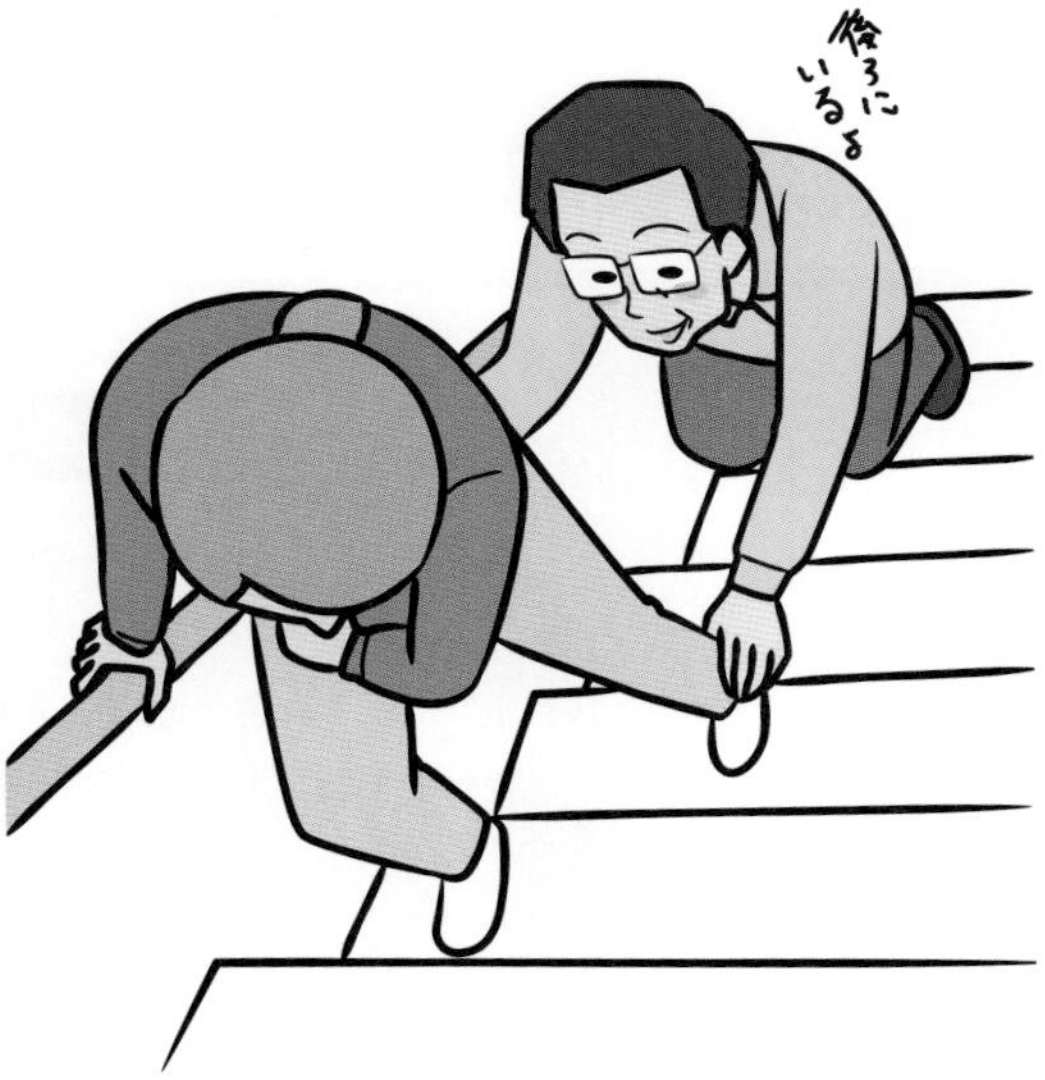

上るとき

介助者は下段にいて、お年寄りがつまずいたときなどのために備えます。軽くお尻を支えてあげると安定します。

階段昇降の介助では下段に位置するのが大原則

私は、いちばん大切な介護用品は「私物」だと考えています。長い間、生活を共にして体になじんだ私物に囲まれていることで、自分のアイデンティティを確認できるからです。

その私物に囲まれた生活空間が家の2階にあることがあります。老化による体力低下や障がいで住み慣れた空間に行けなくなると、認知症につながることがあります。階段昇降を自力で安全に行うことは、認知症を防ぐためにも大切なことです。

階段昇降では、介助者は下段にいることが原則です。特に下りるときには心理的にこわいので、下段に位置してお年寄りが足を踏み外しても支えられるよう、安心感をもってもらいましょう。

基本のき

- ▼上段から引っ張り上げるのはＮＧ
- ▼階段昇降の介助は下段からが原則
- ▼階段は上りより下りる方が危険！

自立法

杖を使って階段を上る＆下りる方法

街中には段差や短い階段が多いため、上り下りの基本動作を身につけましょう。

介助のポイントはここ

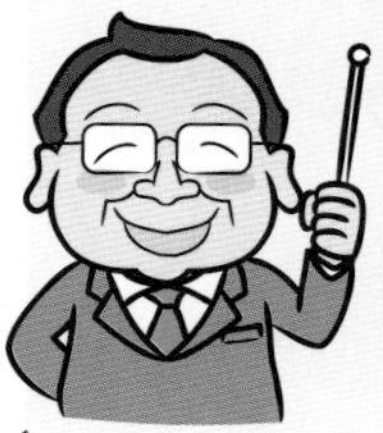

段差や短い階段を上り下りするときには、マヒや痛みのない側の足がいつも「上」の段に位置するようにするのがポイントです。介助者がいる場合はマヒ側の後ろに立ちましょう。

階段を上る

杖➡マヒのない側の足➡マヒのある側の足

の順番が基本

1 杖を上の段につく

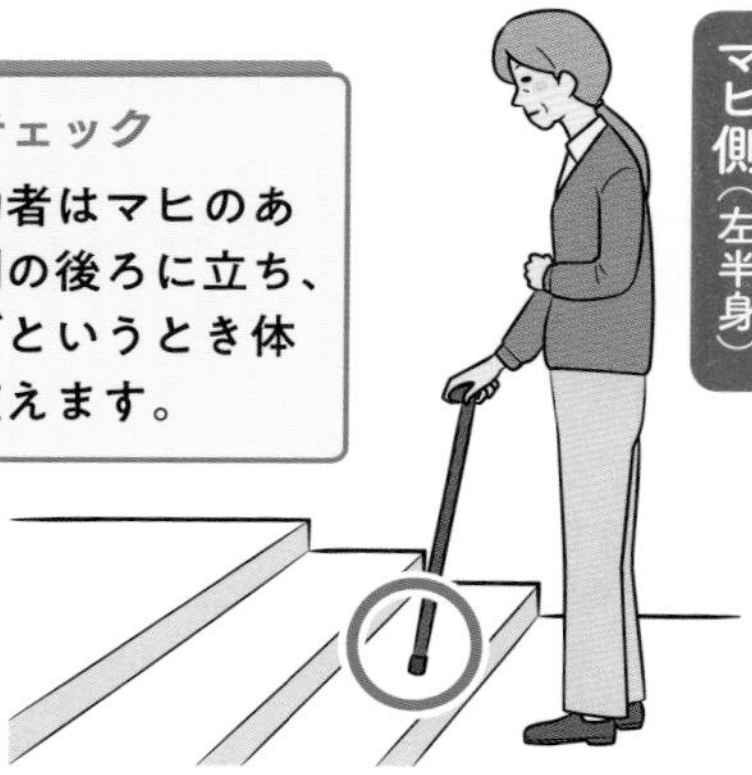

チェック

介助者はマヒのある側の後ろに立ち、いざというとき体を支えます。

2 マヒのない側の足で上る

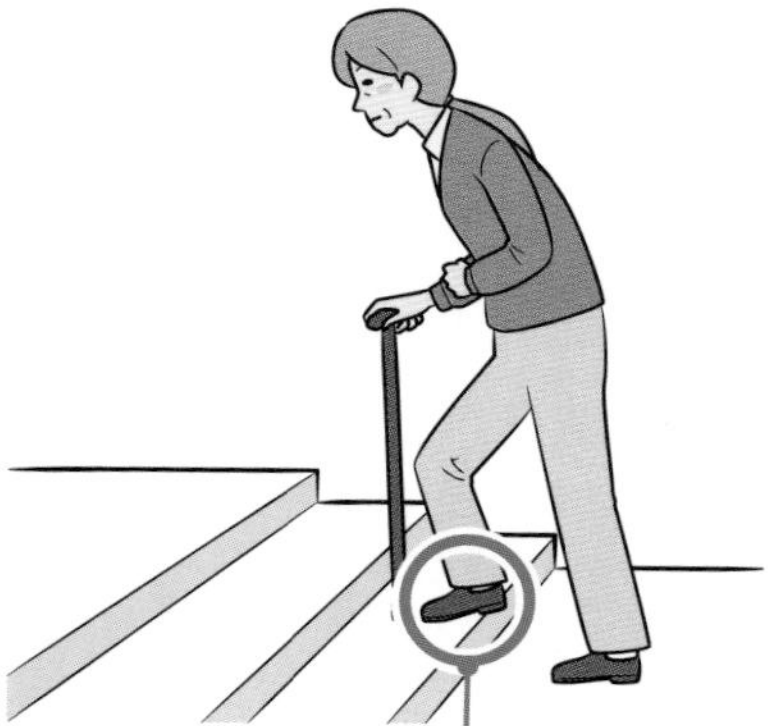

チェック

マヒのない側の足がいつも上段にあるようにします。

3 マヒのある側の足を引き上げる

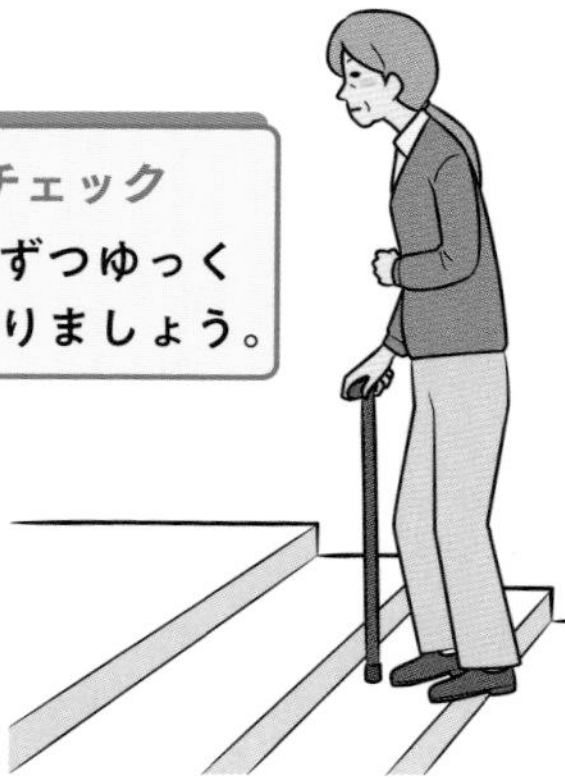

チェック

一段ずつゆっくり上りましょう。

階段を下りる

杖➡マヒのある側の足➡マヒのない側の足
の順番が基本

1 杖を下の段につく

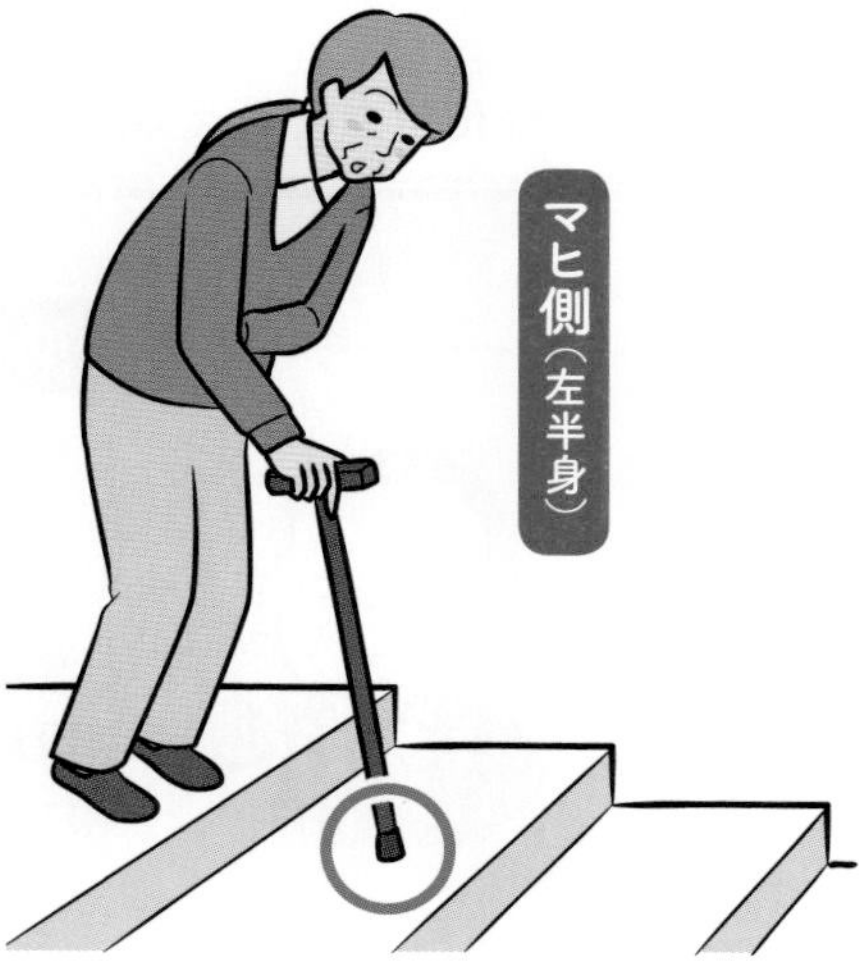

2 マヒのある側の足を下ろす

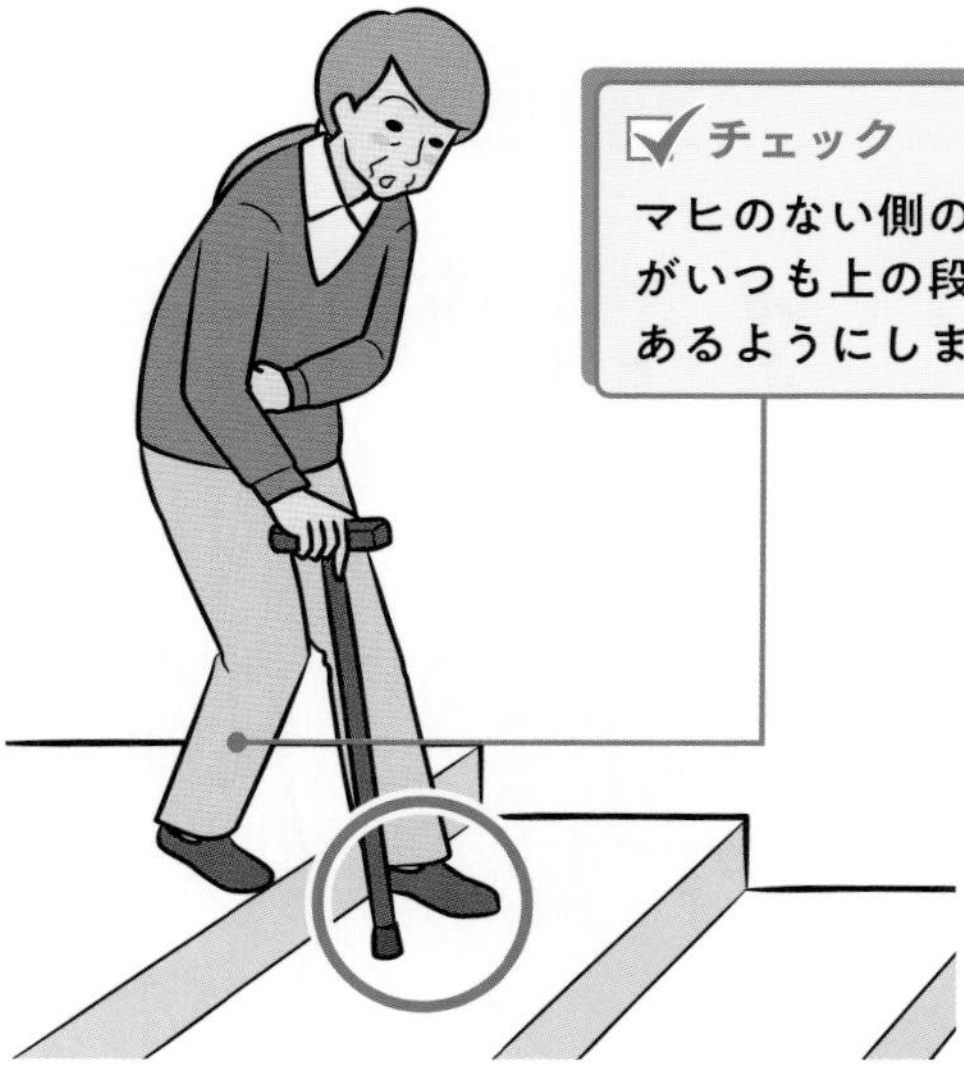

チェック
マヒのない側の脚がいつも上の段にあるようにします。

3 マヒのない側の足をすばやく下ろす

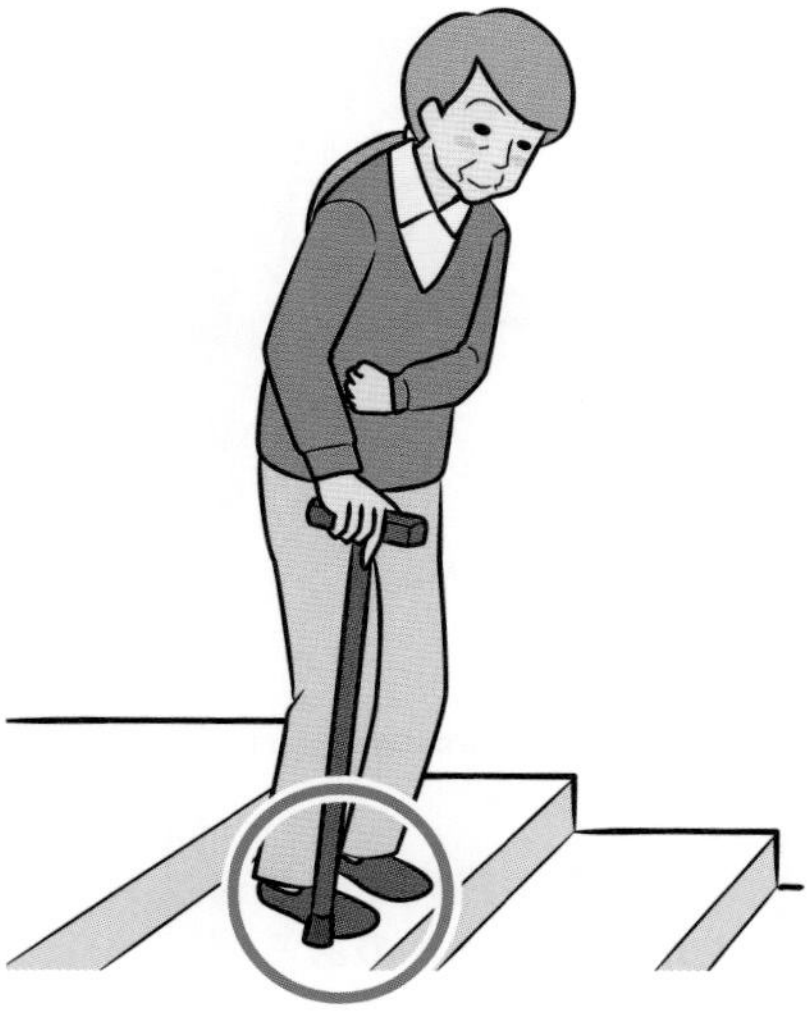

知っ得！

なぜマヒのない側の足が上の段なのか

段差でも階段でも、上るときも下りるときも、マヒのない側、痛みのない側の足が上の段にあるのが基本です。

これは、マヒや痛みがあるとひざを曲げた状態で体重を支えるのが難しいからです。その重要な役割をマヒや痛みのない側の足に担ってもらうため、上るときは先に、下りるときには後に動かすのです。

自立法

手すりを使って階段を上る＆下りる方法

階段昇降が安全に自力で行えるようになると生活空間がグンと広がります。

介助のポイントはここ

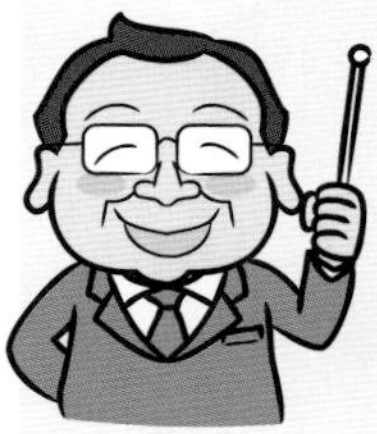

上り下りの際、マヒや痛みのない側の足が上の段にあるのが基本です。つまり上りではマヒのない側から、下りるときはマヒのある側から先に出します。階段に手すりをつけるときは、左右両側につけるのがポイントです。

階段を上る

マヒのない側の足➡マヒのある側の足

の順番が基本

1 マヒのない側の足を上げる

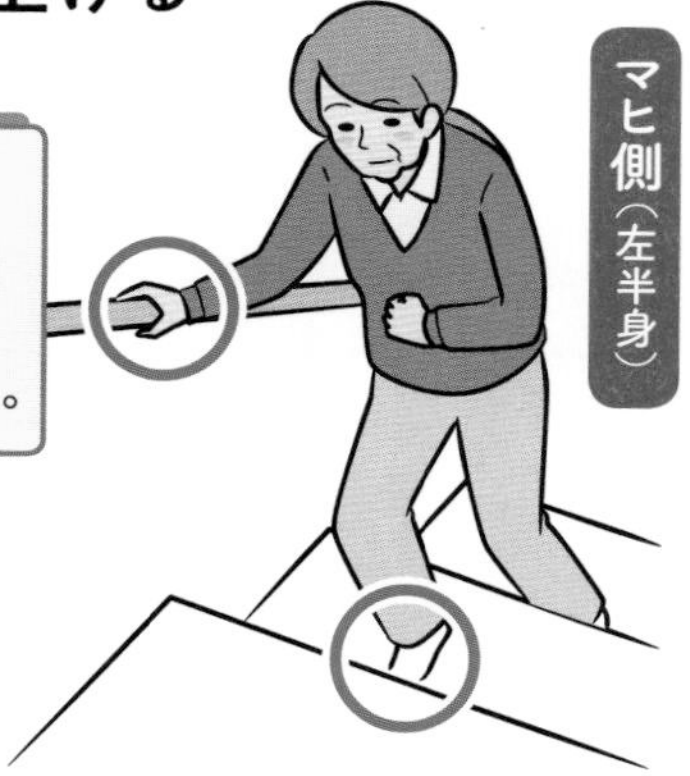

チェック
手すりはマヒのない側の手でしっかり持ちます。

2 マヒのある側の足を上げる

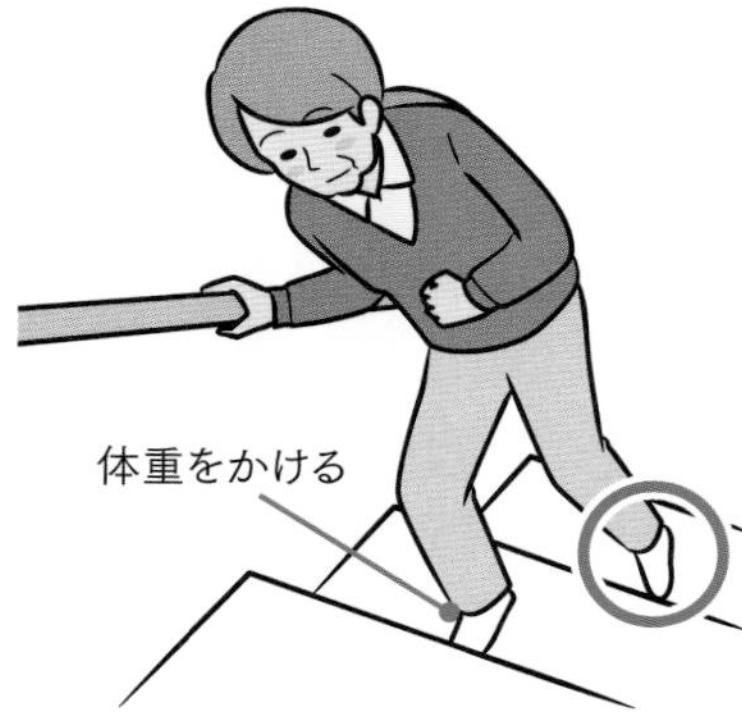

チェック
マヒのない側の足に体重をかけて、マヒのある側の足を引き上げます。

3 マヒのある側の足をそろえる

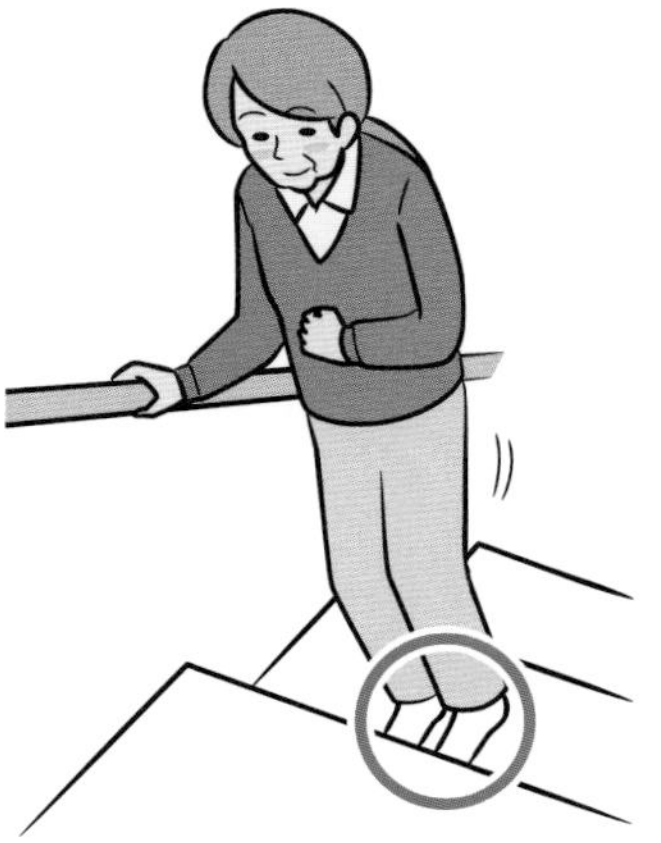

階段を下りる

マヒのある側の足➡マヒのない側の足
の順番が基本

1 マヒのない側の足に体重をかける

チェック
手すりにしっかりつかまり、マヒのない側の足に体重をかけます。

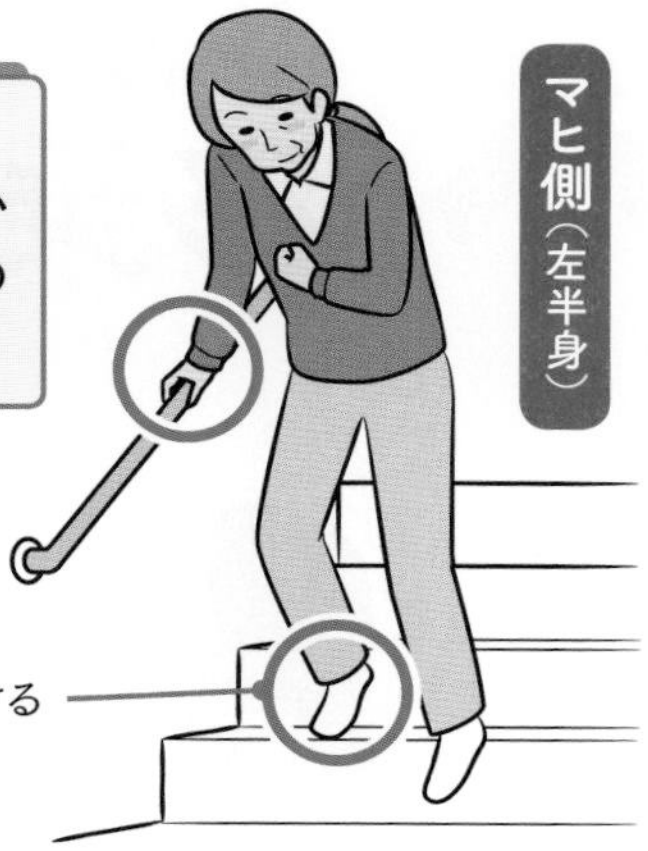

2 マヒのある側の足を下ろす

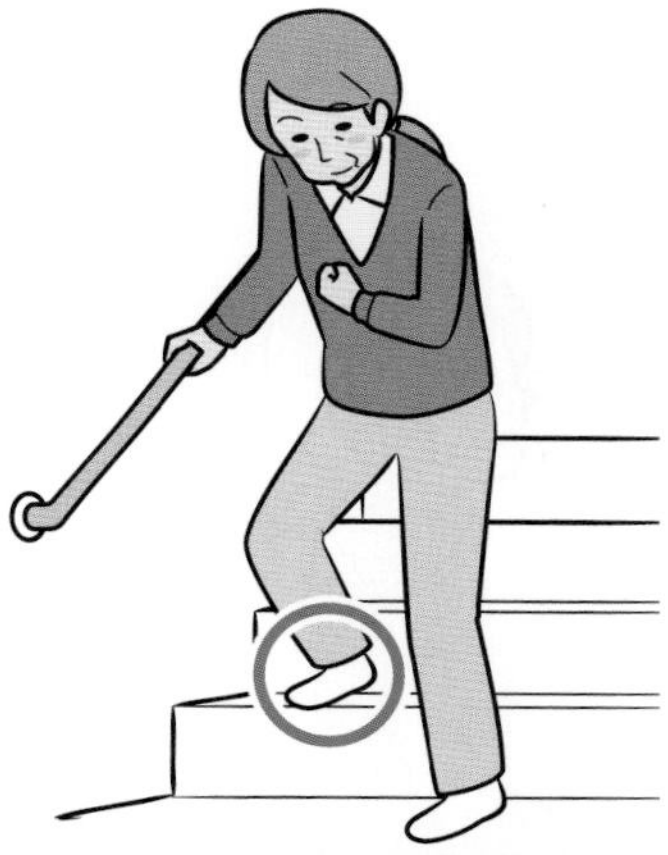

チェック
マヒのない側の足が必ず上の段にあるようにします。

3 マヒのない側の足を下ろす

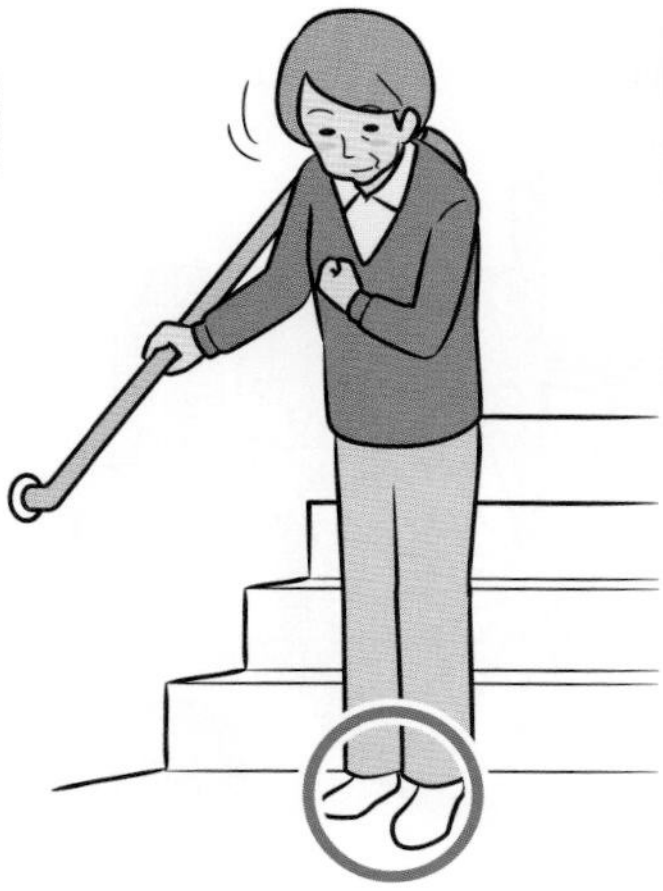

チェック
マヒのある側の足に負担がかからないように、マヒのない側の足はすばやく下ろします。

手すりは左右両側につけるのが理想

階段を上るときと下りるときでは反対側の手すりを握ることになります。つまり片マヒの人には左右両側に手すりが必要なのです。

やむなく片側だけのときには、上るときのマヒのない側に取り付けて、後ろ向きで下りる方法もあります。後ろ向きの方が体のバランスが安定して、心理的不安は少ないという利点もあります。

手すりがないときや不安なときには、四つばいの姿勢で、片マヒの場合には三つばいの姿勢で上る方法もあります。もちろんその場合も、下りるときは後ろ向きです。

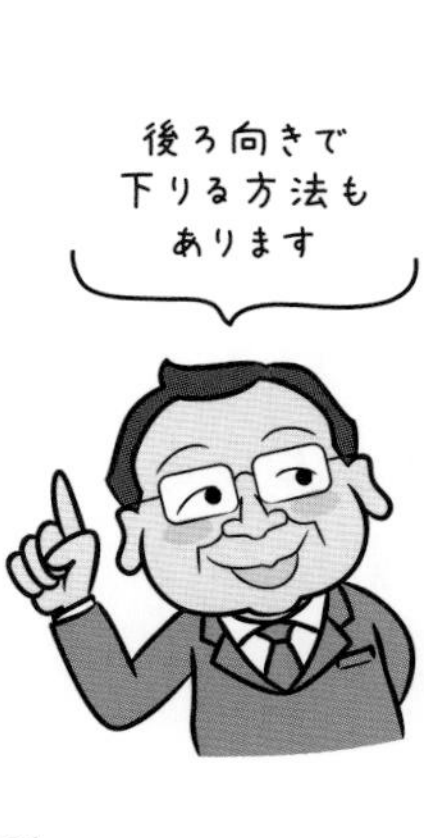

車イス移乗
介助の勘違い

× 正面から車イスに移乗しようとしていませんか？

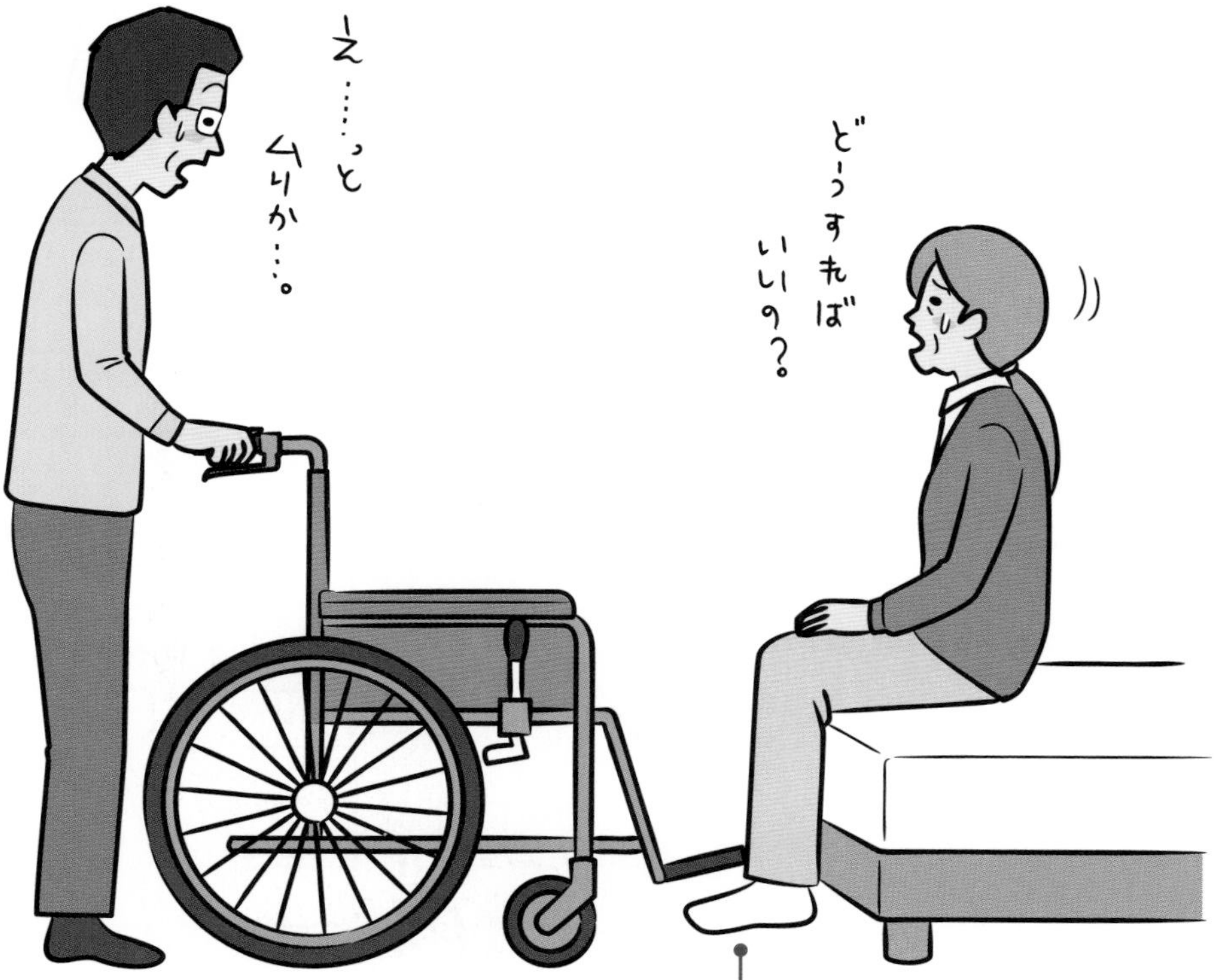

ここが NG

立ち上がって、体の向きを180度変えるのは困難で危険です！

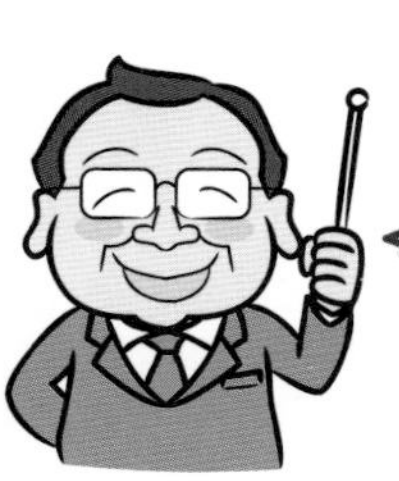

車イスへの移乗は、体の回転を最小限に

ベッドから車イスに、車イスからイスや便器に移ることを“移乗《いじょう》”といいます。正面に向かって移乗《いじょう》しようとすると、体を反対向きにする難しい動作が必要になります。体の回転が少なくてすむ工夫をしましょう。

車イスに移乗しやすい環境をつくろう

台を置く

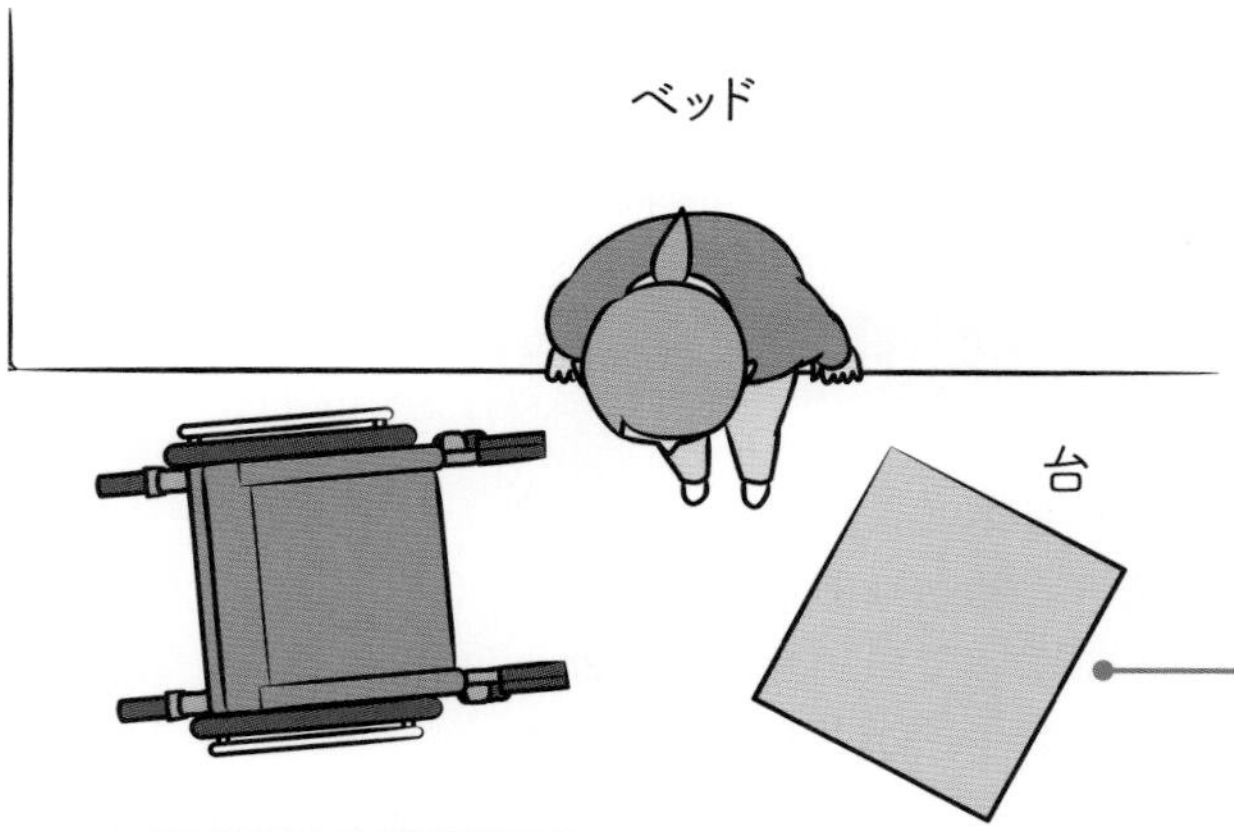

車イスの反対側に台を置く

高さ50〜60㎝の安定のいい台を手すり代わりに車イスの反対側に置きます。両手で台を押して体重をかけると、お尻が自然と浮いてきます。

移動用手すりを付ける

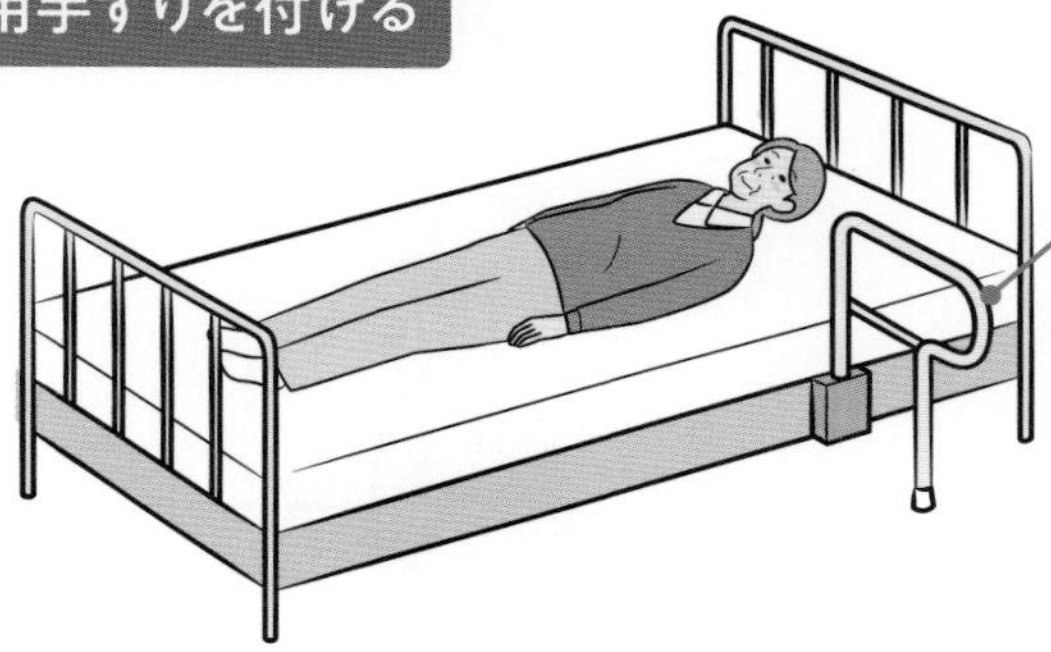

ベッドに対して垂直に取り付け、ベッドからなるべく離れたところを持って立ち上がります。

車イスの移乗介助は、お年寄りが寝たきりにならないための基本

ベッドから離れてイスに座ること、車イスに移って居間やトイレに行くことは、寝たきりではない日常生活を送るための基本です。

それを支えるのが移乗介助です。でも、この移乗介助で腰を痛め、腰痛に悩まされる介護者が多いです。移乗介助の基本動作は第4章で学んだ、「イスからの立ち上がり」の応用で、前かがみになればお尻は自然に浮き上がります（P.65参照）。

車イスの反対側に適切な高さの台を置くと、スムーズに移乗できます。台の上に手をついて、両手で台を押しながら立ち上がりましょう。台の代わりにベッドに取り付ける「移動用手すり」を使っても便利です。

基本のき

- ▼乗り移る車イスは正面に置かない
- ▼車イスの反対側に安定のいい台を置く
- ▼台はイスのシートで代用してもＯＫ

自立法

ベッドから車イスへ移乗する方法

自立できる環境をつくりましょう。車イスの反対側に安定のいい台を用意すると便利です。

介助のポイントはここ

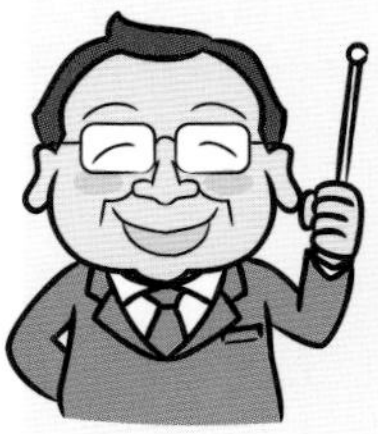

ベッドから車イスに移したいのはお尻です。頭じゃありません。前かがみになってお尻が浮き上がったら、体を半回転させて、お尻から車イスに乗り移ります。

1 車イスの反対側に台を置く

乗り移る車イスの正面に向かって移乗しないでください。まず、車イスの方向にお尻を向けるのが正解です。

☑チェック
車イスのひじ当てが外せるタイプだと、楽に移乗できます。

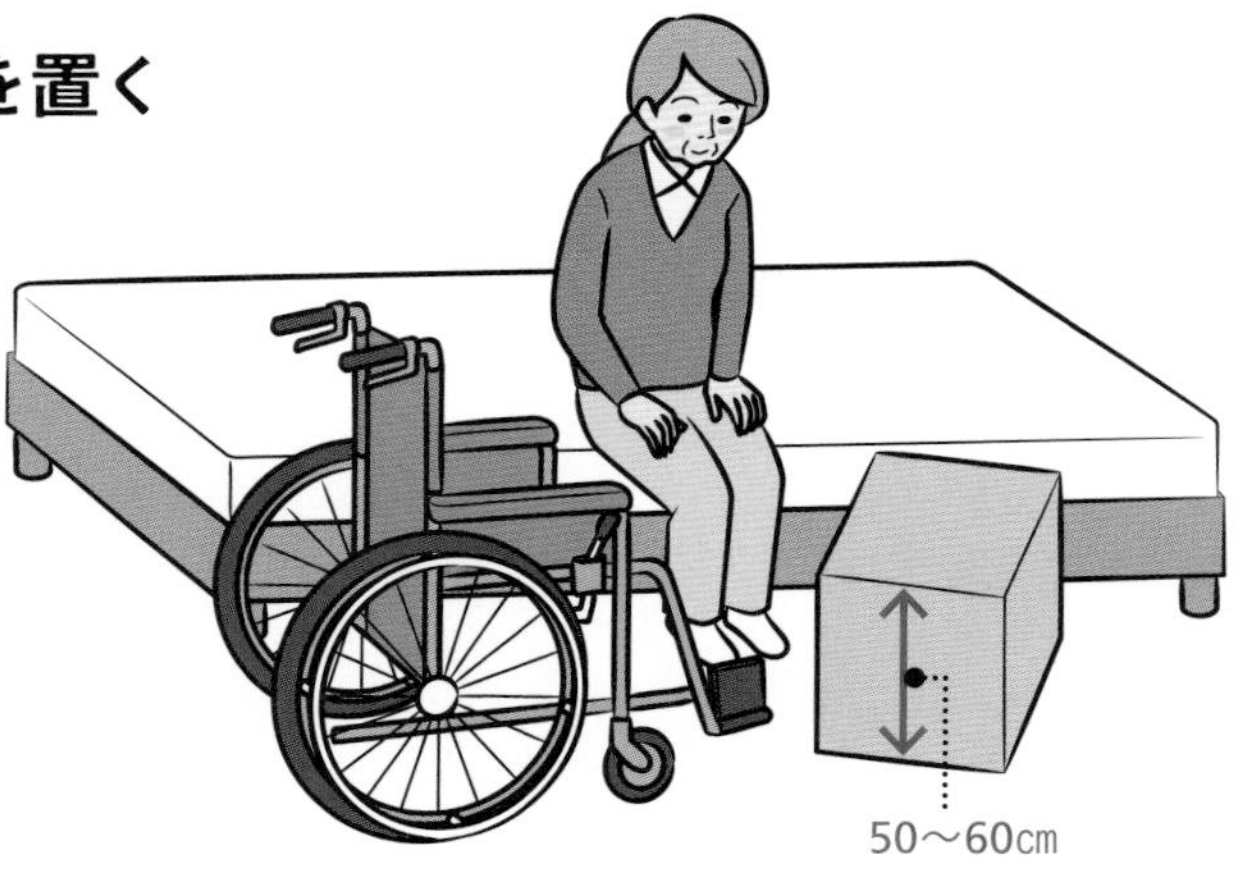

2 両手で台を押してお尻を浮かす

両手で台を押すと、頭とお尻との前後バランスがとれるので、お尻はマットから軽く浮いてきます。

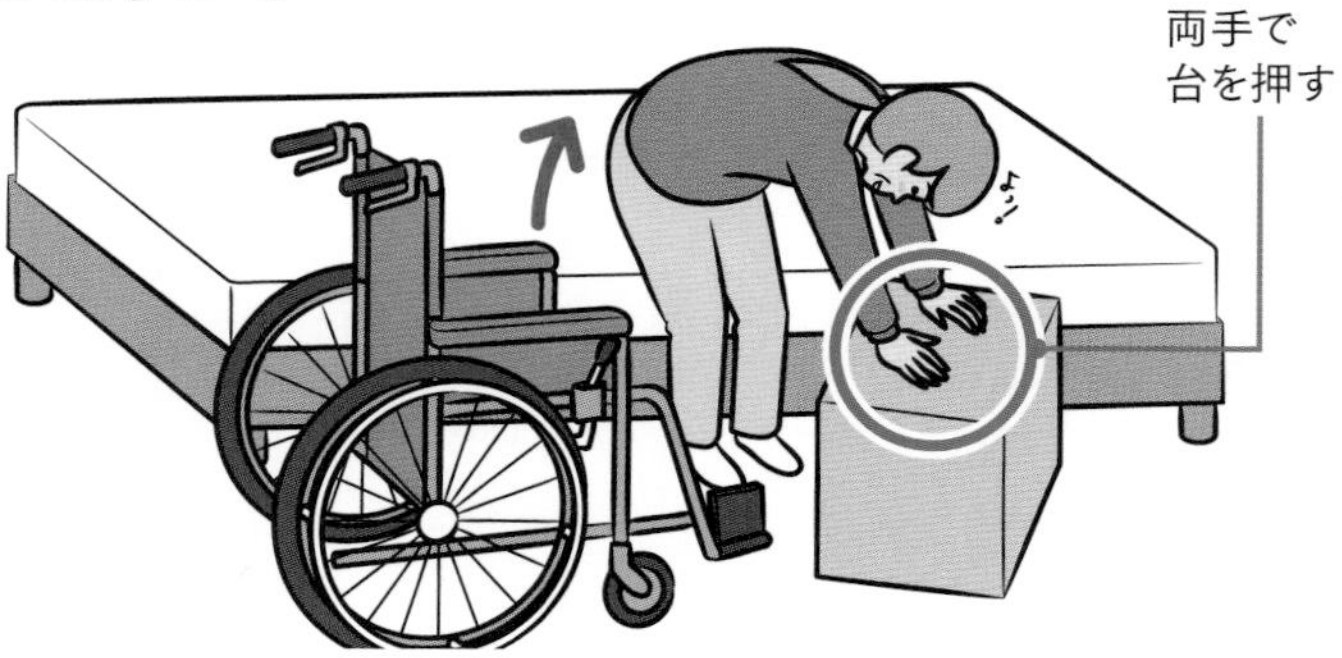

3 体の向きを変える

立ち上がるときに体はすでに少し回転していますが、お尻をもう少し車イスの方向に向けてください。

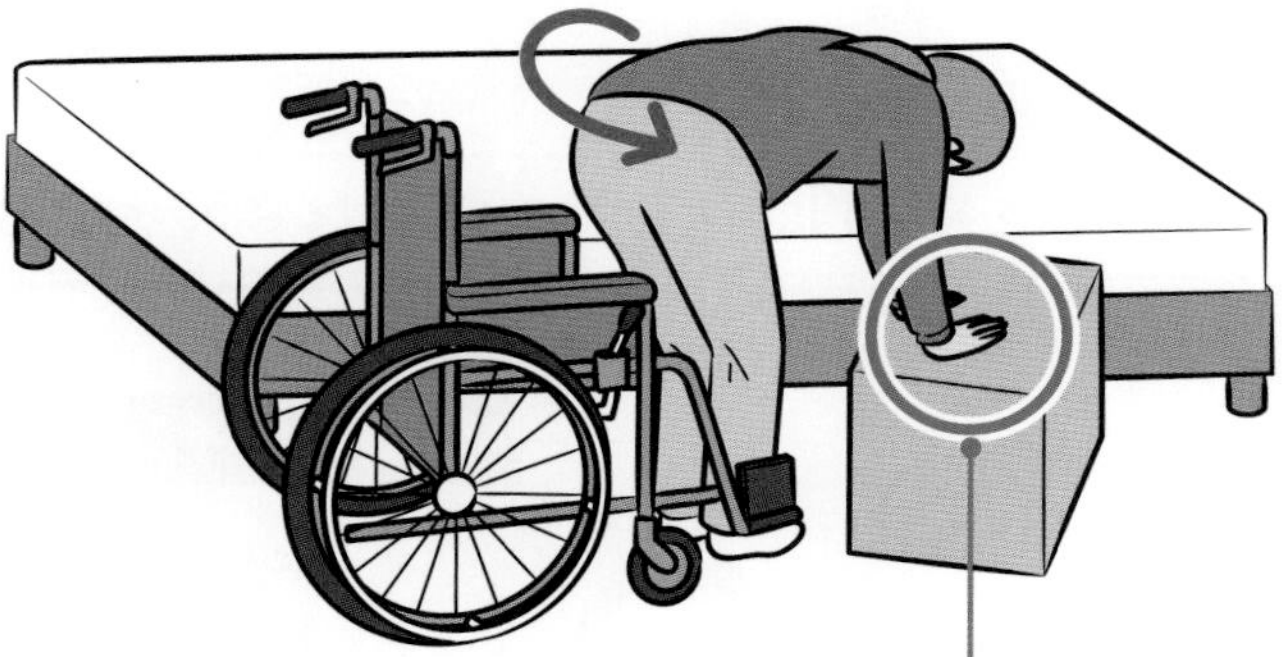

チェック
回転するときは、両手を中心に体を動かします。

4 車イスにゆっくり座る

両手を台についたまま、お尻を車イスのシートにゆっくり下ろします。

チェック
お尻をドンと下ろさないためにも台と車イスの距離を近づけすぎないようにします。

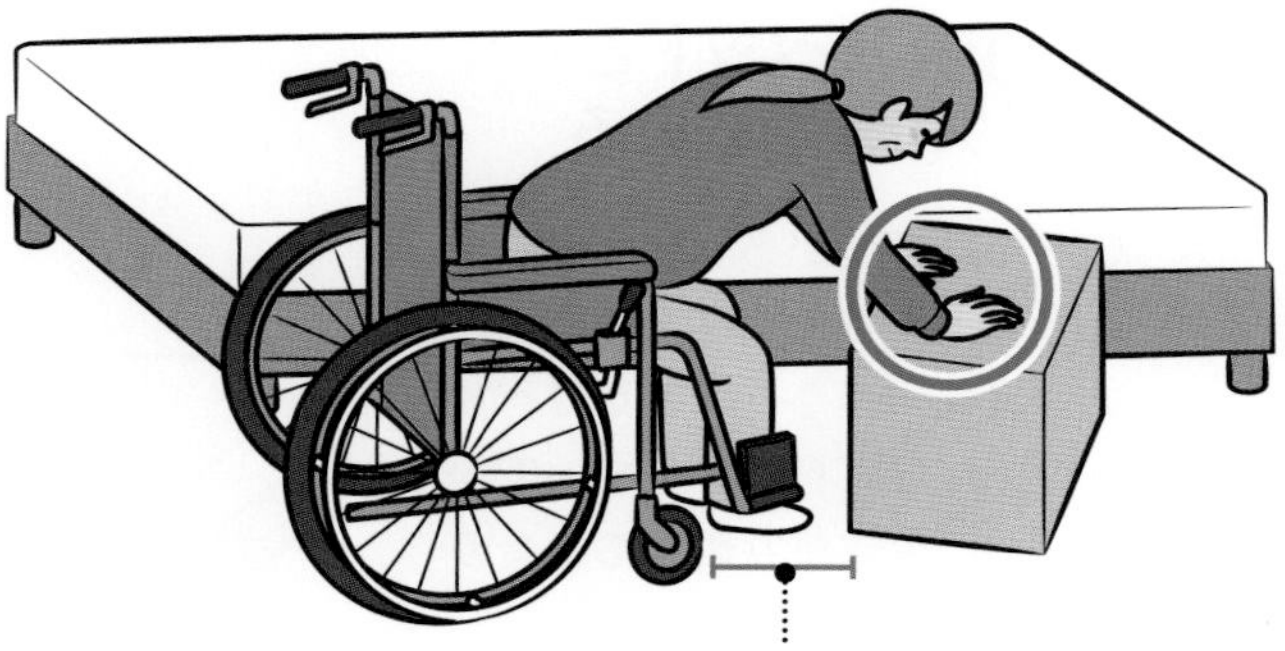

5 台から手を離して姿勢を整える

台から手を離して上体を起こします。車イスに座るとき、上体が前かがみになっているほど、お尻はシートの奥深くに下りていき、安定して座れます。

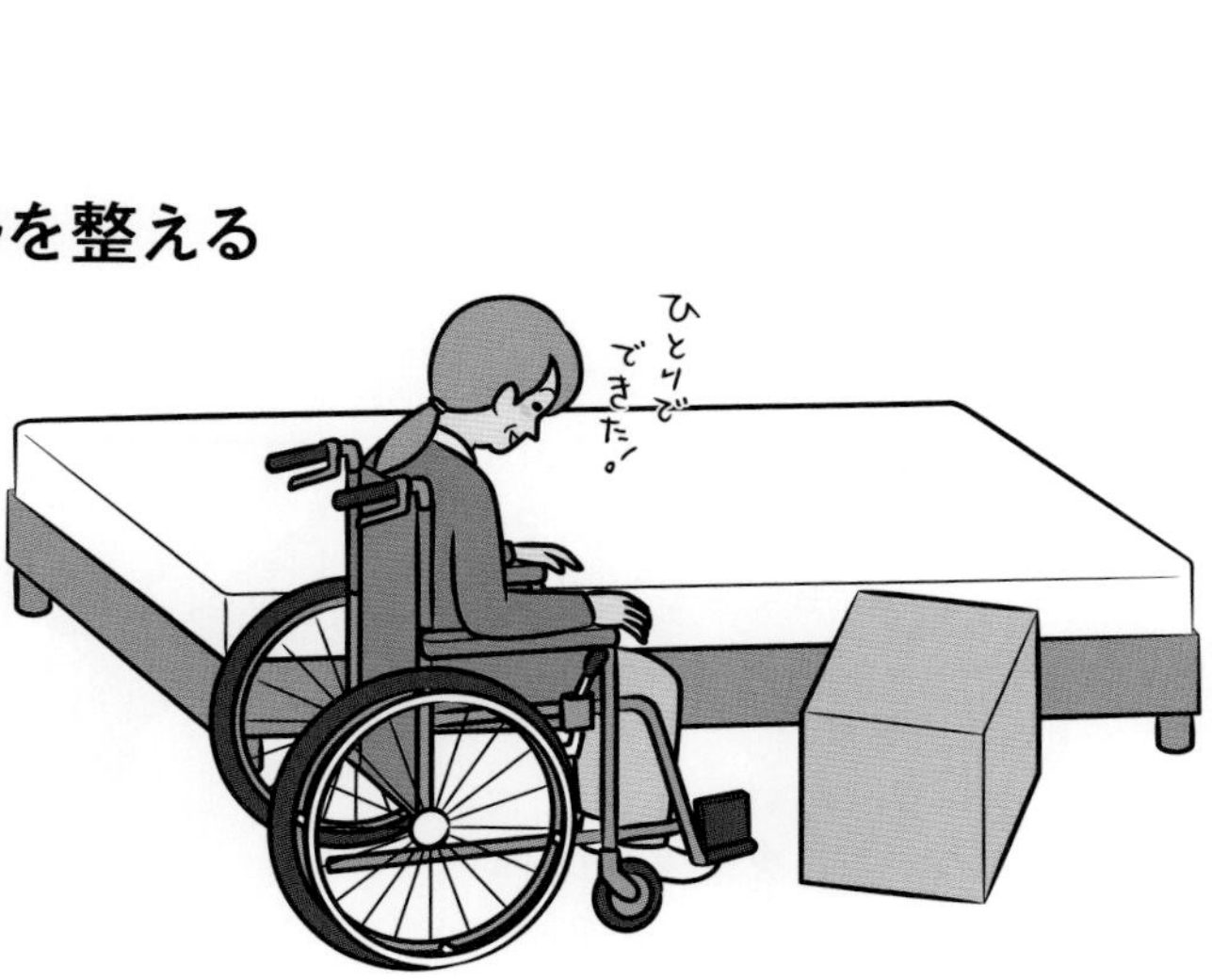

ベッドから車イスへの移乗介助❶

なるべく力を貸さずに、本人の力で動けるよう、ベッドから車イスに誘導しましょう。

介助のポイントはここ

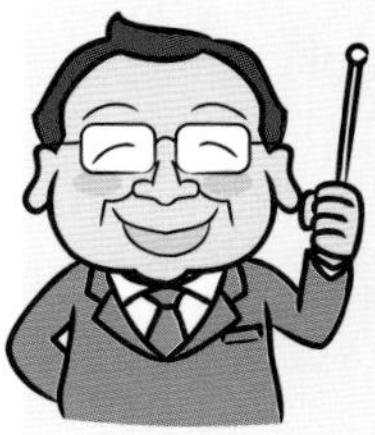

ベッドから車イスに移乗するとき、お年寄りの体の前後バランスがとれていれば、介助する必要はほとんどありません。介助者は、動き始めのときに少しだけ力を貸してあげてください。

1 介助者はベッドと車イスの間に入る

いろんな方法がありますが、介助者はベッドと車イスの間の床に片足を、もう一方の足はベッドの上にひざをつきます。安全のためにお年寄りの腰のあたりかベルトを持って支えます。

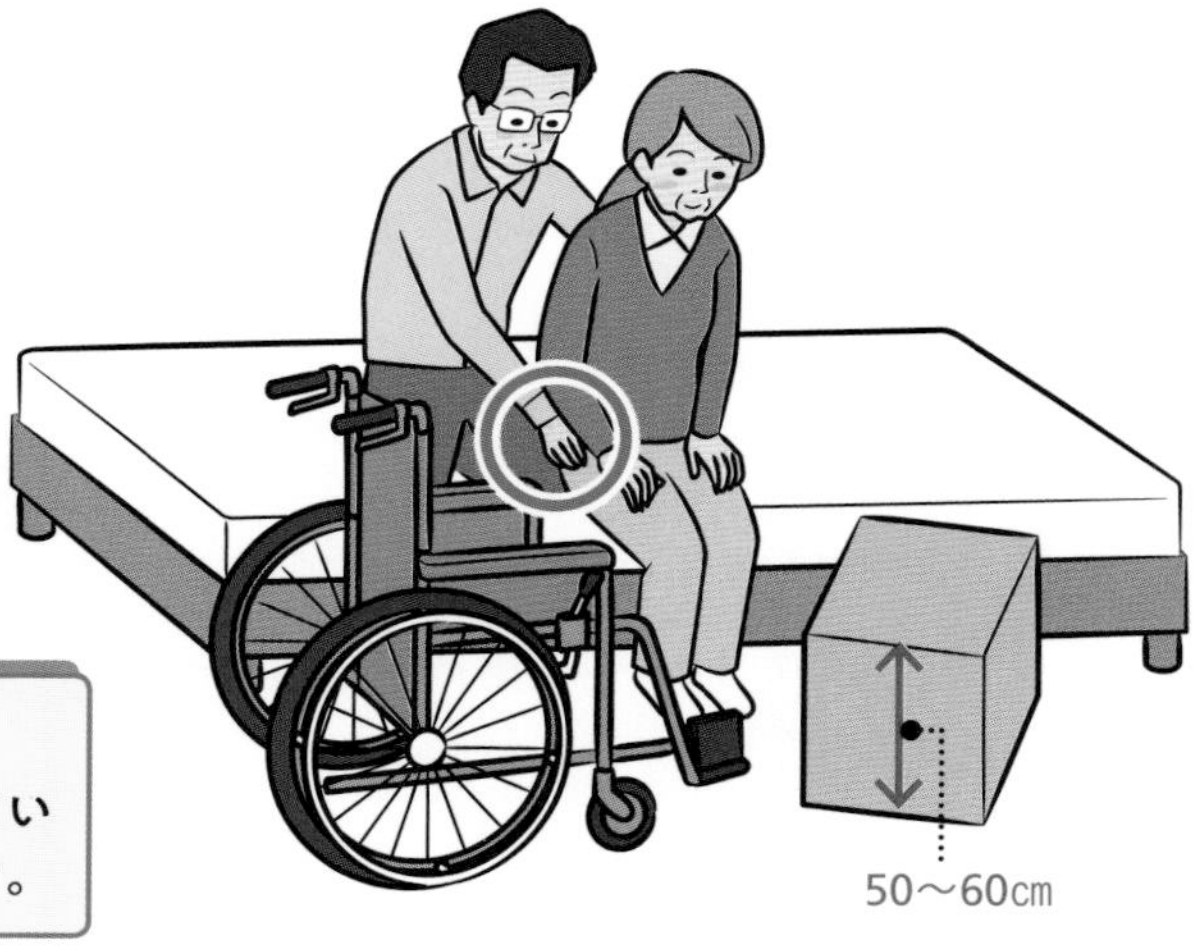

チェック
ブレーキがかかっていることを確認します。

2 動き始めを介助する

介助者は、お年寄りが両手を台についたタイミングで少し力を貸して、お尻を浮かせてもらいます。力がない人や片マヒの人でもできるはずです。

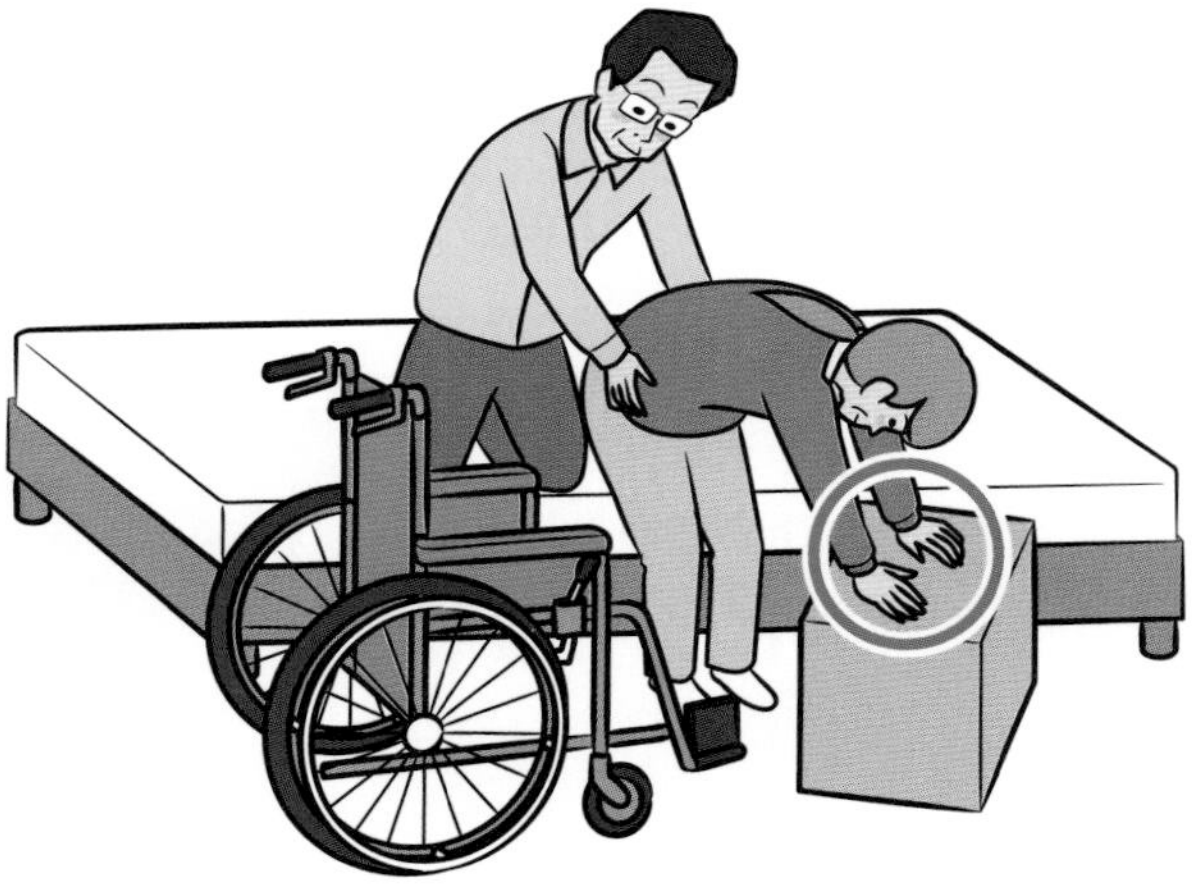

チェック
お年寄りのできること、できないことを見極めて介助するようにしましょう。

3 体の向きを変える

お年寄りにお尻を車イスの方向に向けてもらいます。両手をついたままの体勢で、立ち上がりながら半分、座るときにもう半分、体を少しずつ回転させれば難しくはありません。

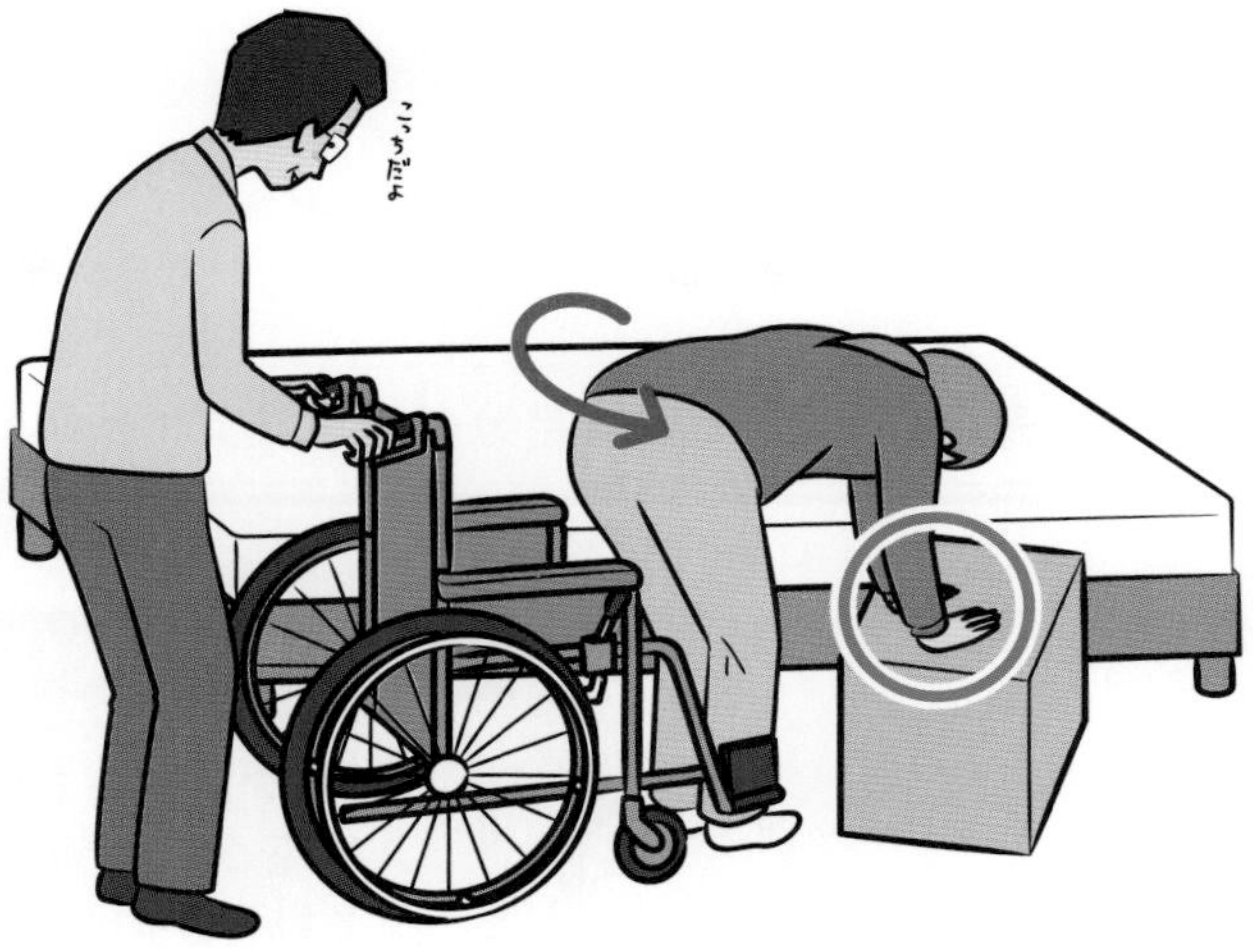

4 車イスに座る

お尻を車イスのシートに下ろします。介助者は、ドスンと落ちてしまわないようにブレーキをかけるつもりで介助します。その後手を離します。

チェック
腰を支えるようにしながら、ゆっくり座ってもらいます。

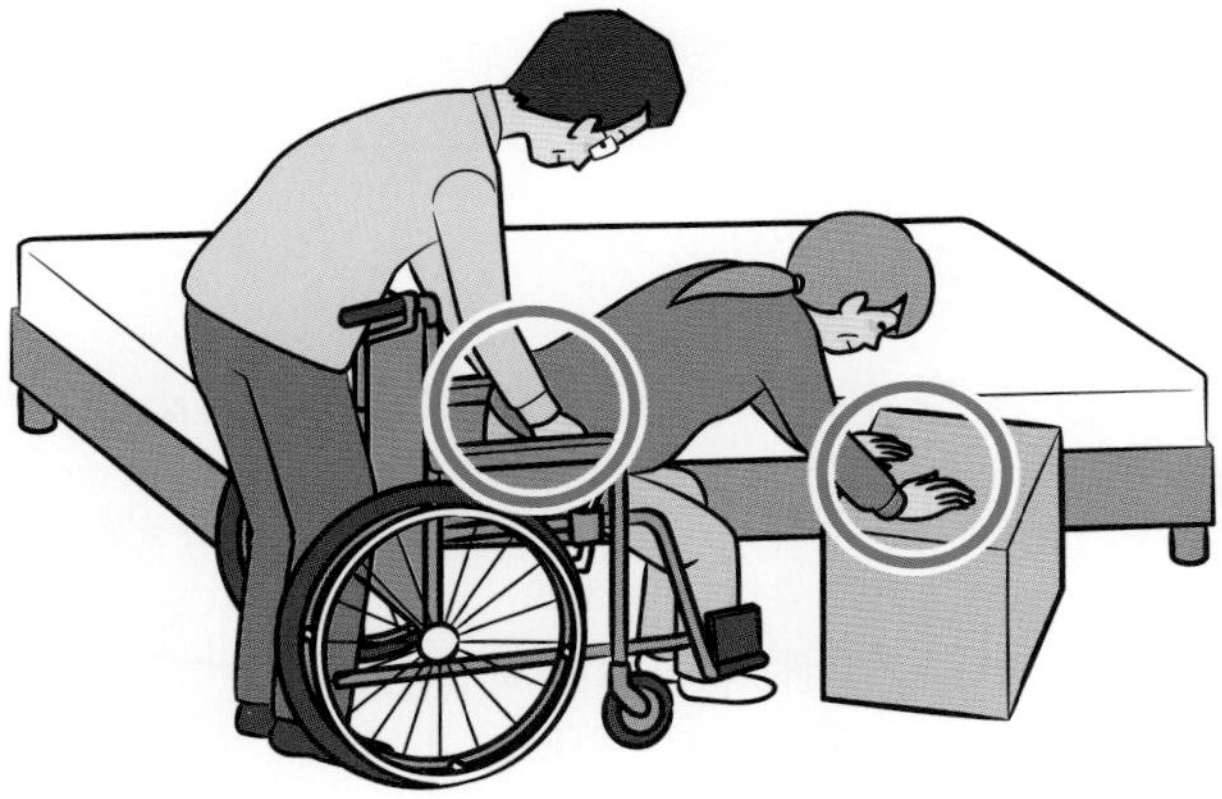

台の代わりに、イスを使う場合

△ イスの背あてを使う

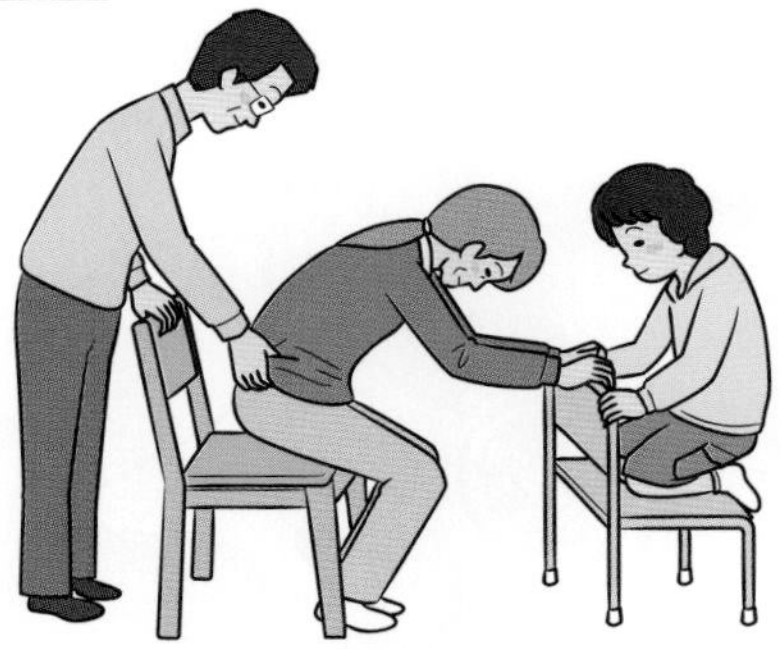

イスのシートが低すぎてこわいときには背あてを使ってもOK。イスが倒れないよう誰かが座っておもしになりましょう。

○ イスのシートを使う

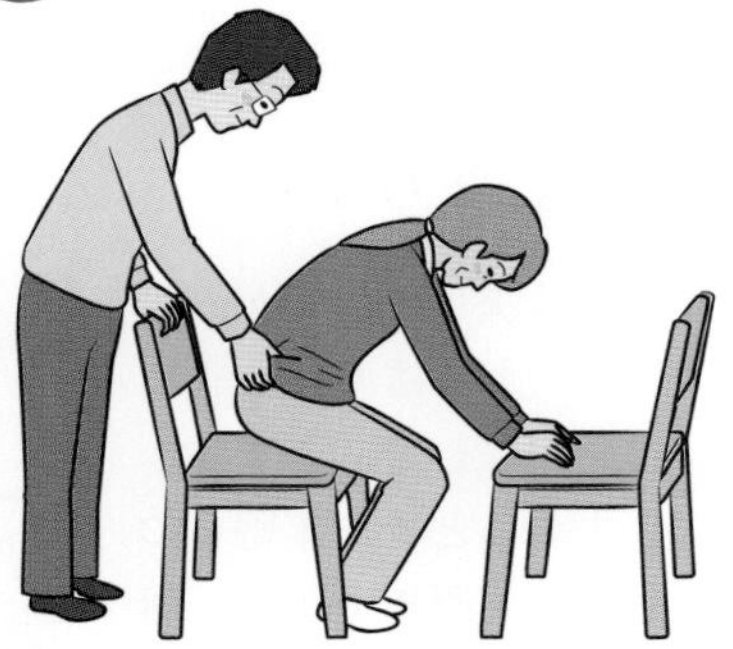

台の代わりに安定のいいイスのシートを使います。少し低いのが難点ですが、手すりも台もないときは便利です。

ベッドから車イスへの移乗介助❷

下半身の完全マヒでなければ自分の体重は支えられます。できないところだけを介助します。

介助のポイントはここ

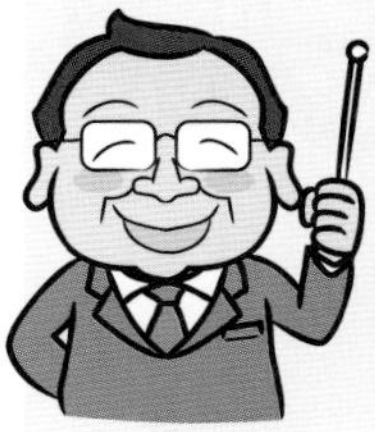

「イスから立ち上がる動作」と「イスに座る動作」に、体の向きを変える動きが加わります。介助が必要な場合でも、前かがみになってもらうことで、力を使わずに楽に移乗することができます。

1 ひざを曲げて、前かがみになる

お年寄りに手を首に回してもらい、介助者はひざを曲げ、片ひざを床につけます。お年寄りの頭を足より前にした前かがみ姿勢に誘導するのがポイントです（P.66参照）。

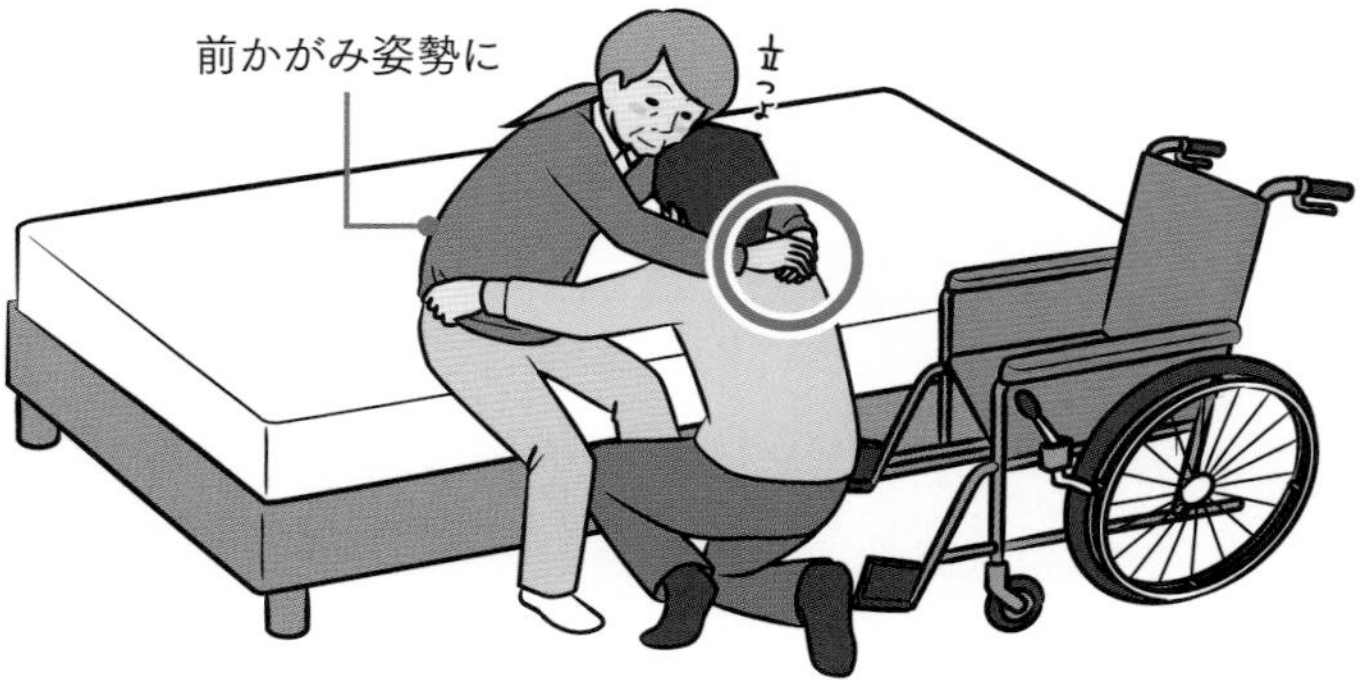

2 ひざを伸ばして立ち上がります

介助者は決して前かがみにならず、上体は直立のままひざを伸ばしていきます。そうすることでお年寄りのお尻は軽く浮き上がり、無理なく立ち上がれます。

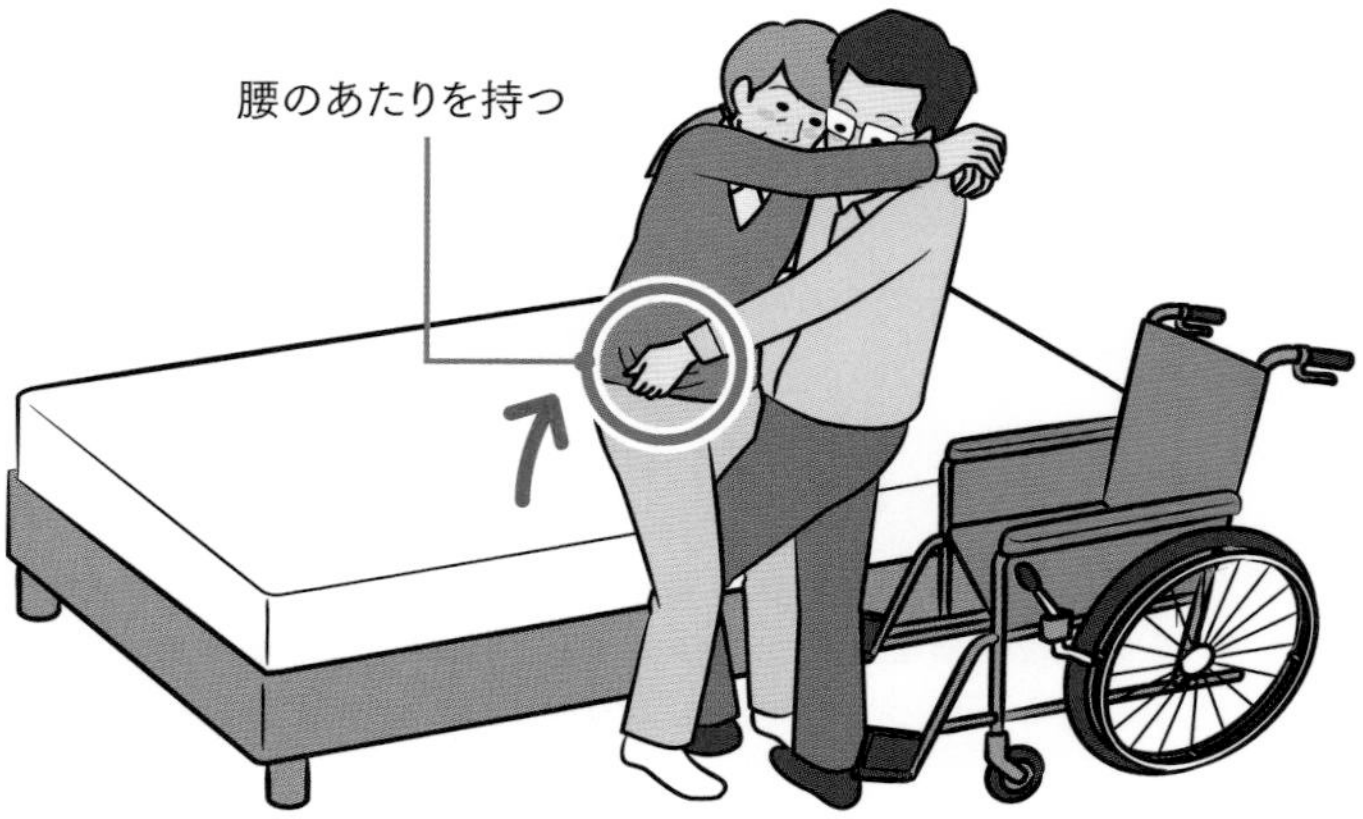

3 体の向きを変える

少しずつ車イスの方へ体を回転させていきます。お年寄りが車イスを背にして立ち上がっていれば体の向きを大きく変える必要はありません。

> **チェック**
> **お年寄りの体を動かそうとするのではなく、安心させるための支えになることが大切です。**

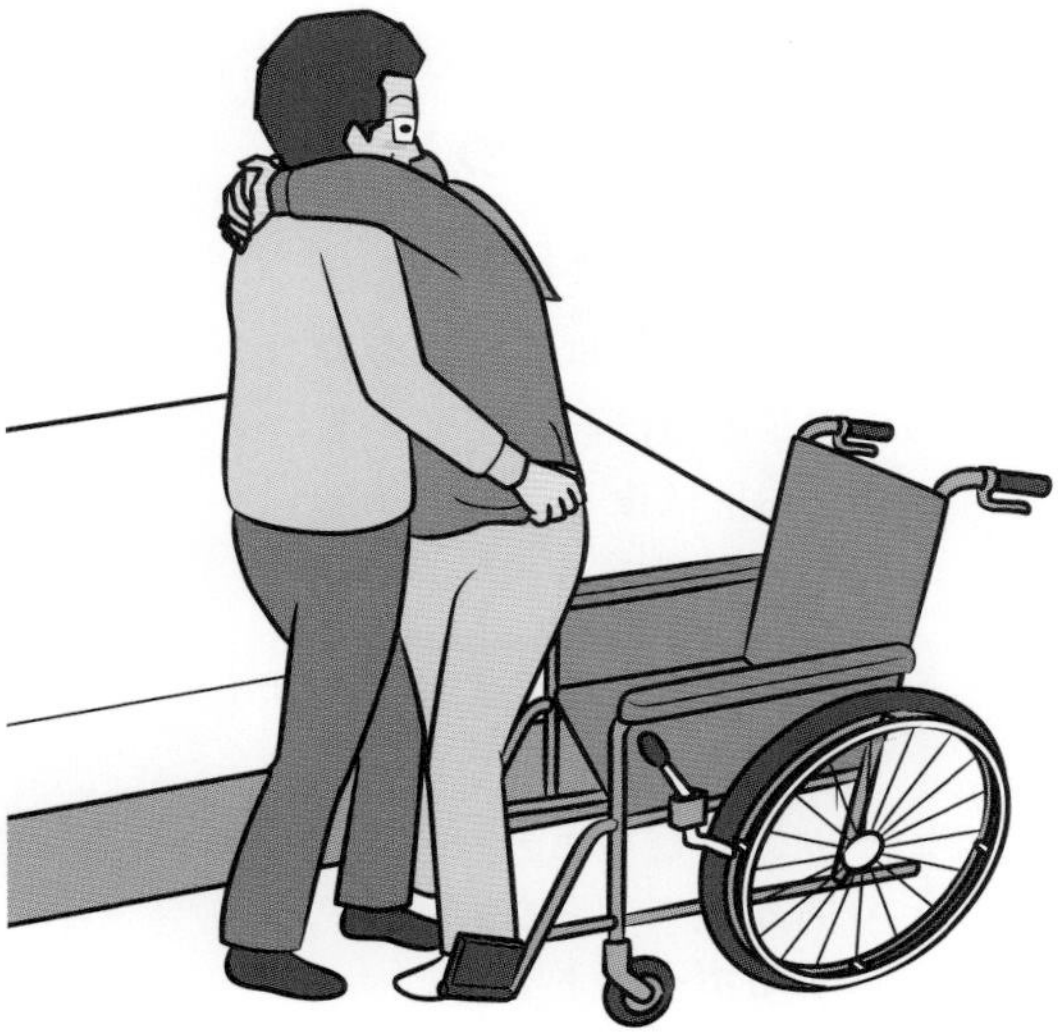

4 ひざをゆっくり曲げていく

介助者は声をかけてから上体は直立のまま、ひざを曲げていきます。お年寄りのお尻を下ろそうと思わず、お年寄りが前かがみになれるようにすることがポイントです。

> **チェック**
> **前かがみになればお尻は深く入りますね。**

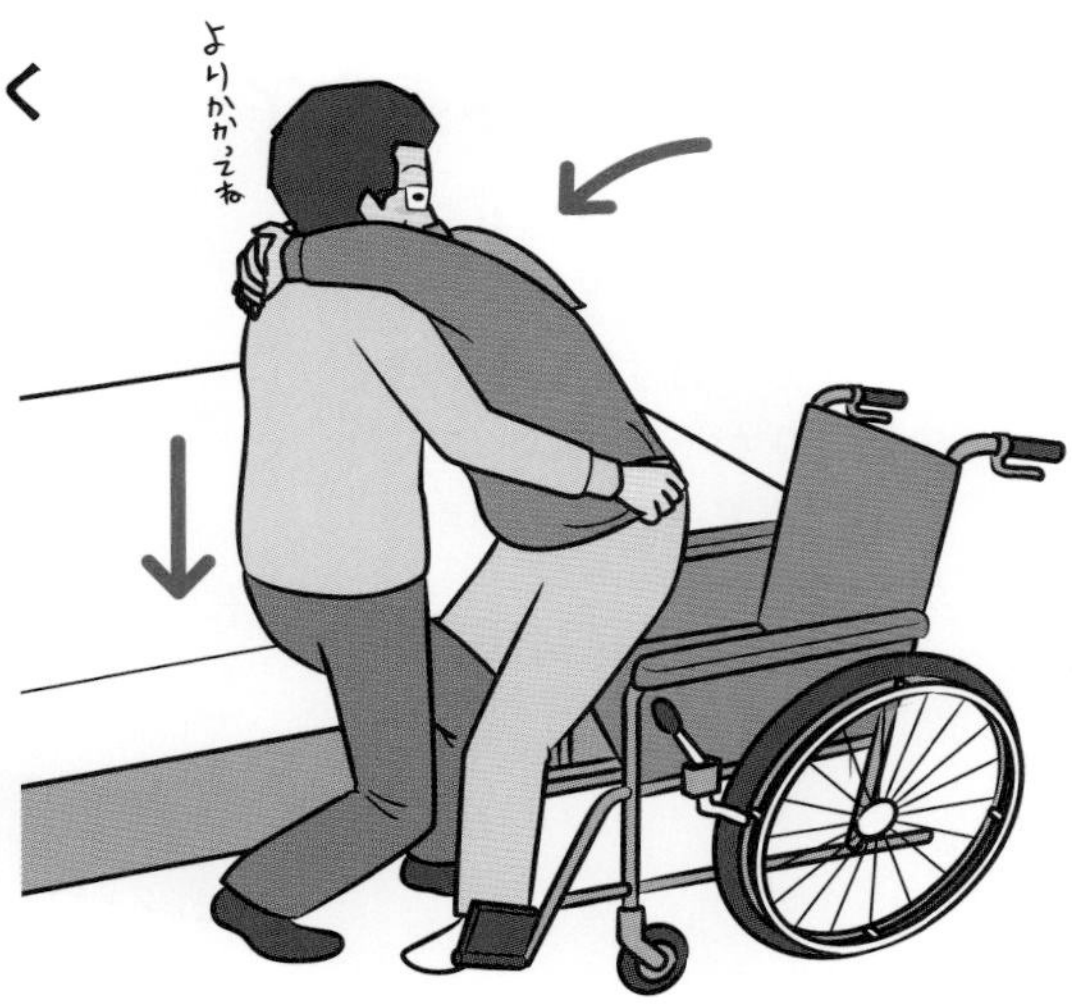

5 ひざをさらに深く曲げる

お年寄りの頭が下がってきて、立ち上がりの曲線(P.65参照)の動きの逆をたどっていくことになります。この生理学的曲線が大事なのです。

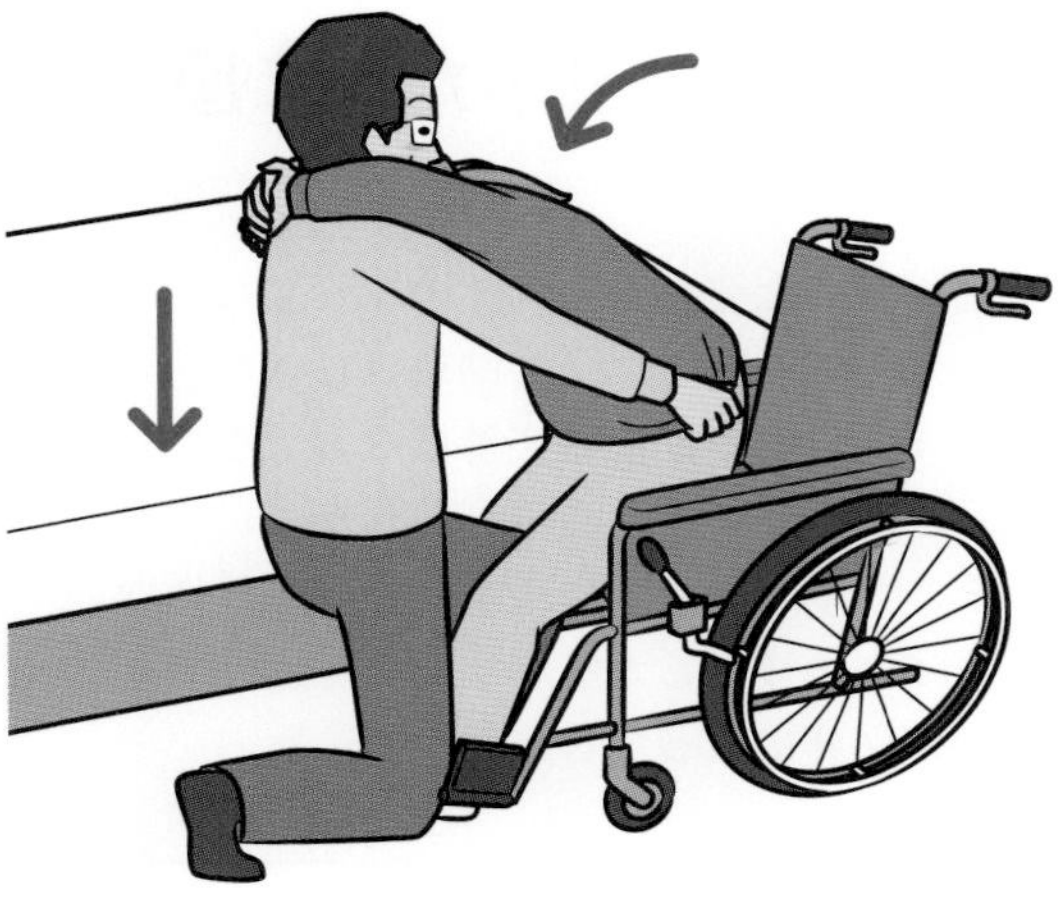

次ページへ続く

6 片ひざを床につける

介助者は片ひざを床につけます。このとき体は直立なのでお年寄りの頭は前に出て、そのぶんお尻は車イスのシートに深く入ります。

チェック

お年寄りがしっかりと前かがみになることが、座り方が浅くならないようにするポイントです。

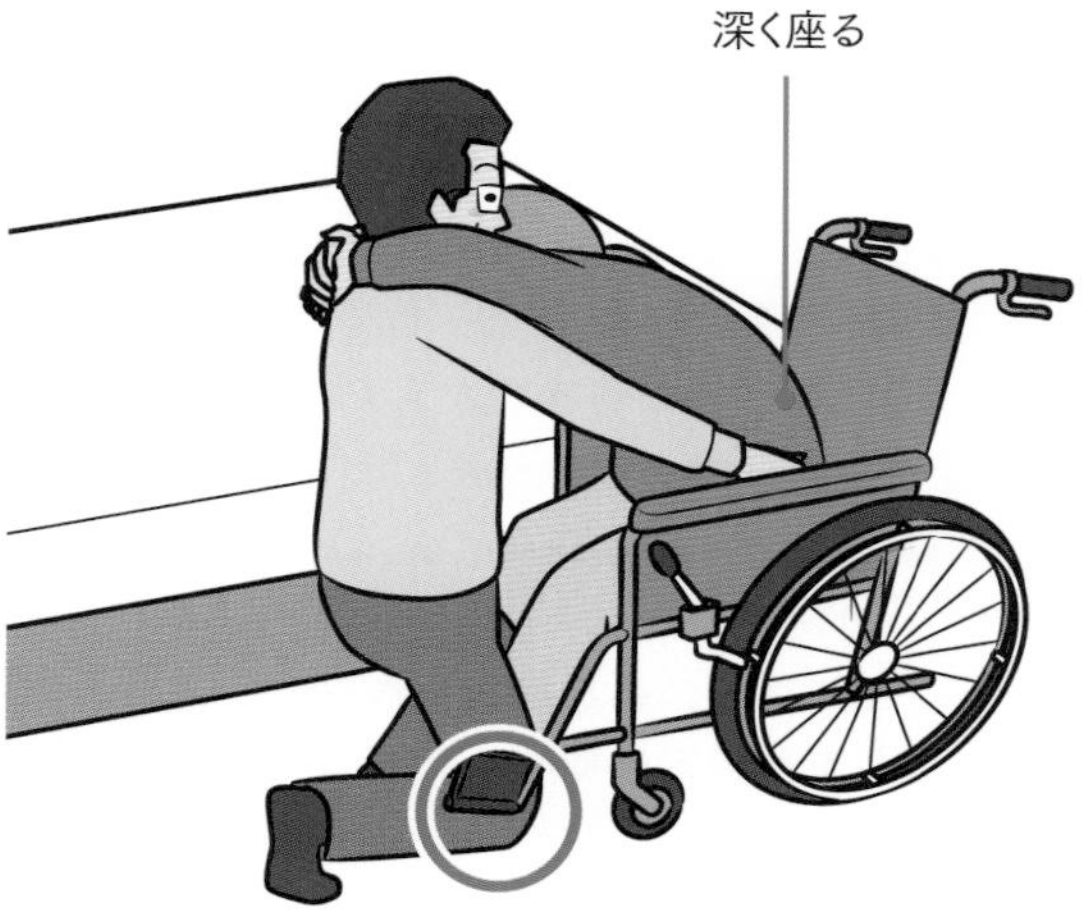

7 姿勢を整えて移乗完了

最後に姿勢を整えてもらえば移乗動作は完了です。介助者は力を貸すというより、お年寄りが不安にならないようにサポートする心がけが大切です。

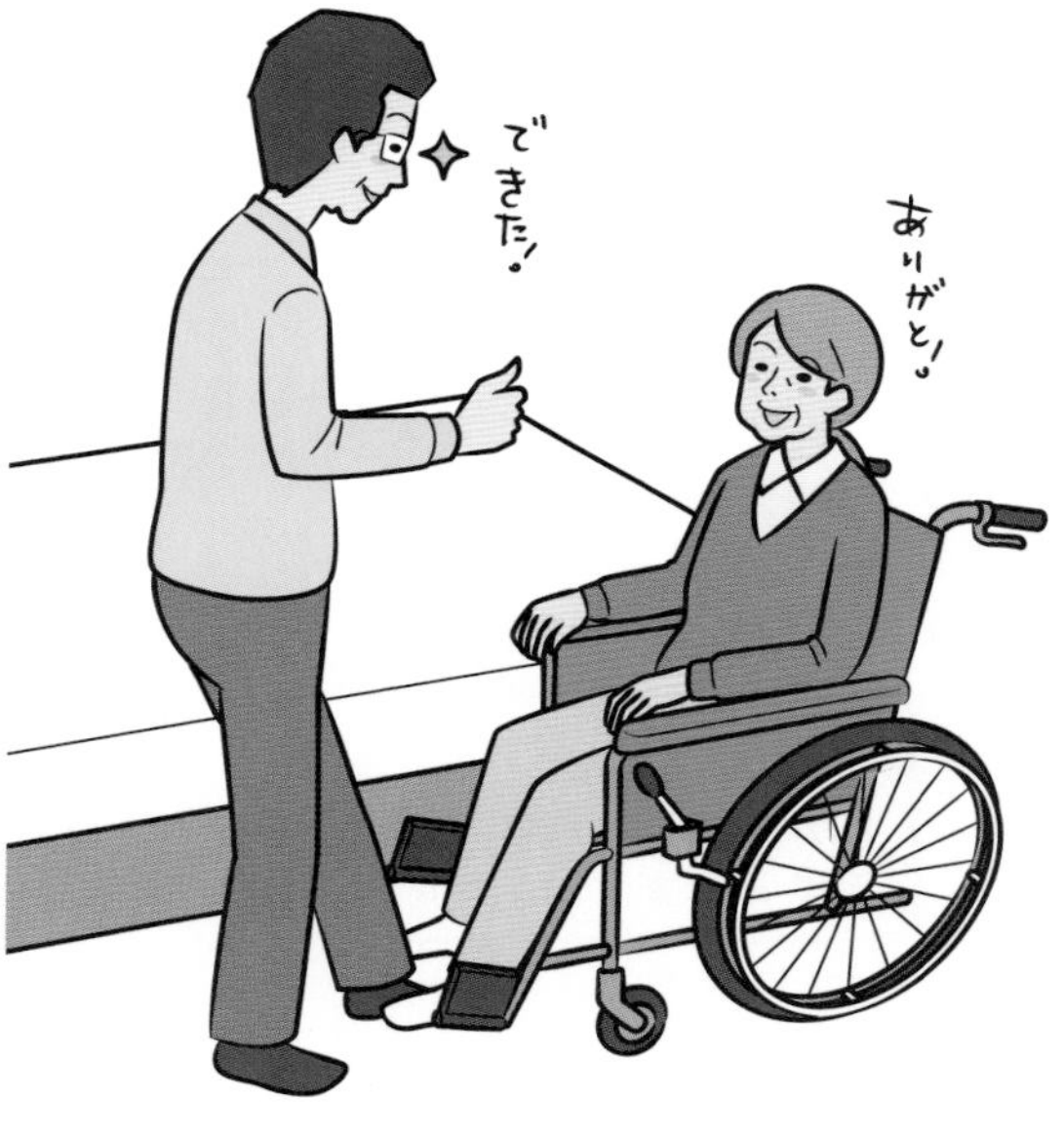

これも勘違い

✕ 介助者が立ったまま座らせるのはNG

介助者が立った姿勢から、そのまま座らせようとしないでください。介助者はひざを曲げて、必ずお年寄りが前傾姿勢になるようにしてから、座らせてください。前かがみにならないと、介助するときに余計な力が必要になるし、イスに浅くしか座れないので座り直しの介助が必要になってしまいます。

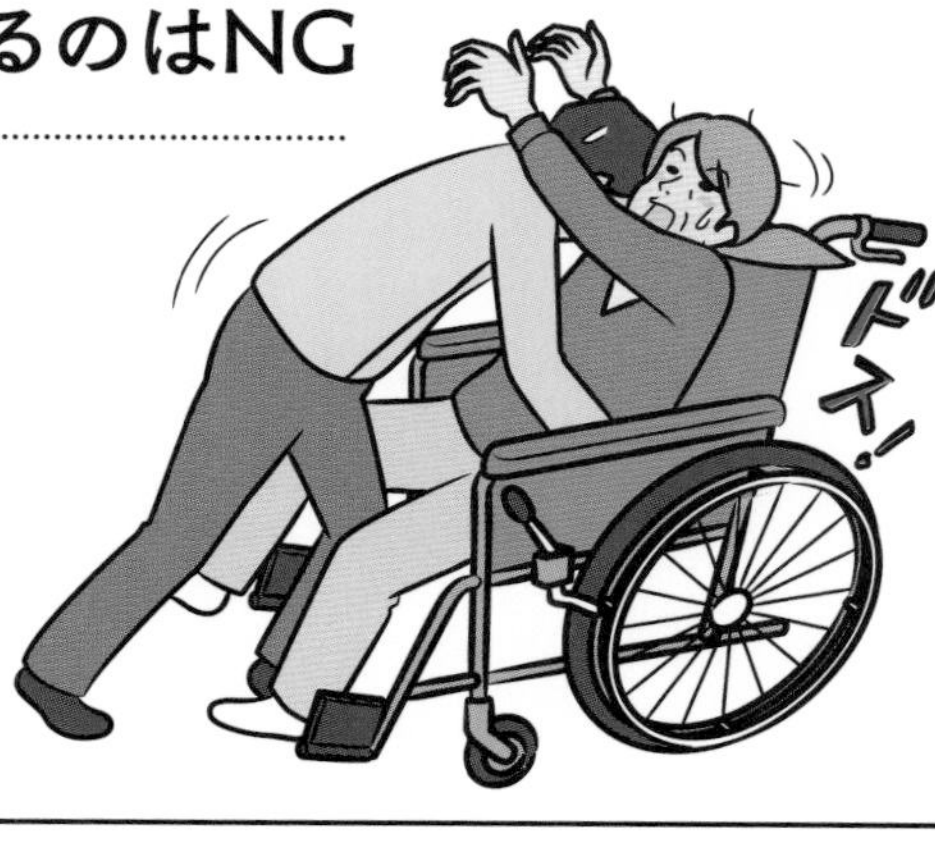

イスに座り直す介助のやり方

1 お尻がずり落ちた「ズッコケ座り」は苦痛

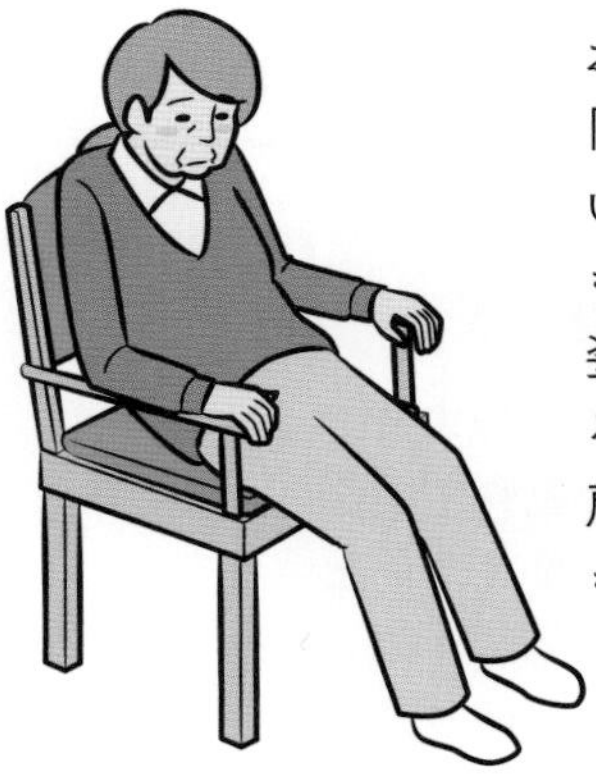

お尻が前にずり落ちた「ズッコケ座り」は苦しいし、床ずれの原因にもなります。ただし、姿勢を直そうとして後ろから引き上げないで。肩を痛めてしまうこともあります。

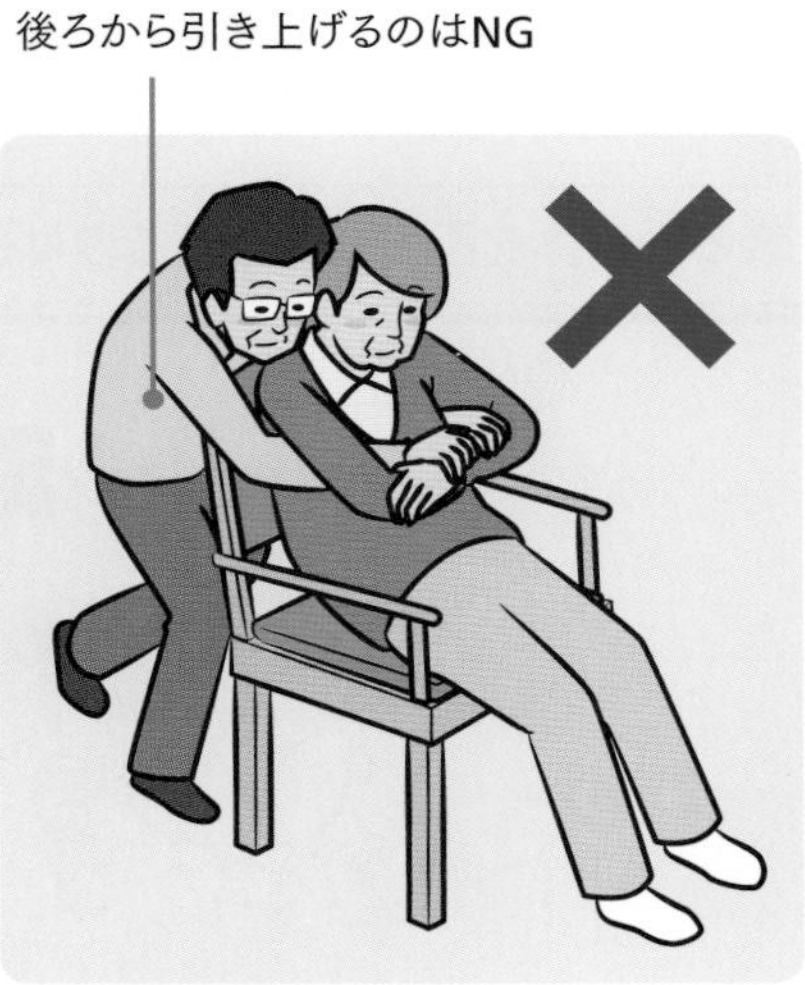

2 足を引き、両手を台につける

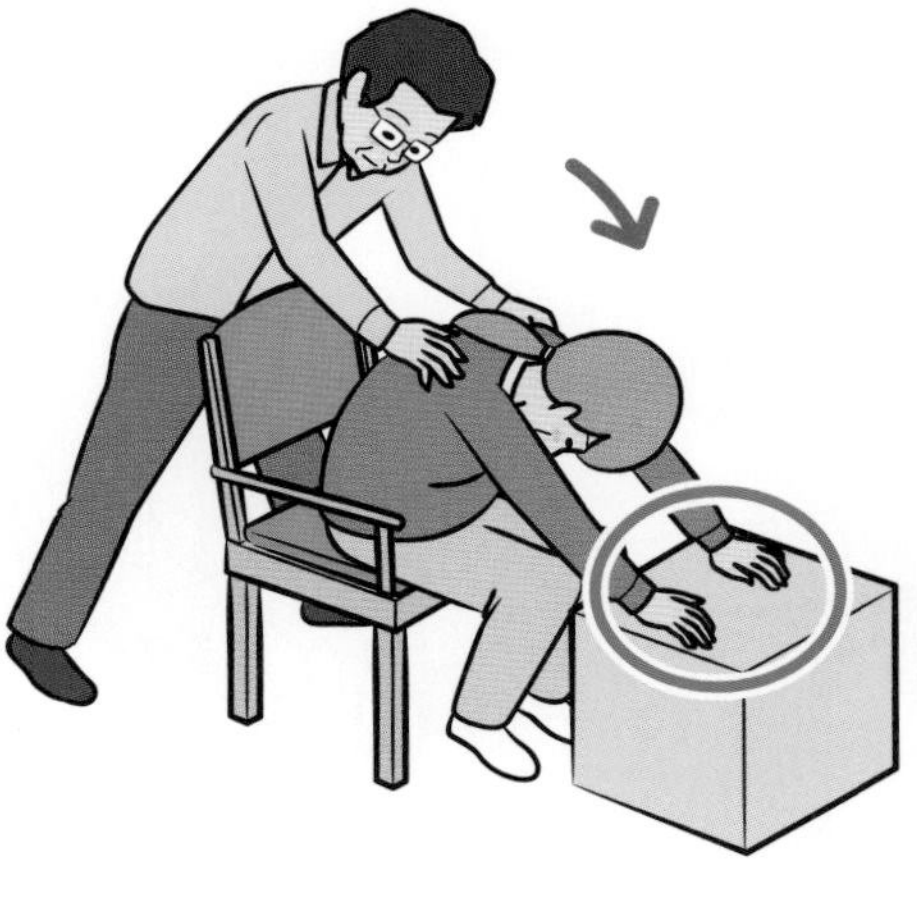

両足を引いて前かがみになり、台の上に両手をついてもらいます。車イスの場合は、足をフットレストから床に下ろして、両足を引きましょう。

チェック
介助者はお年寄りの背中を軽く押して、前かがみになれるよう誘導します。

3 お尻を浮かせて後ろに引く

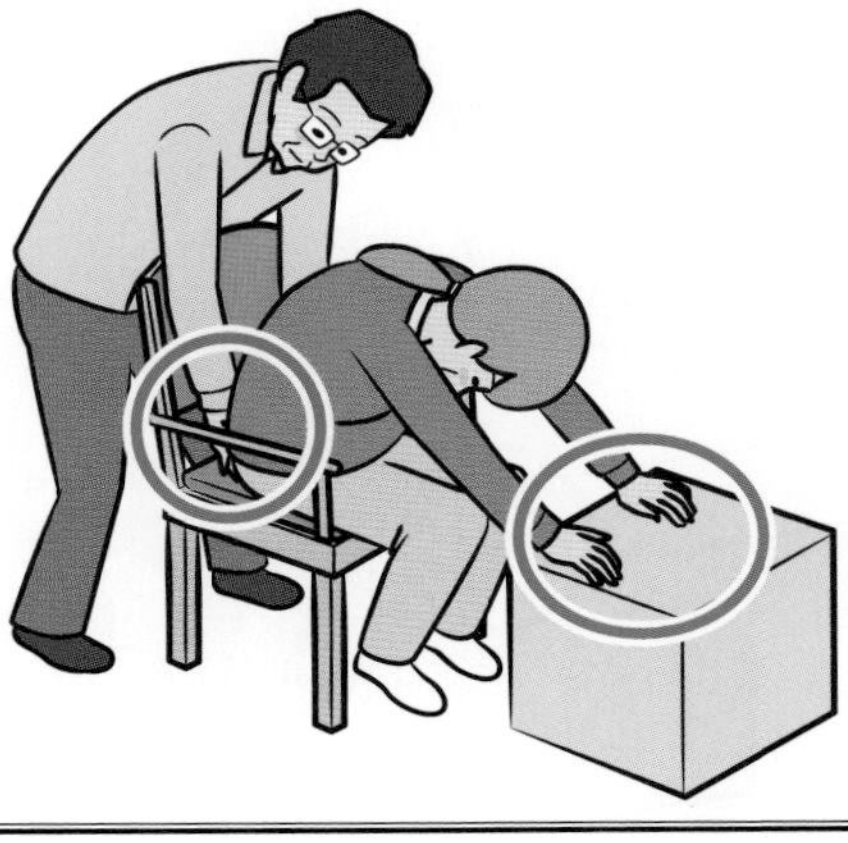

お年寄りが台に両手をついた体勢は、お尻に体重がかかっていない状態です。介助者は両手でお年寄りのお尻をはさんで少し浮かせて後ろに引いてください。このとき、力は必要ありません。

座った姿勢のまま横に移動する方法

後ろから体を引っ張り上げるのは腰痛の原因に……。ポイントは体の前後バランスです。

介助のポイントはここ

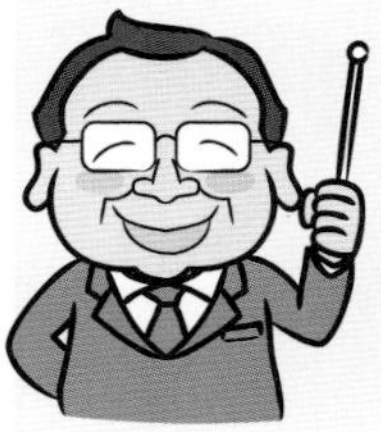

立てない人が、座った姿勢のままで横に移動するのは難しい動作です。でもベッドで座る位置を変えたいとき、浴室での洗い台から湯船へのアプローチなど、生活でよく使う動作ですので、コツを覚えましょう。

1 体を密着して座る

介助者はお年寄りが移動したい側の反対に並んで座ります。台は、お年寄りが手を置いたときに頭が足より前に出る位置に置きます。

チェック

横に移動するときに、お年寄りを後ろから引き上げるのはNGです。

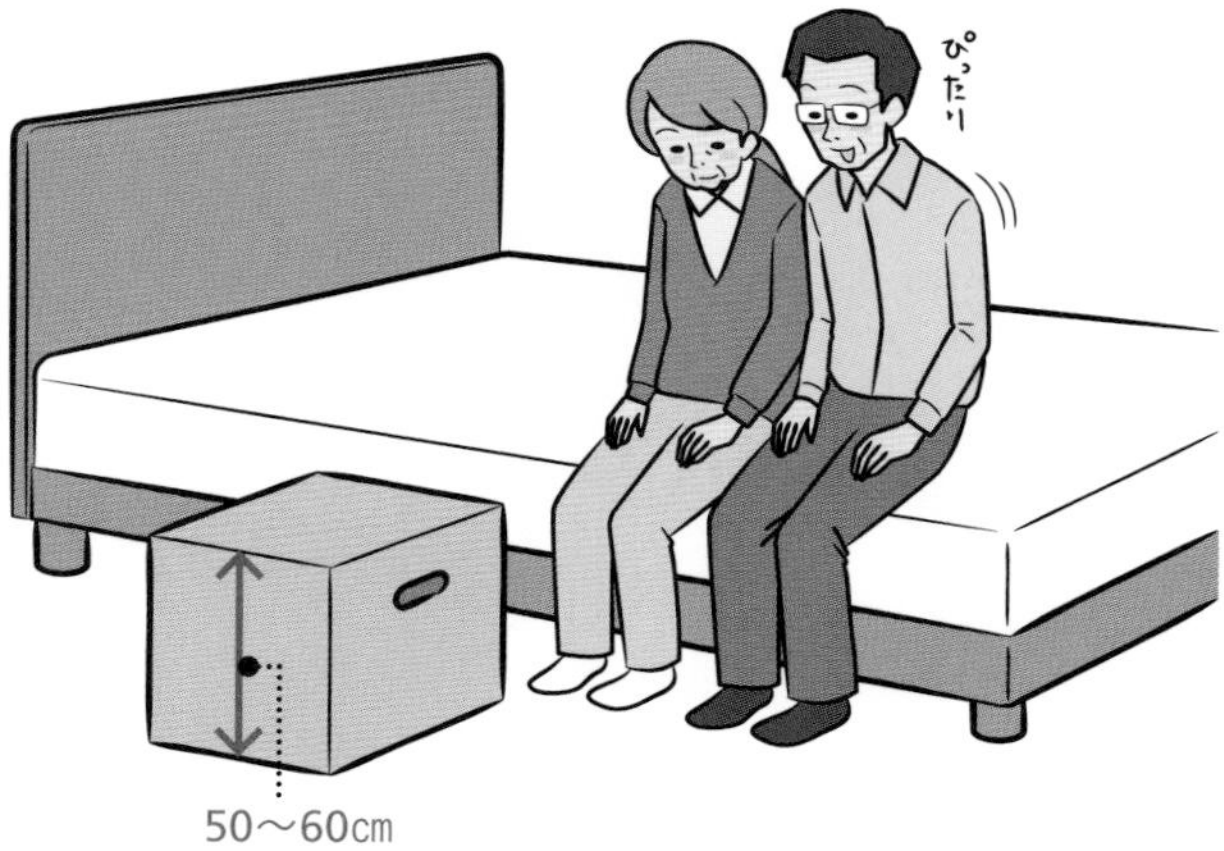

2 手と腰でお年寄りをはさむ

お年寄りが両手を台の上にのせるタイミングに合わせて、介助者は手を後ろから回してお年寄りの腰に当て、自分の腰とではさみます。

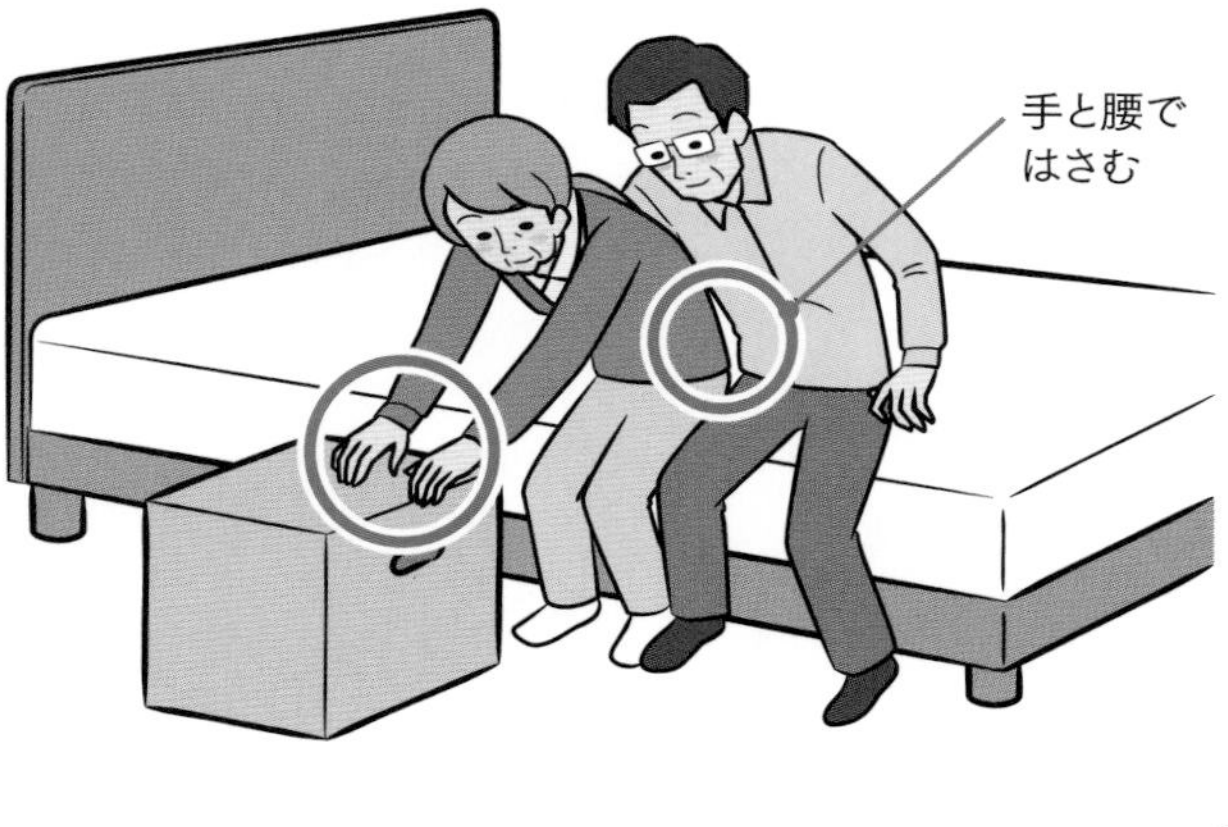

3 一緒に前かがみになりお尻を上げていく

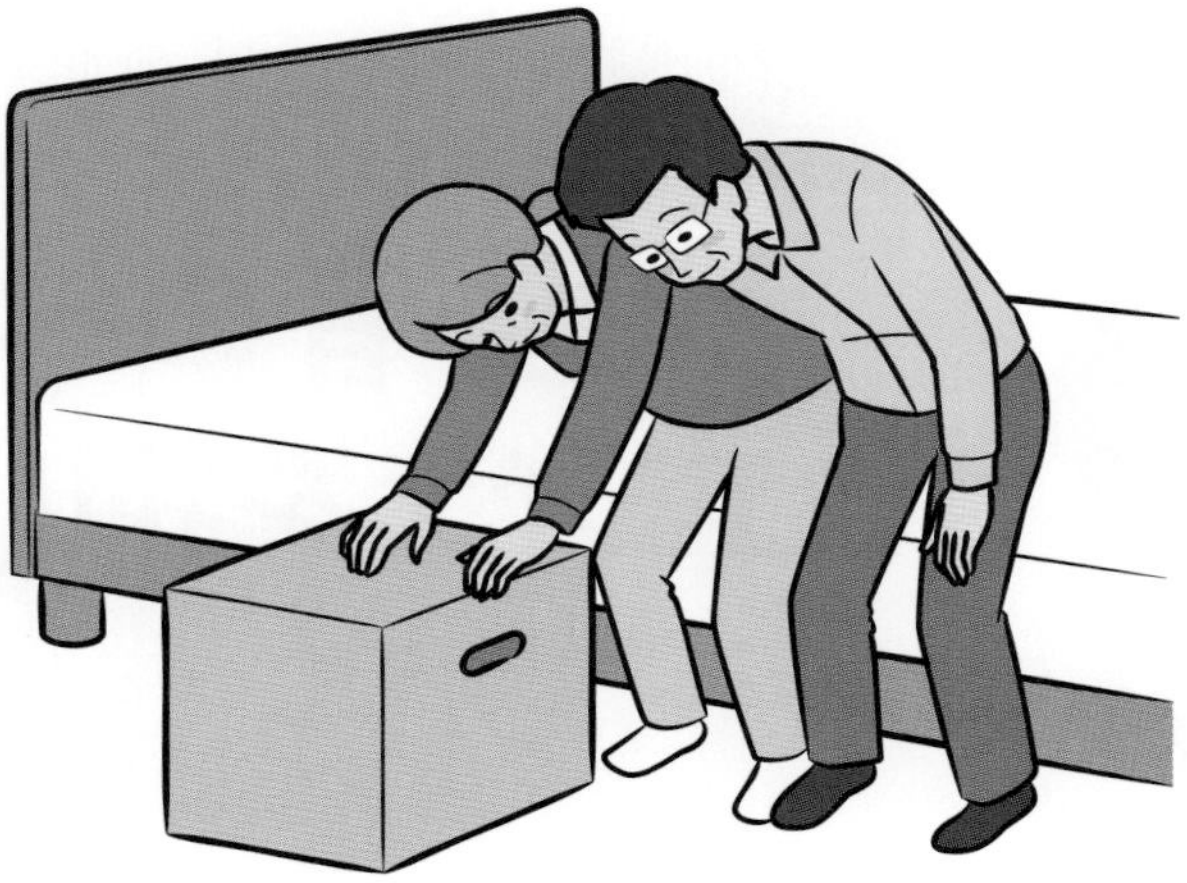

一緒に前かがみになりながら、お尻を上げます。頭とお尻で前後バランスがとれているので難なく上がるでしょう。介助者とお年寄りが密着しているので安定感があり、後ろから体を抱えたときの不安定さとは大違いです。

4 お尻で押して横移動

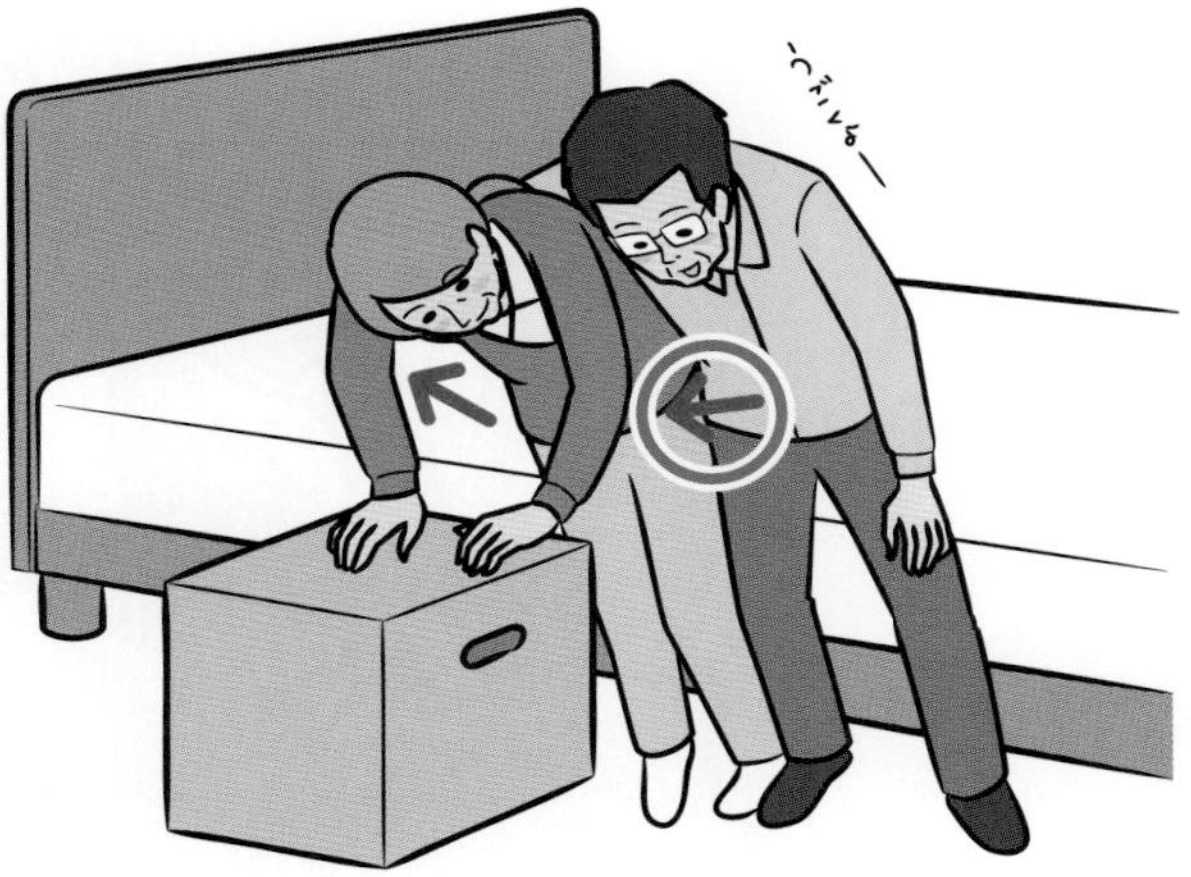

お尻を上げるのと同時に、介助者のお尻でお年寄りを押します。密着した一心同体の動きなので、こわくないし、スキンシップにもなります。

チェック

前かがみになってお尻が浮いた瞬間をねらって横に押すのがポイントです。

5 お年寄りを支え、お尻をゆっくり下ろす

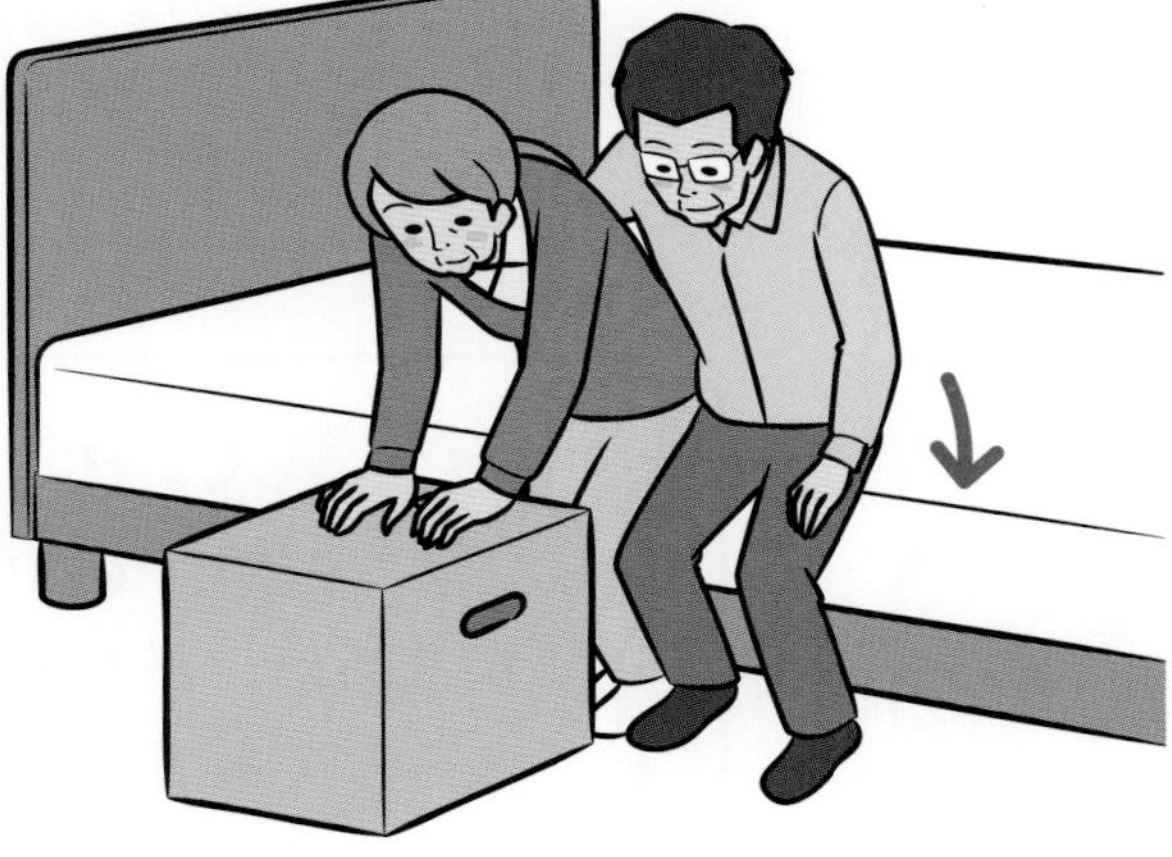

お尻をゆっくり下ろし、足をそろえます。横移動の幅が足りない時には、台の位置を変えて、もう一度繰り返してください。

車イス
介助の勘違い

×介助者のペースで車イスを押していませんか？

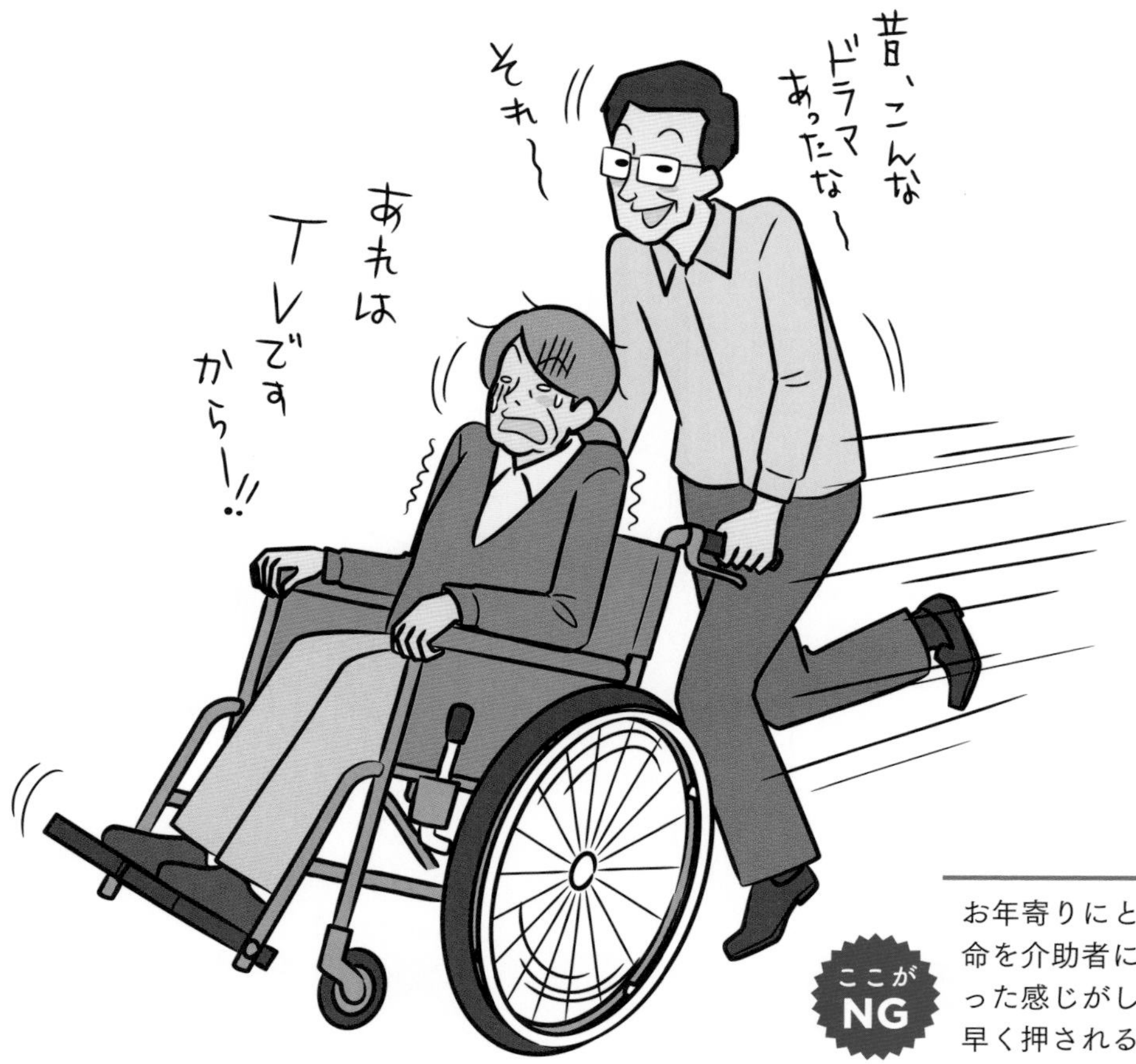

ここがNG

お年寄りにとっては、運命を介助者に任せてしまった感じがして不安です。早く押されるほど恐怖心も増していきます。

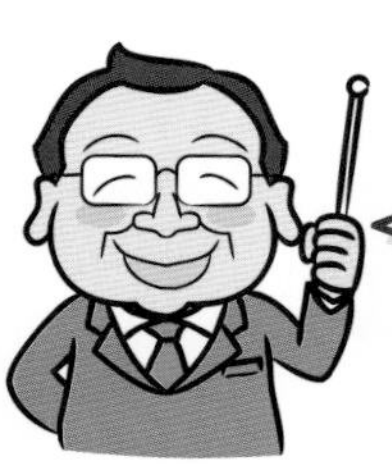

車イス体験で、介助される側の立場を知ろう！

車イスはただ押してあげればいいと思っていませんか？介助する前に、あなた自身が車イスに座って誰かに押してもらってみてください。不安でしかたないはずです。車イス介助にはお年寄りへの気配りが必要です。

車イス介助の基本動作

前に進むとき

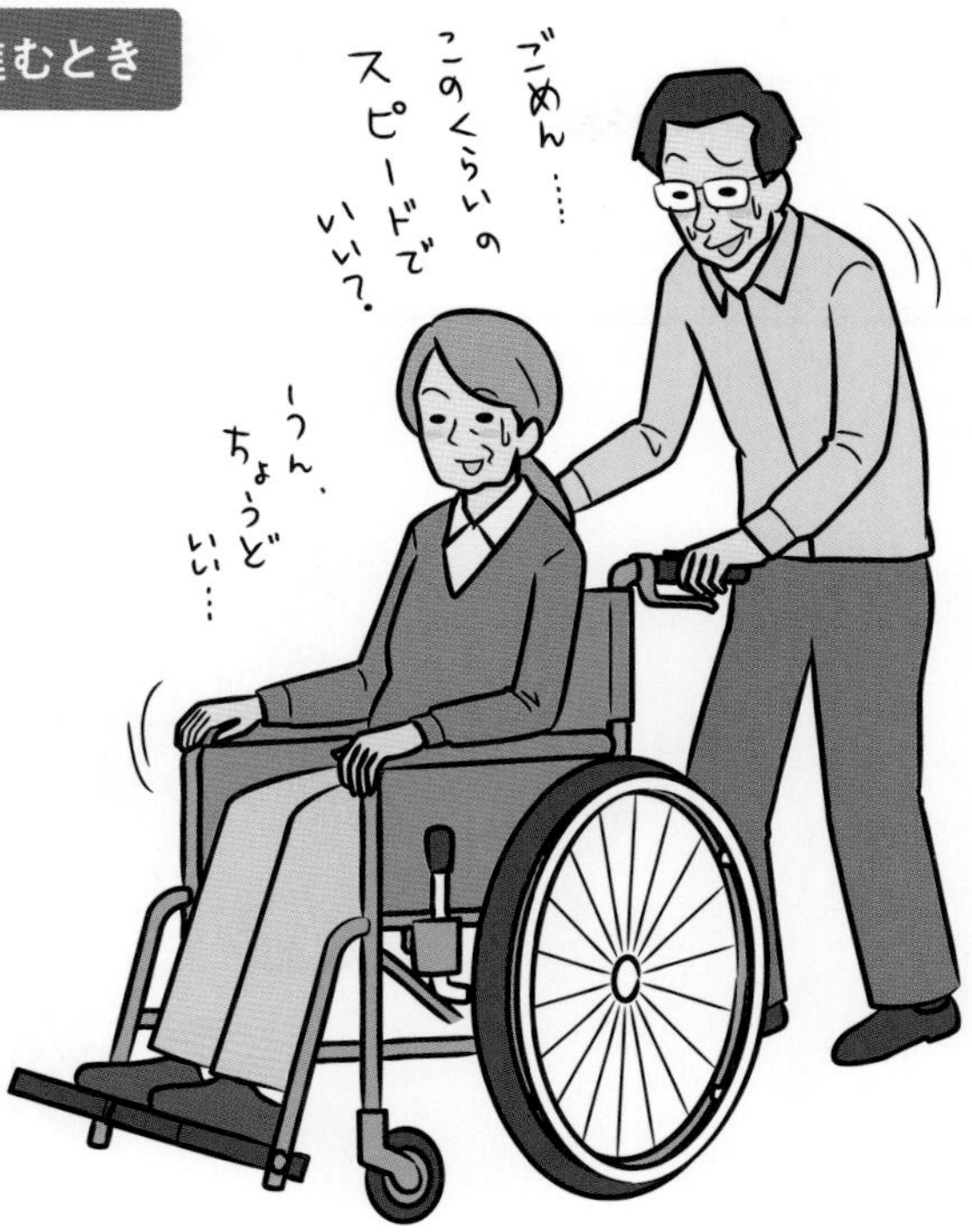

✓チェック

車イスでの介助をすることになったら、一度「車イス体験」をしておきましょう。車イスに乗る人の気持ちがよくわかります。

車イスを押すスピードはお年寄りが歩くときの速さが基本。動き始め、止まるとき、曲がるときには必ず声をかけましょう。

坂道を下るとき

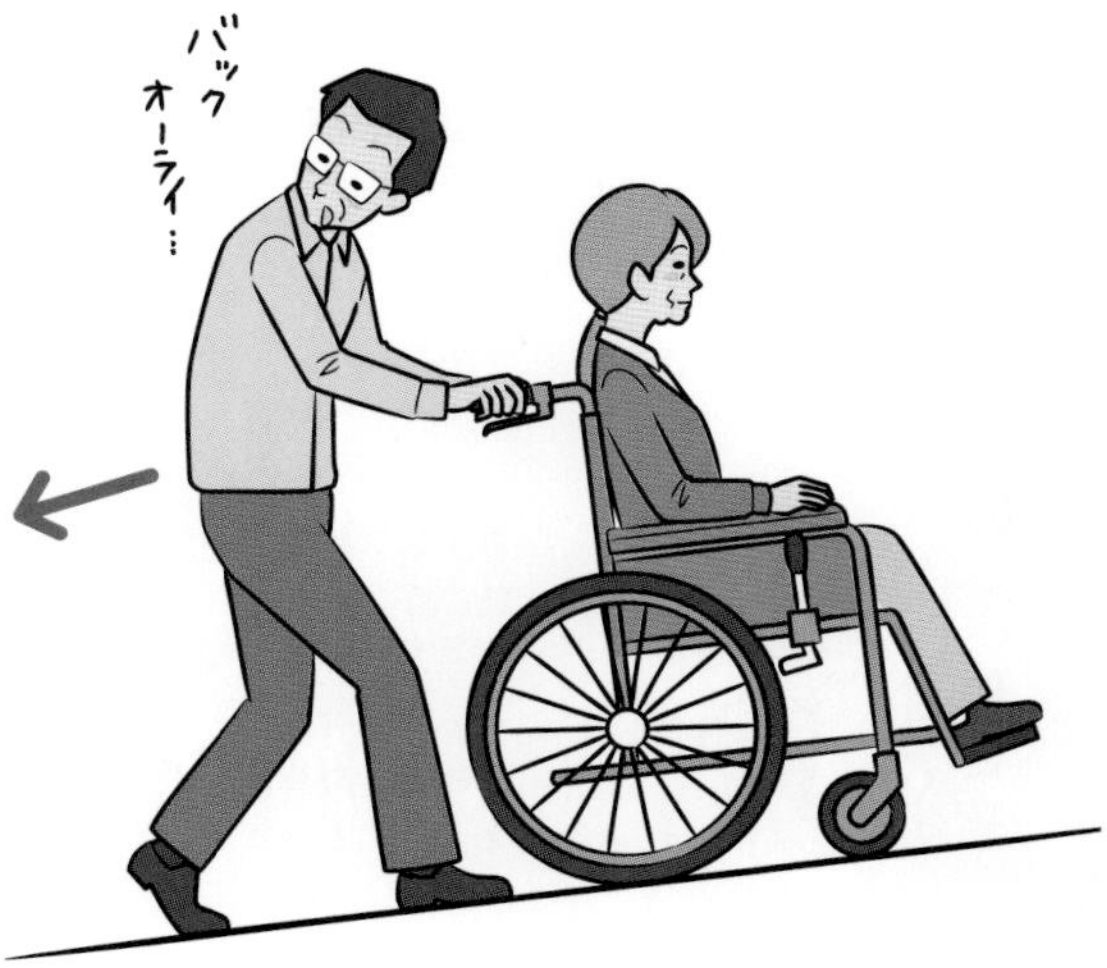

バランスを安定させるため、後ろ向きに下るのが原則です。ブレーキをかけるつもりでゆっくり下りましょう。

坂道を上がるとき

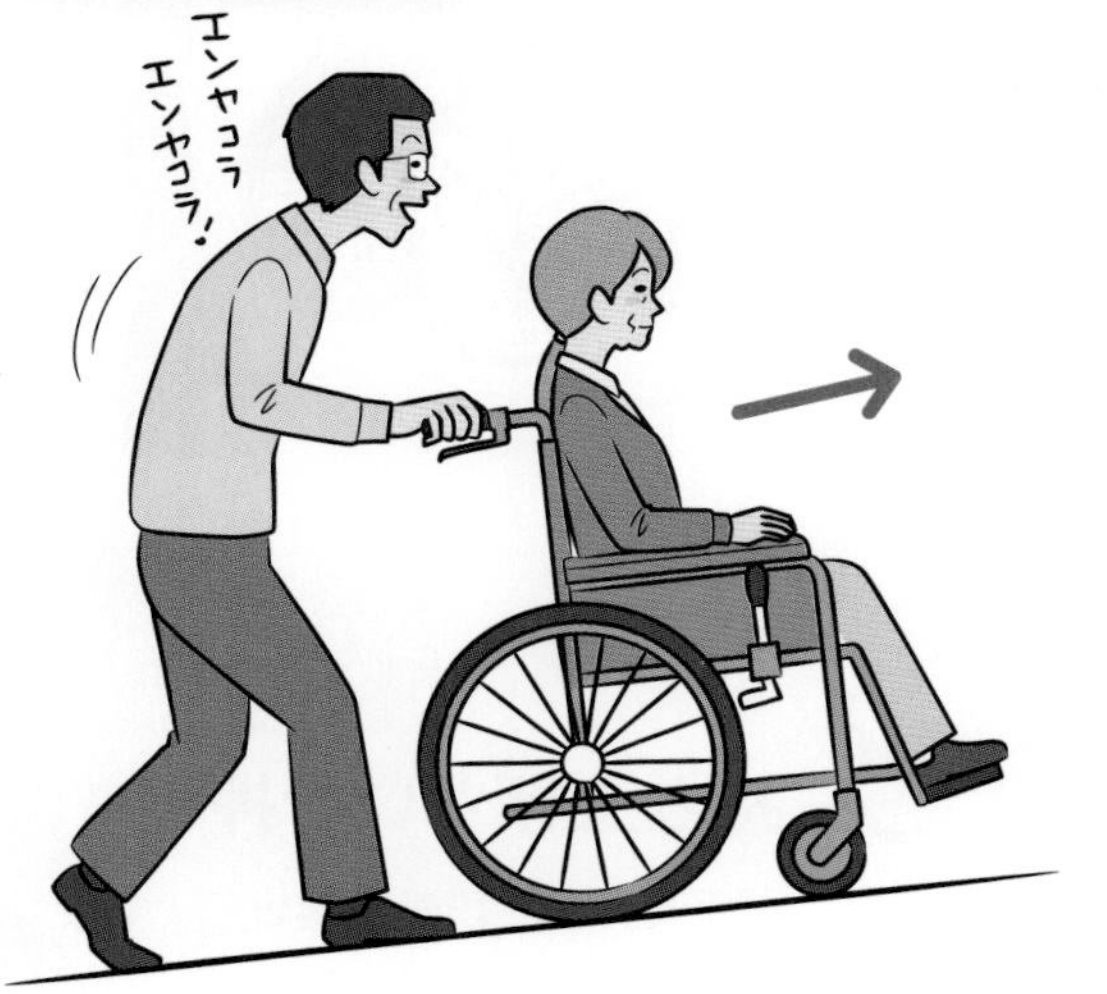

わずかな傾斜でも力がかなり必要です。「老《ろう》老《ろう》介《かい》護《ご》」では大変ですよね。若い人でも慎重に、決して手を離さないで。

車イスで段差を上がる&下りる方法

高さ20㎝ぐらいの段差なら、車イスで越えることができます。操作のコツを覚えましょう。

段差を上がる

1 前輪を浮かします

車イスの後ろに2本突き出したティッピングバー（P.132参照）を片足で押し、両手で車イスを引くと前輪が浮きます。その前輪を段に上げます。

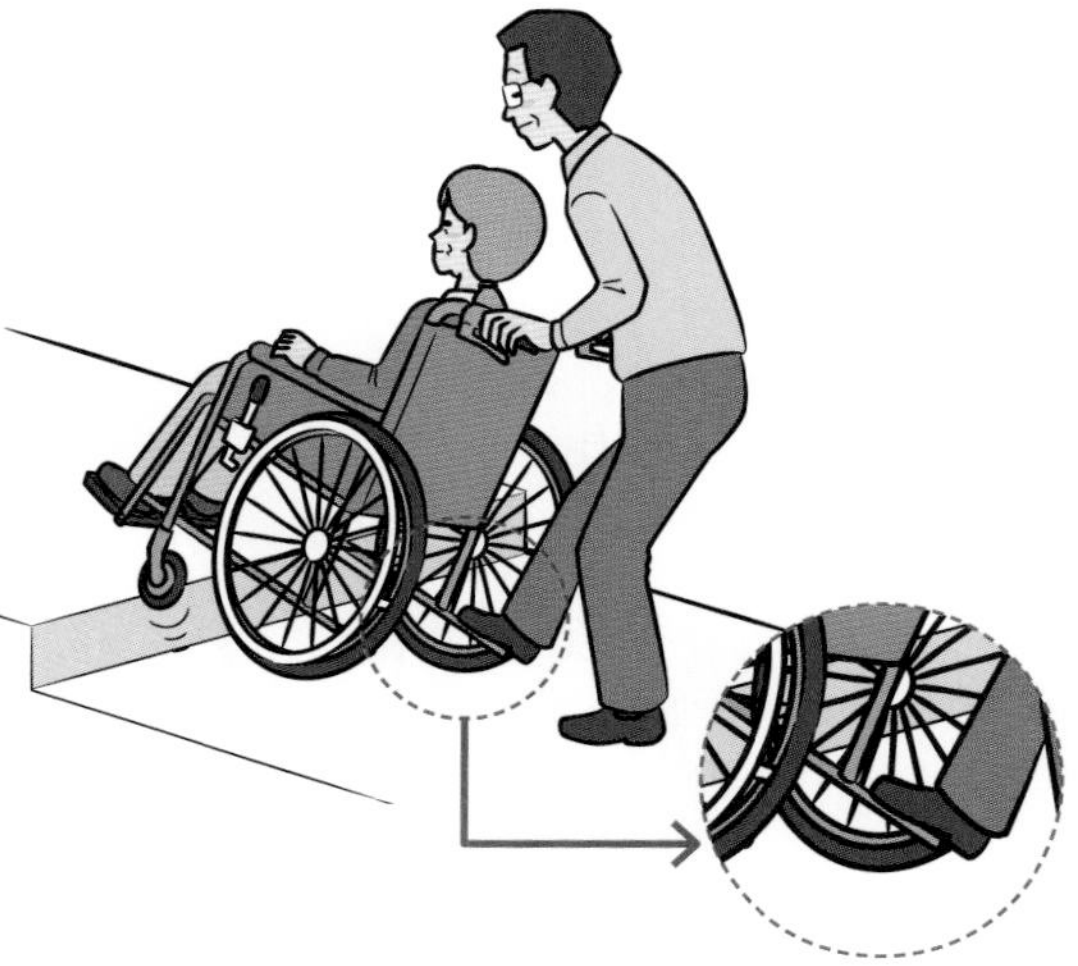

チェック

前輪が段にしっかりのったことを確認しましょう。

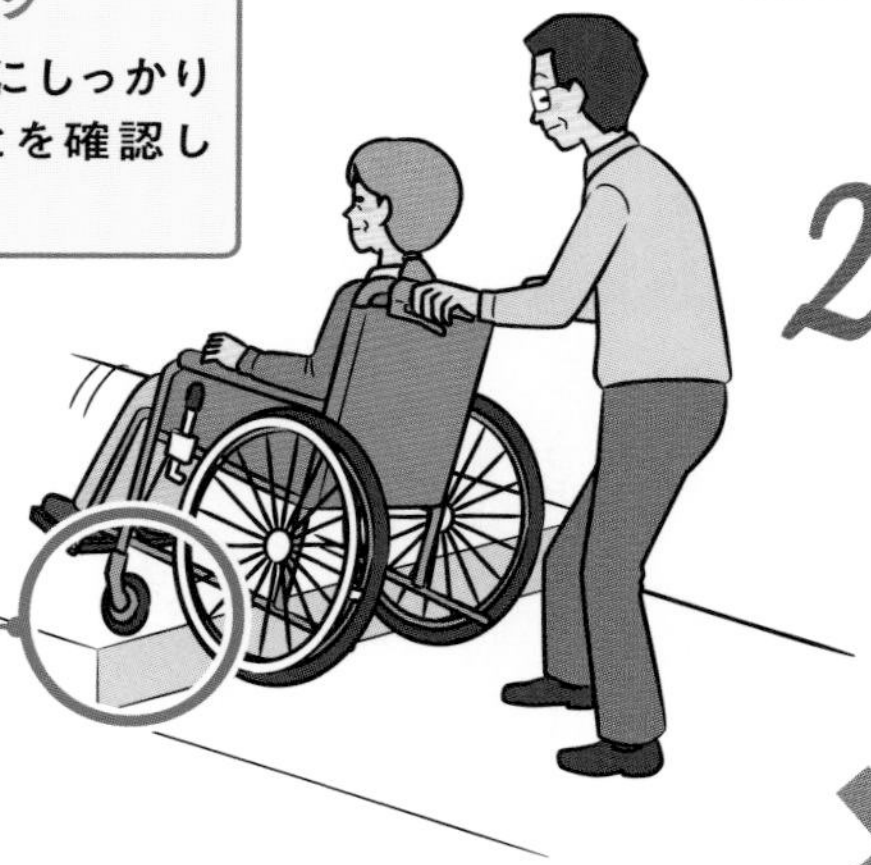

2 後輪を段差に押しつけます

力任せに後輪を浮かせようとして持ち上げてはいけません。段差に後輪をぴったり押しつけたまま、前に進むのがポイントです。

3 持ち上げないで押す

両手で押すと段差の角とタイヤの一点を接点にして後輪が上がってきます。

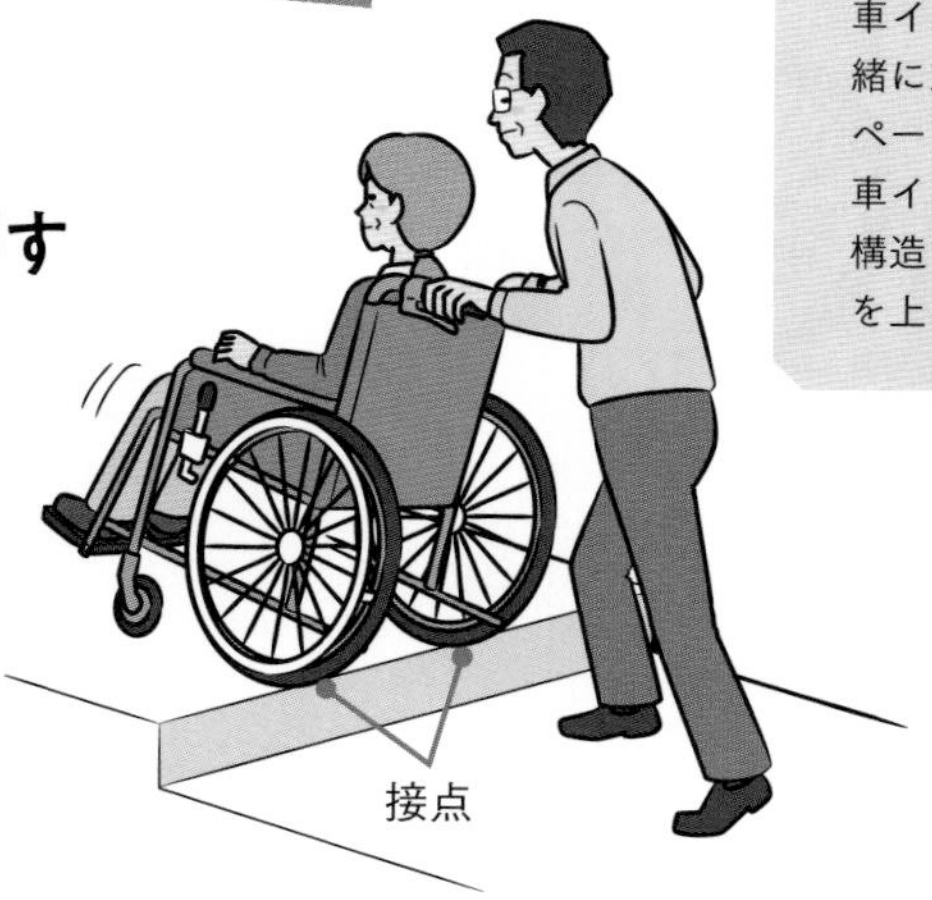

車イス用階段

車イス1台と介助者が一緒に立てるよう一段のスペースがタテに長い階段。車イスの特性を生かした構造で、力を使わずに段を上ることができます。

段差を下りる

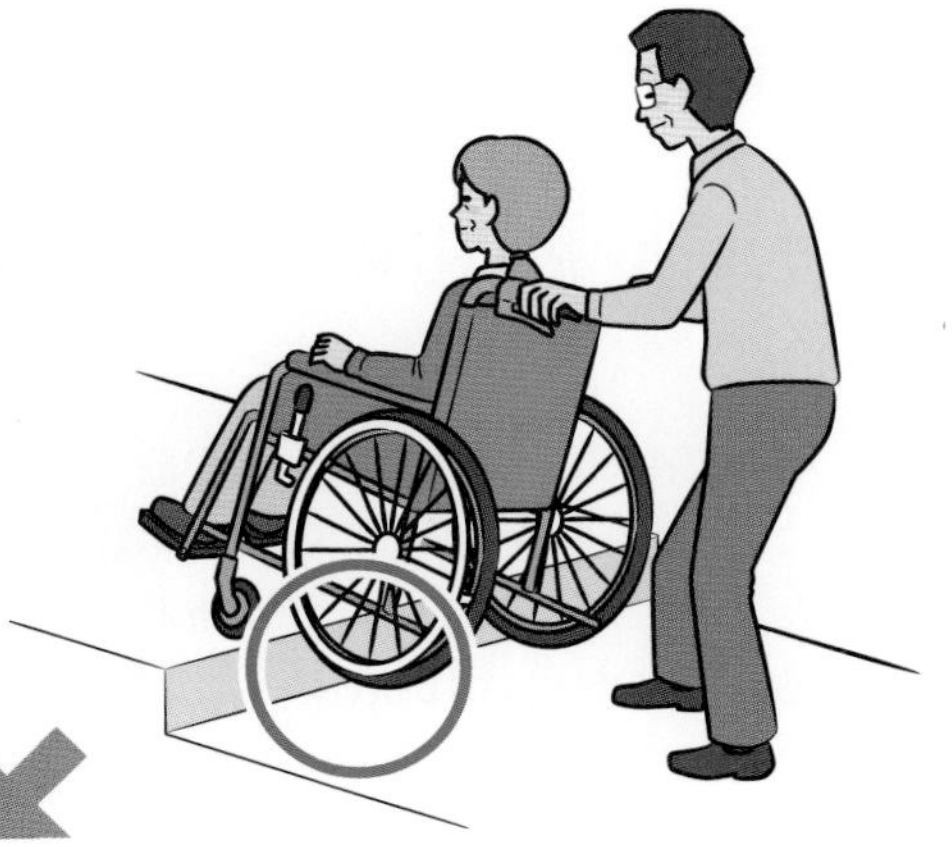

1 後輪を段差の角に押しつける

力任せに持ち上げないで、後輪を段差の角に密着させたまま後退します。

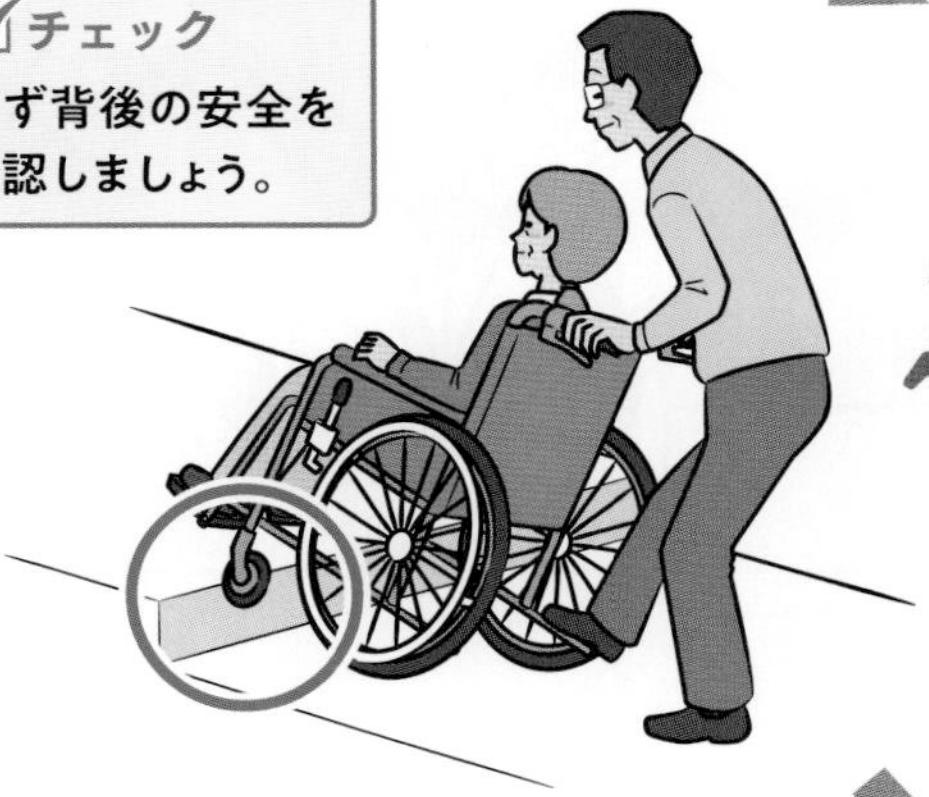

チェック
必ず背後の安全を確認しましょう。

2 ティッピングバーを踏んで前輪を上げる

後輪が床についたら少し後ろに引き、前輪を軽く上げます。

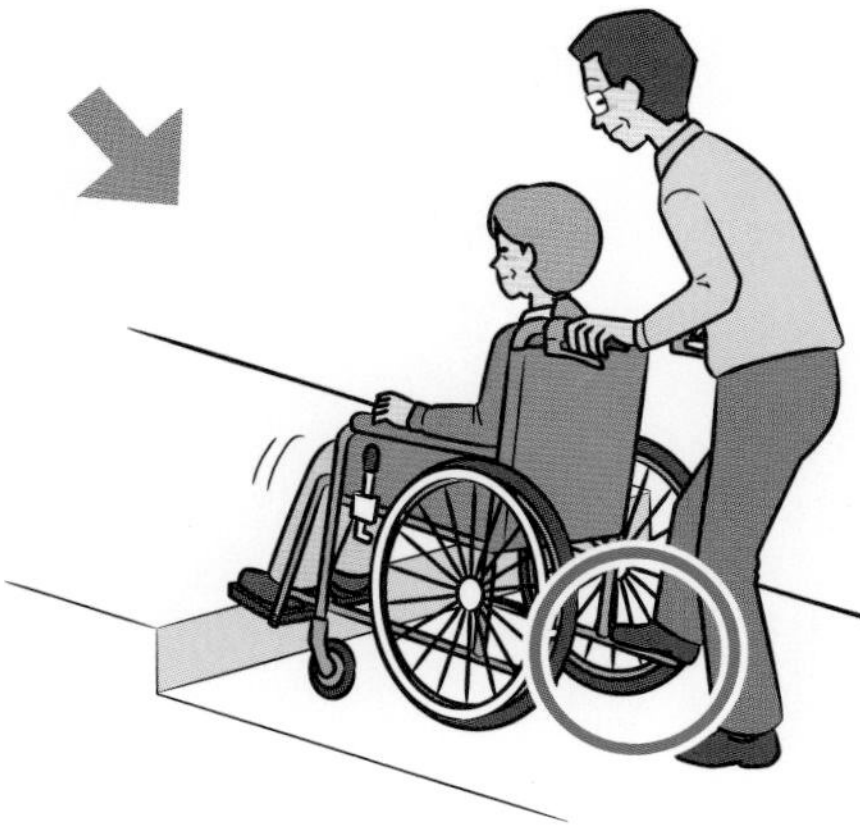

3 ブレーキをかけて前輪を着地させる

このとき、前輪をドンと落とさないよう、片足でティッピングバーを踏んでブレーキをかけてください。

スロープより安全な車イス用階段

バリアフリーといっても、車イスで角度の大きいスロープを上り下りするのは力がいります。かといって、スロープの角度を小さくすると、車イスを押す距離が長くなるので介助も大変です。

意外と使いやすいのが「車イス用階段」です。車イスは、スロープでは常に力を入れていないといけませんが、階段なら力が必要なのは一瞬だけです。ただし、操作のコツをマスターする必要があります。また、電動車イスには使えません。

愛媛県松山市にある「在宅介護研修センター」のロビー、徳島県吉野川市の「宅老所生き活き家」に設置されて見学者の間で話題になって各地に広がっています。

高い段差や悪路の対処法

40㎝の段差がある場合、その前に20㎝の台を置いてください。ただし、車イスと介助者が乗れるよう、台には100㎝の長さが必要です。これで前ページで紹介した方法で上り下りできます。

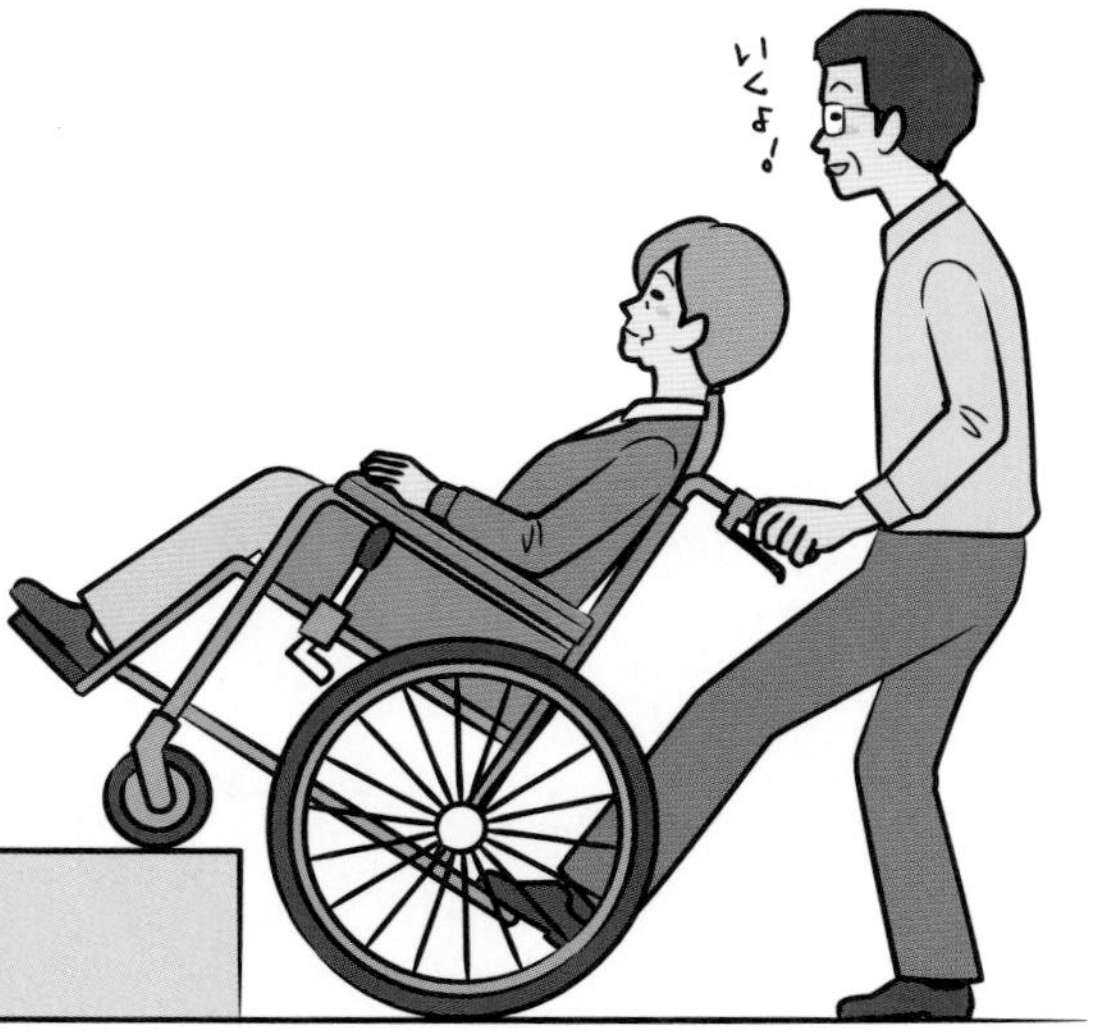

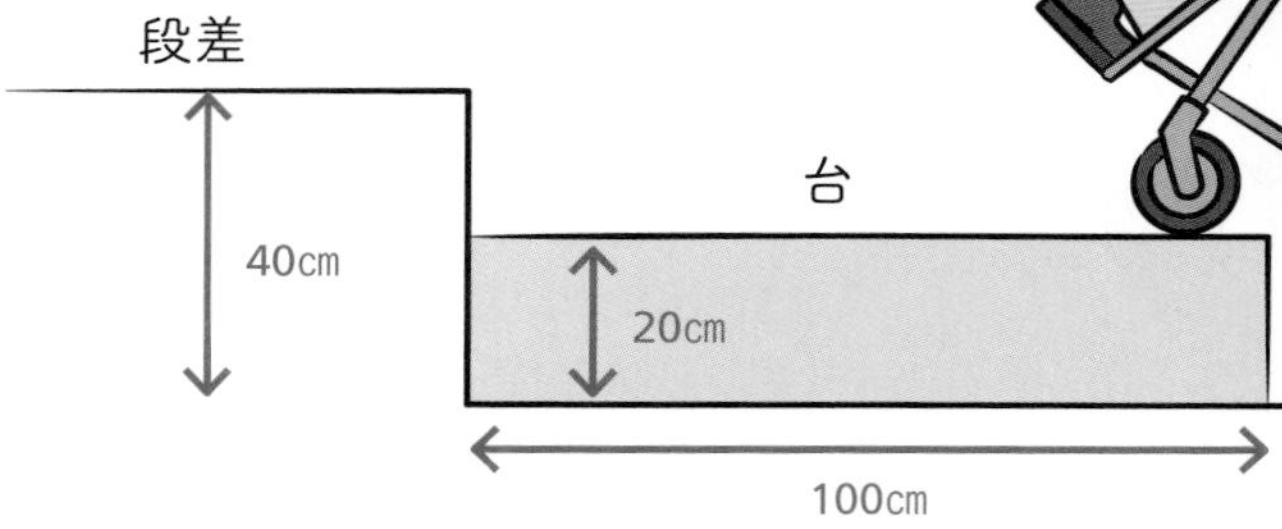

でこぼこ道の場合

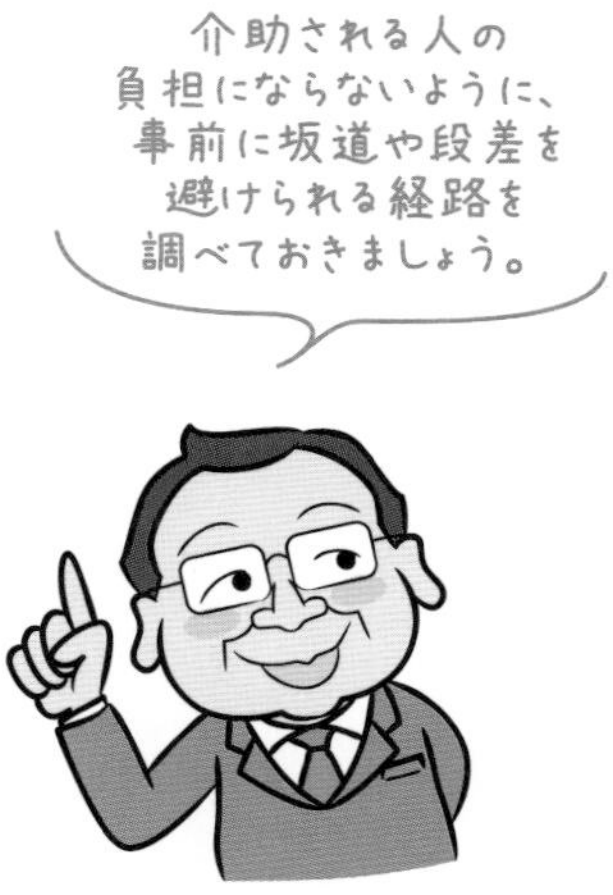

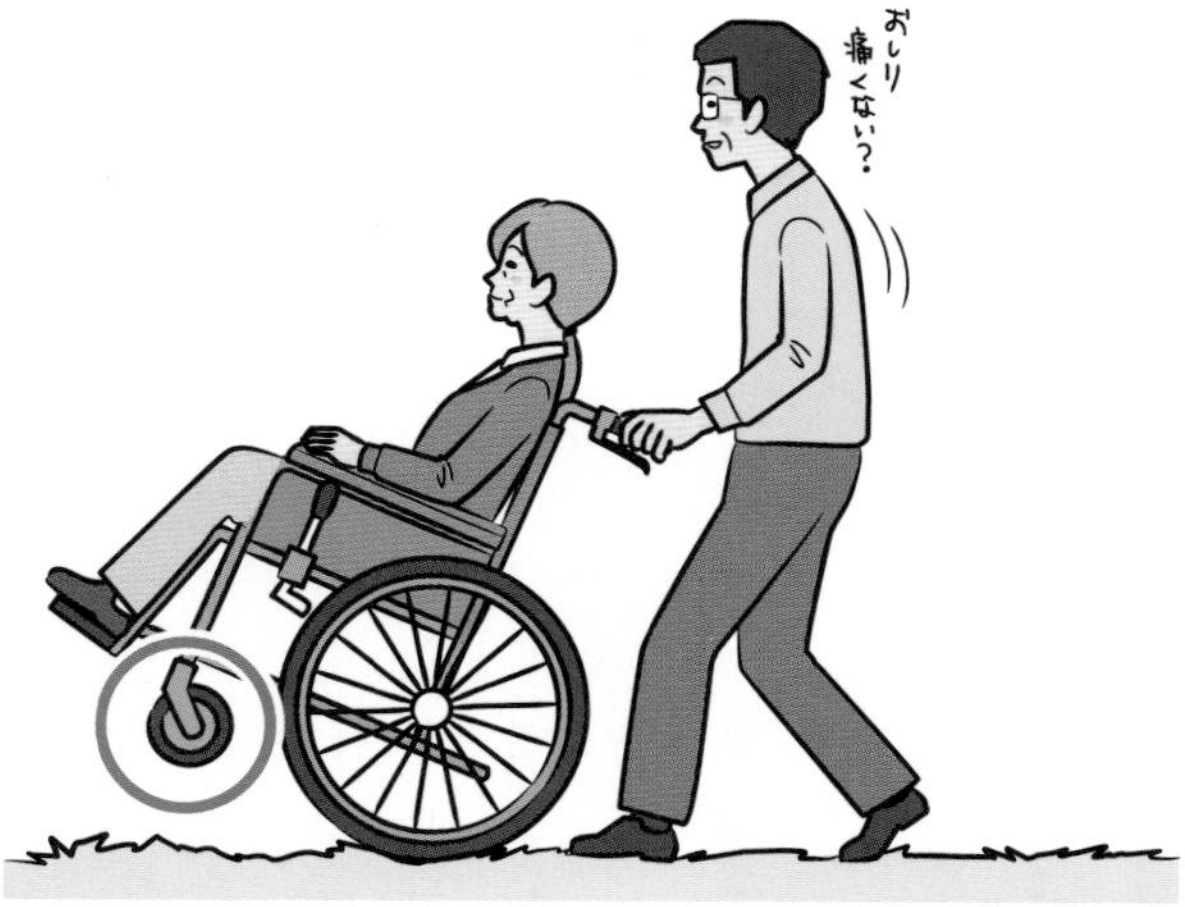

でこぼこの道や砂浜、雪道では車イスの前輪が動かなくなります。そこで前輪を軽く浮かせて押す方法があります。大人数で持ち上げる前にぜひ試してみてください。

自立法

車イスから自動車へ移乗する方法

外出は心と体に刺激と潤いを与える最良のレクリエーション。車を使って遠出をしましょう。

介助のポイントはここ

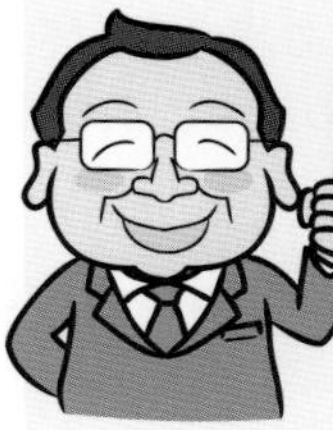

最近は、車イスのままで乗り降りできる自動車が増えています。でも乗り心地は良くないし、危険でもあります。自動車のシートへ移乗して、安全ベルトを付けて安定して座りたいものです。

一人で、または一部介助で自動車へ移乗する

1 ドアのひじ当てに手をつく

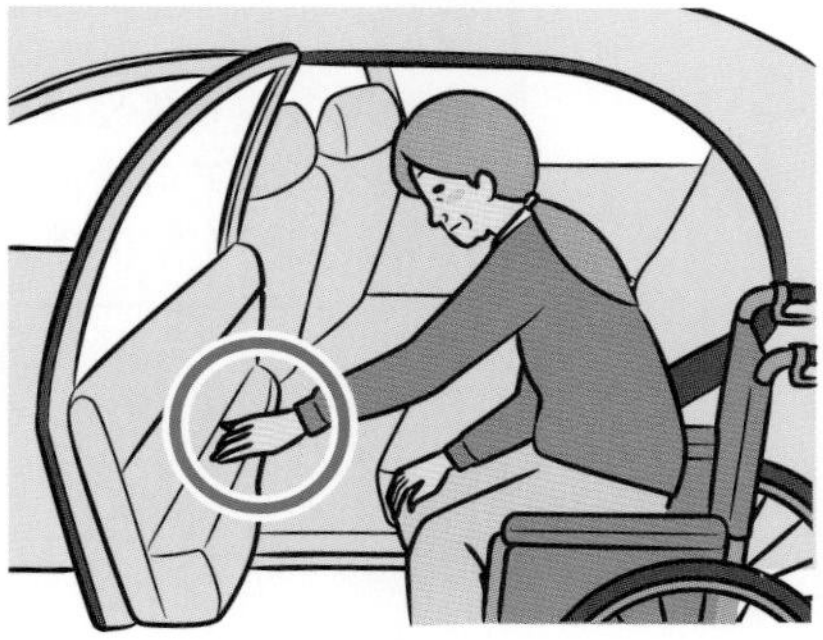

一人で立てる力がある場合には、開いた車のドアのひじ当てに手をつきます。その際、車イスは少し離すのがポイントです。

2 ゆっくりと立ち上がる

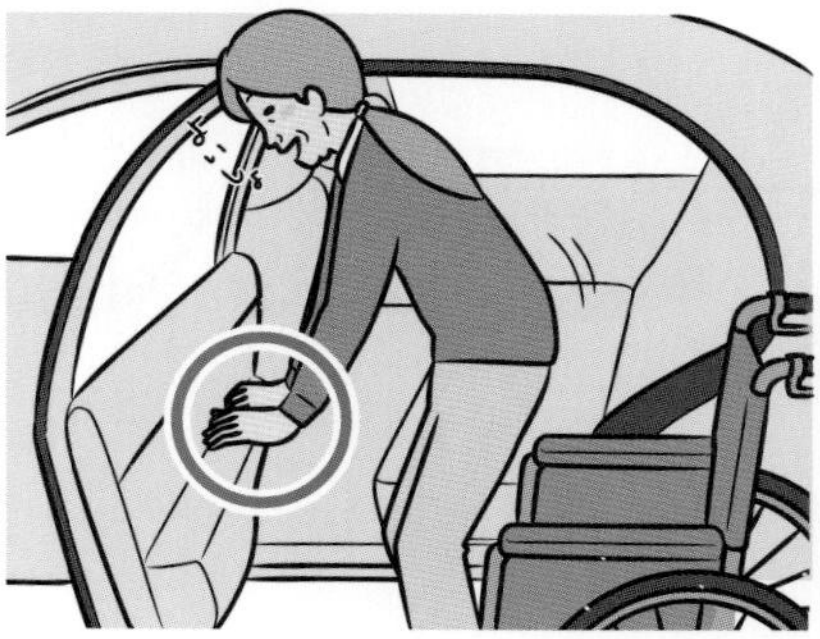

ひじ当てに手を押しつけたら頭が足より前に出て、自然に立ち上がることができます。

3 体の向きを変えて座る

体の向きを変え、前かがみになりながらお尻を下ろします。前かがみになるほどお尻は自動車のシートに深く入り安定します。介助者は、手をつく場所や立ち上がるタイミングなどを伝え、動きを誘導します。

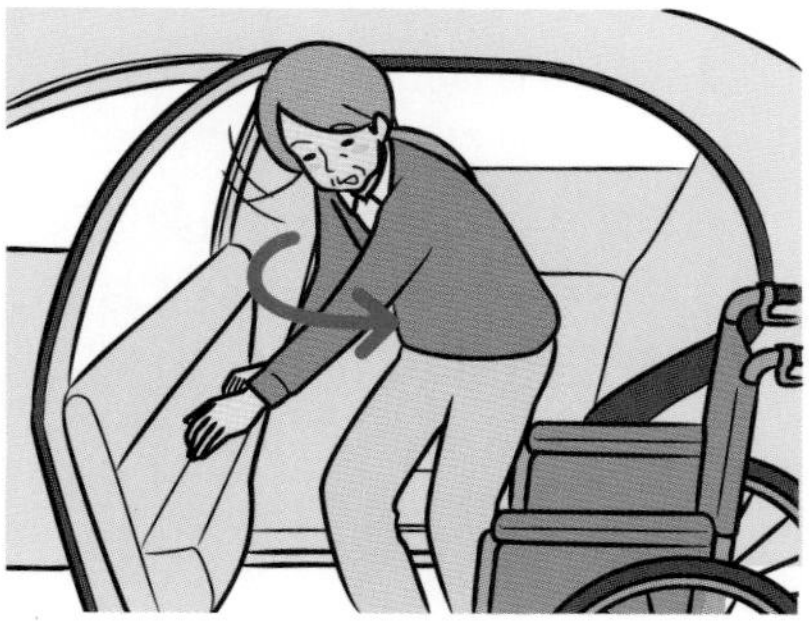

半介助で自動車へ移乗する

介助のポイントはここ

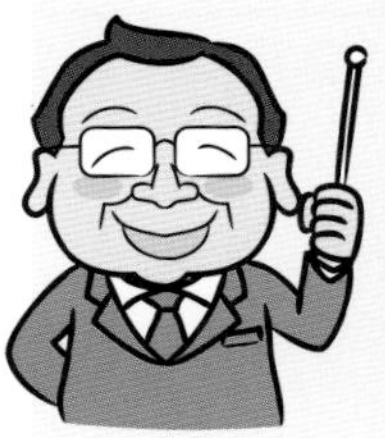

介助が必要になると自動車のドアが邪魔になりますので、可能ならスライドドアの自動車を用意しましょう。シートの高さも高すぎず、低すぎないものを選べるといいですね。介助のやり方は、第4章で紹介した「イスからの立ち上がり」（P.66参照）と「イスへの座り方」（P.75参照）と同じです。頭をぶつけないためにも、前かがみの姿勢をとることがポイントですね。

1 立ち上がる準備をする

足を車イスのフットレストから地面に下ろして、ブレーキをしっかりかけます。

チェック
自動車の乗り降りは、スライドドアの後部座席がしやすいです。

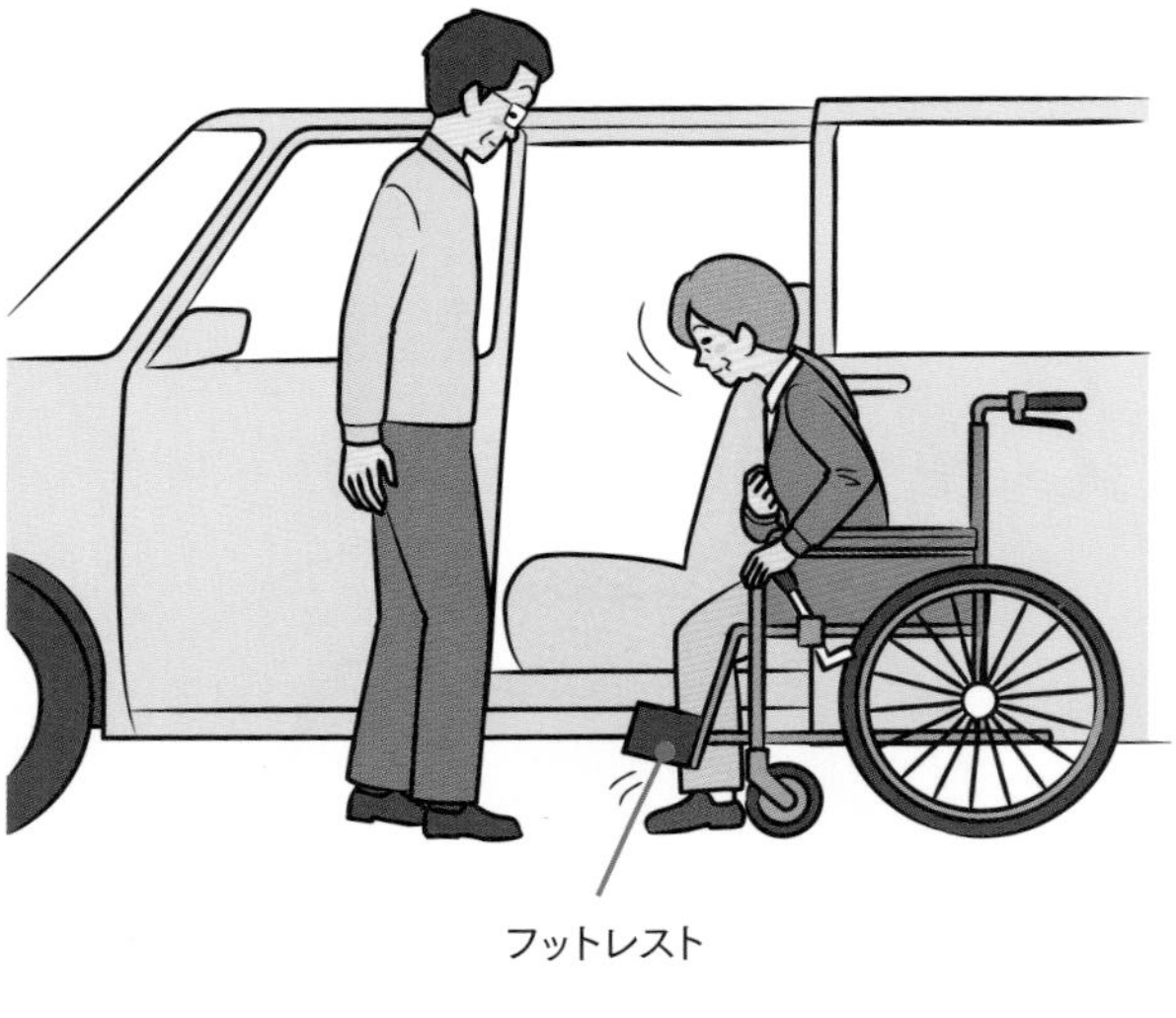

2 お年寄りの前傾の姿勢をつくる

お年寄りに手を回してもらいます。介助者は上体をまっすぐに保ったままひざを曲げていき、お年寄りに前かがみの姿勢になってもらい、手前に引いてお尻を浮かせます。

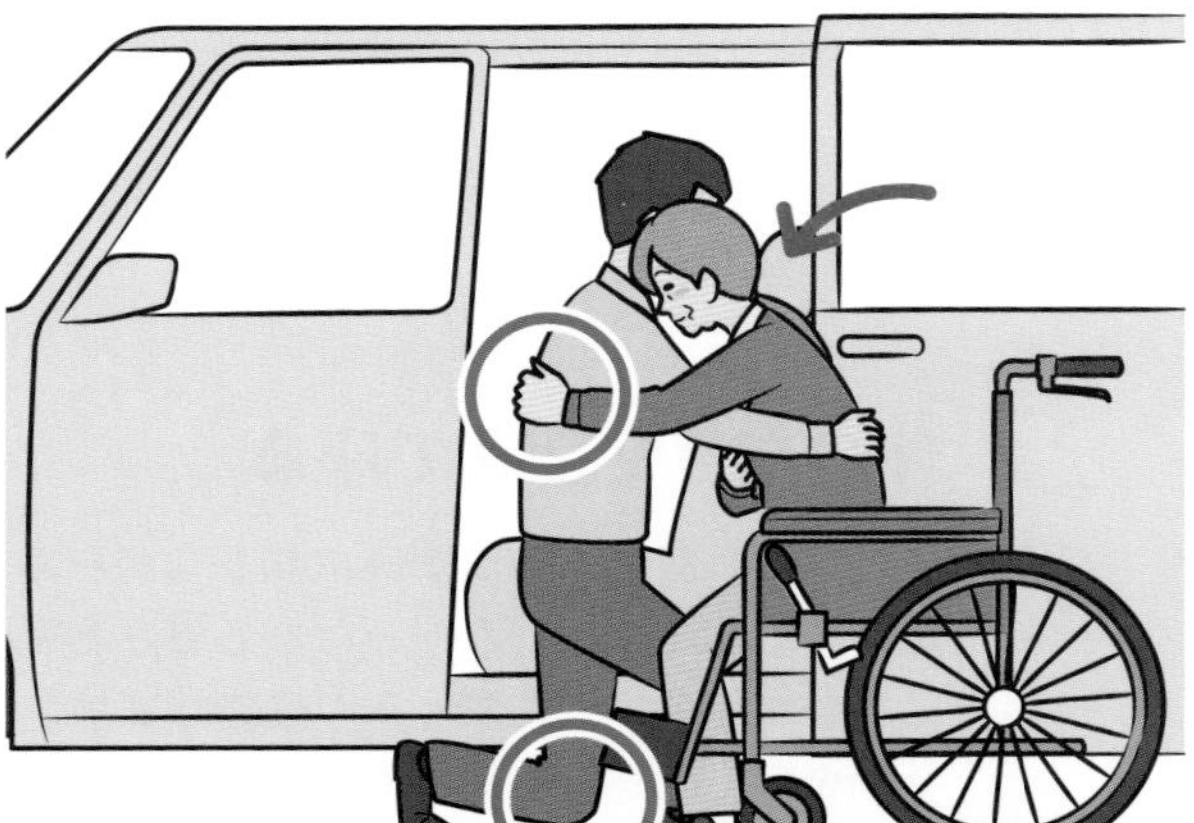

3 ひざを伸ばす

介助者は上体をまっすぐに保ったままひざを伸ばします。真上に立ち上がっていくだけなので力はいらないはずです。

チェック
車内に体を入れるときは頭をぶつけないように注意しましょう。

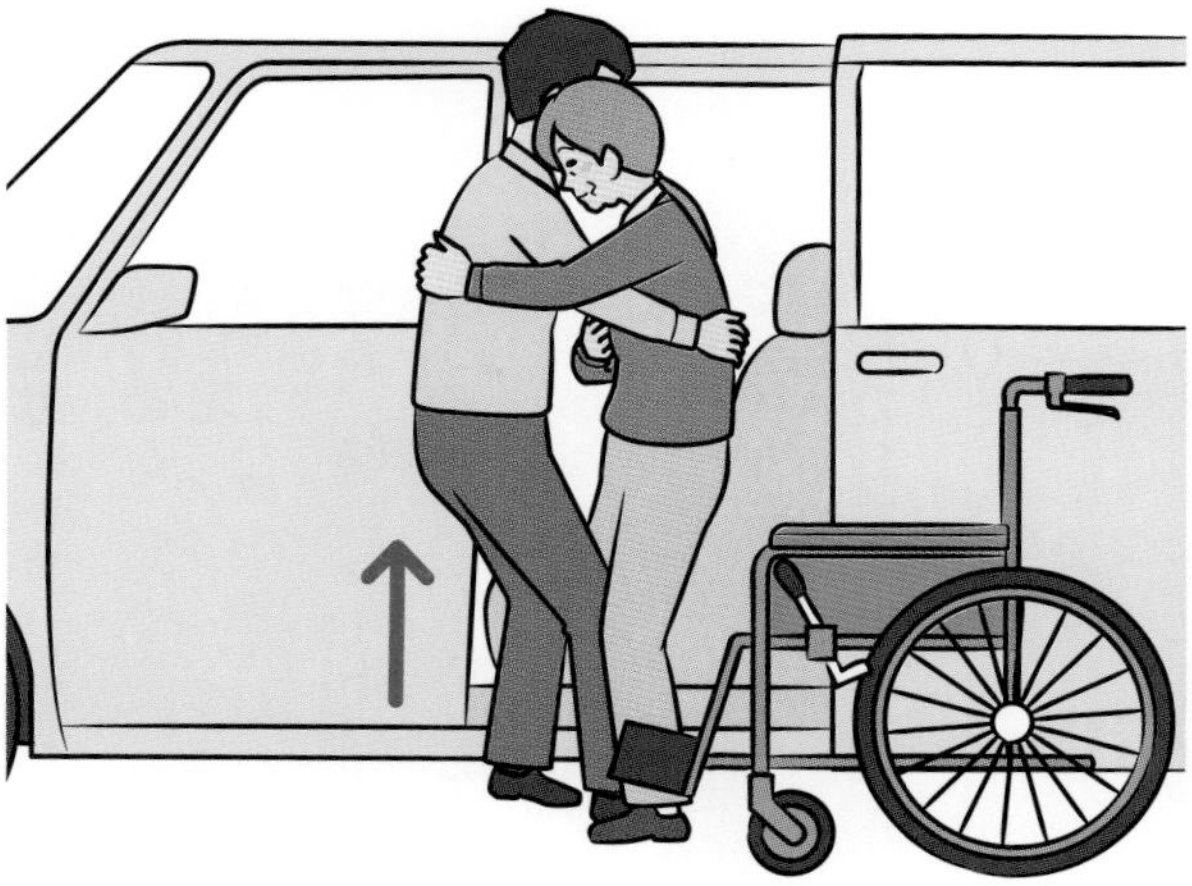

4 体の向きを変えてシートに座る

お年寄りの体の向きを変えます。介助者はひざを曲げながら、お年寄りを前傾姿勢にしてシートに座らせます。

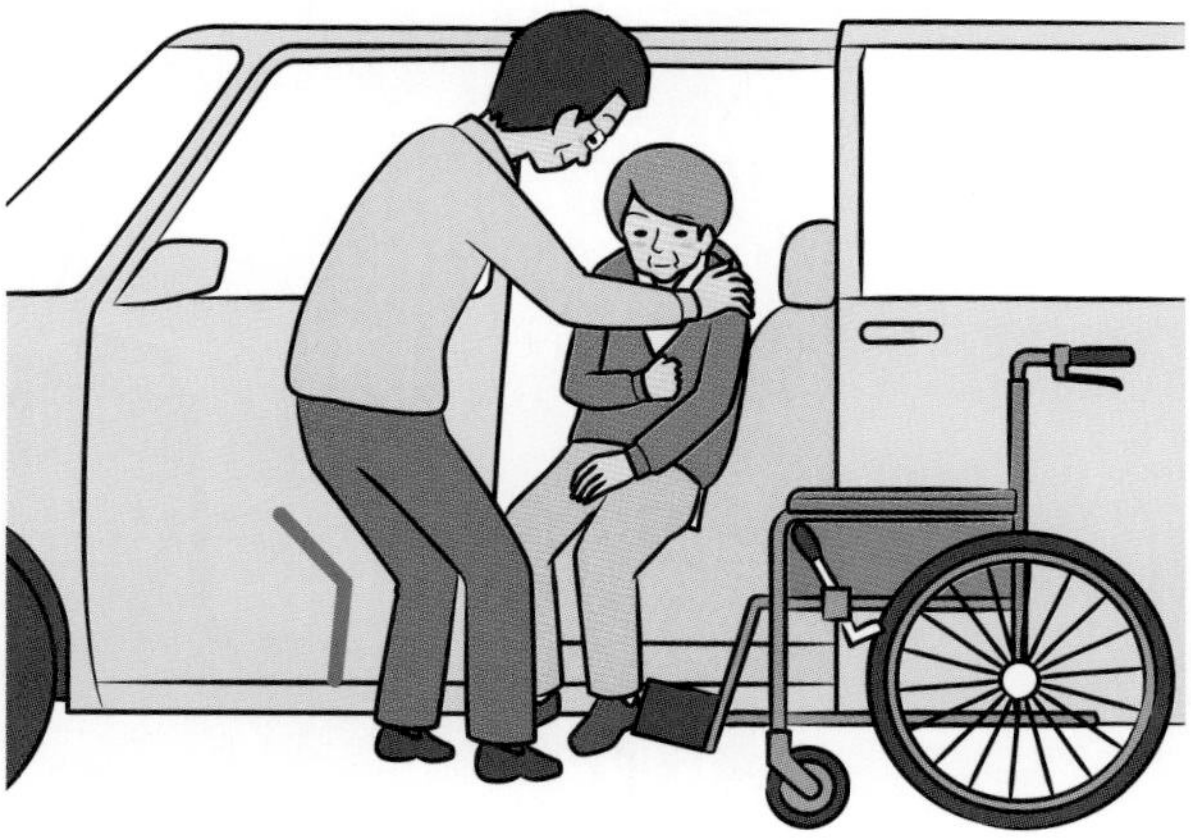

知っ得！

車イスは移動のための道具として考え 普段は安定のいいイスに移乗しよう！

車イスはあくまで移動の手段であり、イスと名がついていても、座った姿勢で長く過ごすには不適切なものです。

車イスのまま乗り降りできる自動車でも、必ず自動車のシートに移乗しましょう。車イスに長時間座っていては、せっかくのお出かけが疲れるだけのものになってしまいます。

車イスは背あても座面もたるんでいて、姿勢を保つには適していません。それに移動のときの安全のため、背中は後ろに倒れ、座面も後ろが低くなっています。

また、車イスは後傾姿勢になりがちなので、食事にも向いていません。前かがみで食べるのが誤嚥を防ぐ生理学的な姿勢だからです。

車イスは移動のときだけ使用して、普段は安定のいいイスに移るようにしましょう。

安全で快適な車イスの選び方

用途と体格に合わせて

車イスはまず、自走用か介助用かで選びます。自分で動かすのなら、駆動輪《くどうりん》と呼ばれる後ろの車輪の大きいタイプです。もちろん介助用としても使えます。自分では動かさないで介助してもらうだけなら、駆動輪が小さいタイプのものを選びます。

大切なのは一人ひとりの体格に合わせることです。車イス選びでは、「大は小を兼ねる」は通用しません。特にシートの奥行きが深すぎると上向き姿勢になってしまい、お尻がずり落ちてしまいます。横幅も広すぎると不安定なバランスになります。

私のおすすめは、北欧製のRE《レ》VO《ボ》というセミモジュールタイプの小さいサイズのものです。小柄な日本の女性にもぴったりです。

車イス(自走用)の各部の名称

自分で動かすこともできますが、介護用として一般的なタイプ。

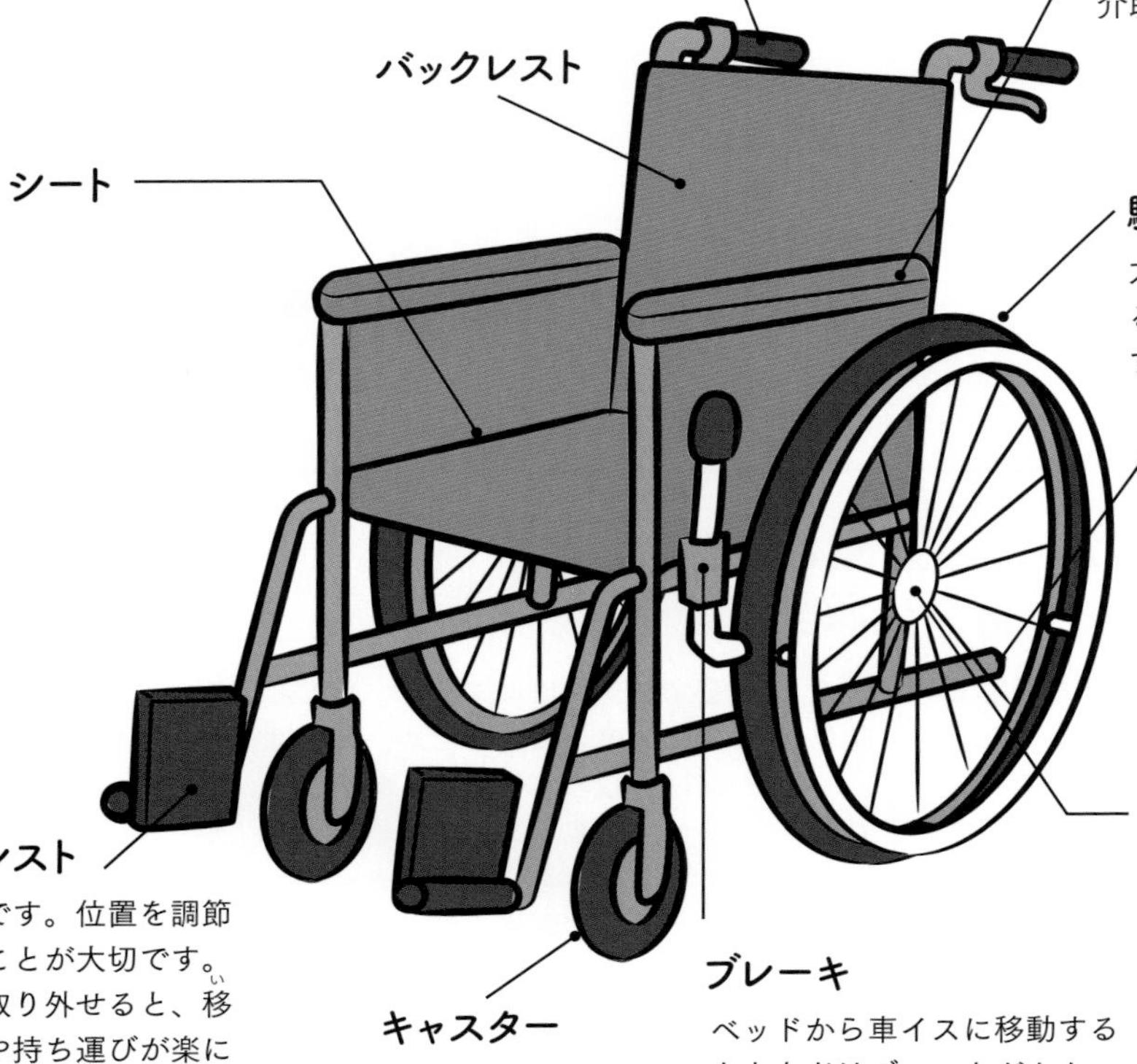

車イス選び4つのポイント

❶ シートの奥行き

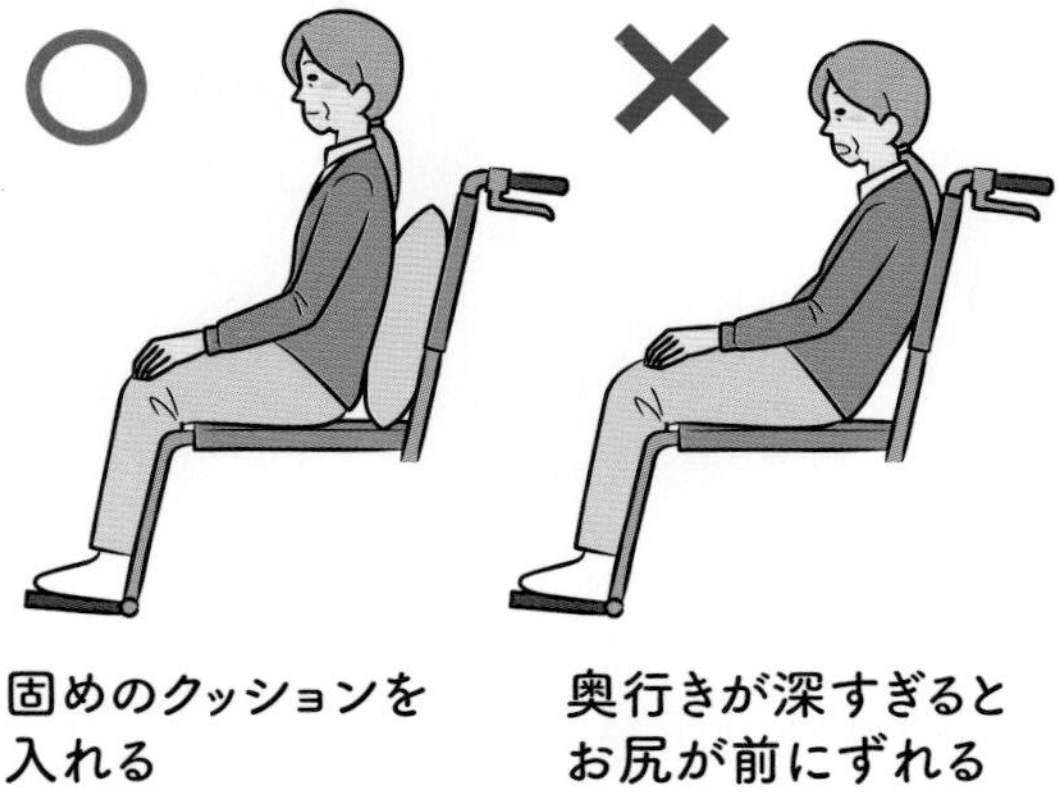

奥行が深すぎると、お尻が前にずれて姿勢が安定しません。体に合った奥行きの車イスを選ぶか、背あてにクッションを入れて調節してください。

❷ フットレストの位置

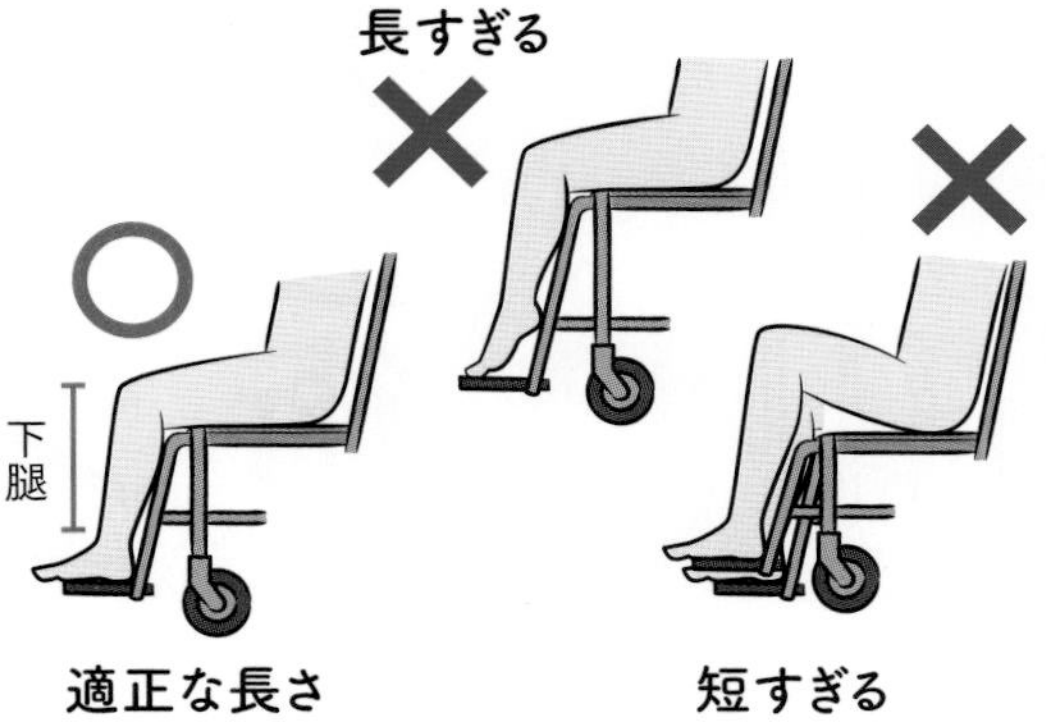

フットレストの位置を、一人ひとりの下腿《かたい》（ひざから足首までの部分）の長さに合わせてください。体を安定させられるよう、ひざが浮かず、かかとがしっかりつく位置に調節します。

❸ 体に合った座面の幅

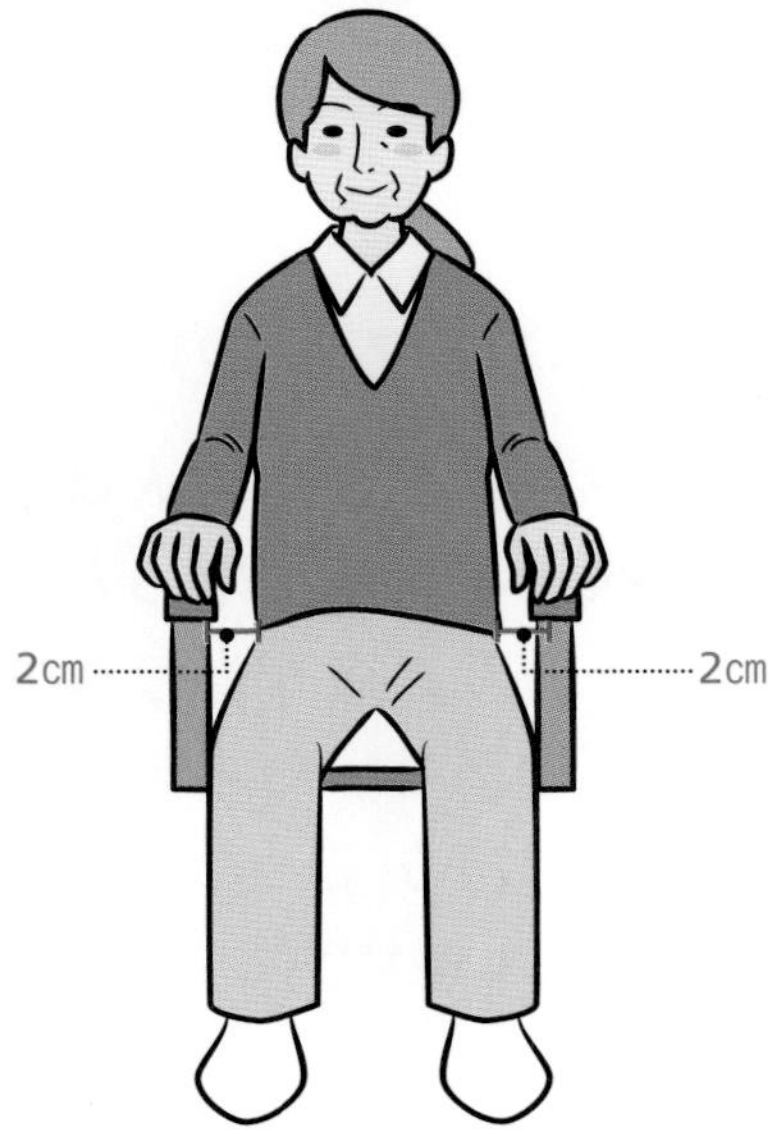

多くの車イスの座幅は広すぎます。「大は小を兼ねる」は通用しません。左右バランスのとれない人は、上体が横に倒れてしまいます。左右に2㎝程度余裕のあるものを選びましょう。

❹ 車軸の前後・上下調節

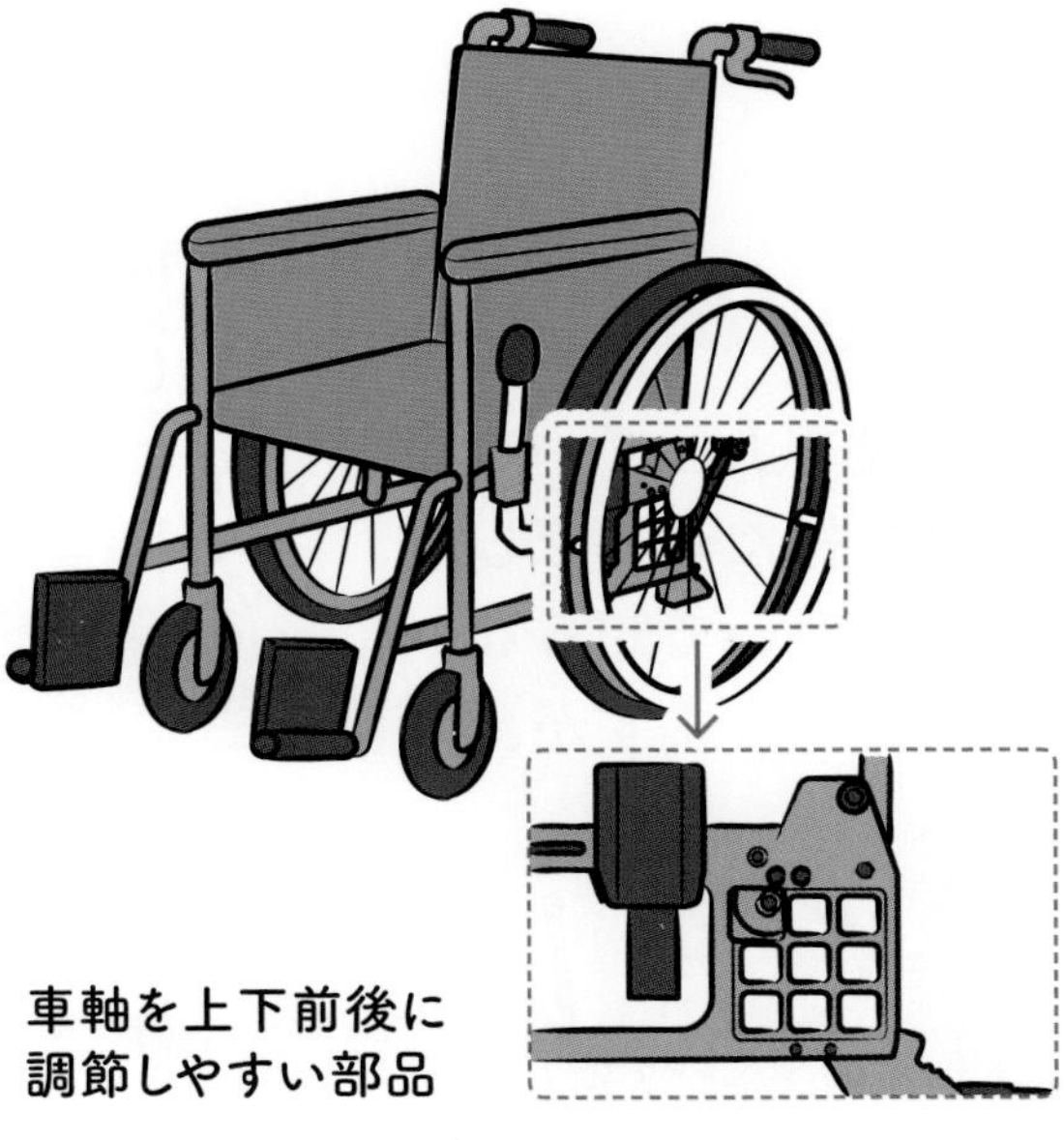

車軸を上下前後に調節しやすい部品

車軸を前方にすると自力で車イスを動かしやすくなります。後ろの方にすると車輪が後ろに移動するので、アームレストを外しての移乗介助がしやすくなります。

補講

パーキンソン病の人の介護術

人は「直線的な動き」ではなく、「曲線的な動き」をすることが自然であるとお伝えしてきました。しかし、例外もあります――パーキンソン病の人の場合です。

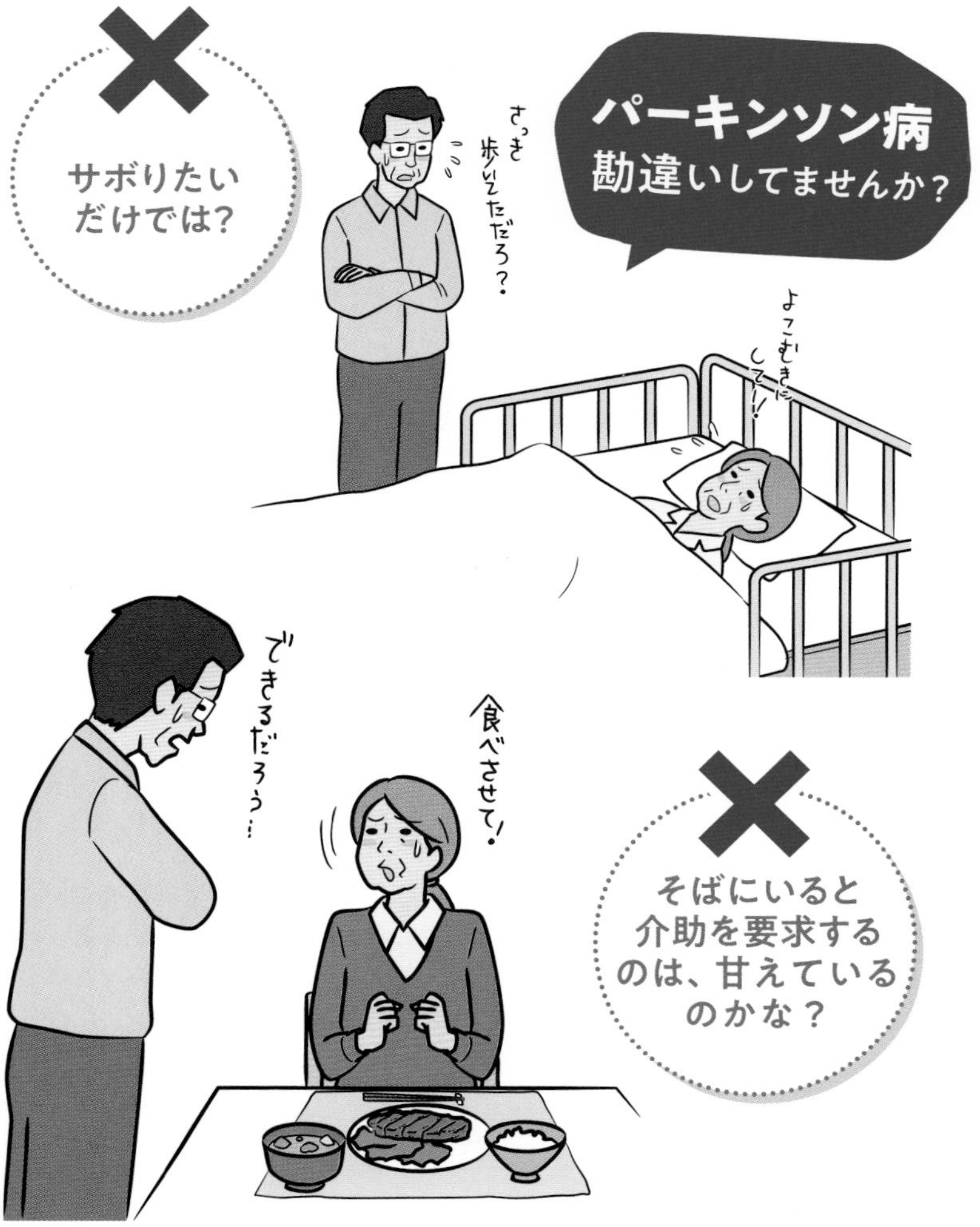

パーキンソン病の人は「曲線的な動き」が難しい

パーキンソン病の人は、さっきまで階段を上っていたのにベッドに横になったとたん「寝返りを打たせてほしい」と言うことがあります。病気の特徴について知らないと、甘えていると誤解してしまうことがありますが、そうではありません。体をひねる動作が難しいのです。

そのため、パーキンソン病の人にとっては、ここまで紹介してきた生理学的直線ではなく、むしろ直線的な動きのほうが動きやすいのです。

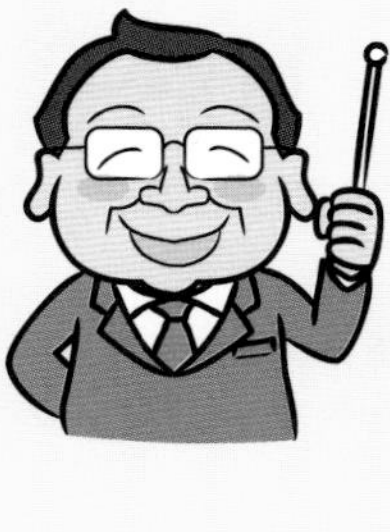

パーキンソン病の症状

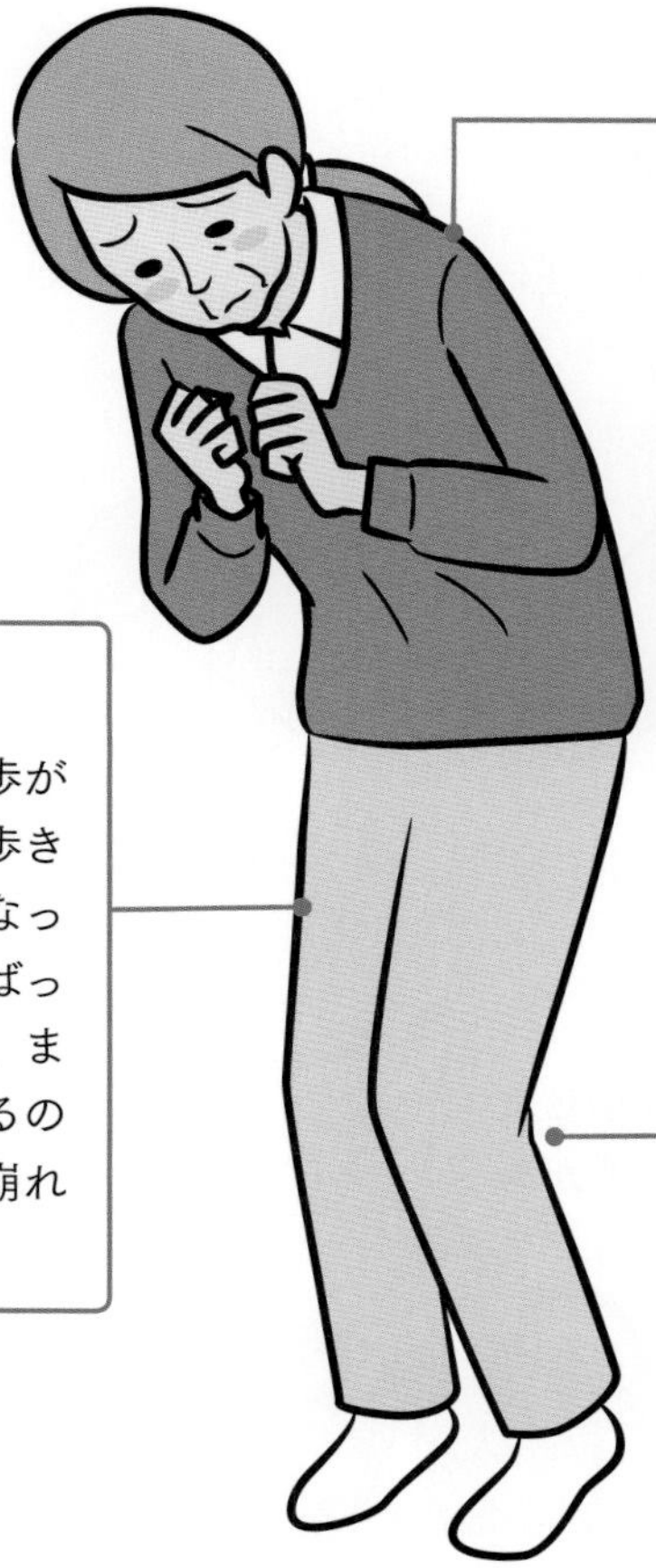

①筋肉がこわばる（固縮）

全身の筋肉がこわばり、特に関節を曲げる筋肉に強く出ます。そのため、前かがみで両腕を曲げ、内またという特有の姿勢になってしまいます。無表情なのも顔の筋肉がこわばっているからで、決して無感動なのではありませんから誤解しないでください。しゃべりにくくなるのも、口や舌、のどの筋肉がこわばるせいです。

②動きが遅くなる

歩こうとしても最初の一歩がなかなか出なかったり、歩き出すと今度は止まれなくなったりします。筋肉がこわばってコントロールが難しい、また、動作がゆっくりになるのは自律神経のバランスが崩れていることが原因です。

③手や足のふるえ

片方の手のふるえが最初の症状だというケースが多いです。動いているときにはふるえが止まるので「静止時振戦《せいしじしんせん》」と呼ばれますが、症状が進行すると生活にも影響してきます。

パーキンソン病の特徴を知り、誤解せず気持ちよく介助しよう

パーキンソン病の人が誤解されやすい原因を、私は3つにまとめています。

❶ 機能障害の特異性

「階段は上れるのに、寝返りができない」のは、筋肉がこわばって体をひねるという動作が苦手なためです。また、歩くときに手が振れないことや、歩幅が小さいのも機能障害が原因といえます。

❷ 機能の変動性

同じ動作が、さっきはできたのに今はできないというように変わってしまいます。1日のなかでも気温の変化でできなくなるし、梅雨には動けなくなることもあります。心理的に緊張すると筋肉がこわばって動けなくなることもあります。

❸ 身体機能低下過程の特殊性

自力で歩いていたかと思うと、突然車イス全介助になることがあります。杖や歩行器、車イスの自力駆動《くどう》が困難なためで、サボっているのではありません。

自立法

パーキンソン病の人の寝返り

寝返りは体をひねるため苦手な動きですが、「寝返り動作の3要素」を使えば一人でできるはずです。手足と頭を上げておいて、反動を使ってバタンと横向きになります。

1 ひざ、手、頭、肩を上げる

「寝返り動作の3要素」を今こそ使いましょう（P.28参照）。パーキンソン病は筋肉のマヒはないので、全て一人でできるはずです。

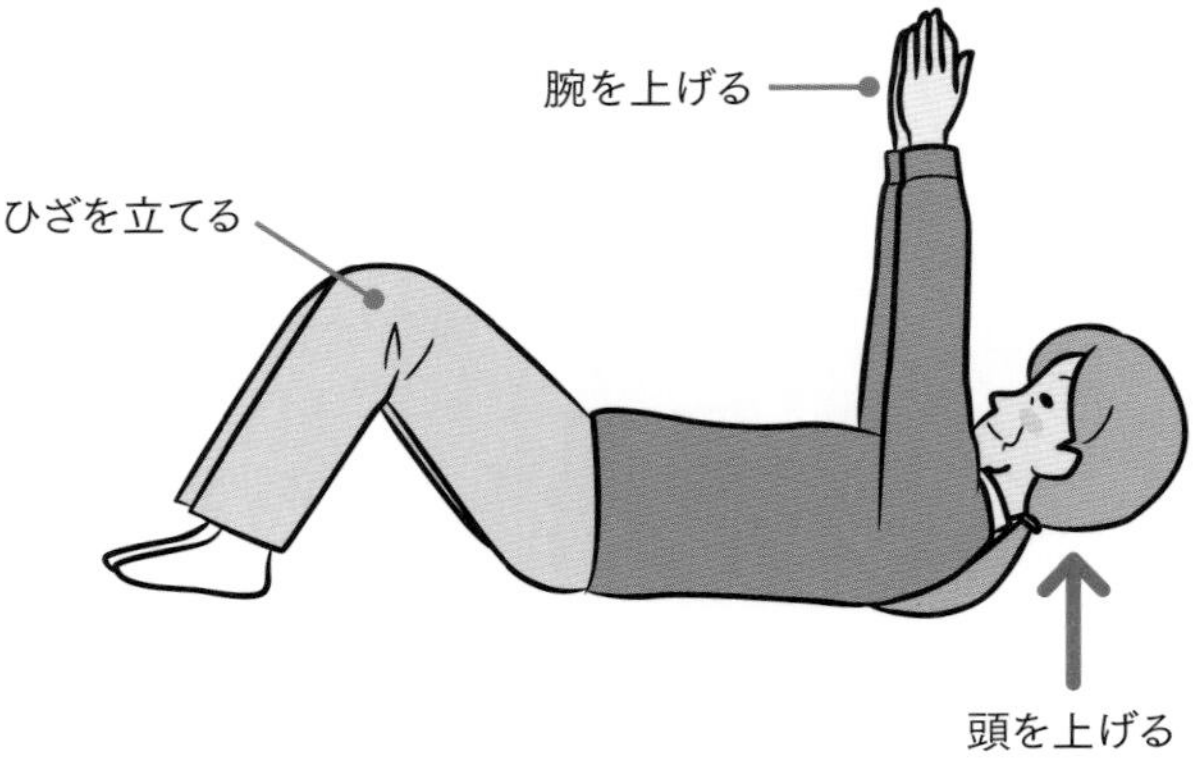

2 反対方向に体を倒す

寝返りたい側の反対方向に体を倒します。ひざ、手、頭、肩が上がって重心が高くなっているので軽く倒すことができます。

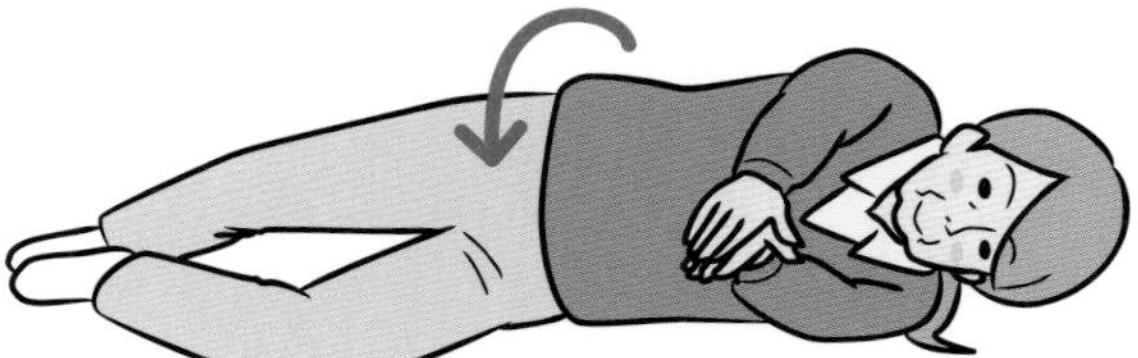

3 反動をつけて横を向く

反動をつけて寝返りたい側に、ひざ、手、頭、肩を振ってください。スムーズに寝返りができます。しかも床につく体の面積が広くなり、安定した横向き姿勢になれます。

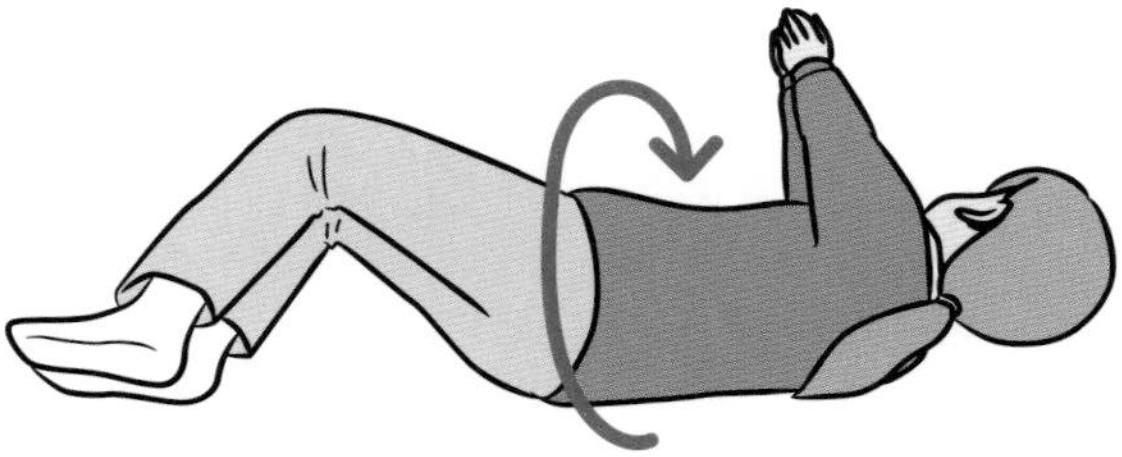

自立法

パーキンソン病の人の起き上がり

体をひねり、横向きになって起き上がるのが自然な動きですが、パーキンソン病の人には難しいです。両脚を振り下ろす反動を使って、あえて直線的な動きで起き上がります。

1 両脚を上げる

反動を使って起き上がるために両脚を上げます。

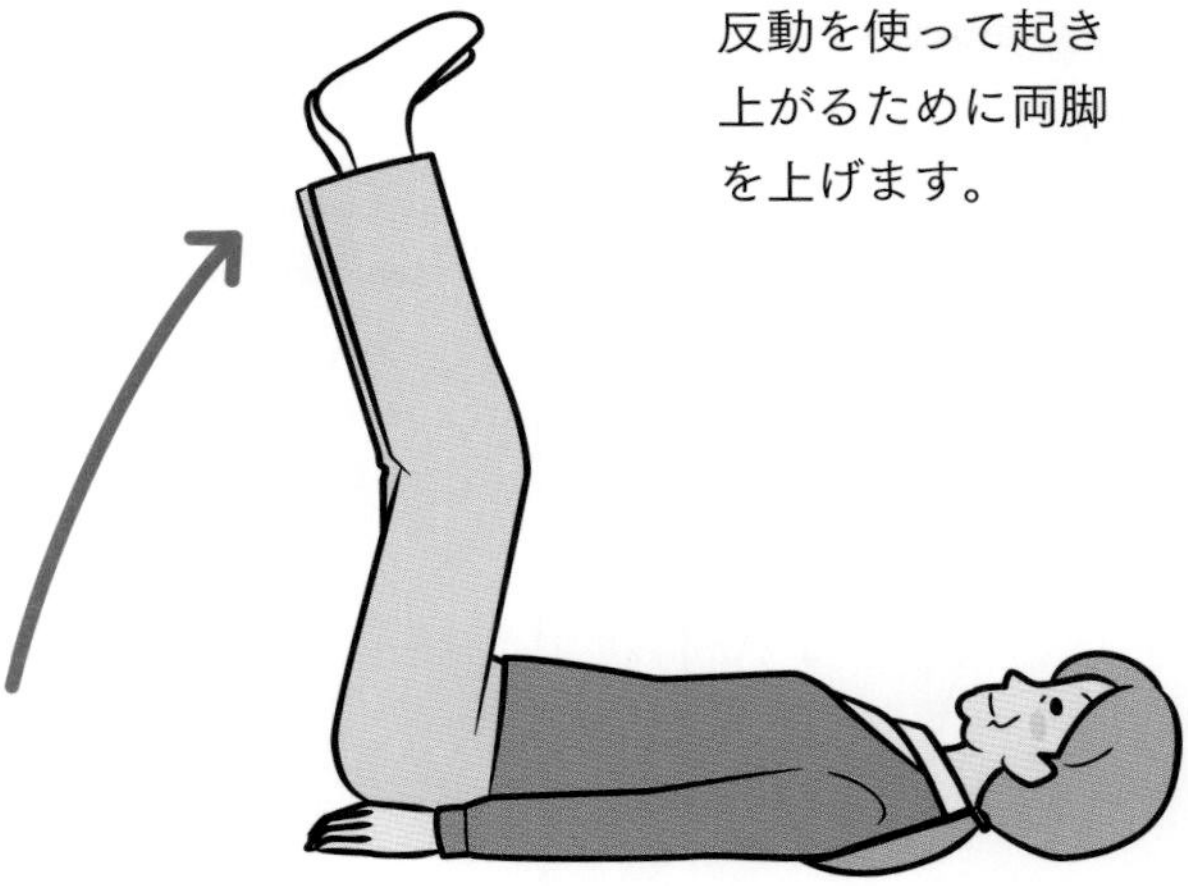

2 両脚を振り下ろす

上げた両脚を振り下ろし、反動で上半身を起こします。体が硬いことがプラスに作用して起き上がりを助けてくれます。

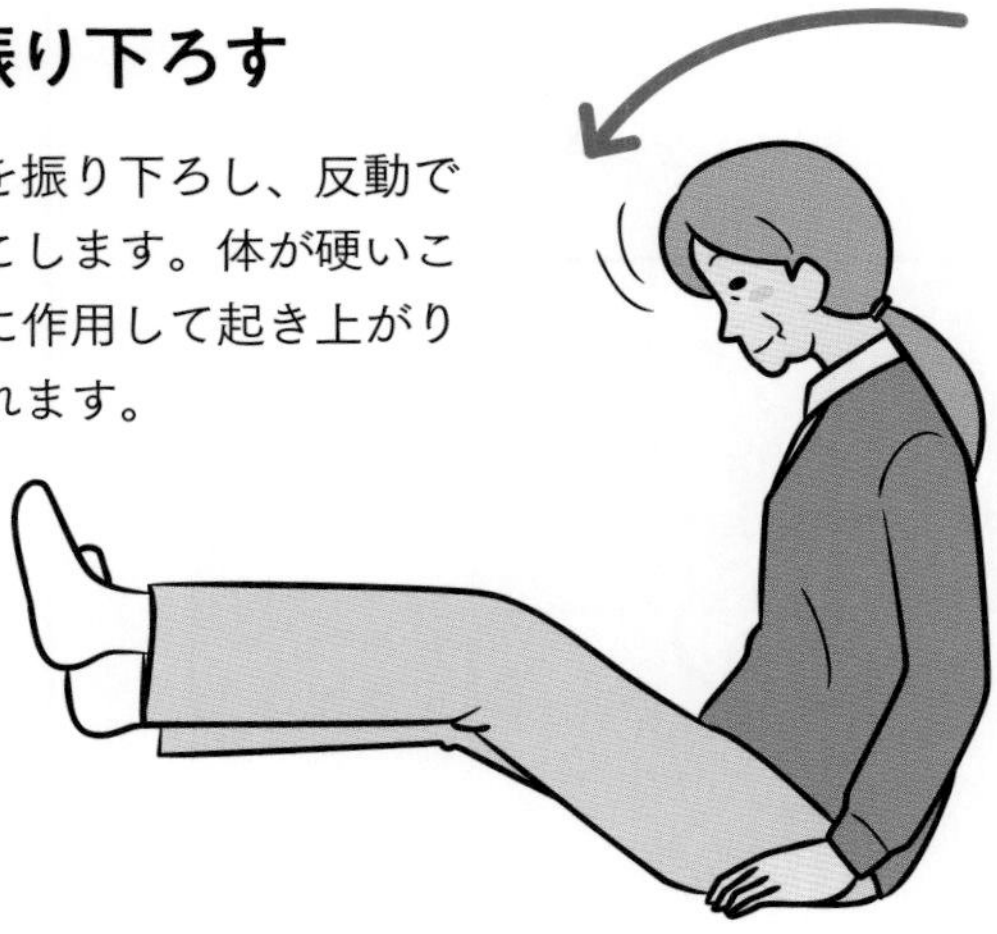

3 起き上がり、前傾姿勢をとる

上体を完全に起こし、前かがみ姿勢になってバランスをとります。パーキンソン病の人は、この前傾姿勢をとるのは得意です。

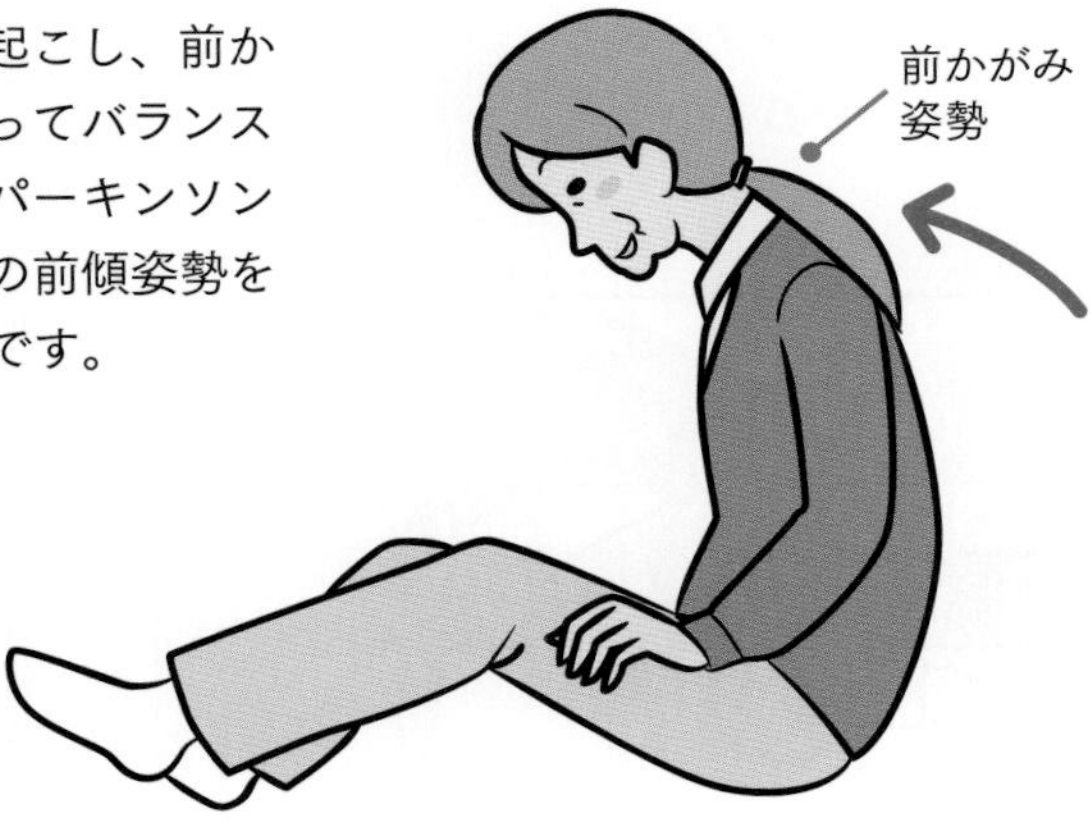

自立法

パーキンソン病の人の立ち上がり

座った姿勢から体をひねって四つばいになるのが普通のやり方ですが、パーキンソン病の人は、体をひねるのが苦手です。でもこの方法なら一人で立ち上がれます。

1 20㎝ぐらいの高さのベッドに寝る

ベッドと床の落差を利用して、四つばいの姿勢になり、台に手をついて立ち上がる方法です。

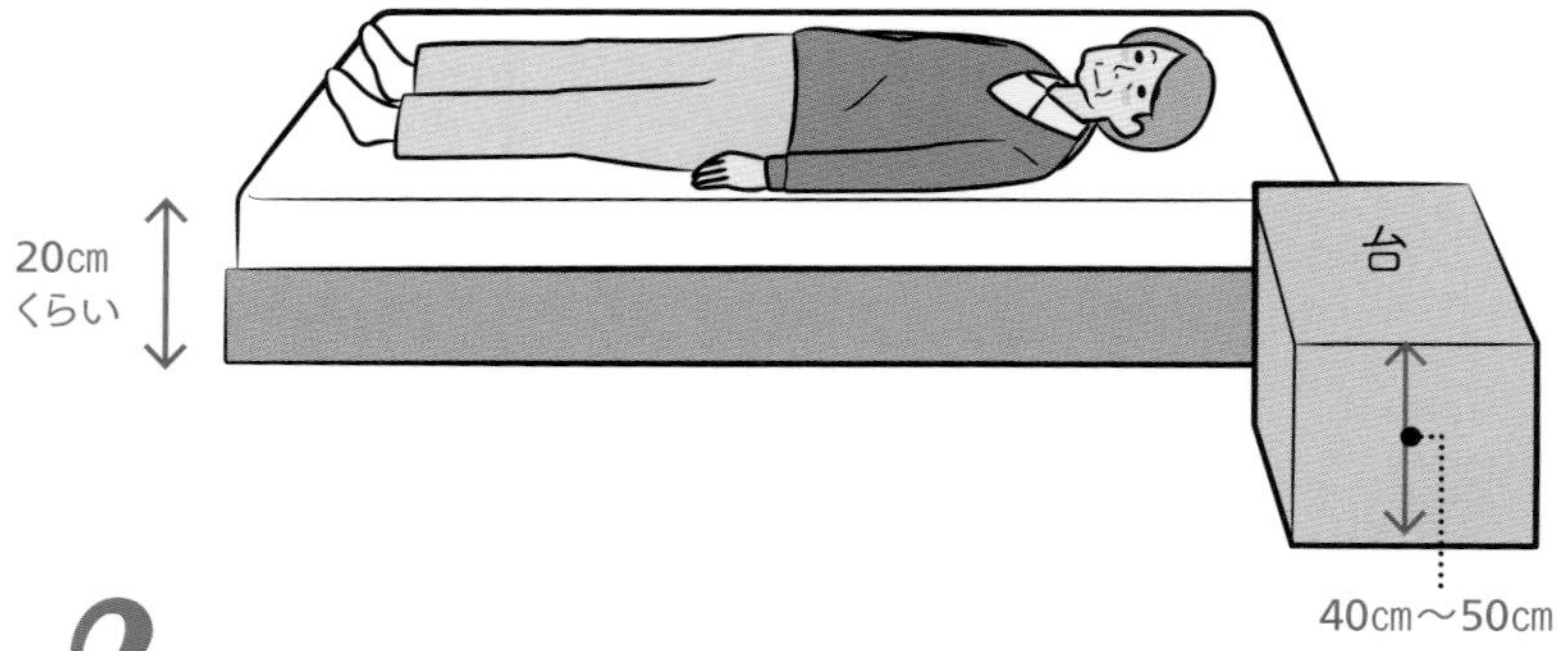

2 寝返りを打ってベッドから下りる

寝返りの要領で（P.136参照）、ひざ、手、頭、肩を上げて体を反対側に倒し、反動をつけて横を向き、ベッドから転がるように下りて床に手をつきます。

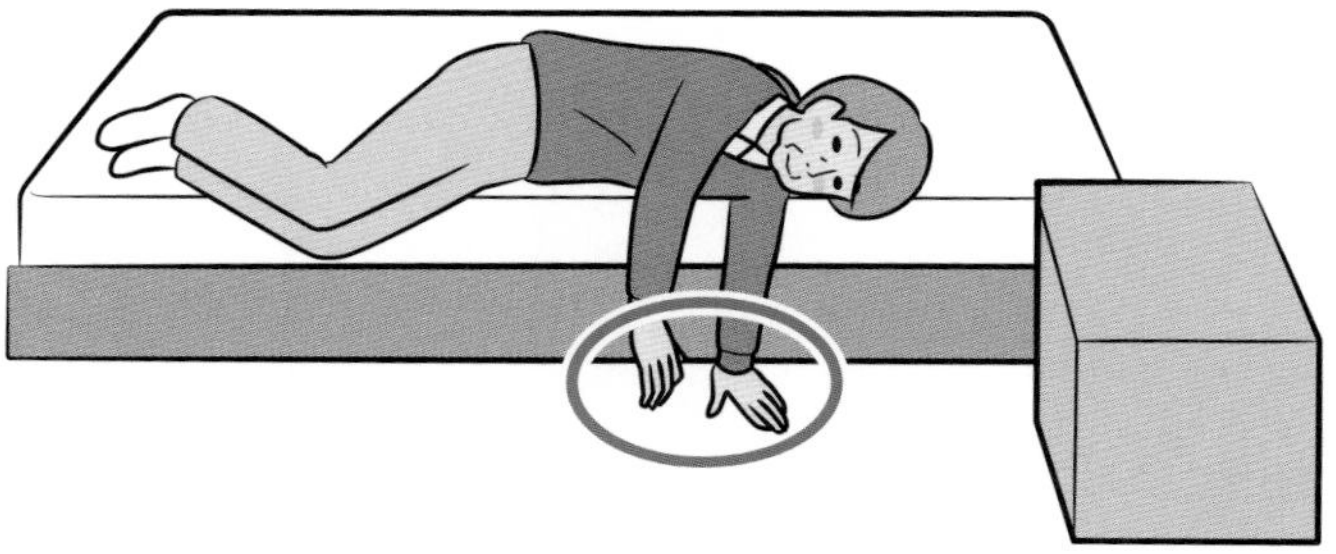

3 四つばいの姿勢から立ち上がる

安定のいい台を用意しておき、そこに手をついて立ち上がります。パーキンソン病の人の中には、立てば自力で歩けるという人がたくさんいます。

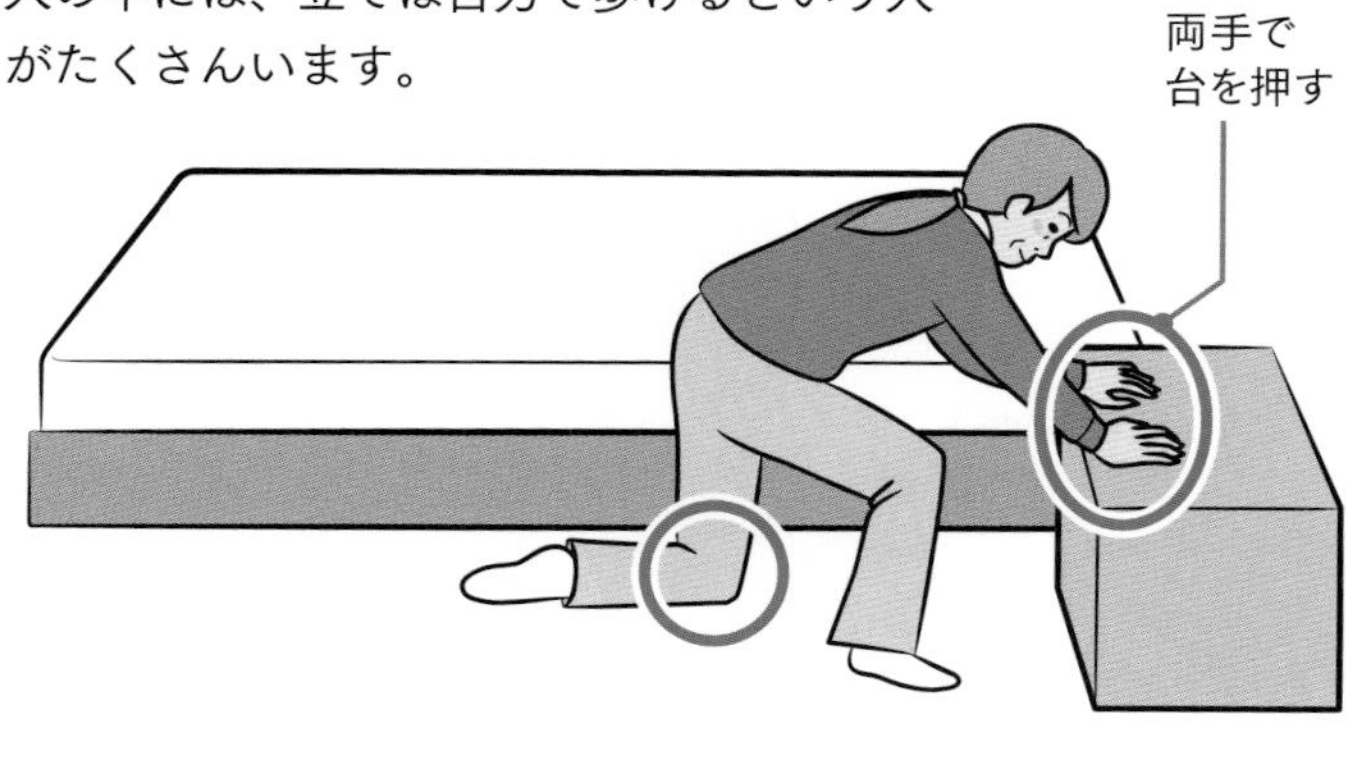

一部介助

パーキンソン病の人の歩行の介助

パーキンソン病の人は、体のバランスがとりにくかったり、歩行に障がいが出たりします。両手をつかんで前に引っ張ると転倒の危険がありますので注意しましょう。

▼ポイント❶ 介助者の位置

パーキンソン病の人の場合、マヒはありませんが、左右どちらかに倒れやすいはずです。介助者は倒れやすい側に位置してください。これで安心して歩けます。

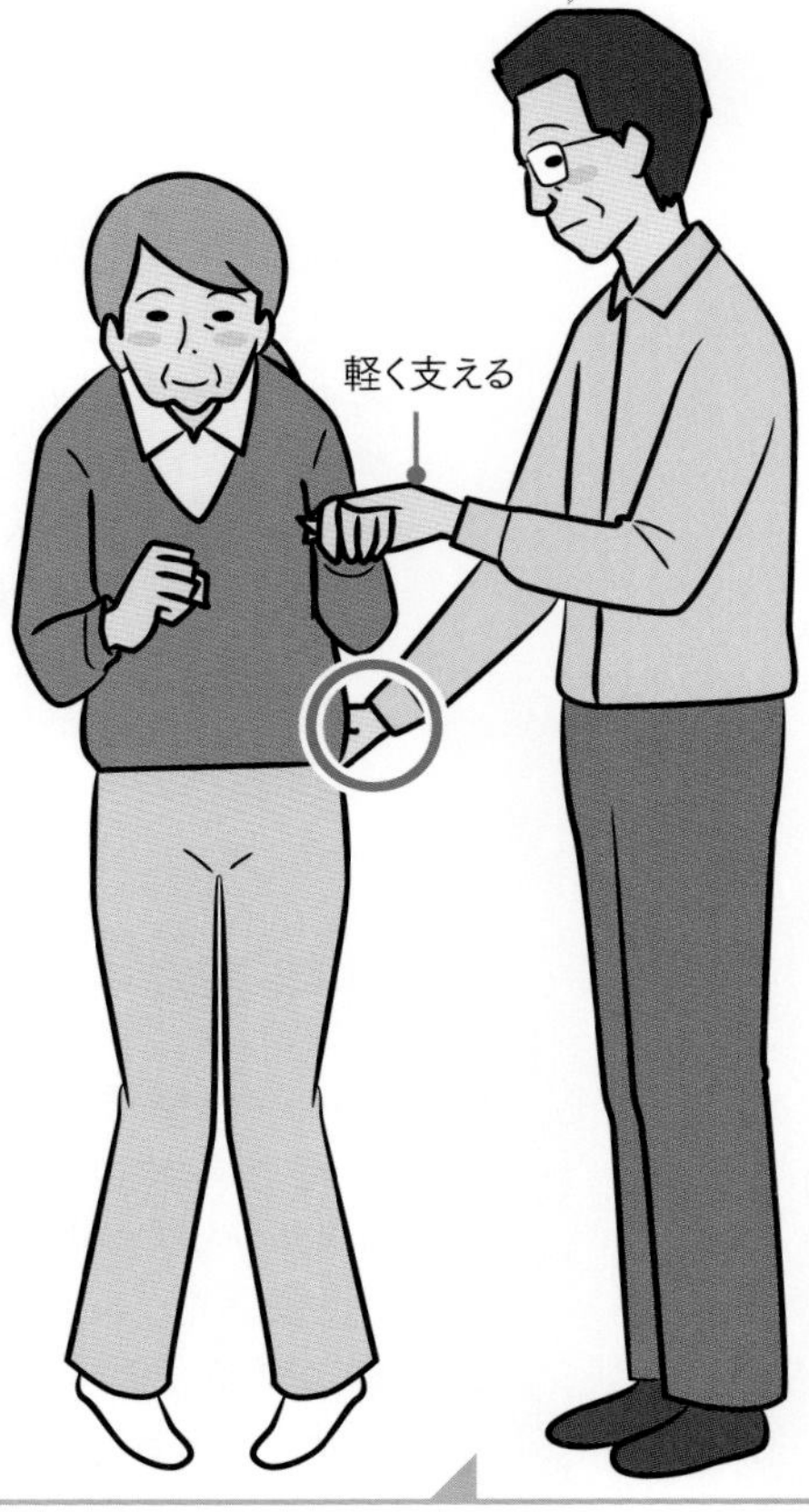

▼ポイント❷ 手を軽く支える

パーキンソン病の人は両手でうまくバランスをとって歩くので、手を強く握らないでください。「奥さま、お手をどうぞ」と優しくナビゲートするイメージで軽く支え、手が自由に動かせるようにしましょう。介助者はもう一方の手を体の後ろに回してベルトを持ちます。これも転びそうになったときのための支えですので、軽くつかむ程度です。

パーキンソン病の人は、歩き始めの一歩がなかなか出ないことがあります。介助者の足を前に出して、「これを乗り越えてください」と伝えると、一歩目がスムーズに出てくることがあります。段差を越えるという意識的動作は得意なんです。

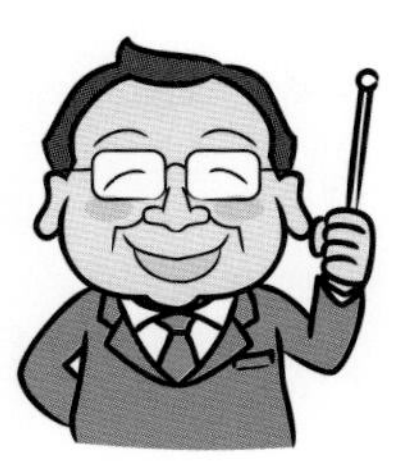

ここに注意！

車イス介助によくあるマナー違反

1 スピード違反

車イスを若い人の感覚で押して速く走ると、お年寄りにとってはジェットコースターのように恐怖を感じます。お年寄りが歩くゆっくりしたスピードが基本です。

2 無免許運転

車イスには免許制度はありません。でも、取り扱い方法も知らず、車イスで介助される「車イス体験」もせず、介助するのは違法じゃなくてもマナー違反です。

3 駐車違反

車イスから手を離さないでください。平坦に見える場所でも、傾斜が少しでもあれば、車イスは動いてしまいます。特に駅のプラットホームが危険です。止まったら必ずブレーキを！

4 傷害致傷罪

片マヒの人のマヒのある側の手が、ひじ当てから落ちて車輪にからまれてしまうケースがあります。特に感覚がマヒしている場合には大きなケガになることもあるので、必ず確認しましょう！

5 一旦停止違反

見通しの悪い曲り角では必ず一旦停止を。介助者は体をのり出して、歩行者や自転車が来ないかを必ず確認しましょう！

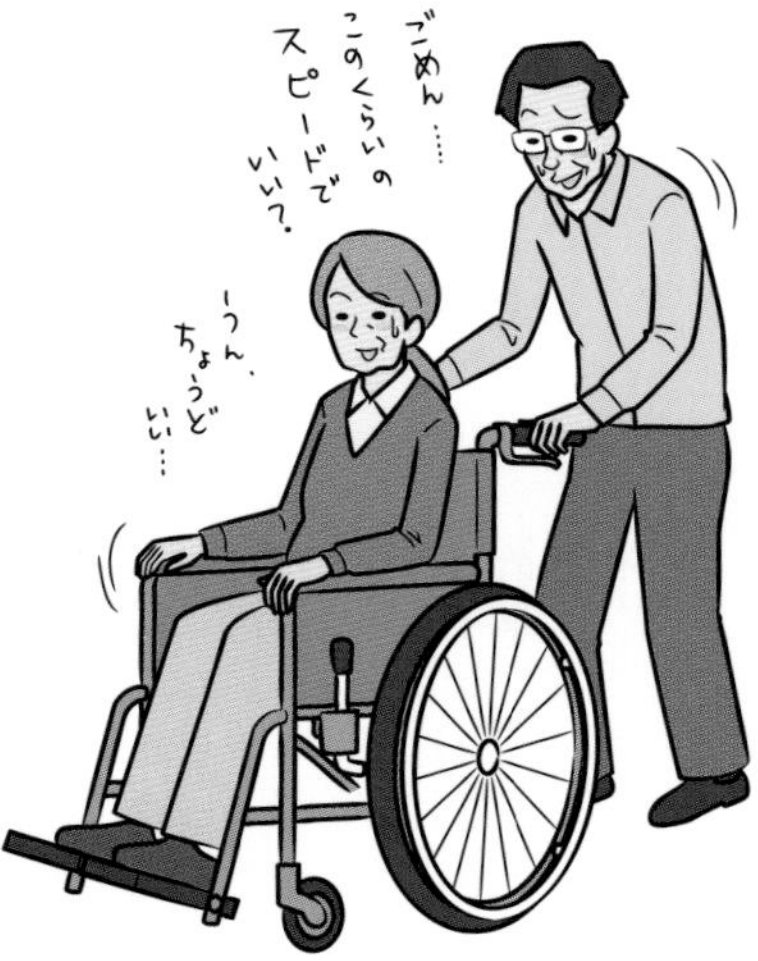

第7章

食事・排泄・入浴

人生が楽しくなる暮らしの介護術

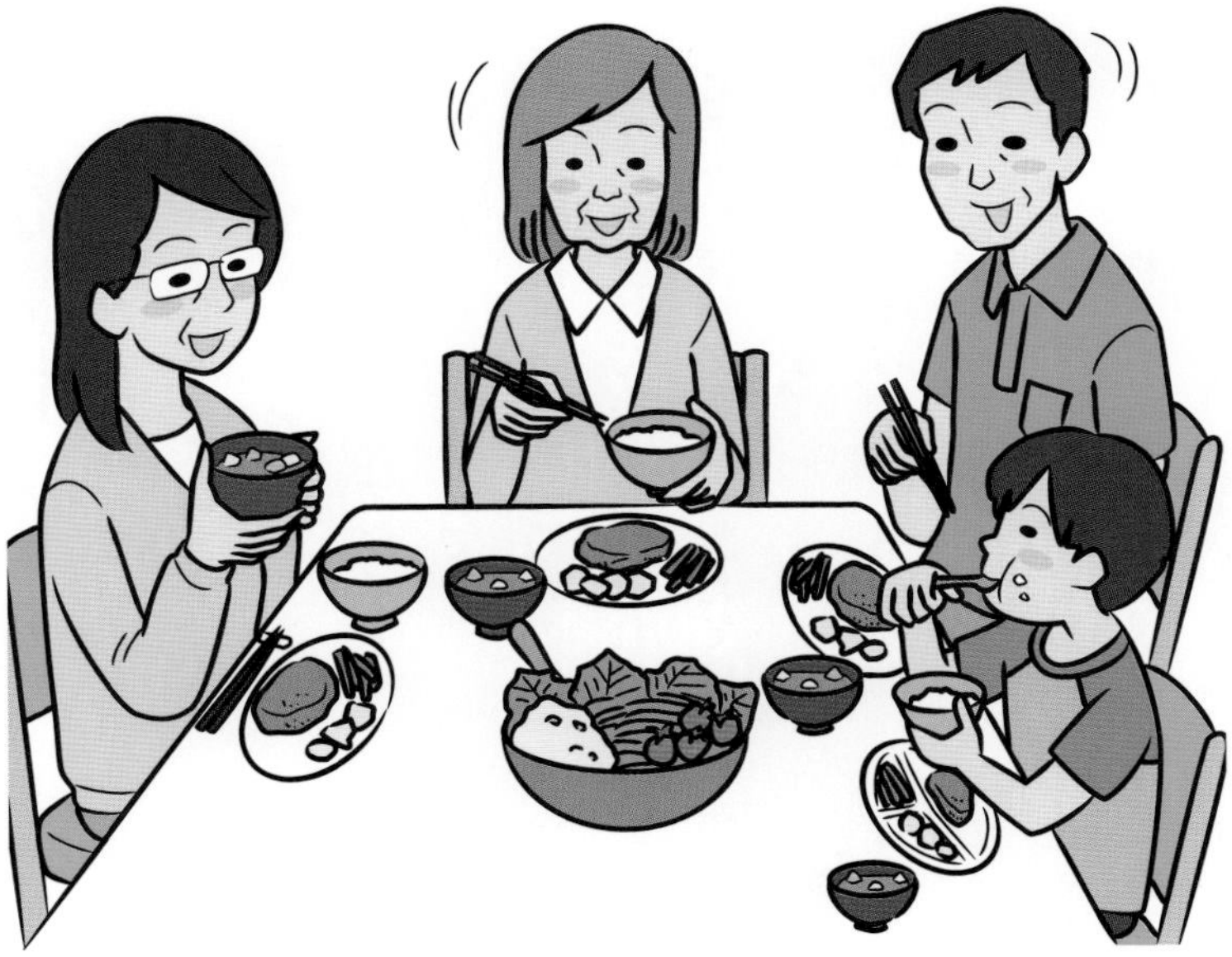

人が生活する上での基本が快適でなければ、
人生を楽しむことなんてできません。
その人の「生活習慣を大切にする」ことが介護の大原則です。
この章では、「食事」「排泄」「入浴」の三大介護を
充実させるコツやアイデアを紹介します。

暮らしの介護術

介護とはその人の“人生”を支えていくこと

人工知能にはできない最後の仕事が介護です

人体に関わる医療は近いうちに人工知能（AI）に代わられると思います。でも、介護はそうはならないでしょう。なぜなら人体ではなく人生に関わるからです。人生に寄りそう「介護」はいちばん人間的な仕事です。

人体に関わるのが医療の仕事 〝人生〟を支えるのが介護の仕事

介護は医療に比べて誰にでもできる仕事だと思われています。でもそれは間違っています。さらに、医療に近づいていくことがいい介護だと考えている人もいますが、それも誤解です。

介護は医療とは別の領域の仕事を引き受けています。それどころか、医療の限界を越えていく仕事なのです。

医療の仕事は「治す」です。病気という異常を治して命を救う大事な仕事です。でも、命は助かったけれど手足にマヒが残ってしまった……。介護の仕事はそこから始まります。それでも本人が生きていこうという気持ちになるかどうかは介護によって決まるんです。

つまり、発達した医療によって救われた命に意味を与える力を持っているのが介護なのです。

医療が相手にするのは「人体」です。だから解剖学が必要です。病気の人体が相手ですから、病理学も欠かせません。高い専門的知識と技術が必要です。

介護が相手にするのは人体ではありません。「人生」です。その人にとって何が幸せか、何が生きがいかに関わります。年を取ることや障がいをもつことも含めて、**その人らしい生き方を、介護をする側、介護される側が一緒に手作りしていく**のがホントの介護なのです。

“患者”から、“人生の主人公”になる

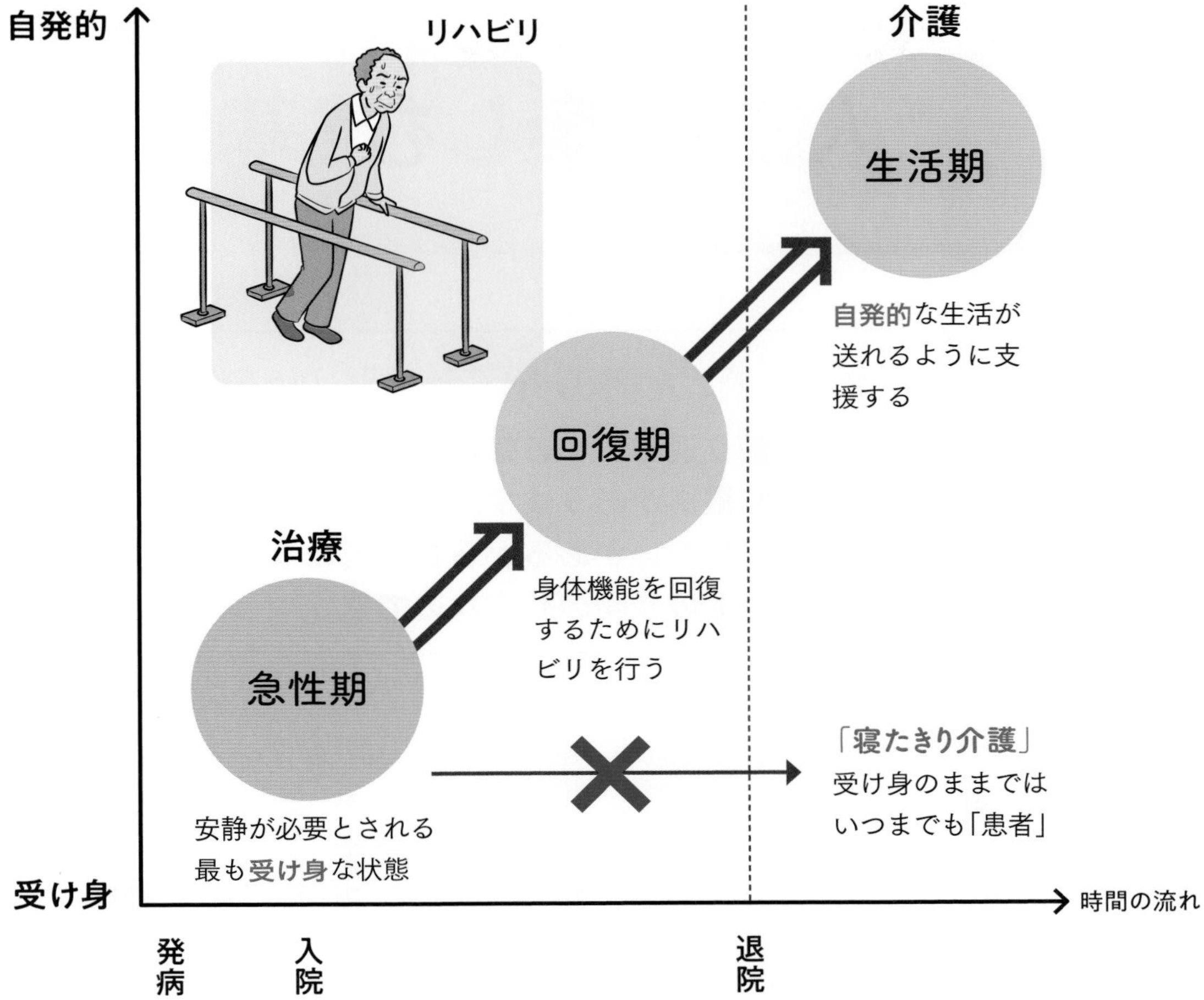

幸せとは？　生きがいとは？
人の数だけ答えがある

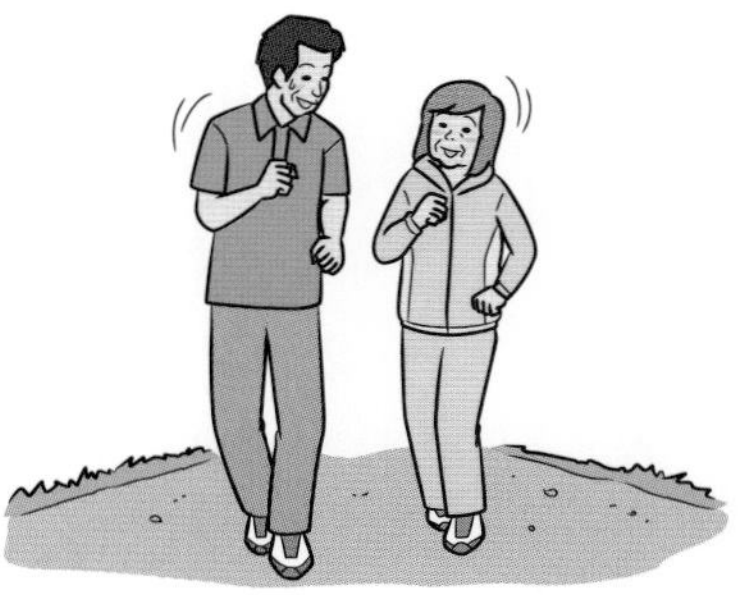

二人だけでいたい人もいるし、
二人だけでいたいときもある。

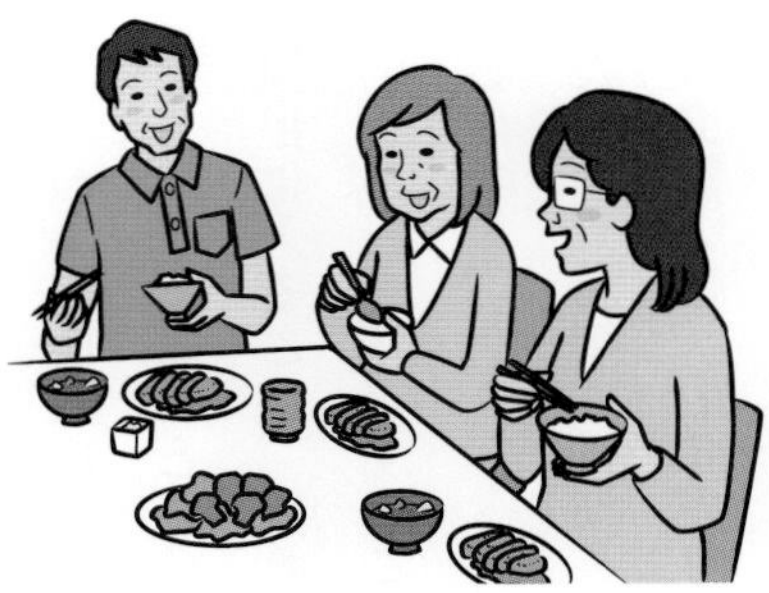

みんなでいたい人もいるし、
みんなでいたいときもある。

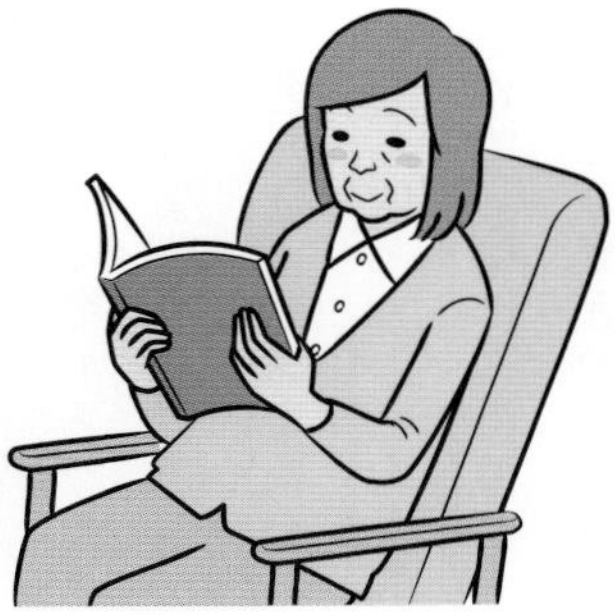

一人でいたい人もいるし、
一人でいたいときもある。

暮らしの介護術

食事、排泄、入浴の介護が“人生を楽しむ”基本

食事、排泄、入浴の介護も生理学が基本

何げなく繰り返している毎日の生活動作にも、ちゃんと生理学的根拠があります。つまり、当たり前のことを、老いや障がいがあるからこそ当たり前にできることが日常生活の介護の基本なのです。

食事、排泄、入浴の3大介護は日々の生きがいを生み出す大切なもの

介護は人生に関わるものです。その人にとって何が幸せか、何が生きがいかに関わるからです。若い頃の幸せや生きがいは、10年後、20年後に実現したい理想像でした。では高齢者、しかも障がいをもって要介護になった人にとっての生きがいは何でしょうか？

もちろん高齢でも10年後の高い目標を持っている人もいるでしょう。孫の将来が生きがいの人もいるでしょう。それらを実現するためには、毎日の生活が保障されていることが必要です。

つまり、食事、排泄、入浴といった生活習慣です。ではそれらは、幸せや生きがいのための単なる手段に過ぎないのでしょうか……。いいえ、それらは日々の小さな幸せなのです。

毎日の食事を、おいしいと感じて味わい、快適な排泄ができ、「あ～、極楽極楽」と気持ちよくお風呂に入ること。それは生きていることを肯定することでもあるのです。

だから、食事、排泄、入浴の3大介護とは、お年寄りに「こんな体でも生きていてよかった」と思ってもらうための大切なものなのです。

どんな食事をするか、どんな排泄をするか、どんな入浴をするかで、その人の尊厳が守られるかどうかが分かれるのです。

3大介護の充実は人生を豊かにする

食事

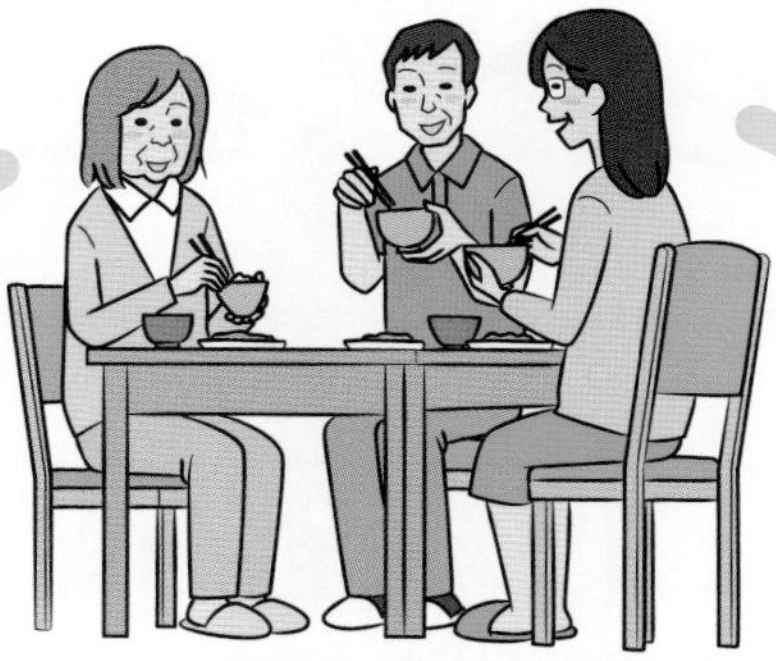

食事は単なる栄養補給ではなく、最後まで楽しく口から食べてもらうことです。

入浴

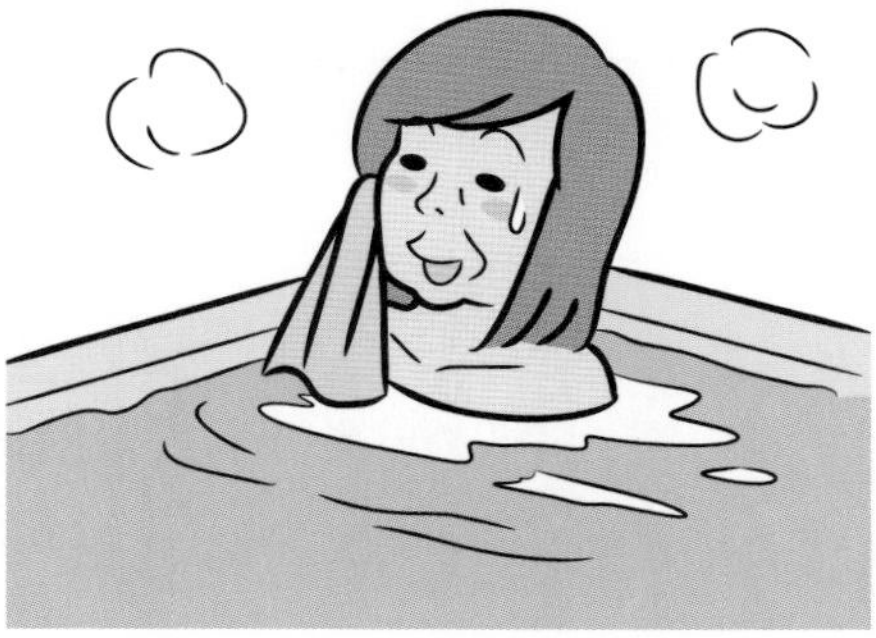

入浴で大切なことは、特殊な浴槽や機械浴ではなく、普通の浴槽に入ることです。

排泄

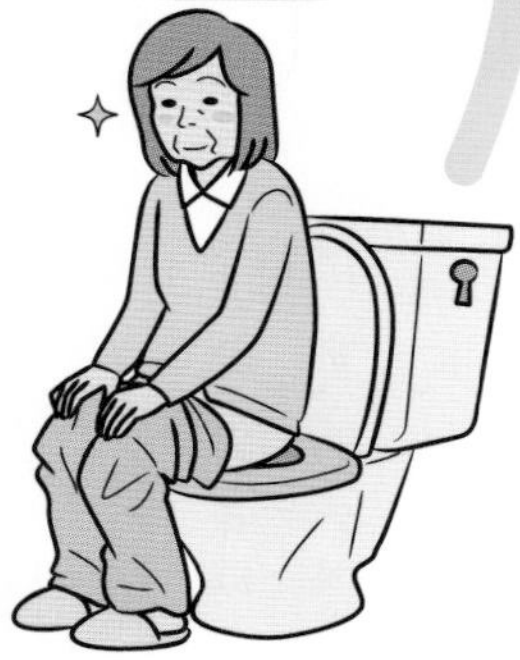

排泄のケアは後始末ではありません。トイレの便器で排泄できるように工夫しましょう。

日々の生活を楽しむ

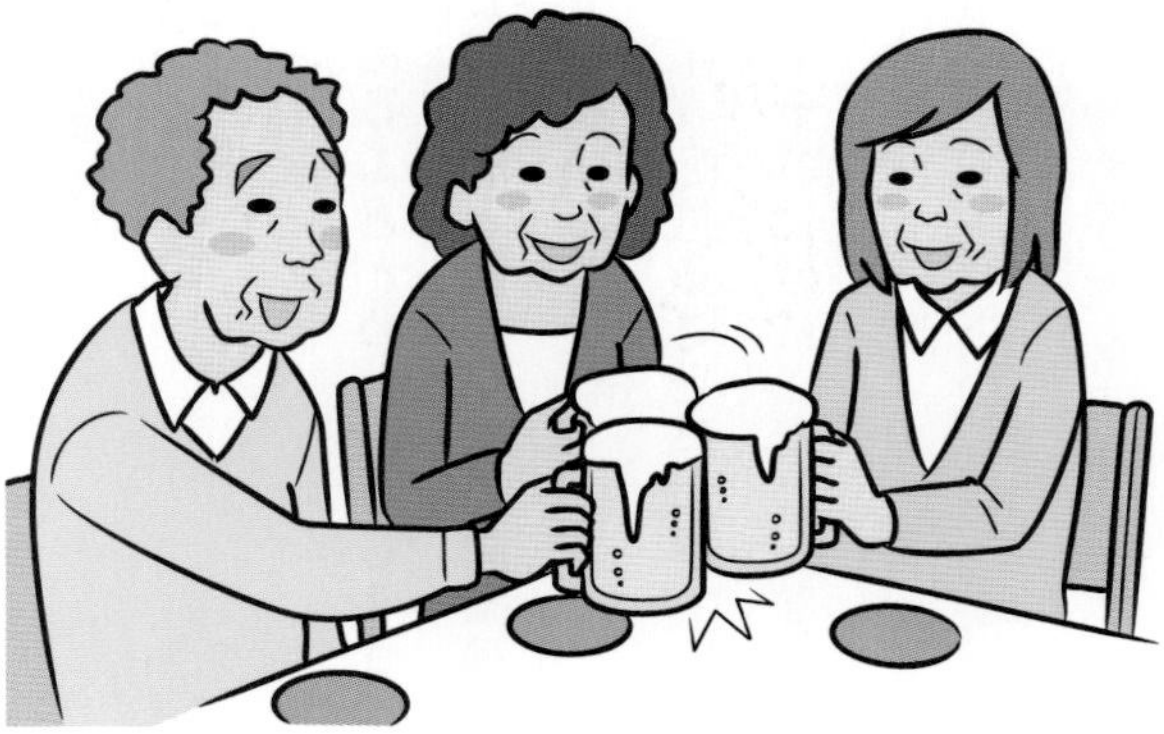

リハビリをしてよくなってから人生を楽しもうではなくて、今、ここでできることをまずやりましょう。カラオケだって呼吸訓練といえますし、晩酌だって飲食訓練だととらえて、楽しみながらやってみることが大切なのです。

「おいしい！」と感じて口から食べることが大切

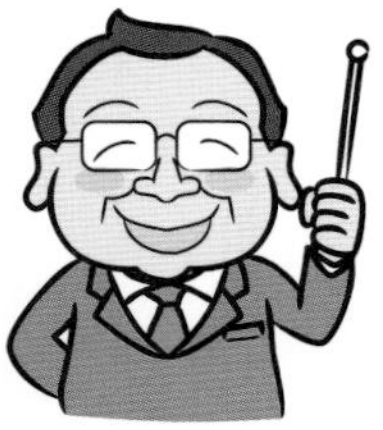

年を取るにつれ、生まれ育った頃の味覚に戻る

味覚は保守的です。小さい頃に食べていたものや味付けを、年を取ってから欲しがるといいます。私は広島出身なので納豆はNGですが、お好み焼きなら週３回でもOK。お年寄りの食習慣を大事にしてください。

食事は単なる栄養補給ではない！〝口から食べる〟から元気になる

食事が大切であることは誰もが認めます。何しろ食べないと命に関わりますものね。でも、お年寄りが食べないからといって、すぐに点滴したり、鼻からチューブを入れたり、胃ろう※を作ったりしないでください。最後まで楽しく〝口からちゃんと食べる〟ための工夫をしてほしいのです。

なぜなら、口から食べるというごく当たり前のことがもっている意味はとても大きいからです。次のページに紹介したように、食事は身体にも精神にも大きな影響を与えています。心身が安定して生活するための基本であることがわかるでしょう。食事介助とは、単なる栄養補給ではないんですね。

栄養を摂ることは大事です。でもそれだけにこだわらないでください。それより、**お年寄りが「おいしい」と感じて食べることの方が大切**です。「栄養が偏ってしまうと長生きできませんよ」なんて言わず、好きなものを食べさせてあげてください。

私の介護現場の実感では、栄養バランスが悪くても好物を食べている人の方が元気で長生きしているように思います。「生活習慣を大切に」は、介護の大原則。「食生活」ももちろんです。

※胃ろう：お腹に穴をあけて胃にチューブを通し、流動食を直接流し込む方法。

食事を楽しむと心身にいいことがある

内臓の働きが活発になる

おいしいものを見るだけで唾液が出ます。すると胃液が出て、消化の準備を始めます。さらに肝臓、膵臓、腸全体の蠕動《ぜんどう》運動を促します。内臓がイキイキ働きだすのです。

意識レベルが上がる

朝、目が覚めても意識はボーッとしています。歯を磨き、食べ物を噛みくだくことで脳が刺激されて意識レベルが上がるのです。食事をすることで快適な1日が始まります。

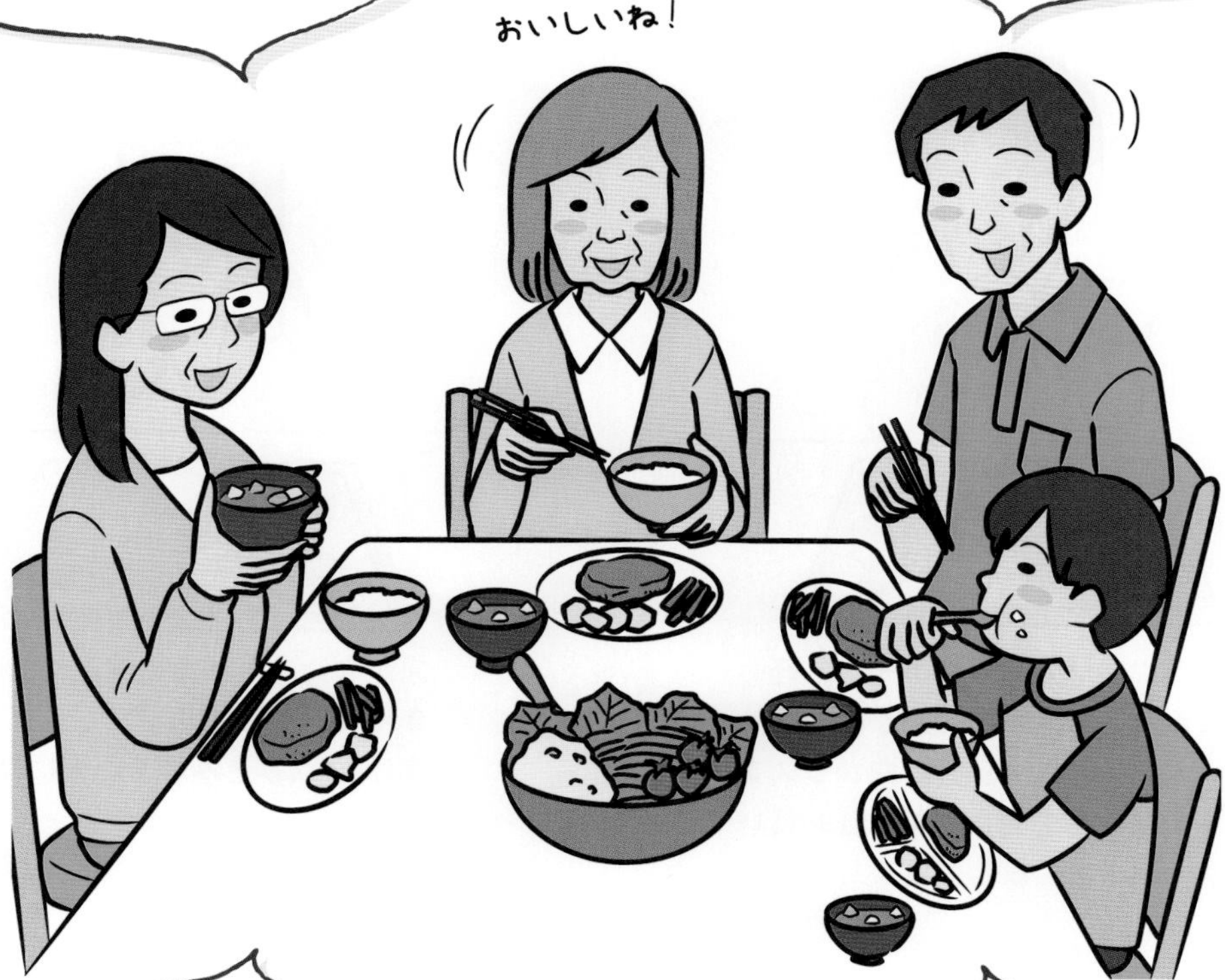

脳の感覚＆運動を司る部位が刺激される

よく噛んで食事をすると、脳の中でも感覚と運動を司《つかさど》る部位が刺激されます。口や舌、それに上肢《じょうし》、特に手指からの刺激情報が脳に送られ、脳を活性化するのです。

脳全体が活性化する

口から食べると視覚、嗅覚、味覚、聴覚、触覚という五感の情報が脳に送られ、脳全体が活性化していきます。脳トレをやるよりも3度の食事を楽しく食べる方がよっぽど効果的です。

暮らしの
介護術
食事編

“食事介助”の基本は自分で食べる工夫をすること

自分で食べるための工夫

道具を工夫する

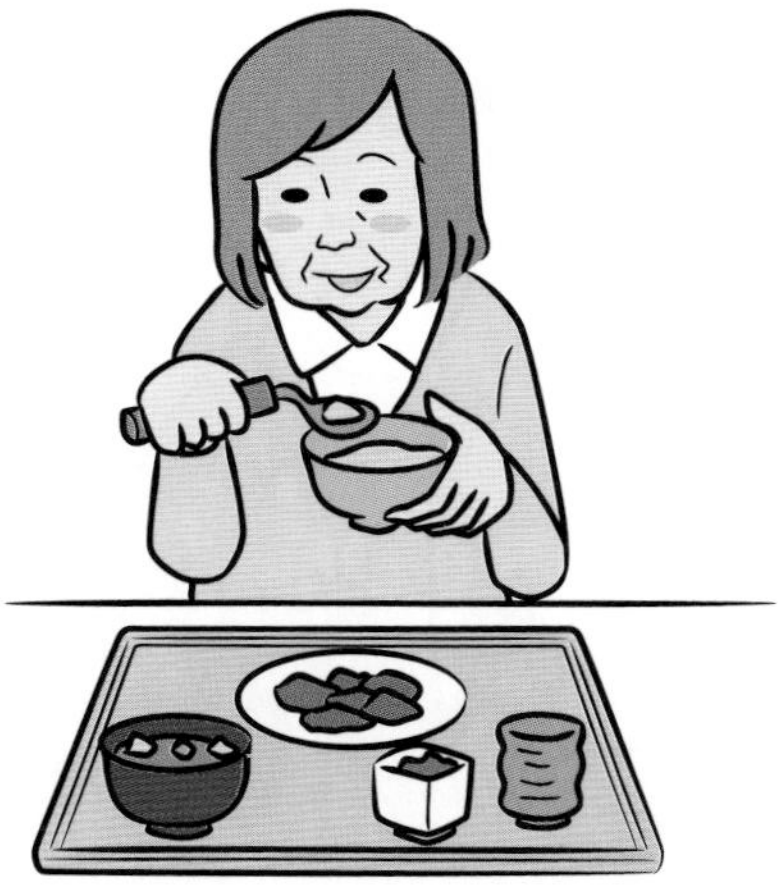

握りやすい太めのスプーン、軽い茶わんや皿、手の関節が動きにくい人には、首の部分が曲がるスプーンなど、工夫された「自助具《じじょぐ》」があります。試してみましょう。

流動食にする前に「ソフト食」

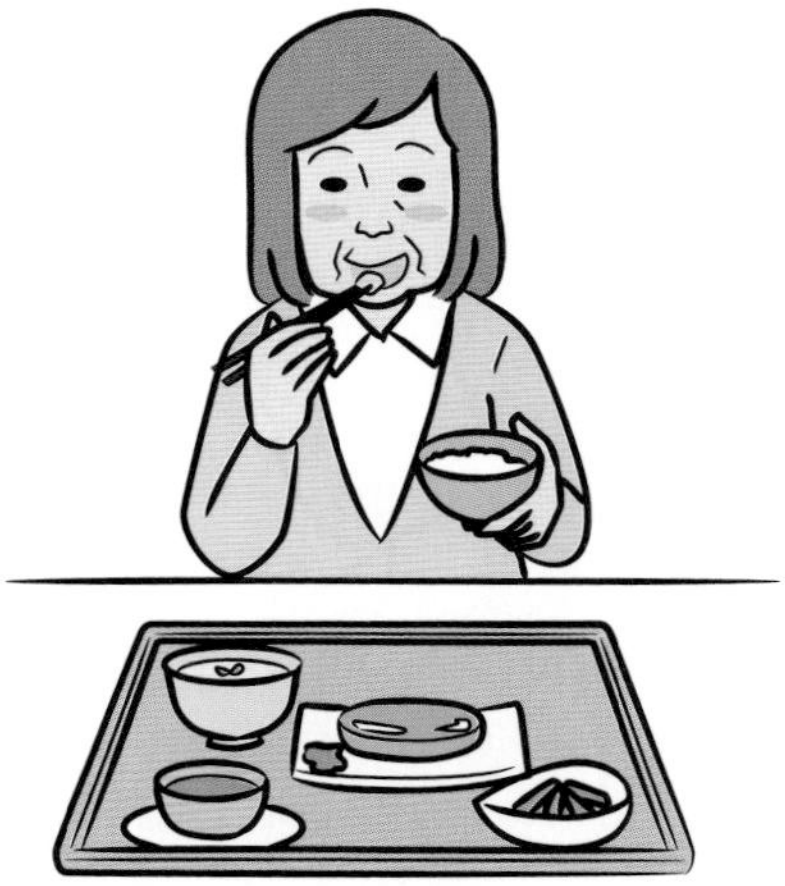

歯がない、入れ歯で噛みにくいときには「刻み食」より、「ソフト食」を。飲み込みにくい人には「とろみ食」がおすすめ。

食べやすい食形態の工夫 使いやすい道具の活用を

寝返りや起き上がりの介助と同様に、食事の介助も手を貸す前にお年寄りが一人でできるような工夫をしてください。

まずは食べやすい調理法の工夫です。噛みにくいから小さくカットする「刻《きざ》み食」はバラバラで飲み込みが難しくなります。また、ミキサーにかける「流動食《りゅうどうしょく》」はドロドロで食欲は出ません。最近は、見た目はそのままで、噛みやすく、飲み込みやすい「**ソフト食**」が開発されています。飲み込みにくい人には「**とろみ**」をつける工夫で克服しましょう。

日本のお年寄りは最後まで箸をうまく使いますが、難しくなったら「**自助具《じじょぐ》**」と呼ばれる工夫された箸やスプーンを活用しましょう。

食べない状態を放置しない工夫

お年寄りが食事をしなくなったら、介護者はその理由を探して、食べたくなる工夫をしましょう。

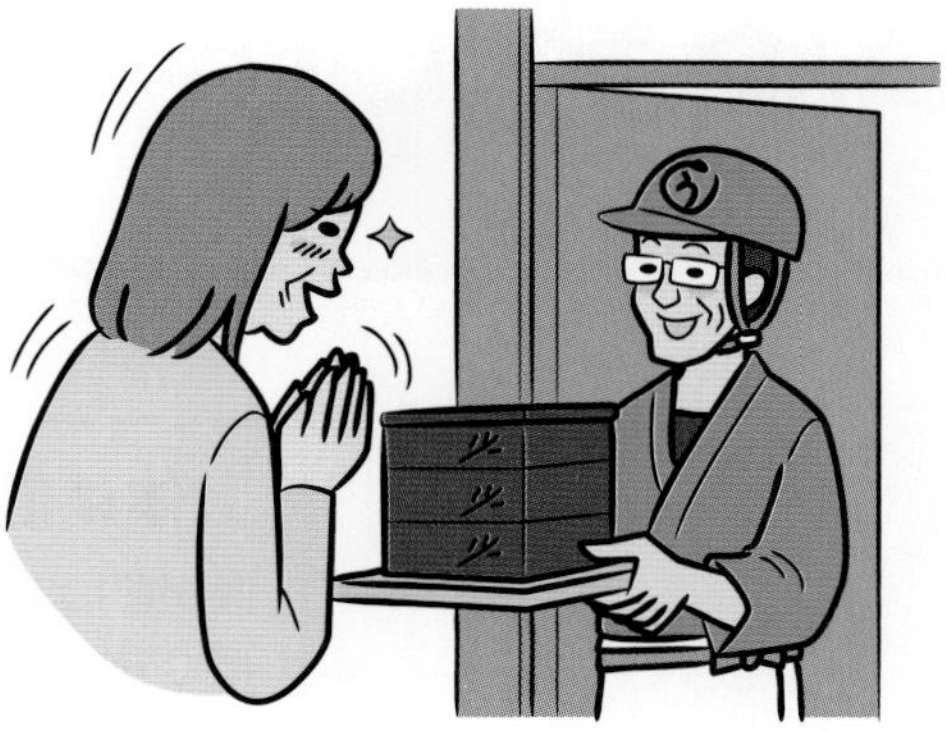

出前をとる

自由に出前をとれる高齢者施設っていいですよね。「うな重」「にぎり寿司」「ざるそば」が出前の人気ベスト3だそうです。

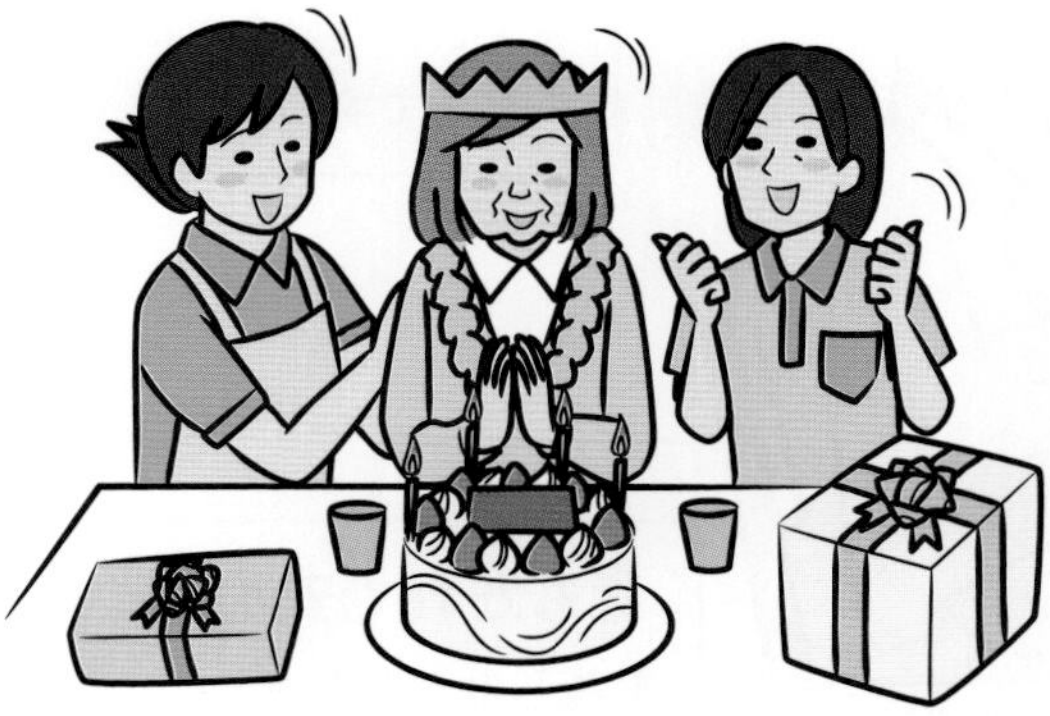

会食する

一人暮らしのお年寄りの家に、誕生日になるとヘルパーみんなが集まってホームパーティ。食の細い人がいっぱい食べたそうです。

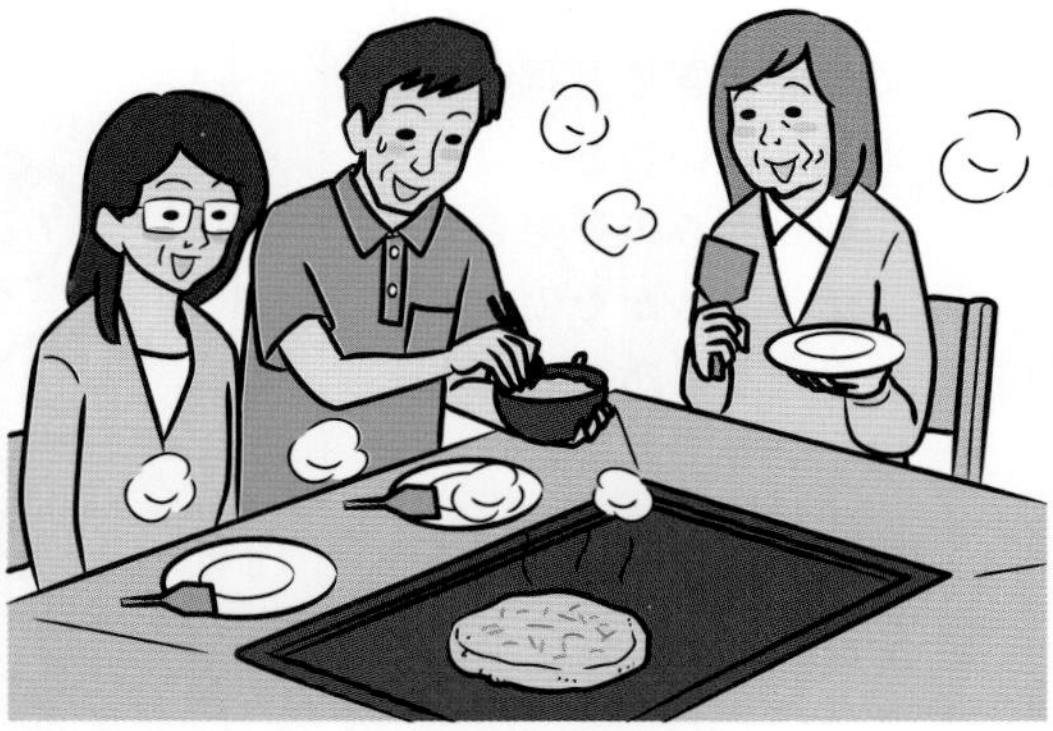

外食する

雰囲気が変わると食欲が出ます。うどん屋、そば屋、ファミレス。広島と大阪の高齢者施設では、お好み焼き屋がいちばん人気でした。

食べなくなったら食欲が出る環境づくりを

いろいろ工夫をしてみても食べない場合、それは「食べられない」ではなくて「食べる気になれない」のだと思ってください。いちばん多い原因は「お腹がすいていない」からです。外出もせず体を動かしていなければそれも当然ですよね。**食欲が出るような生活環境をつくる**ことがいちばんです。

また、ストレスや生きる意欲の減退が食べないという行動に現れることもあります。食べない状態が続くようなら、「今日はぜいたくして、うな重でもとるか」「目先を変えて外食しよう」などと、提案をしてみましょう。マンネリ化した日常に変化を与え、お年寄りが食べたくなるような演出をすることも大切です。

暮らしの介護術

食事編

食事はイスに座り、前かがみの姿勢で誤嚥防止

正しい食事姿勢

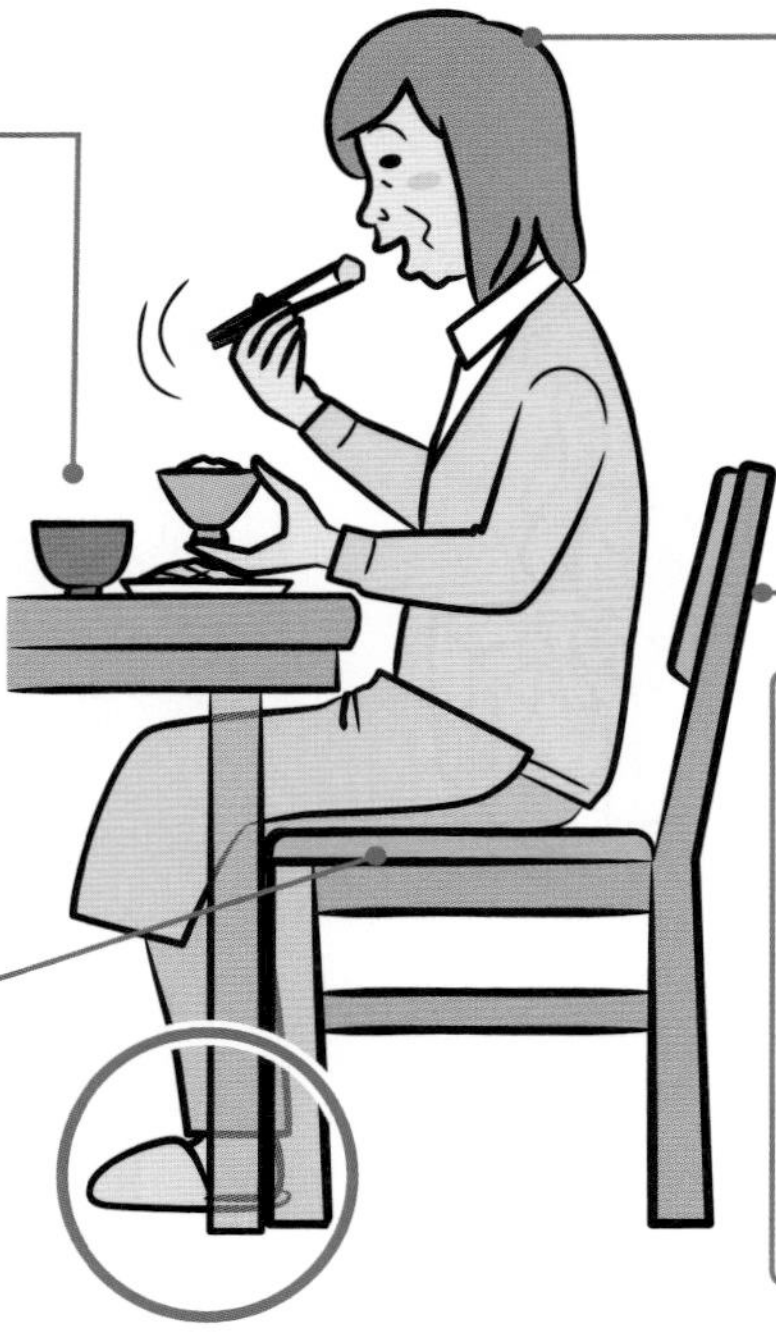

上体は前かがみ

頭が前に出た姿勢がいちばん安定した座位であり、食べ物が誤って気道に入っていかない食事に適した姿勢です。

テーブルをもっと低く

市販のテーブルは小柄なお年寄りには高すぎて、丼ものの中身が見えないことさえあります。前かがみの姿勢をとるには、テーブルがその人のおへそのあたりにあるのがちょうどいい高さです。

背もたれで安心感

緊張しながら食事をさせてはいけません。背もたれのついた安定のいいイスに座ります。片マヒなどが原因で、左右バランスが不安な人にはひじかけのあるイスを。

イスのシートの高さが肝心

ひざが上がらず、かかとが床にちゃんとつくのが正しいイスのシートの高さです。その人に合うイスを選ぶようにしましょう。

誤嚥を防ぐには前かがみの姿勢が正解

あなたはどんな姿勢で食事をしていますか。和食でも洋食でも、上体を前かがみにして食べているはずです。食べものや飲みものが間違って気道に入ってしまうことを「誤嚥《ごえん》」といい、肺炎の原因になります。この誤嚥を防ぐ姿勢が、私たちのいつもの食事姿勢なのです。試しに、ベッド上で上向きの姿勢で食べてみてください。むせてしまいますよね。

また、両手を自由に使うためには、座った姿勢が安定していなければなりません。そのためには両足のかかとがちゃんと床についていることが必要です。食堂のテーブルのイスの高さが、お年寄りの体格に合っていますか？ チェックしてみてください。

やってはいけないNGな食事姿勢

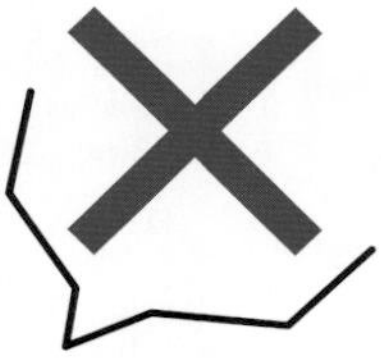

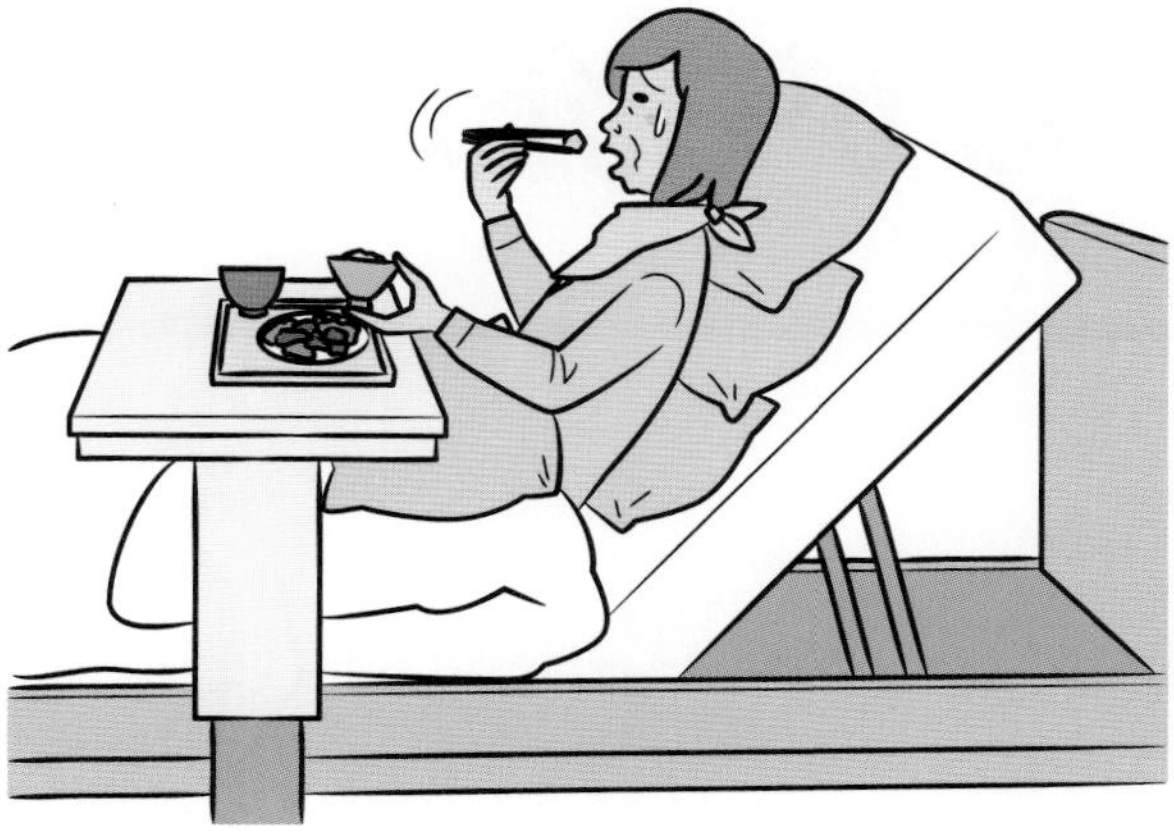

ギャッチベッドで食事はしない

左のイラストは背の部分が起き上がる「ギャッチベッド」です。食事には不向きですので、決して使わないでください。重病人を初めて起こすときには使いますが、この姿勢は仙骨《せんこつ》部《ぶ》に床ずれをつくってしまうので要注意です。

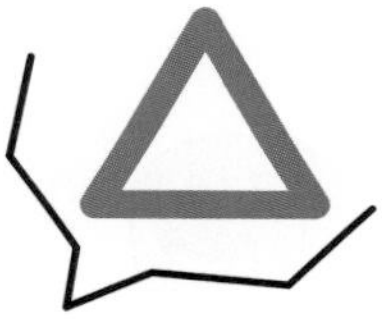

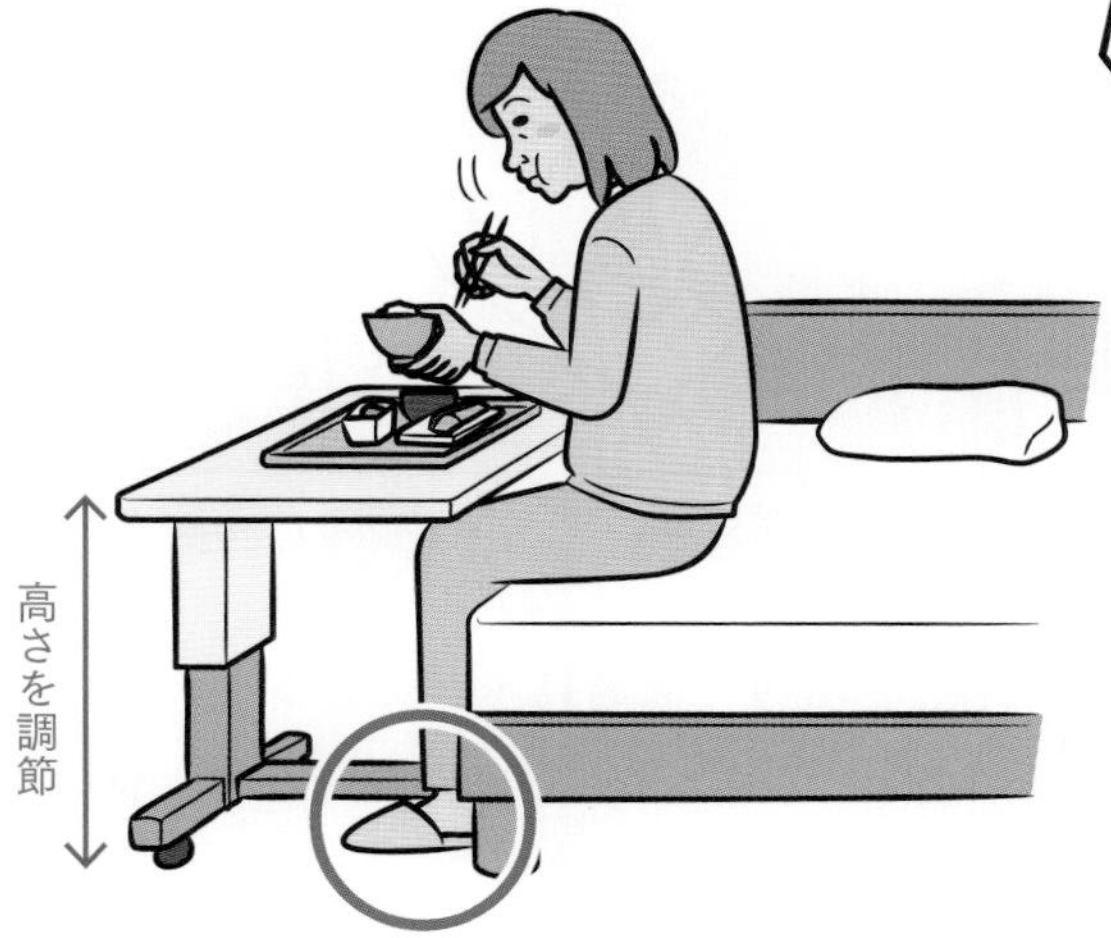

動けるなら食卓で食べる

やむなく寝室で食事しなければならないときの一例です。かかとが床につくよう、ベッドのマットまでの高さをお年寄りの体格に合わせます。サイドテーブルも前かがみになるよう低めに固定しましょう。食事は食堂へ行き、食卓のイスに座って食べるのが理想です。

知っ得！

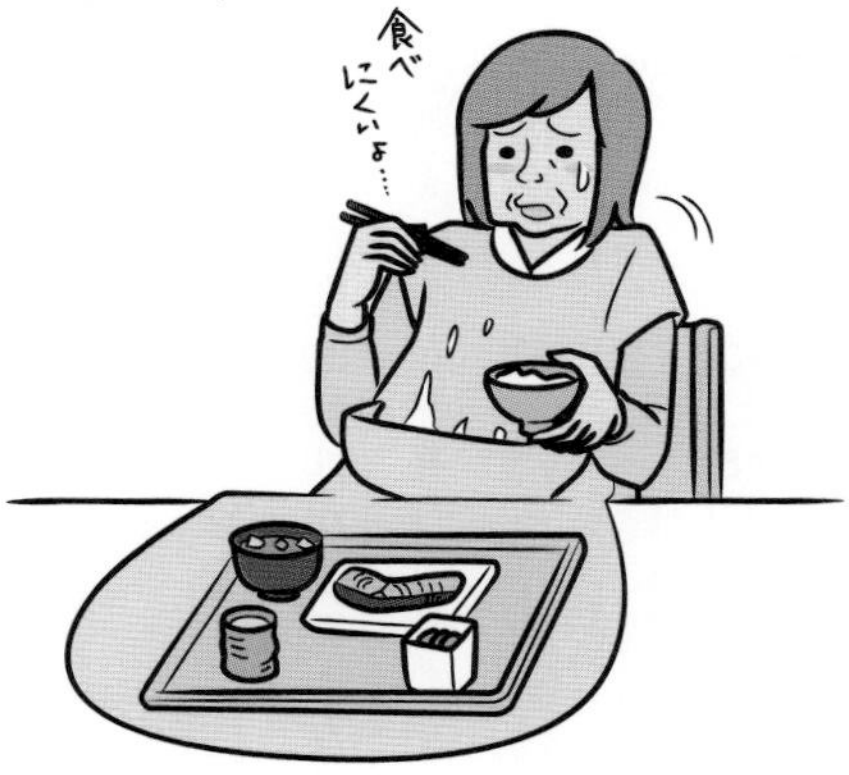

前かがみ姿勢で食べるのが第一
こぼれたものは拭けばいい

お年寄りがこぼすので、エプロンを着けて食事をしていることがあります。こぼしてしまう原因は、前かがみ姿勢がとれていないか、上体が上向きになっているからかもしれません。姿勢が悪いと、食べたものが誤って気道や肺に入り、肺炎を起こす原因となります。前かがみ姿勢で食べて、食べ物が前にこぼれたらテーブルを拭けばいいだけです。子ども扱いせず、エプロンのいらない食事をこころがけましょう。

認知症状がある場合は、並んで食べながら介助する

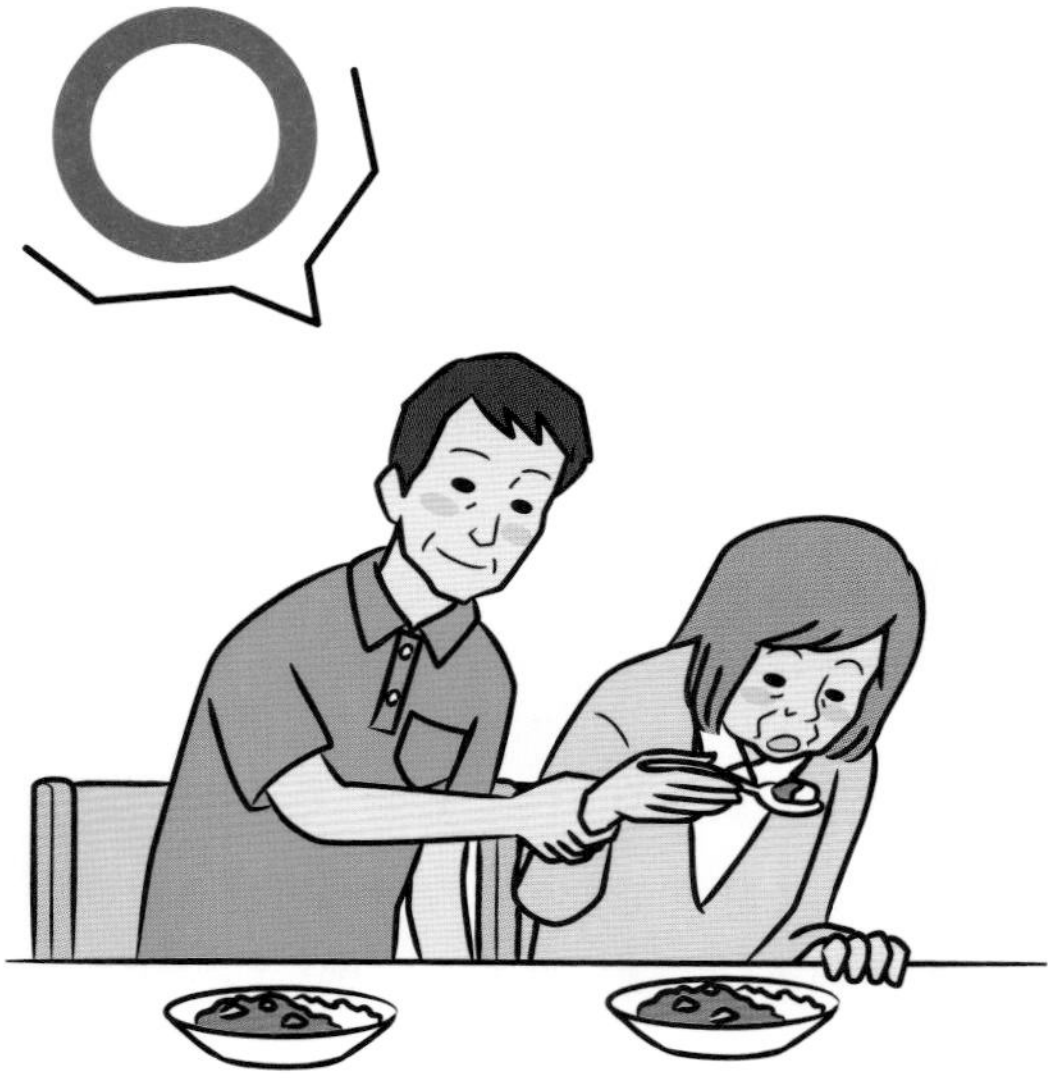

マヒがある場合は手添え介助で

利き手が不自由だけど、利き手で食べたいという人のために行う「手《て》添《ぞ》え介助」は、食事動作を思い出してもらうのにも有効です。

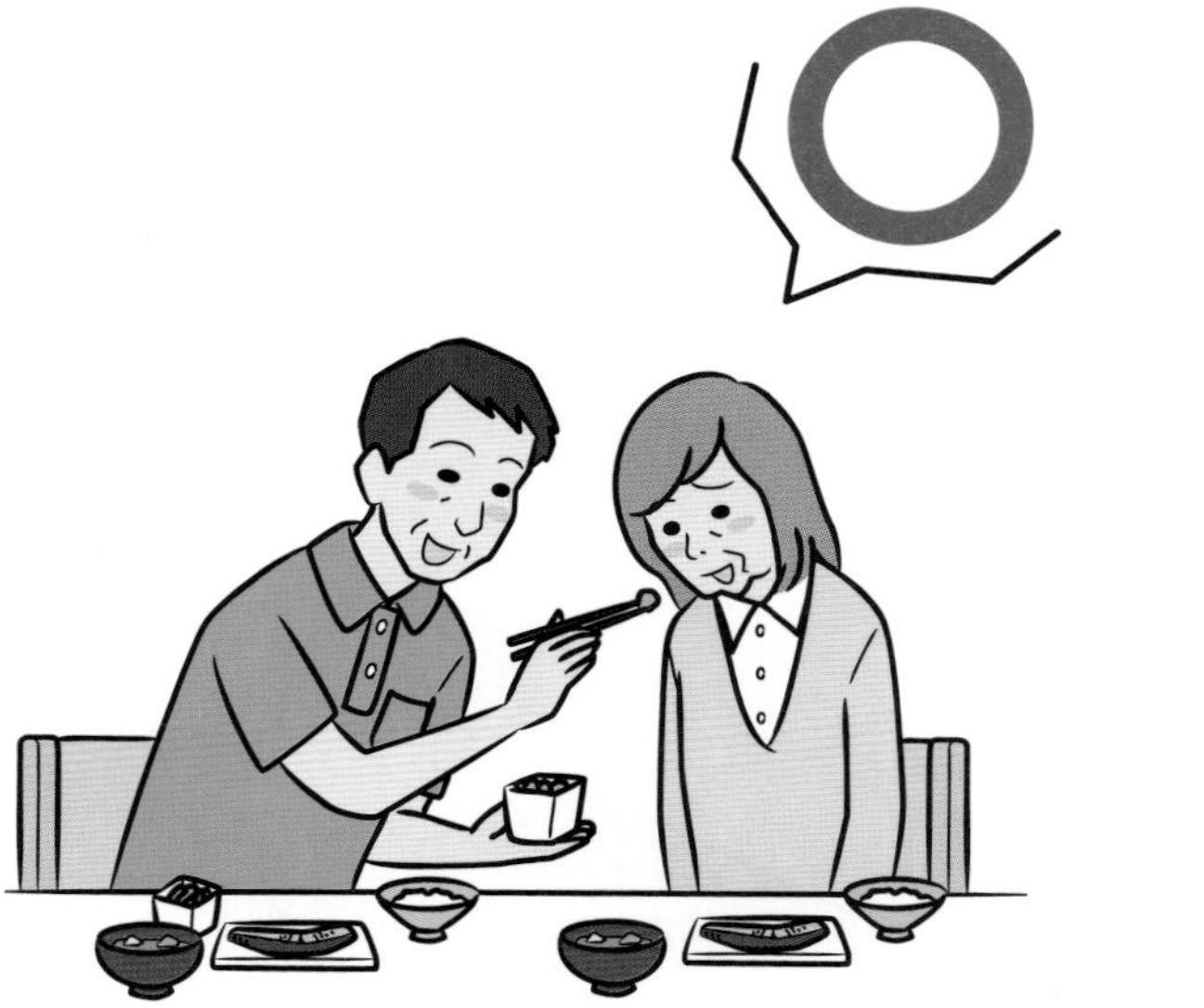

介助するときは横に座る

横に並んで座って介助しましょう。体のバランスが不安定な人は体を密着してください。

並んで介助すると何が食べたいかがわかる

認知症状で、食べものを口に運ぶという自発的動作が出てこないという人は少なくありません。

その場合、できたら**介助者は横に並んで座って、一緒に同じものを食べる**ようにしましょう。

そうすることで、介助のテンポもゆっくりになりますし、次は何が食べたいかといったお年寄りの気持ちもわかるようになります。

上のイラスト（左）のように、お年寄りの手に介助者が手を添えて食べ物を口に運ぶという「手《て》添《ぞ》え介助」という方法があります。

この介助は、認知症の人に食事動作を思い出してもらったり、マヒがあっても利き手で食べたいという人の練習に有効な方法でもあります。

食べものは下から口に運ぶ

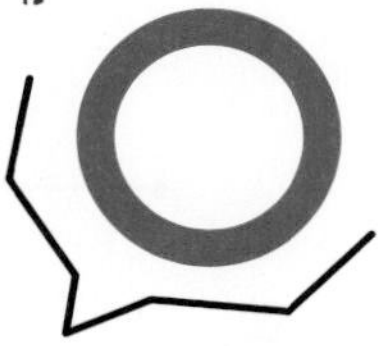

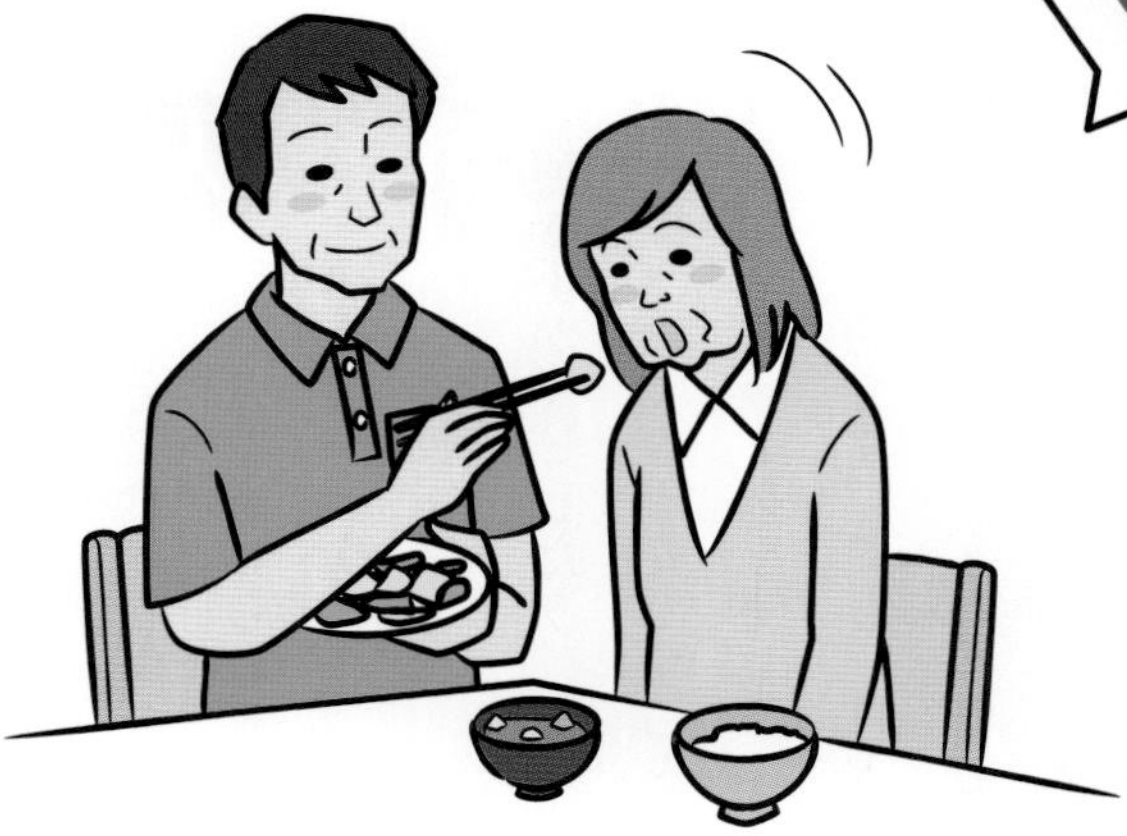

自分で食べているように利き手側の下から運ぶ

横に並んで座ります。体のバランスが安定していたら、お年寄りの利き手の側に座るのがいいでしょう。ちょうど自分で食べているようなイメージで、利き手側の下から食べ物が運ばれるように食べさせてあげましょう。もちろん姿勢は前かがみが基本です。

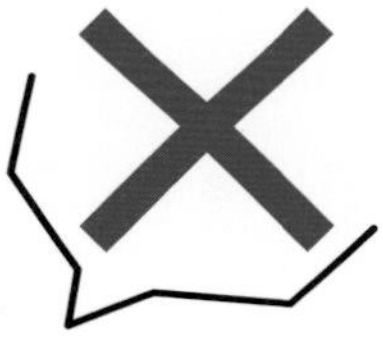

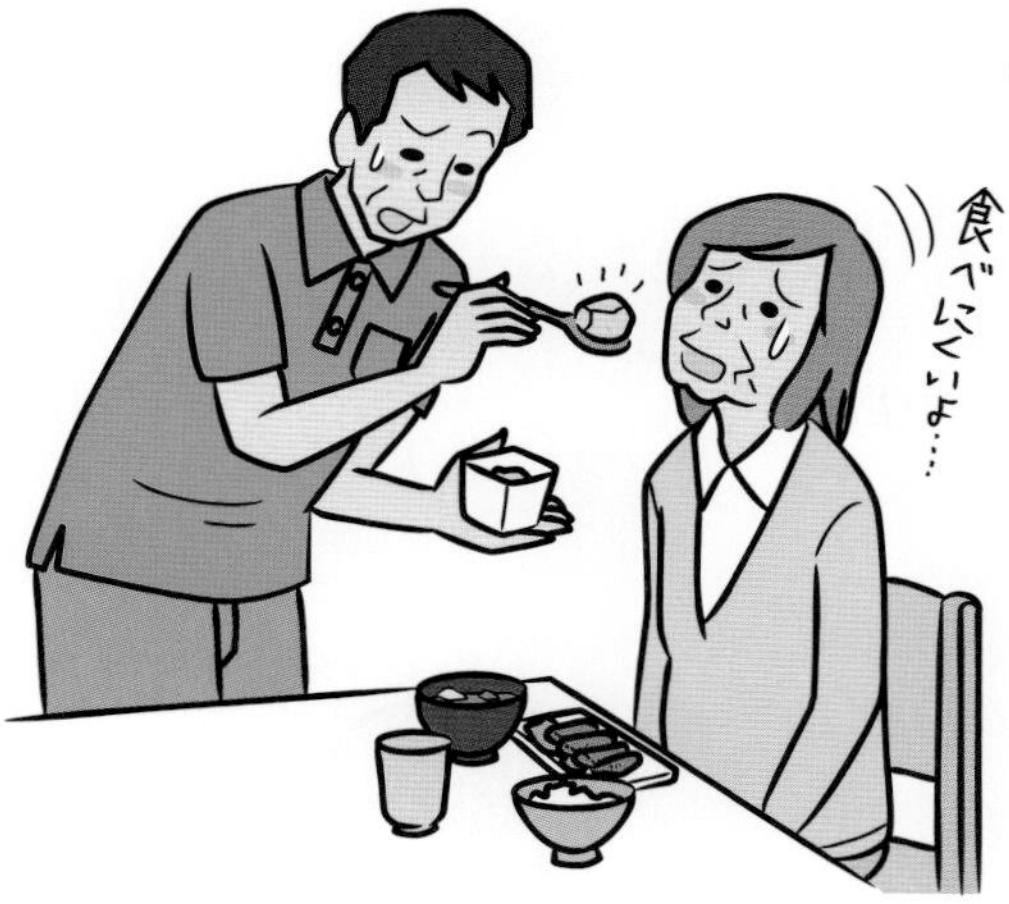

誤《ご》嚥《えん》性《せい》肺《はい》炎《えん》とは

食べ物が気道に入ったり(誤嚥)、雑菌の混ざった唾液が無意識のうちに肺に流れ込んだりして、気管支炎や肺炎を起こすこと。

食べる姿勢が悪いと誤嚥性肺炎の原因に

食事介助を立って行うのはNGです。親鳥がヒナにエサをやるんじゃありません。上から食べ物が運ばれると上体が上向きになって、あごが上がるので誤嚥の原因になってしまいます。

知っ得！

食事介助では、スプーンを使うか？箸を使うか？

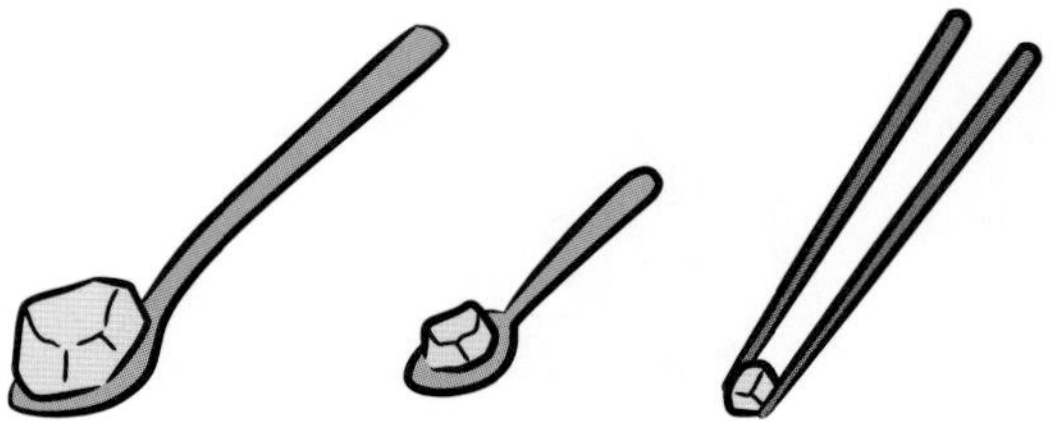

介助するときには木の箸《はし》を使うのがいちばんです。舌や歯にあたっても違和感がありませんし、箸なら1回の量が少ないので食べやすいのです。スプーンを使うなら大きなカレー用のスプーンは避けて、コーヒー用の小さいスプーンにしましょう。食事は楽しく食べることが大切。効率よく、早く済ませようとしてはいけませんね。

自分で食べるための工夫&道具選び

最後まで自分で食べる

人は自分で食べるからこそおいしさを感じられます。でも、食べる動作がうまくできなくては味わえません。

利き手がマヒしたり、細かい動作ができなくなったりすると、スプーンやフォークを使おうとするのが一般的です。でも、日本の高齢者は箸《はし》が使える人が多いです。利き手にマヒが残っても、マヒのない側の手で練習して自分で箸を使えるようになる人もいます。

持ちやすい箸や使いやすい箸、多機能なグッズの「ケンジー」なども試してみましょう。

認知症で箸やフォークの使い方がわからなくなることもありますが、その場合は、自分の手を使いましょう。一口大のおむすびやおかずなら食べられる人もいます。

❶ 食材を手づかみできるよう工夫する

どんなに高齢になっても最後まで一人で食べられる方法は手づかみです。さまざまな食材を手で持てるように工夫してみてください。

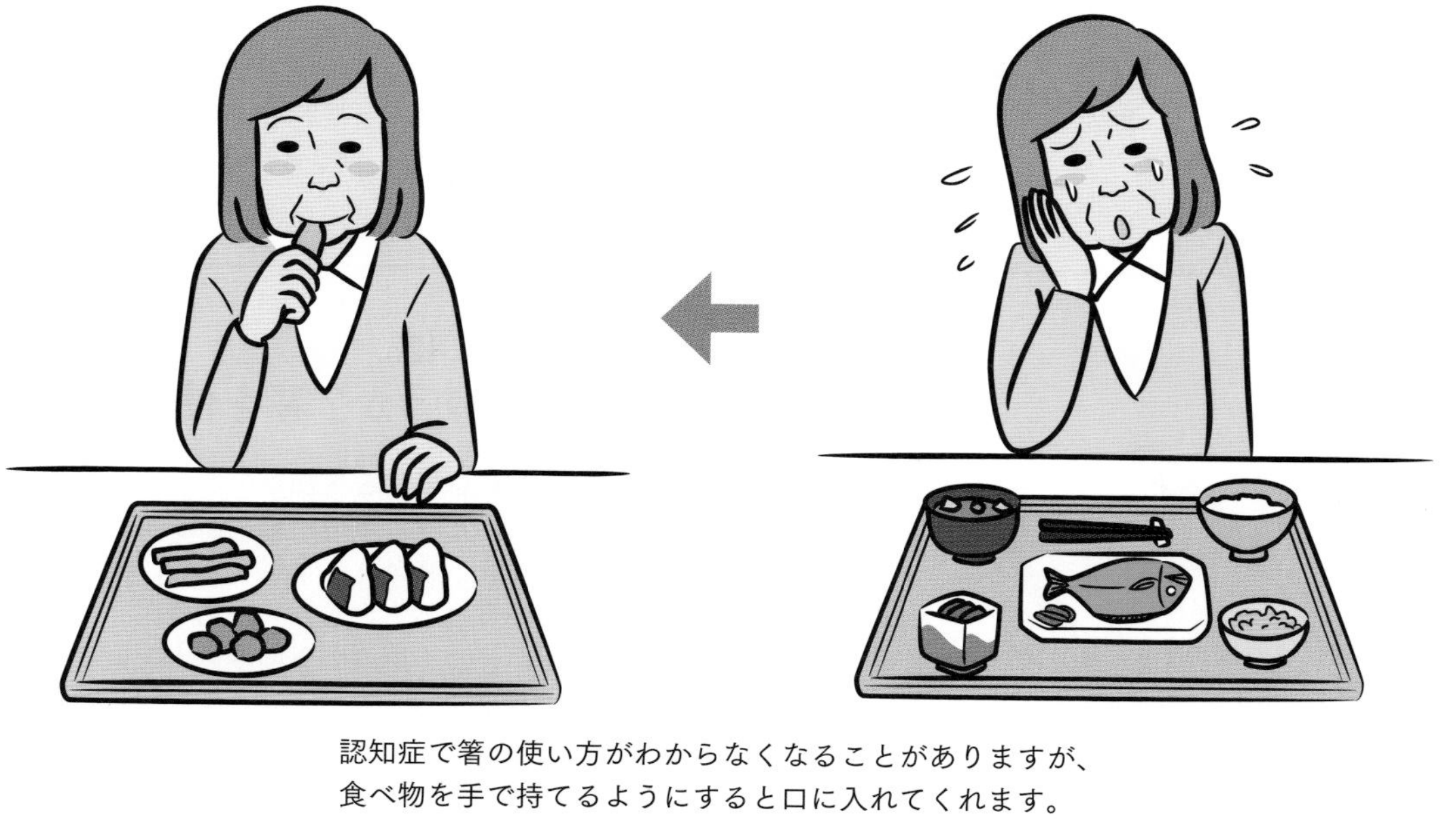

認知症で箸の使い方がわからなくなることがありますが、
食べ物を手で持てるようにすると口に入れてくれます。

❷ 握力が弱くても使える箸を使う

日本の高齢者はいくつになっても、箸《はし》をうまく使いこなします。その箸をもっと使いやすくした「自助具《じじょぐ》」を活用しましょう。「ケンジースプーン」も、スプーンに見えますが、箸を使ってきた人だからこそ使える便利なグッズです。

らくらく箸

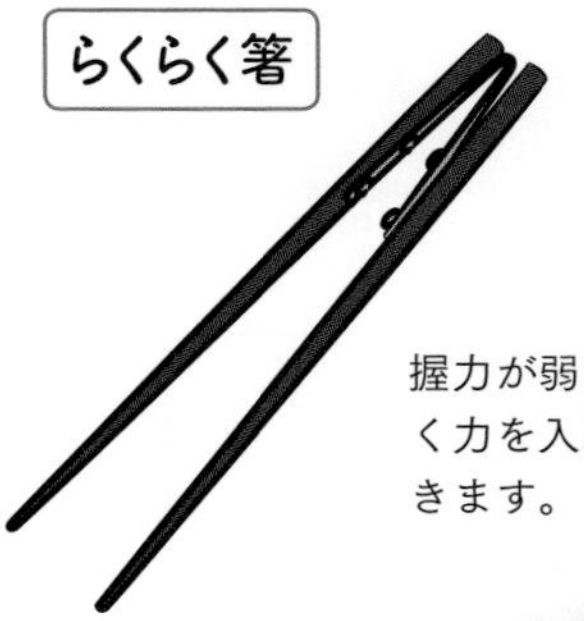

握力が弱い人でもうまく力を入れることができます。

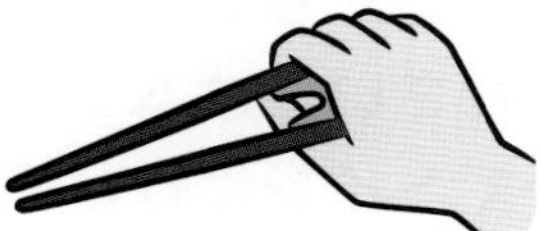

箸ぞうくん（下図は右手用）

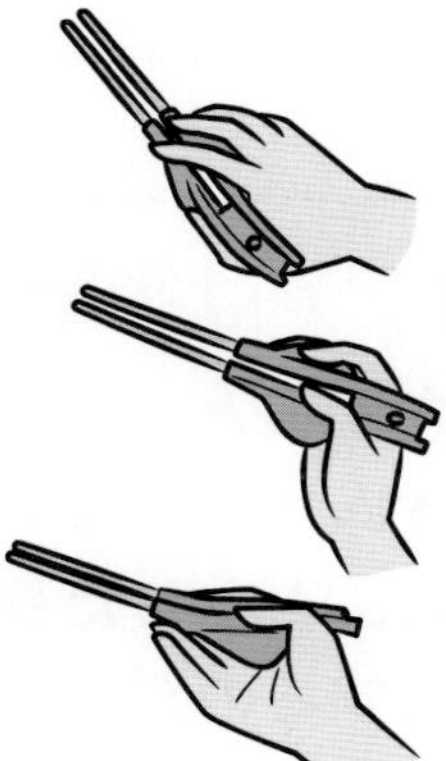

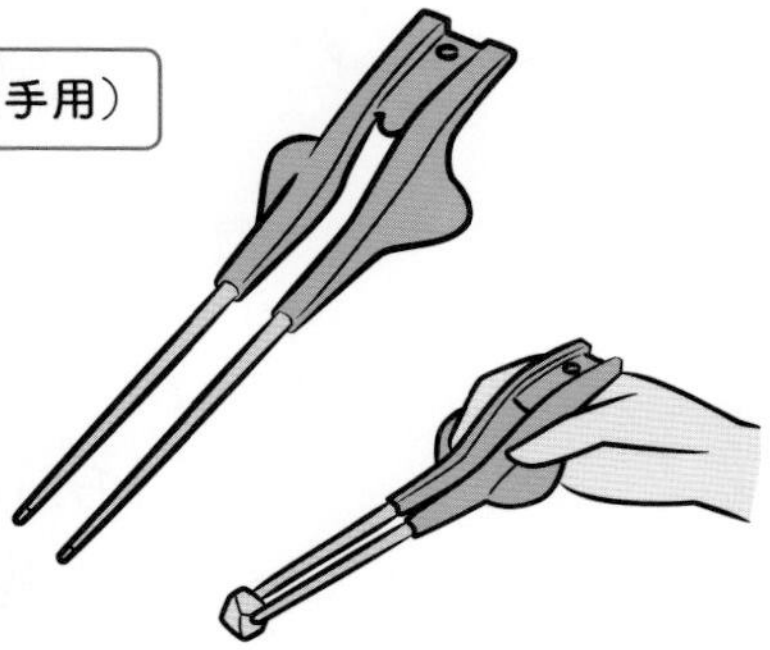

軽く握ったり、手を開いたりといった動きで食べ物をつかむことができます。

手を添えただけで自然に手になじむグリップの形です。

ケンジースプーン

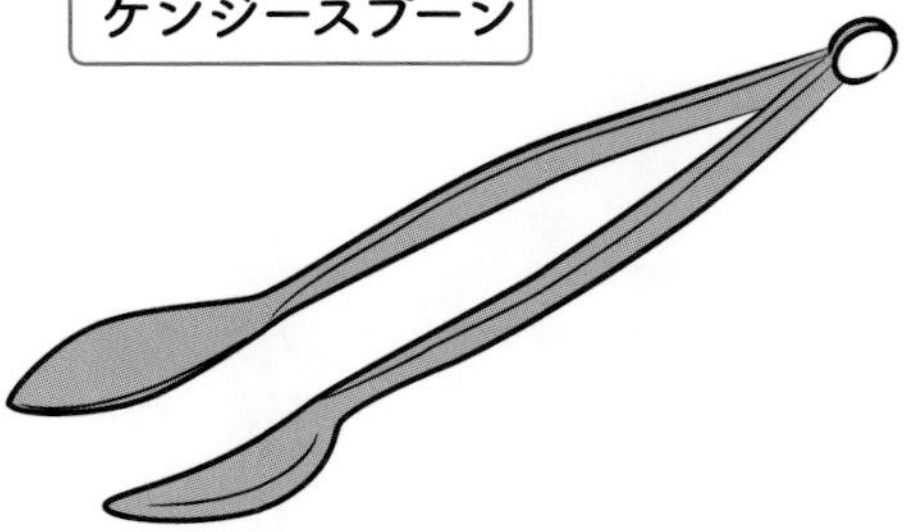

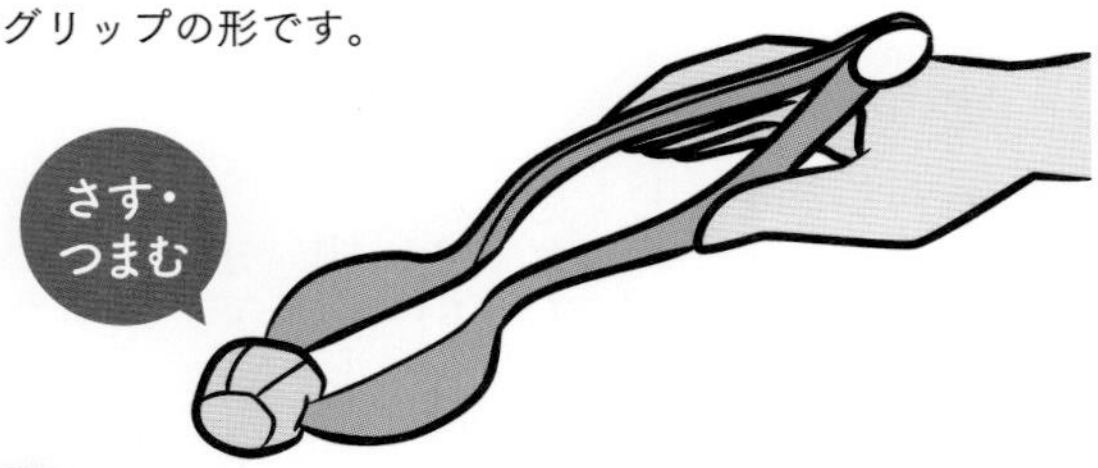

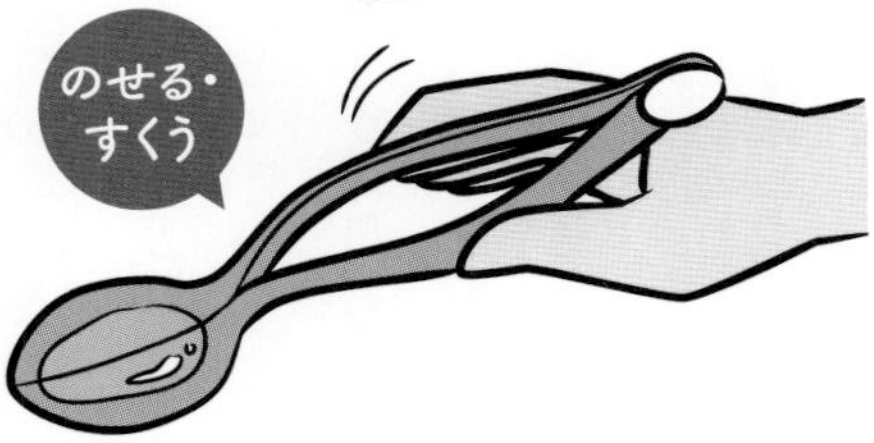

これ1本で箸にもスプーンにもナイフにもフォークにもなります。持ち手を握ったり、開いたりするだけで、力を入れずに使うことができます。

❸ 首の部分が曲げられるスプーンとフォークを使う

障がいによっては箸より、スプーン、フォークが使いやすい人もいます。持ちやすい太い柄のものや、曲がるタイプもあります。

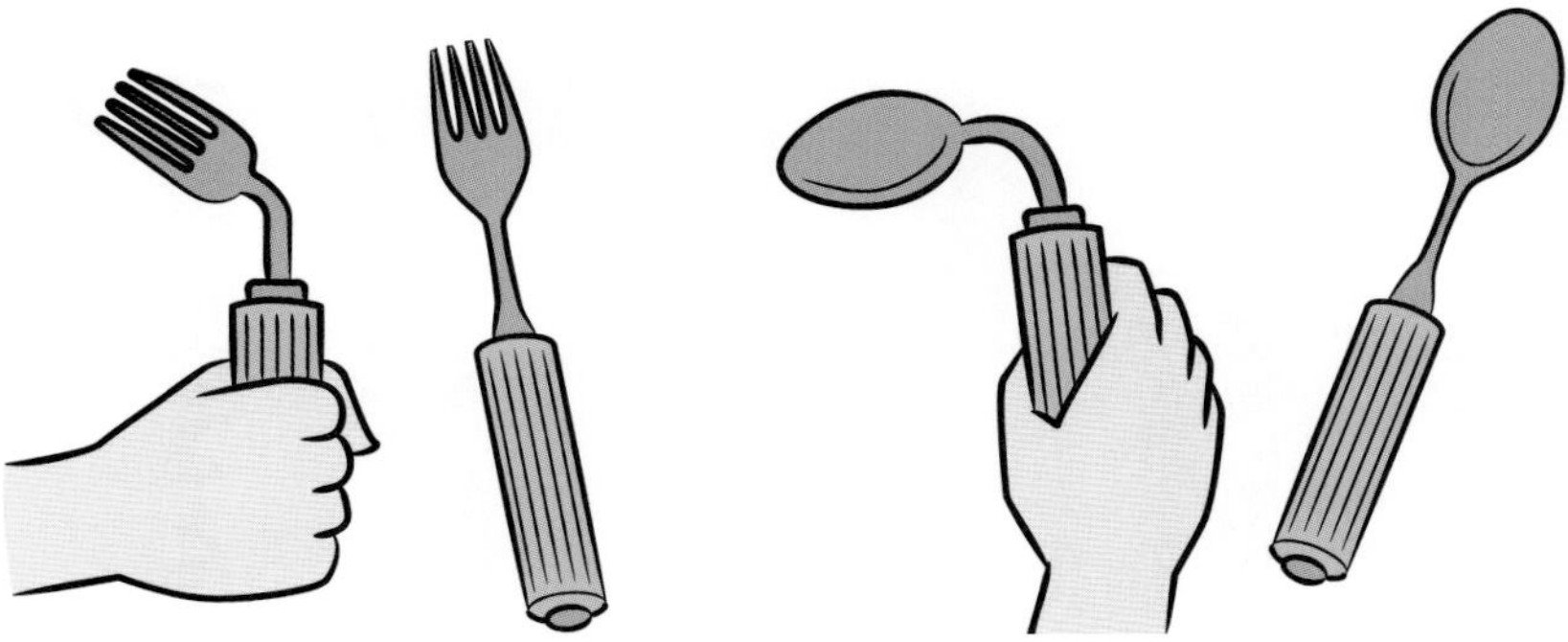

首の部分が曲げられるので、関節の動きが不自由な人にも使いやすい角度にすることができます。

●自助具は介護用品を扱っているお店やインターネットで購入できます。

自分でトイレへ行くために工夫することが排泄ケアの基本

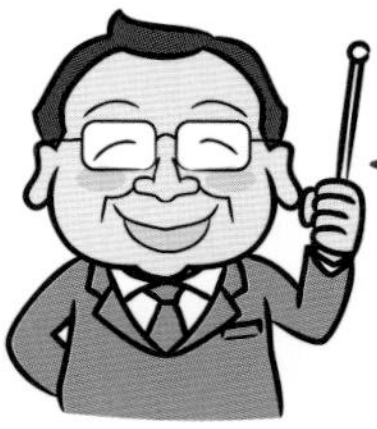

排泄ケアは後始末をすることではない

高齢だからとか、マヒがあるからといって簡単にオムツにしないでください。オムツにする前に、どうしたら自分でトイレに行けるかを工夫するのが排泄ケアのポイントです。

自分でトイレへ行って排泄することはお年寄りの尊厳を守るうえで重要なこと

私たちは生きるために食べます。食べるから排泄します。その排泄行為が不快や屈辱だったりしたら、生きていることを否定されているようなものです。

つまり、排泄のケアは、お年寄りの「生きていていいんだ」という気持ちをつくり出せるかどうかにかかわっているのです。

まず、私たちが毎日どうやって排泄しているのかを考えてください。私たちは便意・尿意を感じたらトイレに行きます。そして、排便・排尿しやすい体勢をとります。同様に**老いや障がいがあっても自分でトイレに行き、気持ちよく排泄できるようにするのが排泄ケアの基本です。**

もちろん、毎回トイレに移動するのが苦痛だったり、危険だったりするときには、ベッドサイドに置いたポータブルトイレで代用することもあります。さらに、オムツを使用することだってあり得ます。

でも、トイレで排泄するための工夫もしないで、高齢だから、片マヒだからと、安易にオムツにはしないでください。誰にとってもオムツをすることは大問題です。オムツ交換の屈辱で自信を失くし、あっと言う間に認知症になった人がいます。それほど排泄のケアは、その人の尊厳を守るうえで重要な介護なのです。

自分でトイレに行くための工夫

つたい歩きで移動する

日本の家屋のいい点は狭いことです。立って手を伸ばせば壁や家具があって、つたい歩きでトイレまで行けます。

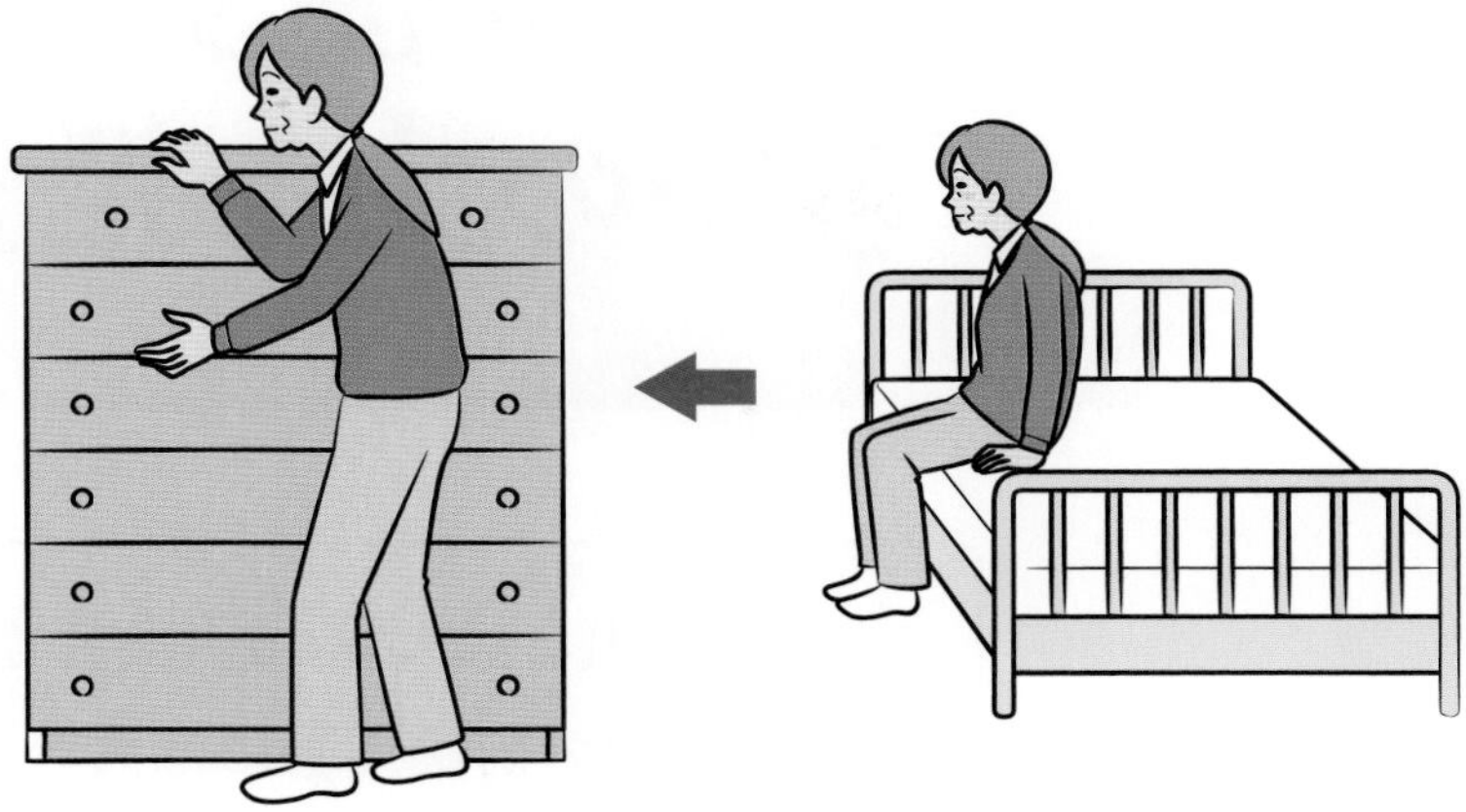

車イスに移乗して移動する

洋式の広い家やバリアフリーの施設なら、車イスに移乗してトイレまで行けるはずです。時間がかかるなら、念のため安心パンツや尿取りパッドを活用しましょう。

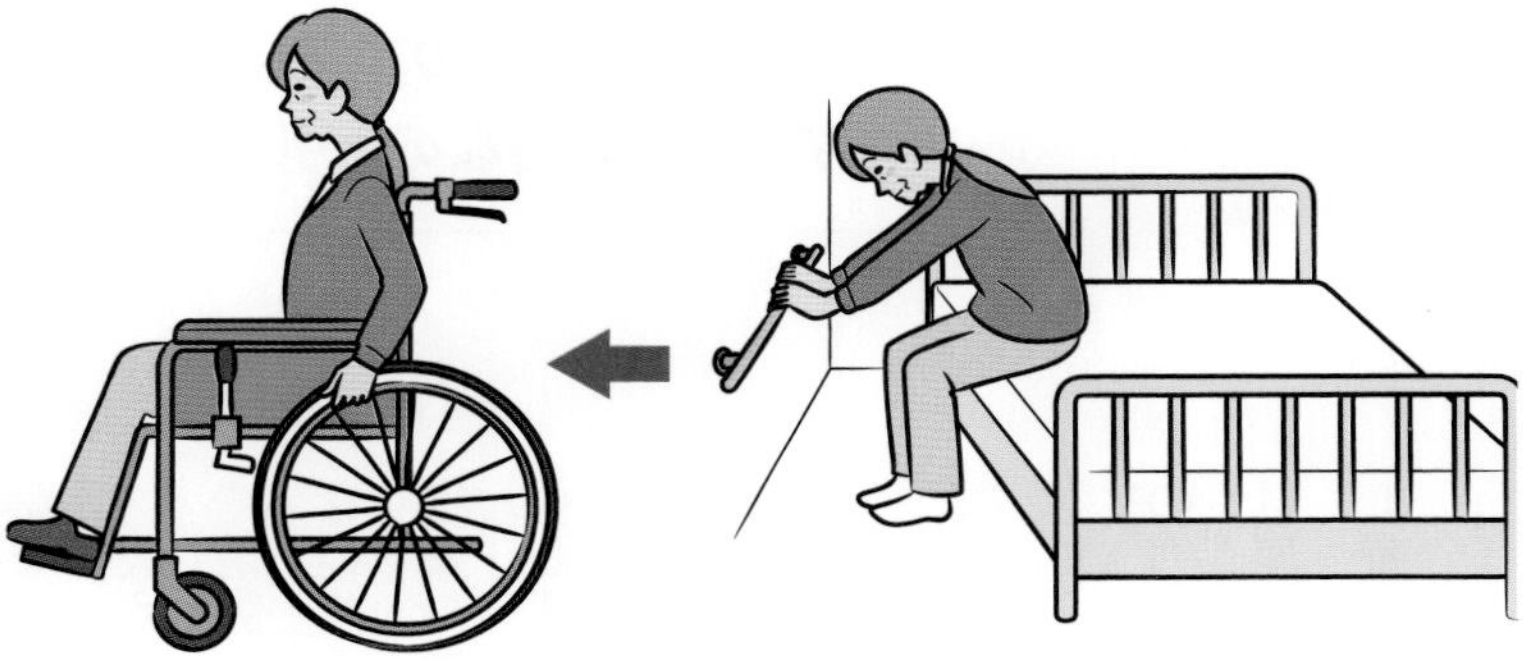

布団から横移動で床に降りる

畳に布団という和式の生活でも、四つばいや座位で移動しやすいという利点を生かしてトイレへ。

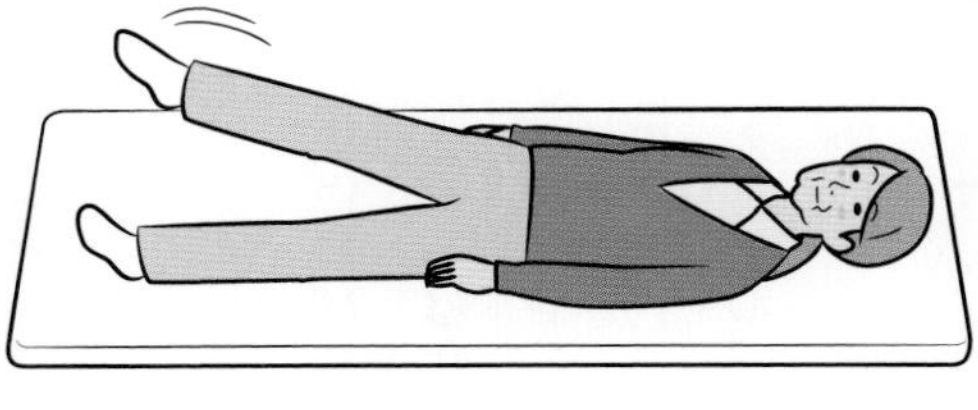

排泄ケアとは

排泄のケアはオムツ交換をすることではなく、トイレで排泄してもらうことです。オムツの交換は後始末で、介護ではありません。トイレに行くための工夫こそが排泄のケアです。

座位で移動

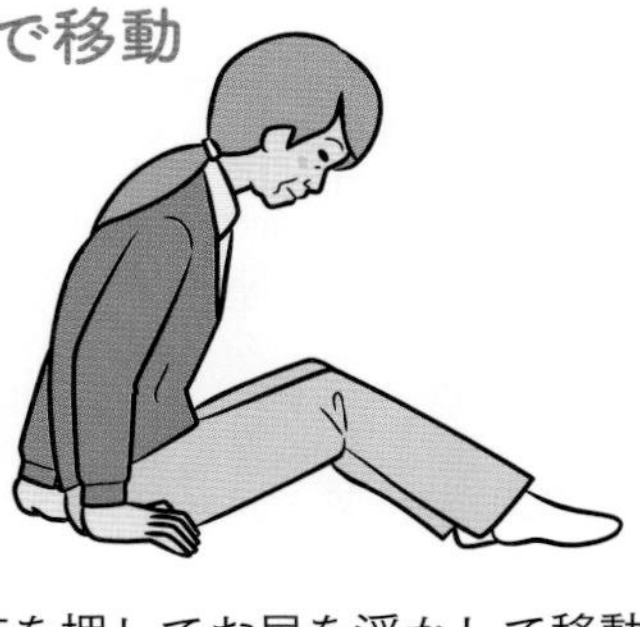

両手で床を押してお尻を浮かして移動する方法です。座《ざ》位《い》移《い》動《どう》と呼んでいます。前進も後退もできますし、階段でも使えます。

四つばいで移動

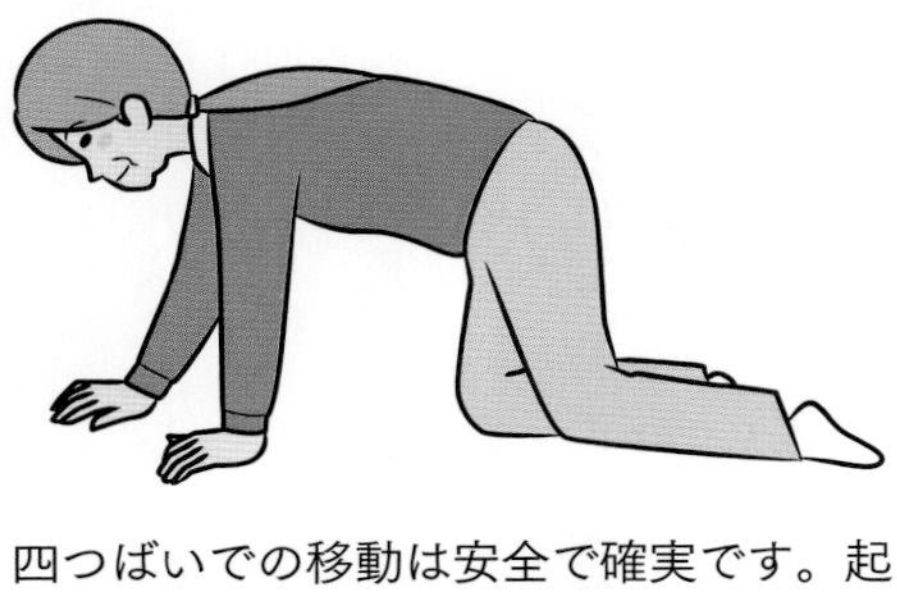

四つばいでの移動は安全で確実です。起き上がりから体をひねって四つばい姿勢になる方法はP.82を参考にしてください。

自然排便するために3つの力を活用する

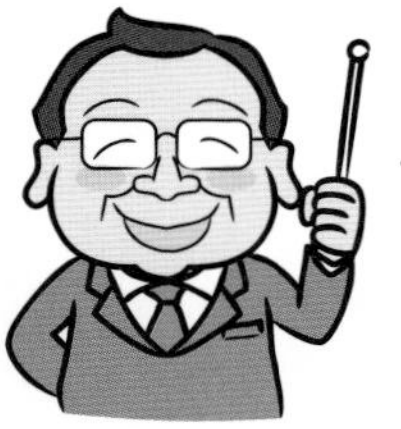

自然排便に大切なのは姿勢とタイミング

排泄する際の前傾姿勢には大きな意味があります。それは自然排便するための3つの力のうちの2つ（腹圧と重力）を使うためです。そして、直腸の収縮力を活用するために必要なのが排便反射のタイミングです。

「排便反射」が起こるタイミングを逃さない

便秘で困っている要介護のお年寄りはたくさんいます。実は認知症の「問題行動」のきっかけの半分は便秘だとも言われています。

だからといって、安易に下剤や浣腸《かんちょう》といった方法に飛びつかないでください。これらは化学物質の力で直腸を収縮させて排便しようとするもので、自然で快適な排泄とは言えません。

私たちが自然排便しているのは、3つの力を使っているからです。1つは〝**腹圧**〟です。そして2つ目は〝**重力**〟。この2つの力をうまく使うために私たちは座って、洋式でも和式でも少し前かがみ姿勢になって排便しているのです。寝ている状態に比べて、座ったときの腹圧は2倍から3倍にアップします。また、前かがみで座ると肛門はちょうど真下を向くのです。

3つ目の力が、〝**直腸の収縮力**〟です。でも、直腸は自分では動かせず、「排便反射」が起きたときにしか動かないのです。排便反射はいつ起こるか？　答えはズバリ、「したいとき」。つまり、便意を感じているそのときに、排便反射が起きているのです。トイレに行きたくなるタイミングは食後、特に朝食の後でしょう。つまり、朝食後にトイレに座って排便するという生活習慣をつくることが大切です。

自然排便で活用している3つの力

❶腹圧

腹腔《ふくくう》の内圧を高めて直腸を圧迫し、排便反射が起こりやすくします。ふん張ること、気張ることで腹腔の内圧を高めることができます。

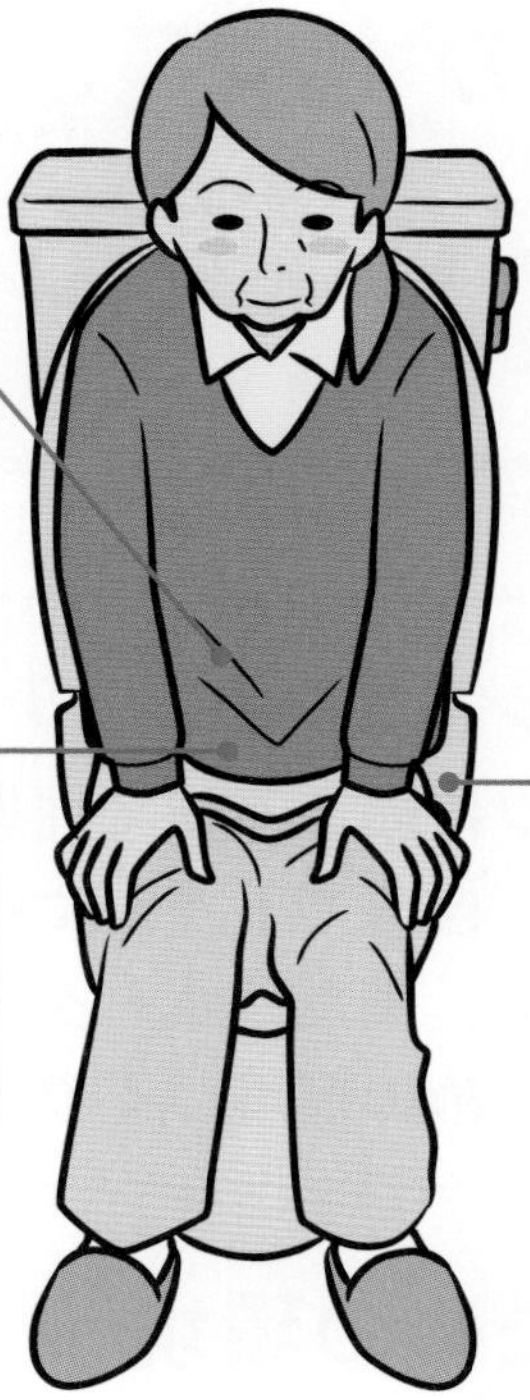

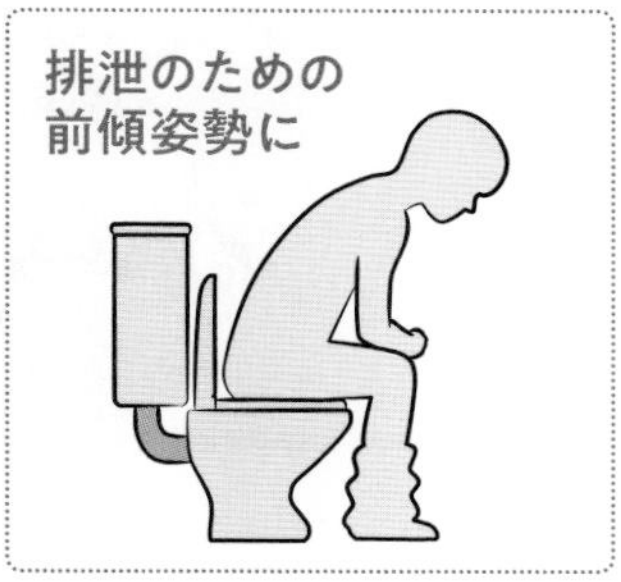

❸直腸の収縮力

直腸の筋肉は排便反射が起きたときに収縮して便を出します。便意を感じているときが排便反射が起きているときです。

❷重力

寝たままでオムツに排泄するのでは重力は使えません。適切な前傾姿勢をとることで高齢になっても重力を活用できます。

使いやすいポータブルトイレ

ポータブルトイレは、「台型」のシンプルな工事現場用ではなくて、「椅子型」の介護用を選んでください。

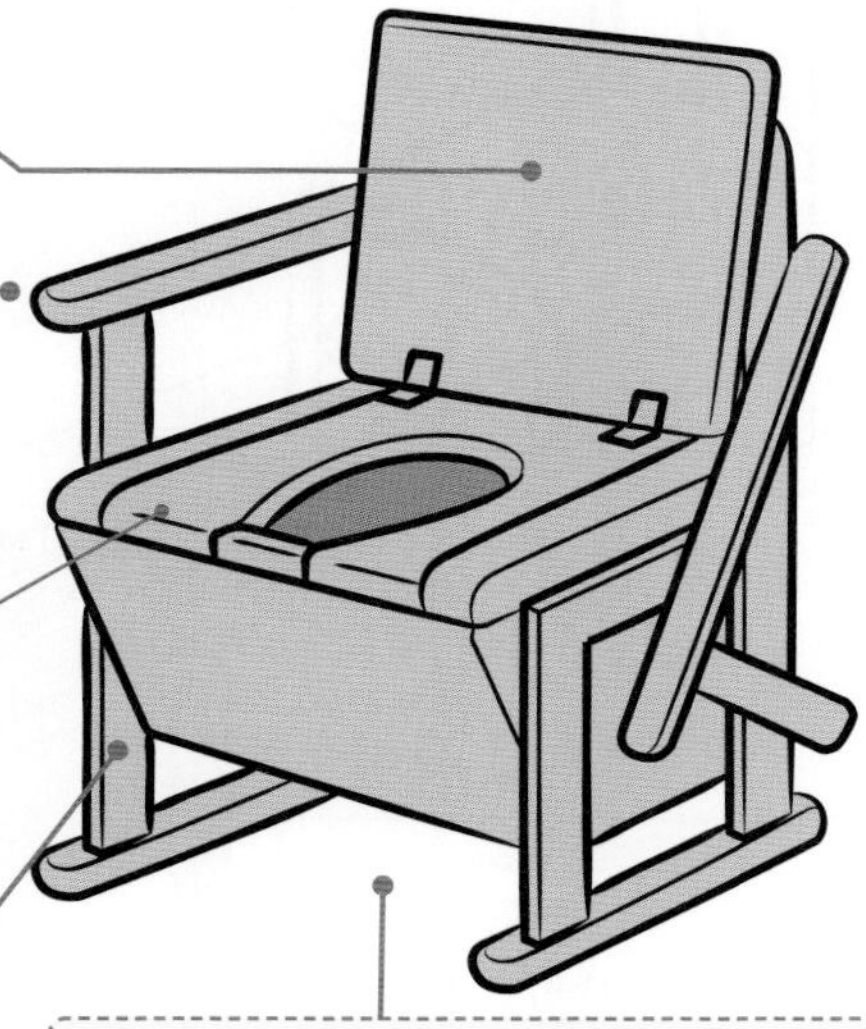

背もたれ
フタと兼用の背もたれで安心。

ひじかけ
マヒがあって座った姿勢のバランスが悪くても安心。移乗のときにベッド側のひじかけを取り外せると便利。

便座シート
ウレタンフォーム入りならクッション性が高いので座り心地がいいです。

脚の高さ
かかとが床につく高さのものを。調節可能なタイプもあります。

シートの下のスペース
立ち上がり自立のため、足を引けるスペースが必要です（P.66参照）。

ベッドから起き上がれれば オムツに頼る必要なし！

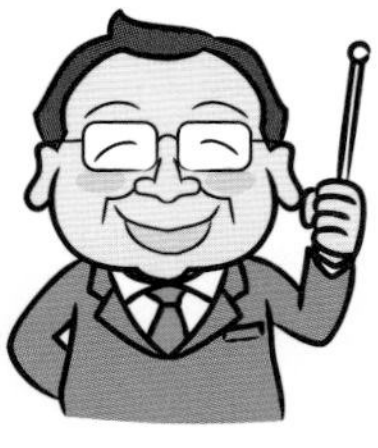

トイレが無理でもポータブルトイレに

オムツに頼る不快で屈辱的な排泄にしないためには、自分でトイレに行ける条件をつくること。車イス、またはポータブルトイレに安全に移乗するための環境づくりを行いましょう。

オムツに頼らないための環境

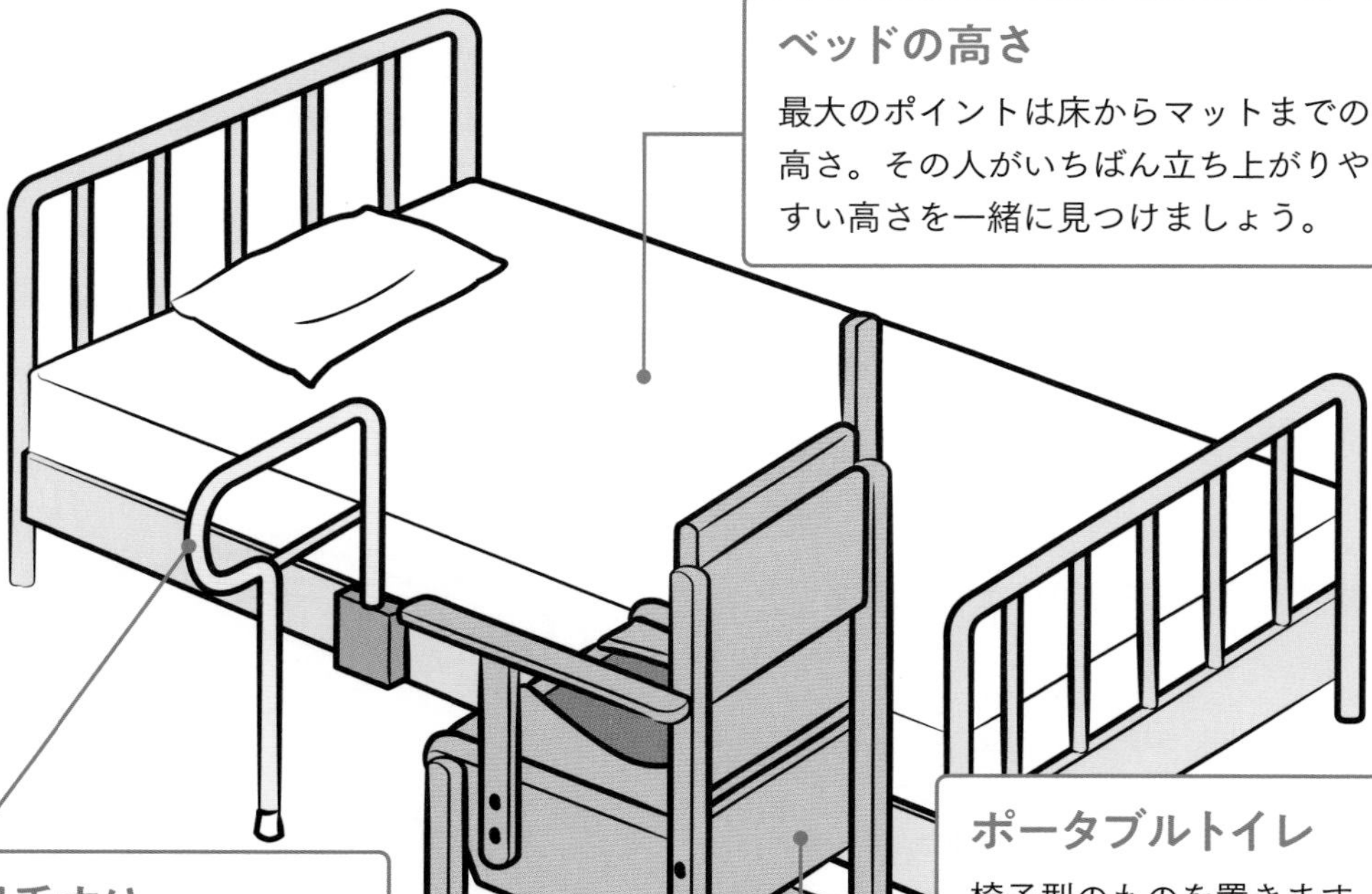

ベッドの高さ

最大のポイントは床からマットまでの高さ。その人がいちばん立ち上がりやすい高さを一緒に見つけましょう。

移動用手すり

ベッドに垂直に取り付ける手すり。しっかりしているので安心で、自分の体から遠いところを持ってもらうと前かがみ姿勢になり、立ち上がりやすい。

ポータブルトイレ

椅子型のものを置きます。ここに車イスを常備して、自分でトイレに通える環境をつくりましょう。夜だけポータブルトイレを使うという方法も。

ポータブルトイレへの移乗のしかた

1 ベッドサイドに座る

ベッドから足を垂らして座ります。ズボンと下着をずらしておくとあとが楽です。

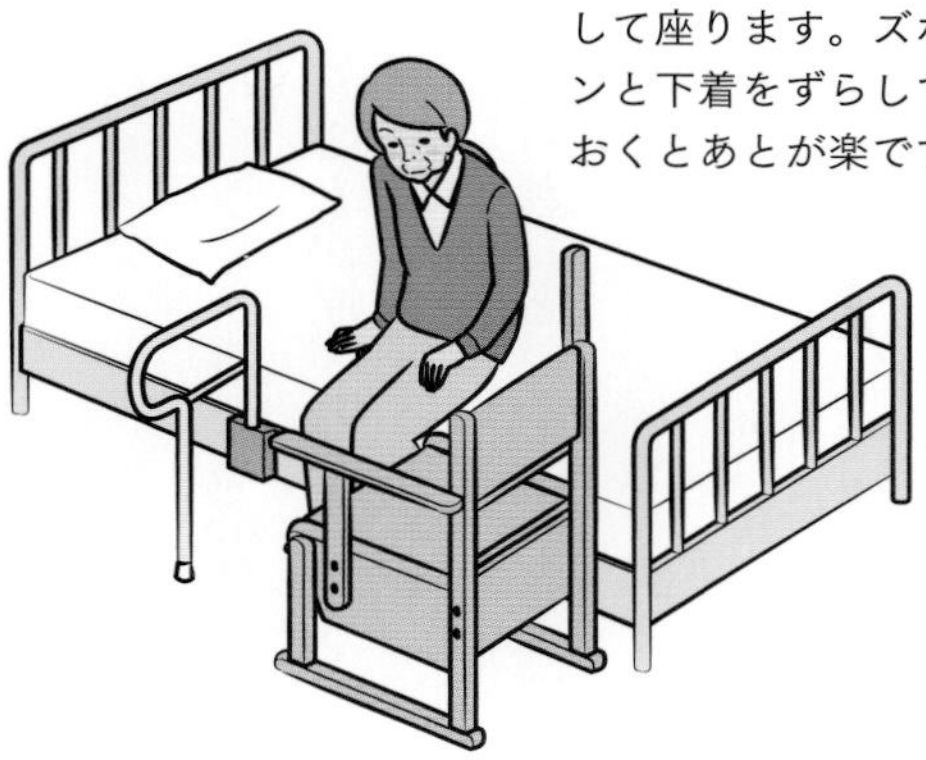

2 体を前に出す

移動用手すりを両手でつかんで、体を少し前に出します。足が引きやすくなり、このあと立ち上がりが楽です。

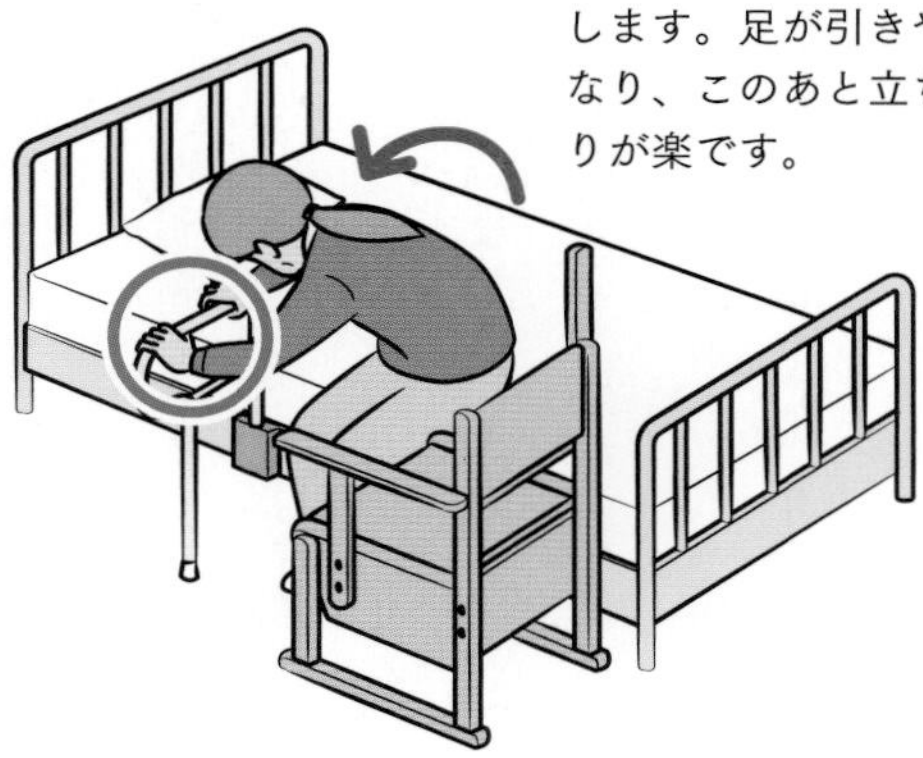

3 便座のフタを開ける

ポータブルトイレの便座のフタを開けて背もたれにします。

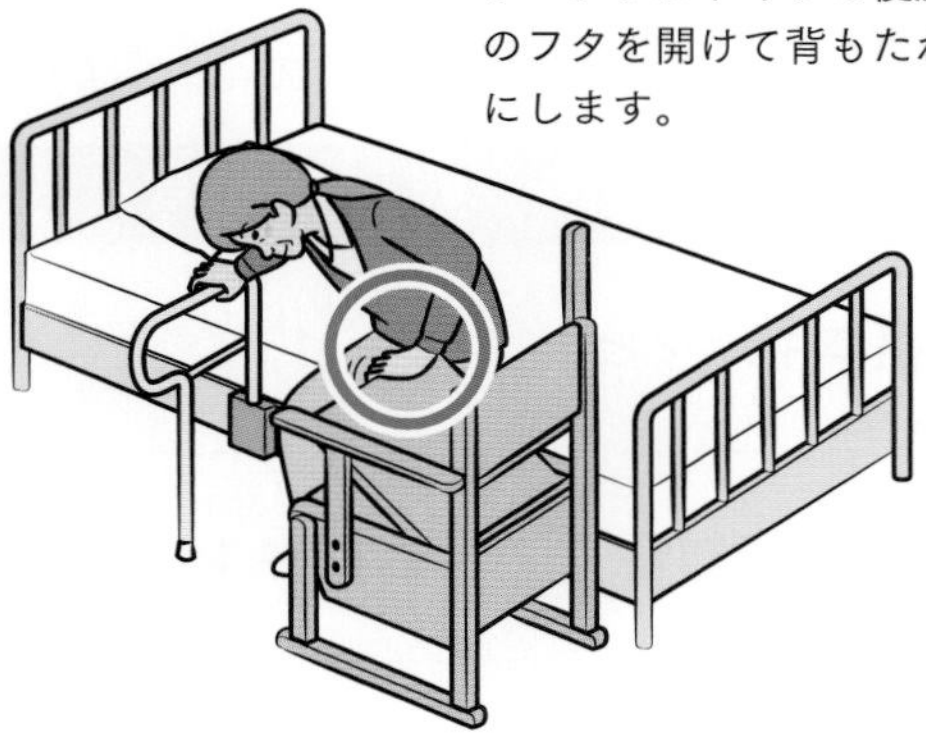

4 移動用手すり、トイレのひじかけを持って立つ

上体が前かがみになるようひじかけを持ってお尻を上げます。このときずらしておいたズボンと下着が自動的に落ちると介助は不要です。

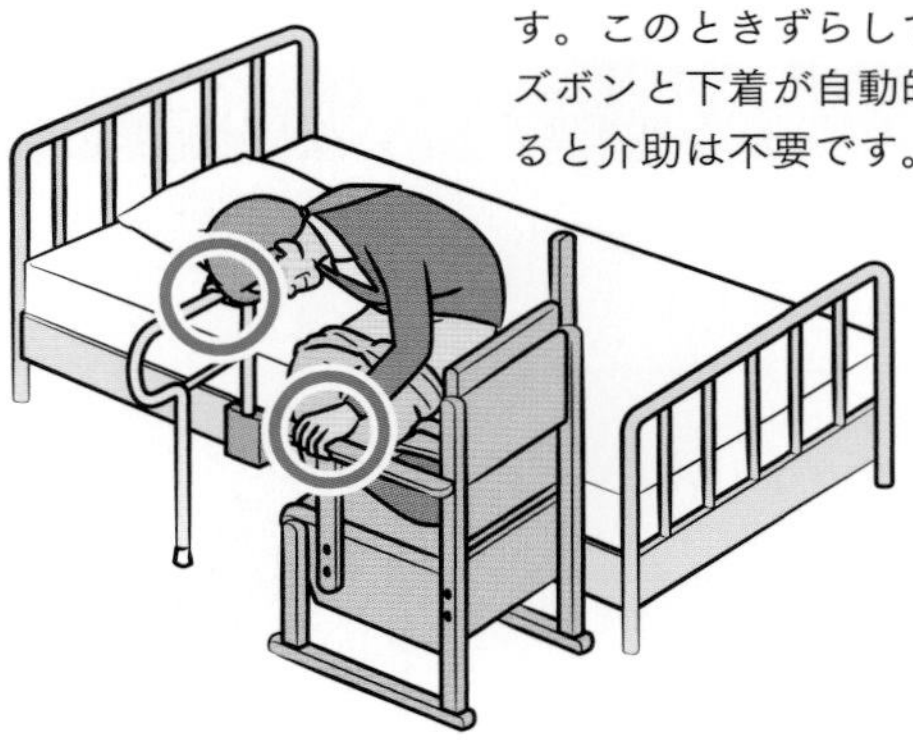

5 体の向きを変えて便座に座る

体の向きを変えてお尻を便座に下ろします。

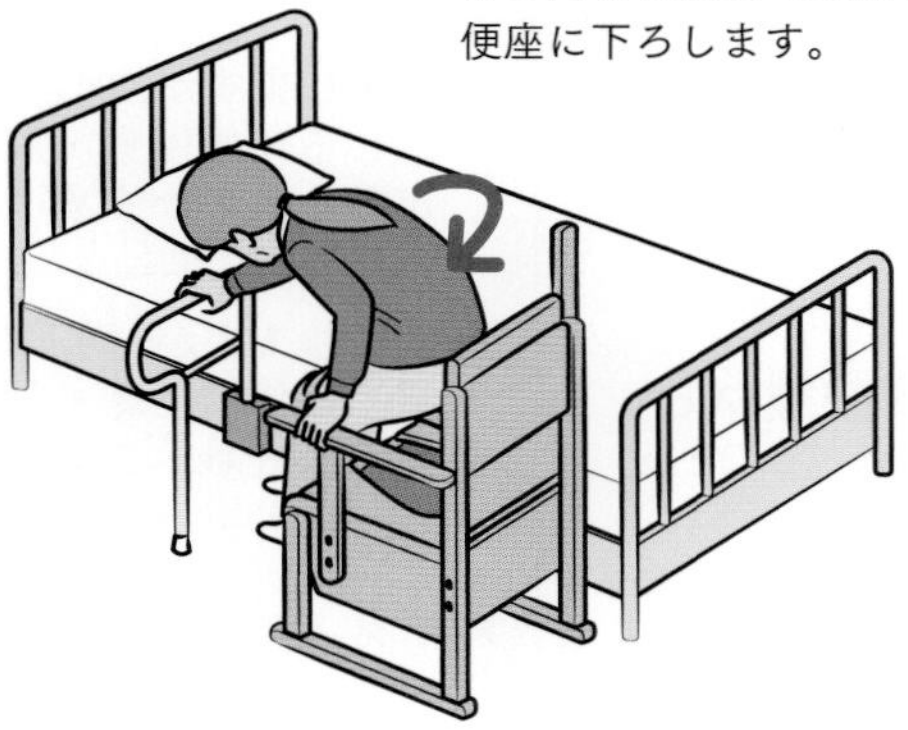

6 便座に座って前かがみ姿勢になる

排泄のための前傾姿勢を保つことができます（P.159参照）。この姿勢で腹圧と重力が使えます。

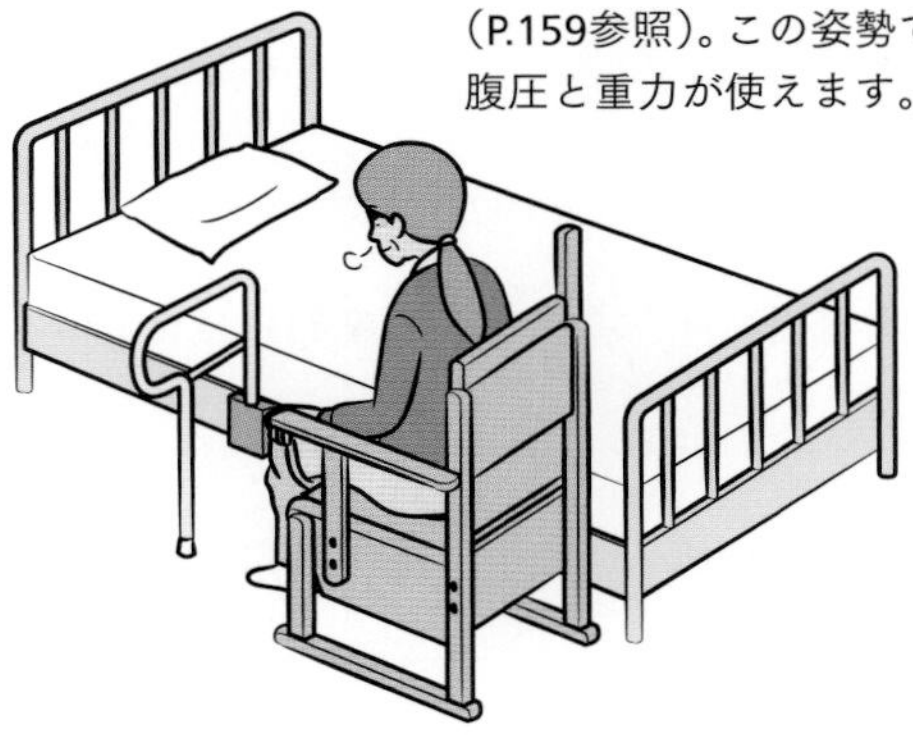

オムツはずしのための
尿意回復ステージ

尿意は必ず回復する

特別養護老人ホームに勤めていた頃の話です。病院から入所してきた人の大半はオムツをつけていました。本人は尿意はもちろん、オムツがぬれているかどうかもわからないのですから、しかたないと思っていました。

でも考えてみると、下半身マヒといった障がい以外では、尿意もオムツのぬれを感じる皮膚感覚も消失するはずはないんです。どうやら病院でオムツをつけられたために、尿意を訴える必要がなくなったことが原因だったようです。

なかには、入院中に尿意を訴えて叱られたという人も多くいました。それなら、尿意を訴えたらほめてあげれば感覚は戻ってくるはず――そうして考案したのが「尿意回復のステージ」です。

▶障がい別の「便意・尿意と皮膚感覚」の有無

<table>
<tr><th>障がいの状態</th><th>便意・尿意</th><th>皮膚感覚</th><th>対応</th></tr>
<tr><td>脳卒中片マヒ</td><td>○ 例外的にしかなくなりません</td><td>○ 感覚マヒが起こっても手足だけです</td><td rowspan="4">オムツは不要
便意・尿意がなければ、「尿意回復ステージ」で回復させましょう！</td></tr>
<tr><td>深い認知症</td><td>○ 識別できないだけです</td><td>○ なくなりません</td></tr>
<tr><td>老化</td><td>○ 失敗することがあるだけです</td><td>○ なくなりません</td></tr>
<tr><td>パーキンソン病</td><td>○ すぐに動けないために失敗するだけです</td><td>○ なくなりません</td></tr>
<tr><td>下半身マヒ</td><td>△ 消失しますが、何となく感じる代償便意・尿意がある人もいます</td><td>× 消失します</td><td>基本的にはオムツ</td></tr>
<tr><td>四肢《しし》マヒ</td><td>△ 消失しますが、何となく感じる代償便意・尿意がある人もいます</td><td>× 消失します</td><td>基本的にはオムツ</td></tr>
<tr><td>意識障害</td><td>× 訴えられません</td><td>× 訴えられません</td><td>基本的にはオムツ</td></tr>
</table>

尿意回復のステージ

いきなりオムツをはずすことはできませんし、回復までの期間にも個人差があります。段階を踏みながら排泄の感覚を徐々に取り戻していきましょう。

ステージⅠ　オムツがぬれているかどうかもわからない（もしくは、聞けばぬれているかどうかがほぼわかる）

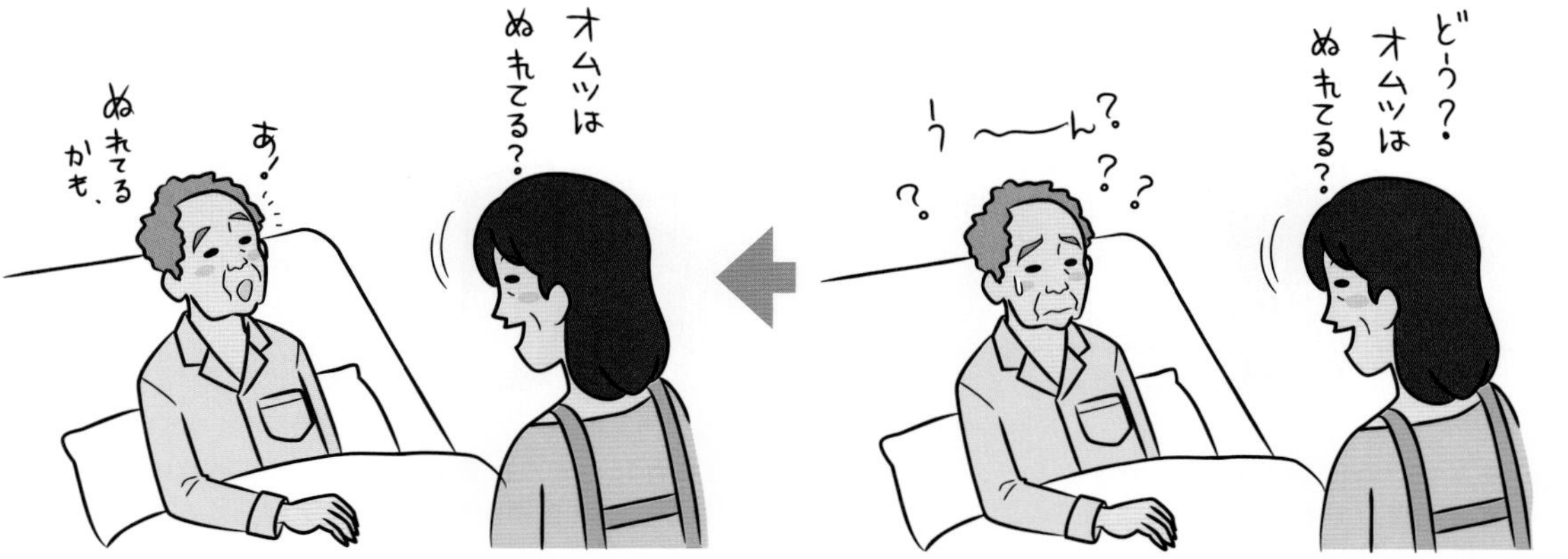

オムツを交換する前に、本人にぬれているかどうかを聞いてください。ぬれたと訴えて叱られた経験のある人が多いですが、皮膚感覚がなくなっているわけではありません。

何度も尋ねるうちに徐々にわかるようになっていきます。当たっていたらほめて、すぐオムツを換えましょう。認められて、自信を取り戻すと、自分から教えてくれるようになります。

ステージⅡ　オムツがぬれていると訴えるが、尿はすでに冷たい（冷覚が回復）

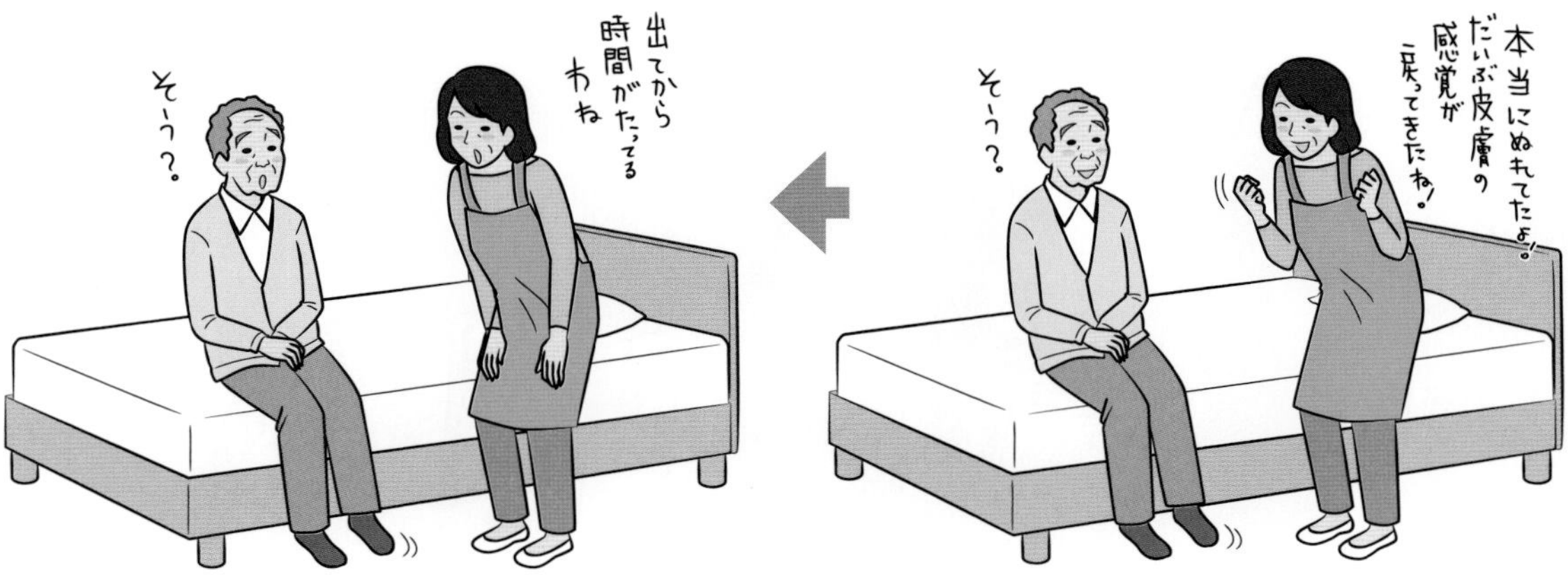

「ぬれたら自分から教えてくれませんか」と働きかけます。ぬれを訴えたらすぐオムツを換えましょう。皮膚感覚が戻ったのに、ぬれたオムツのままでは不快な時間が増えるだけですから。

でも、オムツを開いてみると、もう尿が冷たくなっています。皮膚感覚の中でいちばん敏感な冷覚だけしか回復していないからです。

ステージⅢ　尿が温かいうちにオムツがぬれたと訴える（皮膚感覚が回復）

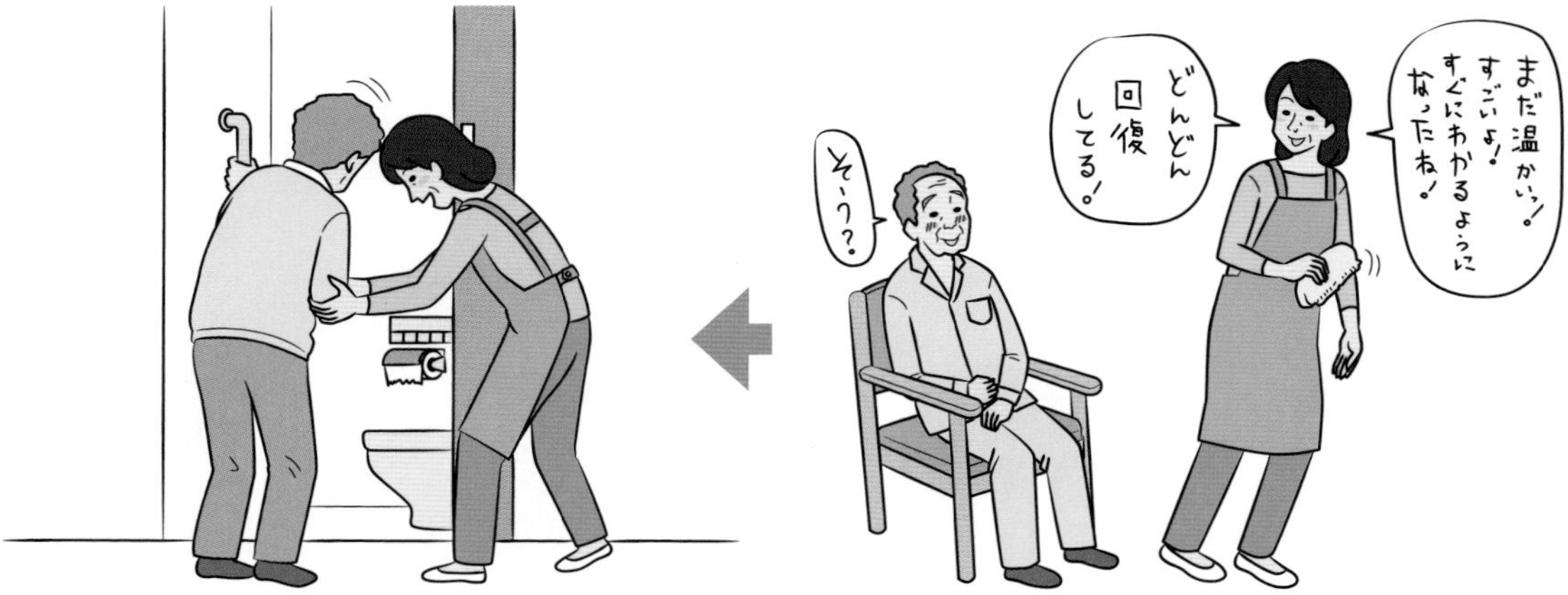

「ぬれたらすぐに教えてくれるとうれしいんだけど」が、言葉がけの正解ですね。オムツを開いてまだ尿が温かければ、皮膚感覚が戻ってきたことになります。

オムツがぬれているかどうかがわかり、皮膚感覚は回復してきました。次は尿意の回復に挑戦します。「尿が出そうだなと感じたら教えてください」と伝えましょう。

ステージⅣ　時々だが、排尿前に尿意を知らせることができる

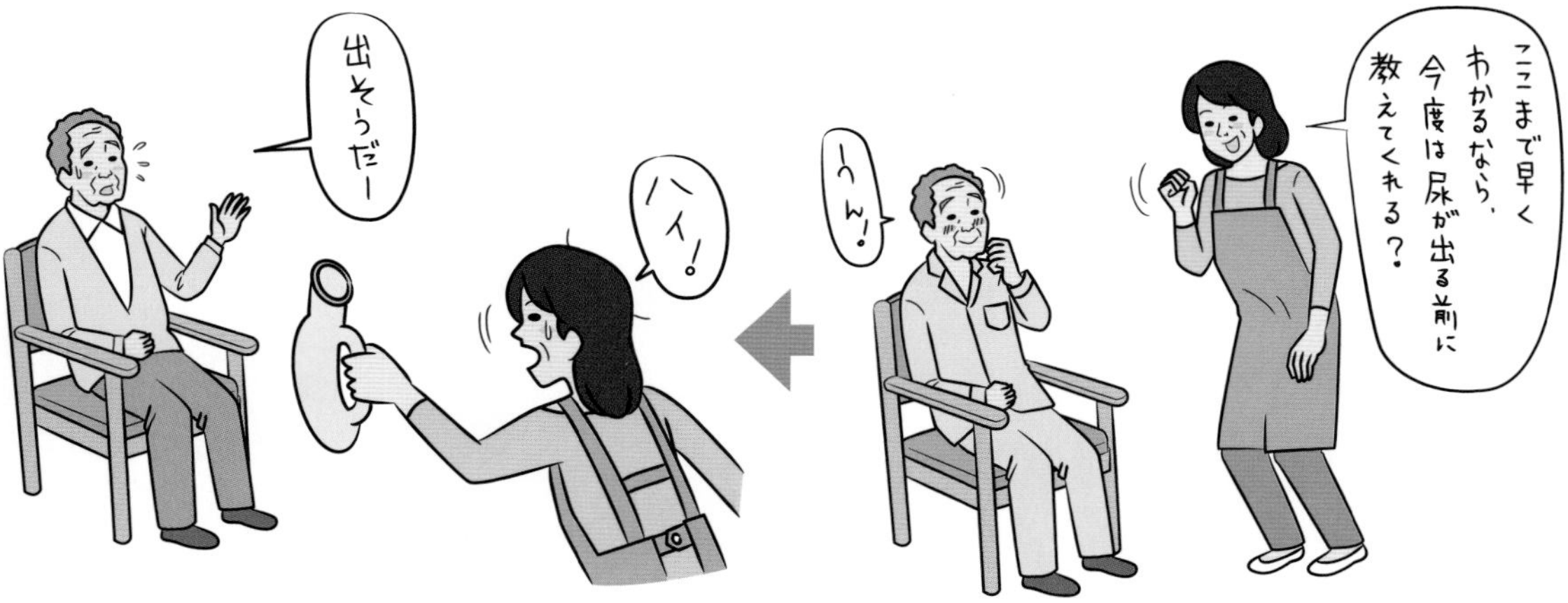

「出そう」と訴えたらほめてあげてください。でも、「じゃあオムツに出して。あとで交換するから」という対応では介助者失格！　ここがオムツをはずすための重要なステージなんですから。

「出そう」と訴えたら可能ならトイレに案内しましょう。間に合いそうにないなら、ポータブルトイレや尿器で。オムツ以外に排尿する久しぶりの体験をしてもらうのが目的です。

ステージⅤ　ほぼ排尿前に尿意を知らせることができる

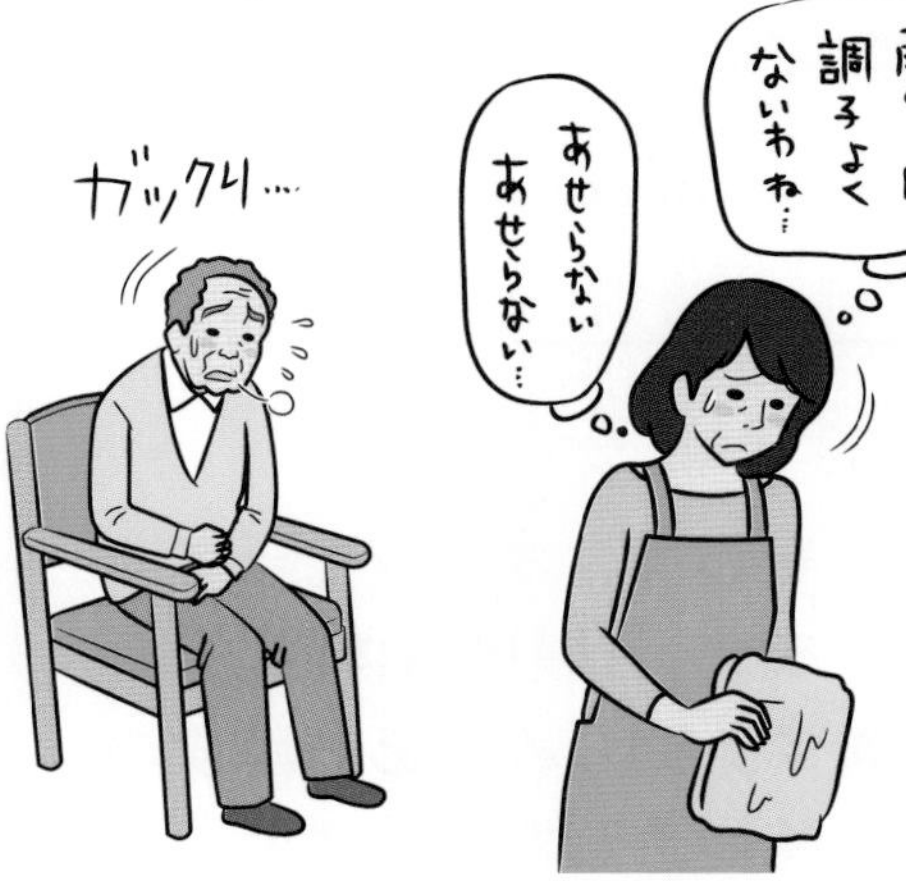

失敗しても決して叱らず、あせらずに。トイレで排尿できることを一緒に喜んであげてください。

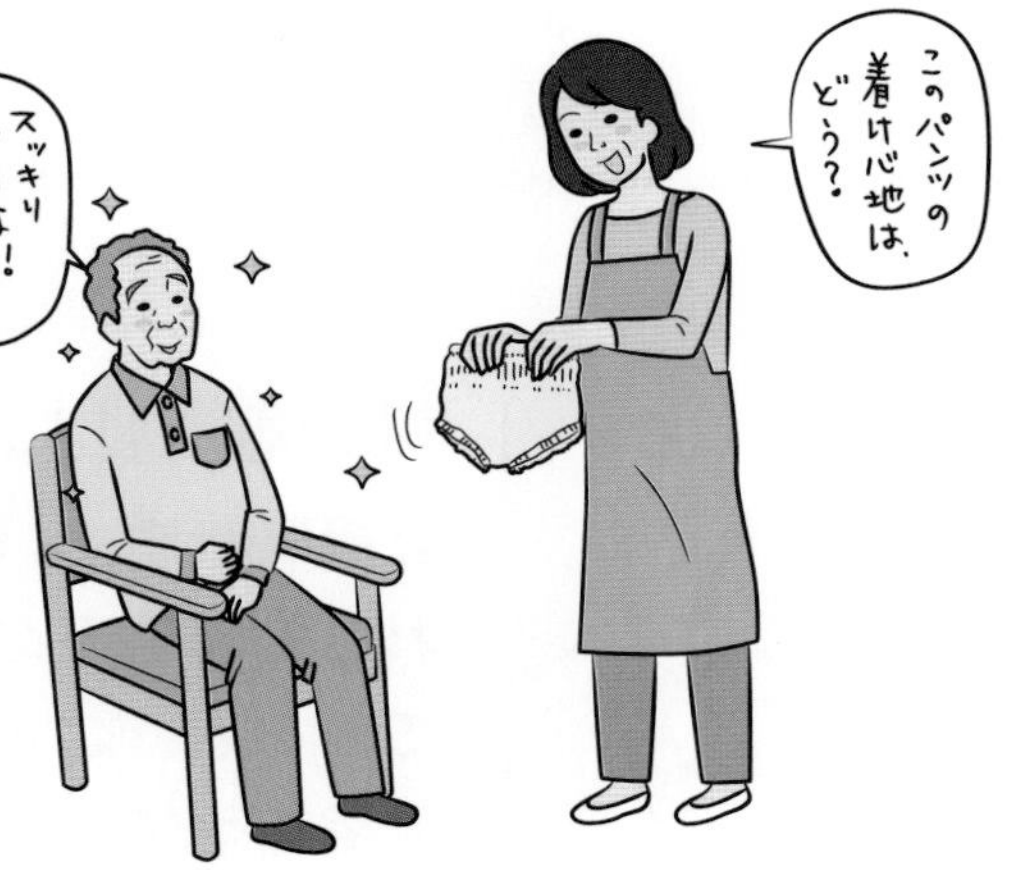

ほぼ尿意が回復してきました。ついにオムツの不快感からの解放です。でもわからないときもあるので、念のため、失禁パンツを使うといいでしょう。

ステージⅥ　いつも排尿前に尿意を知らせることができる（尿意が回復）

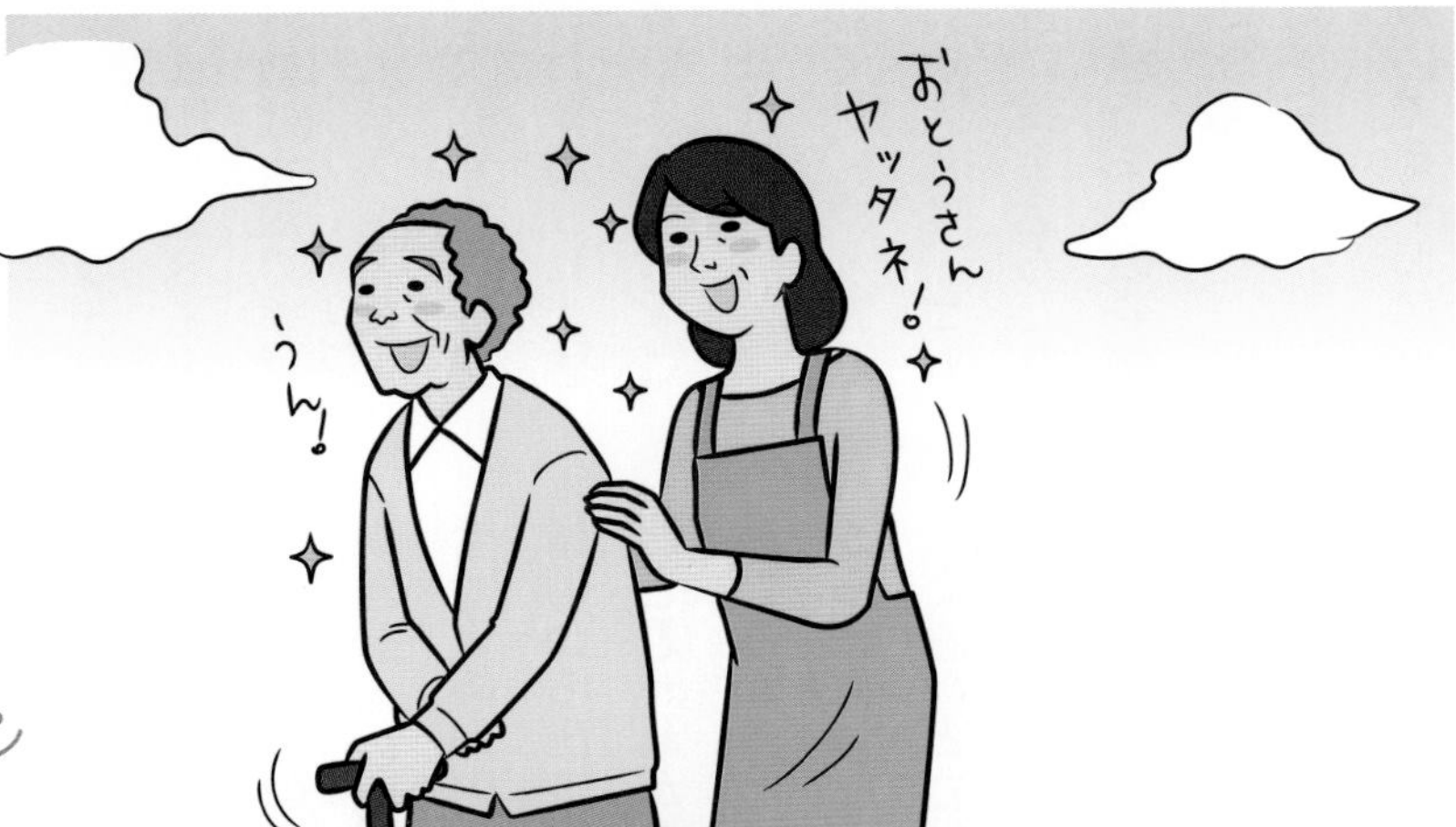

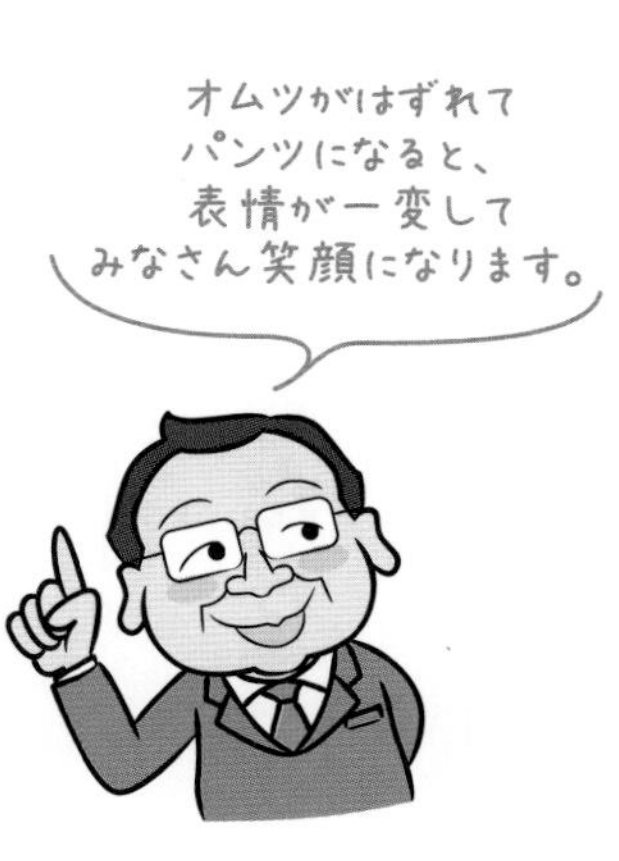

この「尿意回復ステージ」で、尿意が回復しました。オムツはずしの成功です。一進一退を繰り返すことが多いですが、あせらずに排泄の感覚を一歩一歩取り戻していくことが大切です。

暮らしの介護術
入浴編

湯船にゆっくり入る日本の入浴文化を守るケアを

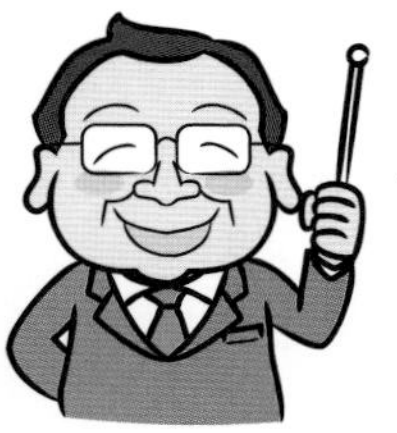

「機械浴」はお年寄りに恐怖心を与える

介護職は自ら「オムツ体験」をして、オムツを当てられるお年寄りの気持ちを学びます。「機械浴体験」をしてみると、こわさがわかります。楽しみであるはずの入浴を恐怖じゃなくて喜びの時間にしたいですね。

高齢者が主体的に入浴できるケアで湯船に入る喜びとリラックスをもたらす

毎日のように湯船に入るという入浴習慣があるのは日本人だけのようです。だから、シャワーだけですませる国に比べると日本での入浴介助は大変です。

それだけに、この入浴習慣というより、入浴文化を守る介護をすることは、お年寄りに大きな喜びと落ち着きをもたらすことにもつながります。

かつての介護では、立ったり歩いたりが難しい人には、ゴム製の浴槽を家庭に持ち込んだり、機械式の浴槽で寝たままの姿勢で入浴させてきました。

でも寝たままの姿勢でリラックスすると、浮力で足やお尻が浮いてしまい危険です。心身が緊張してしまっては入浴とは言えません。**安定のいい入浴姿勢とは、私たちがふだん使っている家庭用の浴槽に、脚を軽く曲げて入るものです。**

湯船への出入りには、「洗い台」と呼んでいる台を使います。湯船から出るための介助は大変だと思われがちですが、ふだん私たちがやっているように湯船から出れば、お湯の浮力が使えてそれほど力は必要ありません。

脳卒中の後遺症で片マヒがあり、要介護度5で何年間も機械浴だった方をご自宅のお風呂に入れたことがあります。そのときの満面の笑顔は今でも忘れられません。

高齢者が主体的に入浴できる方法を考える

受け身の入浴法

ゴム製の浴槽

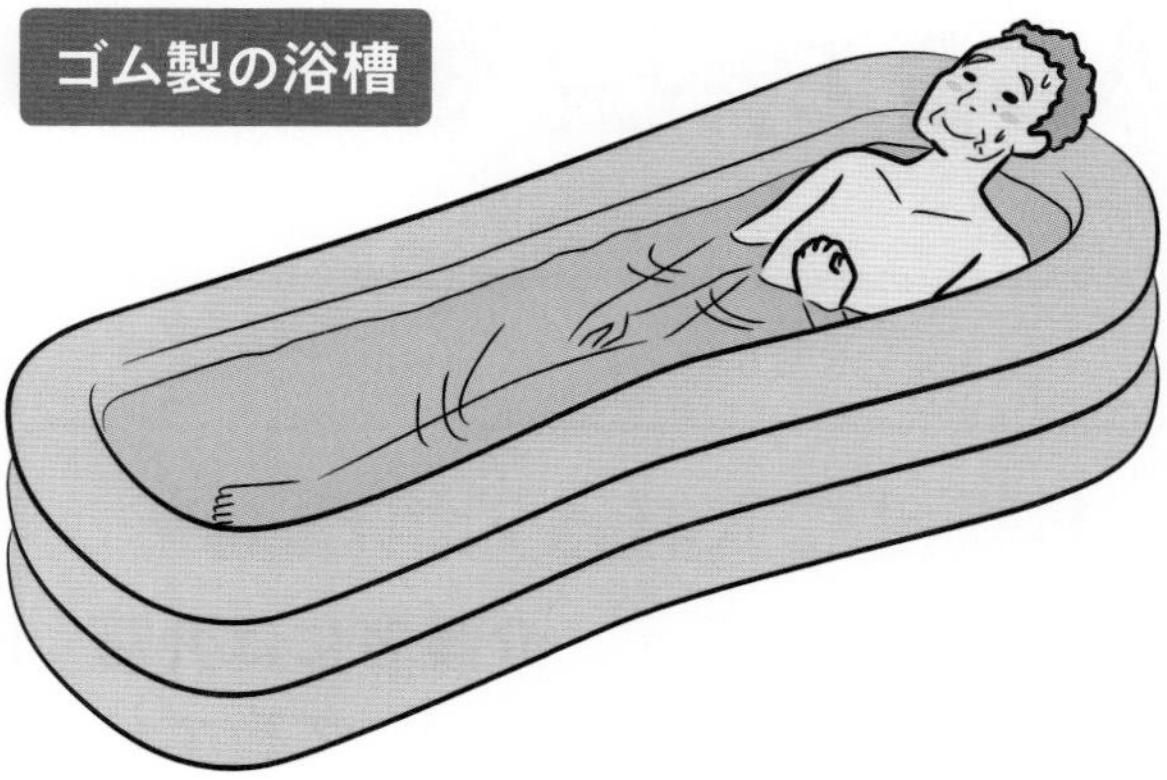

×

訪問入浴で今でも使われていますが、湯を入れたり出したり手間がかかり、介助も大変です。

機械浴

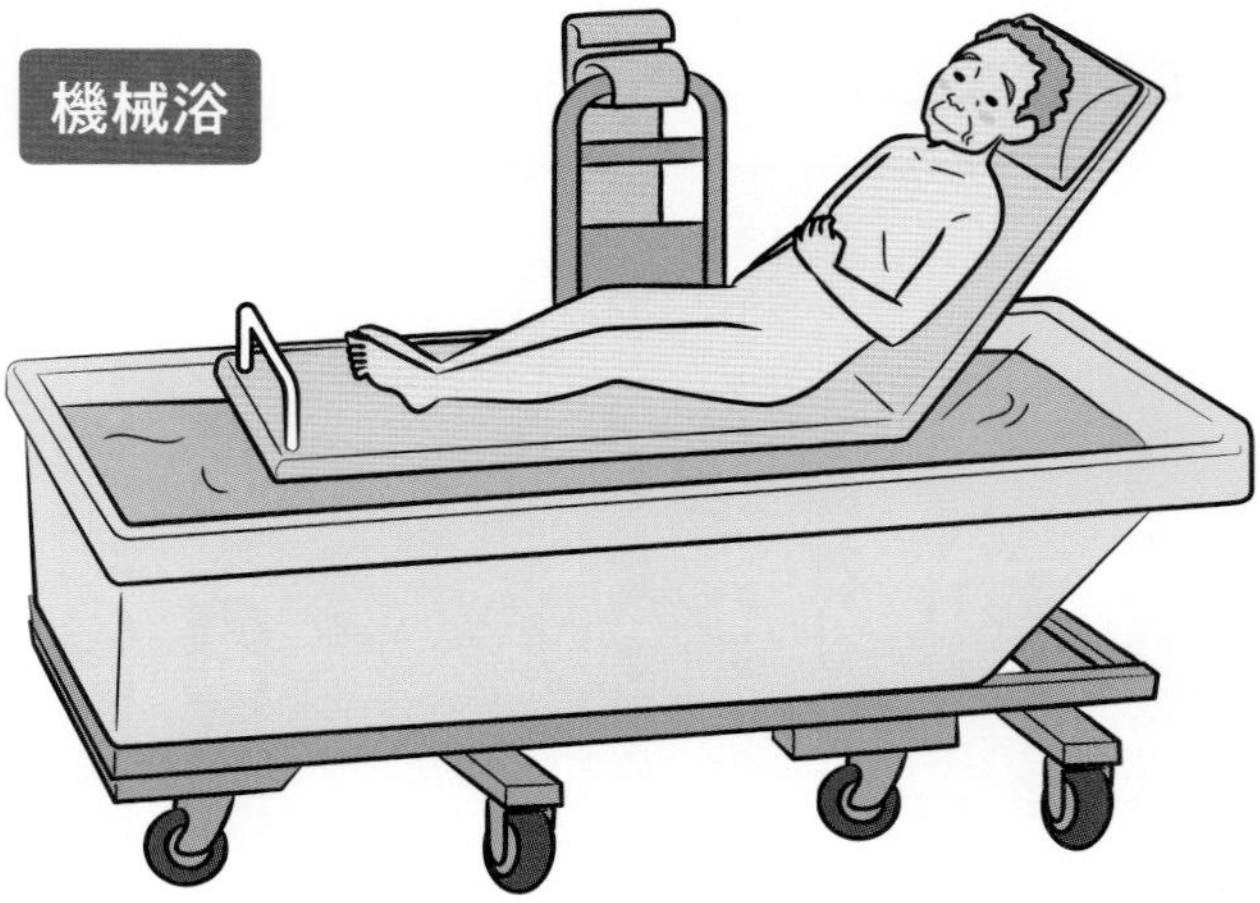

△

寝たままの姿勢で湯船に入ると上向きの浮力が働くため、足が浮いて頭が沈みやすくなります。おぼれないようにするための注意が必要です。

主体的な入浴法

生活リハビリ式入浴

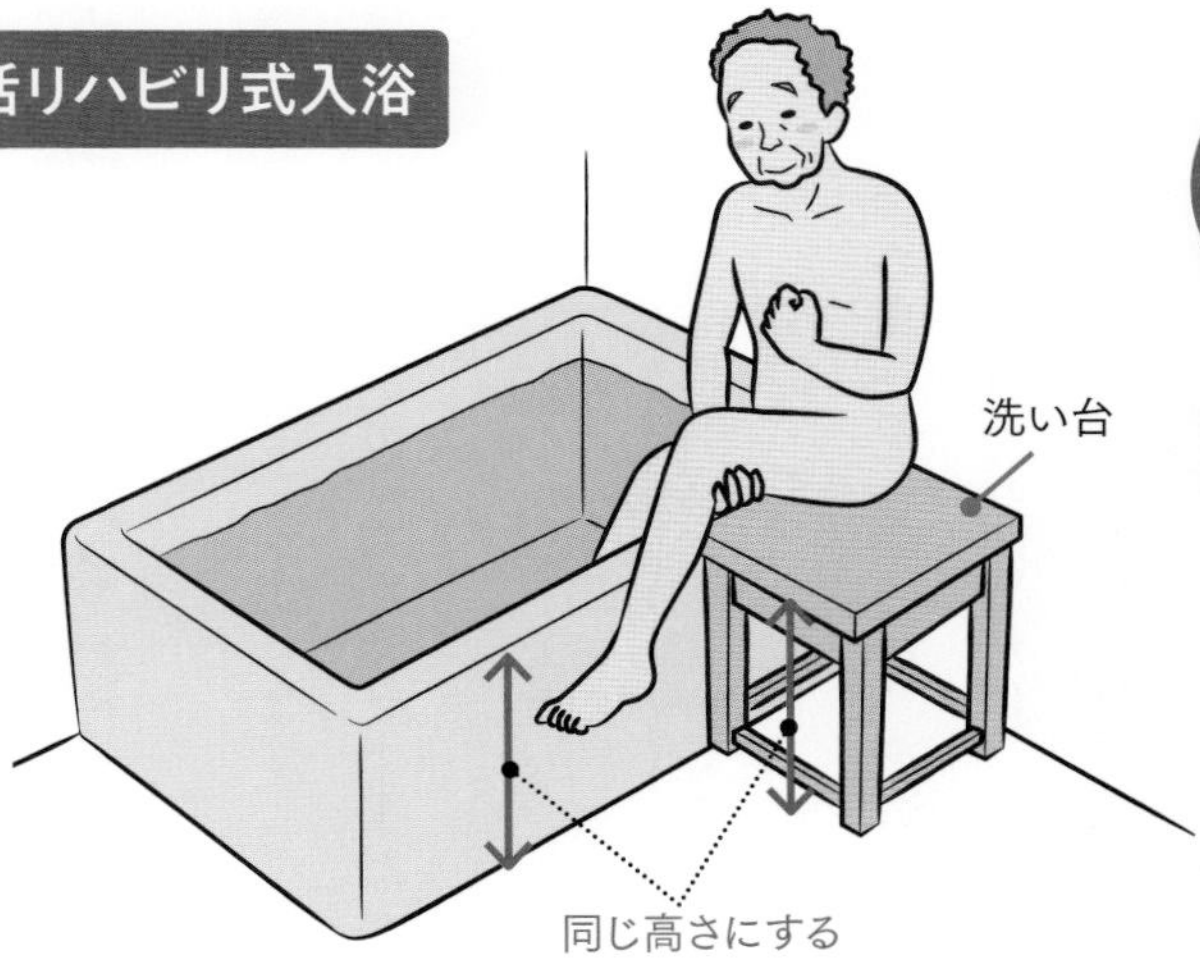

○

家庭のお風呂にちょっとした工夫をすることで、誰でも安心して入れるようになります。

高齢者には和式の浴槽を

身体機能が低下したお年寄りには、家庭用の狭い和式の浴槽の方が向いています。浴槽が狭いと脚を曲げて入るので、背中と足を浴槽につけて体を固定させることができるからです。

暮らしの介護術
入浴編

お年寄りも介護者も楽で自立できる入浴環境をつくる

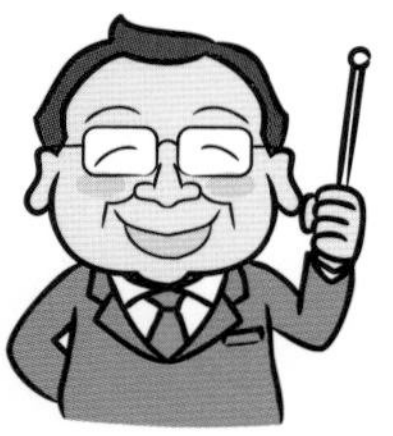

高齢でも自分でお風呂に入れる入浴環境を

機械浴はお年寄りには恐怖心を与え、介護者には介護量を増やしてしまう方法です。ただ上を向いて寝ているだけの受け身の入浴ではなく、本人が自分で入浴できる環境を整えてあげましょう。

洋式の浴槽は姿勢が安定せずNG! 和式の浴槽は姿勢が安定し浮力も使える

高齢になったときや、要介護度がさらに進んでしまったときでも最後まで自分でお風呂に入れ、介護量も少ない入浴法とはどんなものでしょう?

まずはハード面から考えてみると、浴槽の選び方が重要です。市販の浴槽には、浅くて寝たままに近い姿勢で入れる「洋式」、狭くて深い「和式」、その中間の「和洋折衷式《わようせっちゅうしき》」の3種類あります。

よく「洋式」を選んでいる人がいますが、これは最悪です。入浴姿勢が安定せず危険ですし、湯船から出るときに浮力が使えないので苦労します。いちばんいいのは「和式」。長さも幅も狭い方が姿勢が安定しますし、出るときにも浮力が使えて楽だからです。

和式の浴槽を高さが約40㎝になるよう埋め込むのが理想的な入浴環境です。そして、同じ40㎝の高さの「洗い台」を浴槽にくっつけて設置すれば、ハード面は完成。もし床に据え置いただけの浴槽なら、すのこで床全体を底上げして、浴槽の高さを40㎝に調節してください。

こうすれば座ったまま浴槽に出入りできるので、立ったり歩いたりできなくても座ることさえできれば、最小限の介助で入浴することができるのです。

自立できる入浴環境のポイント

理想的な浴槽（家庭用の和式浴槽）

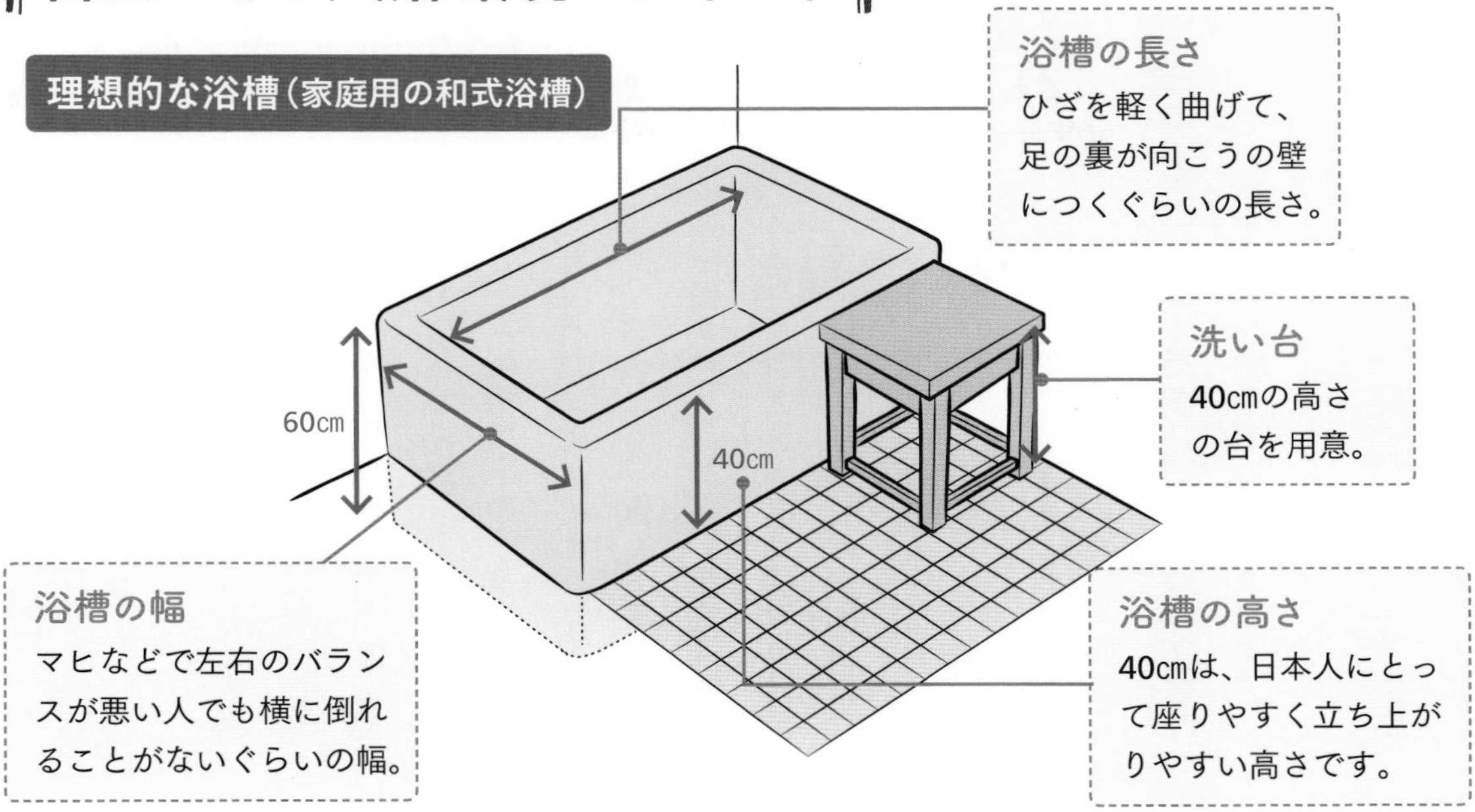

床に据え置かれた浴槽の場合

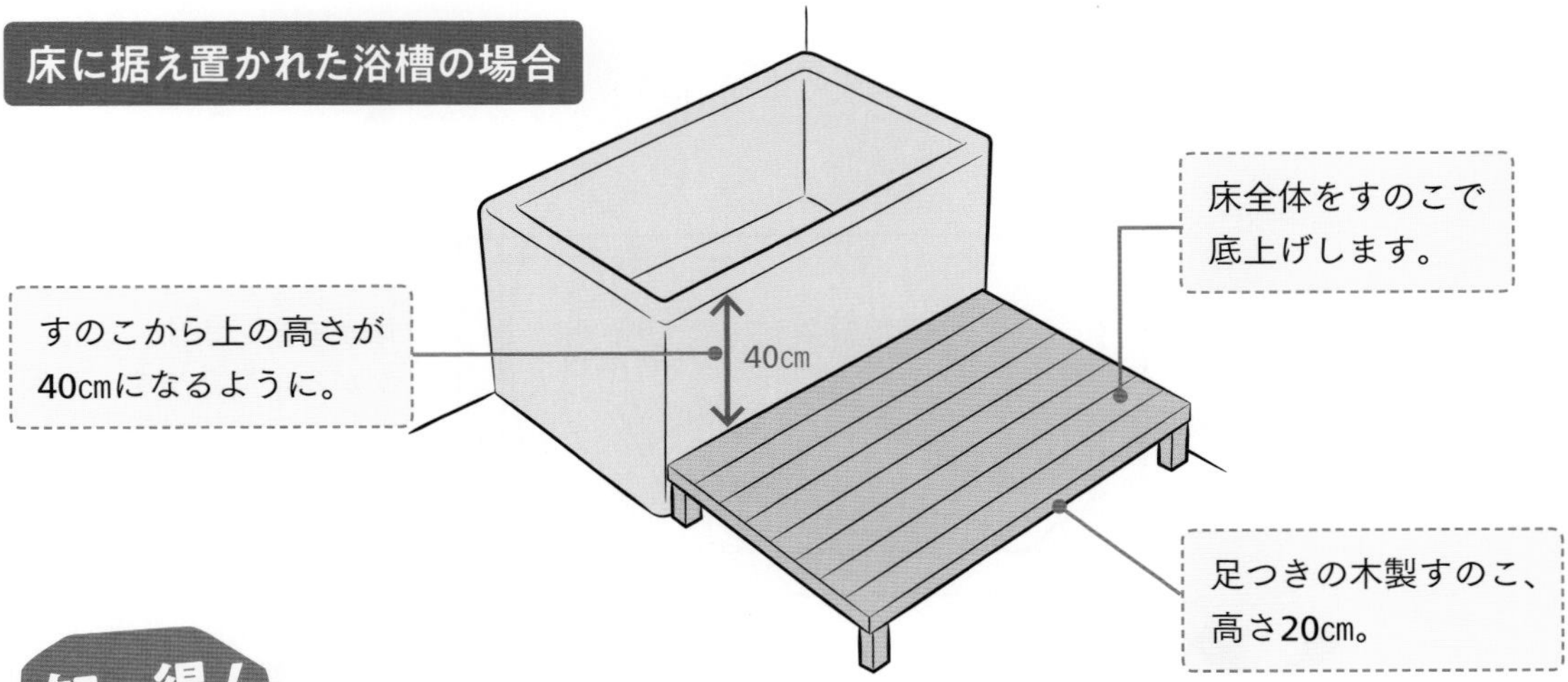

知っ得！

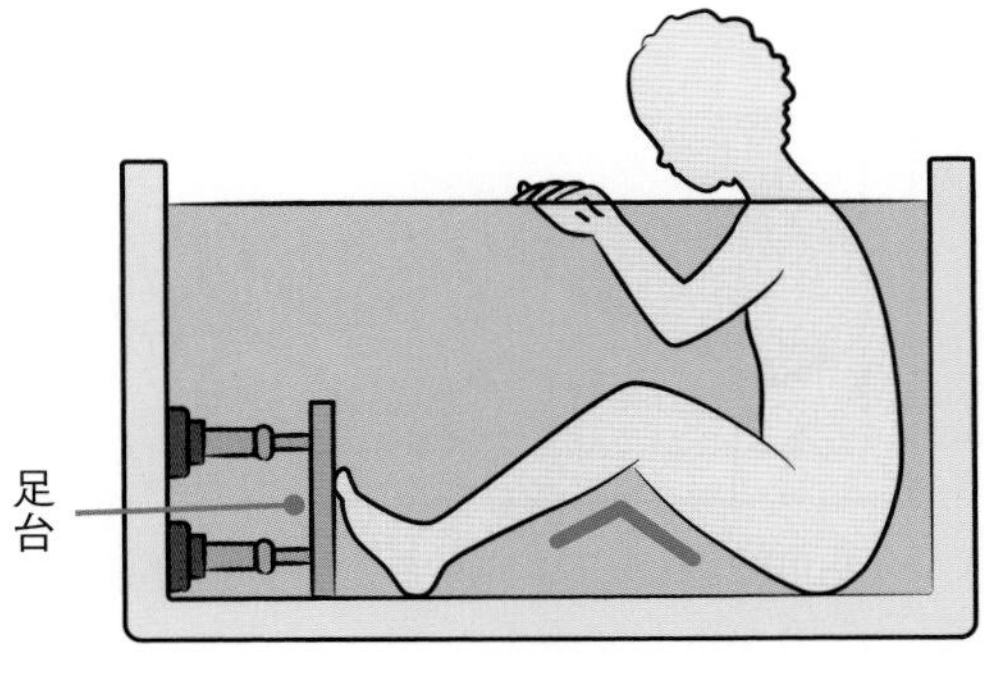

今あるお風呂で工夫するコツ

浴槽が長くて足が固定できない場合は、浴槽に足台を横向きに入れます。ひざを曲げた状態で足がつくように調節しましょう。足台は吸盤付きのものがおすすめで、介護用品を取り扱うお店などで購入できます。

入浴介助が楽になる

浴槽のタイプ＆設置方法

半埋め込み型の和式浴槽がベスト

高齢になっても自立して入浴でき、たとえ要介護になったとしても介助が楽にできるお風呂とはどんなものでしょう？

まず、浴槽は下のイラストのように3種類のものが市販されています。意外にも、狭くて深い和式の浴槽がベストです。洋式はもちろん、和洋折衷式《わようせっちゅうしき》でも姿勢が不安定で、湯船から出るのが困難になります。

浴槽の設置法は次ページのように4タイプあります。バリアフリーを意識して、掘り込み型を選ばないでください。これは自立を促すのも介助するのも大変です。

洗い台を使って、座って出入りしやすい半埋め込み型の和式浴槽が正解です。

浴槽のタイプ

A 和式

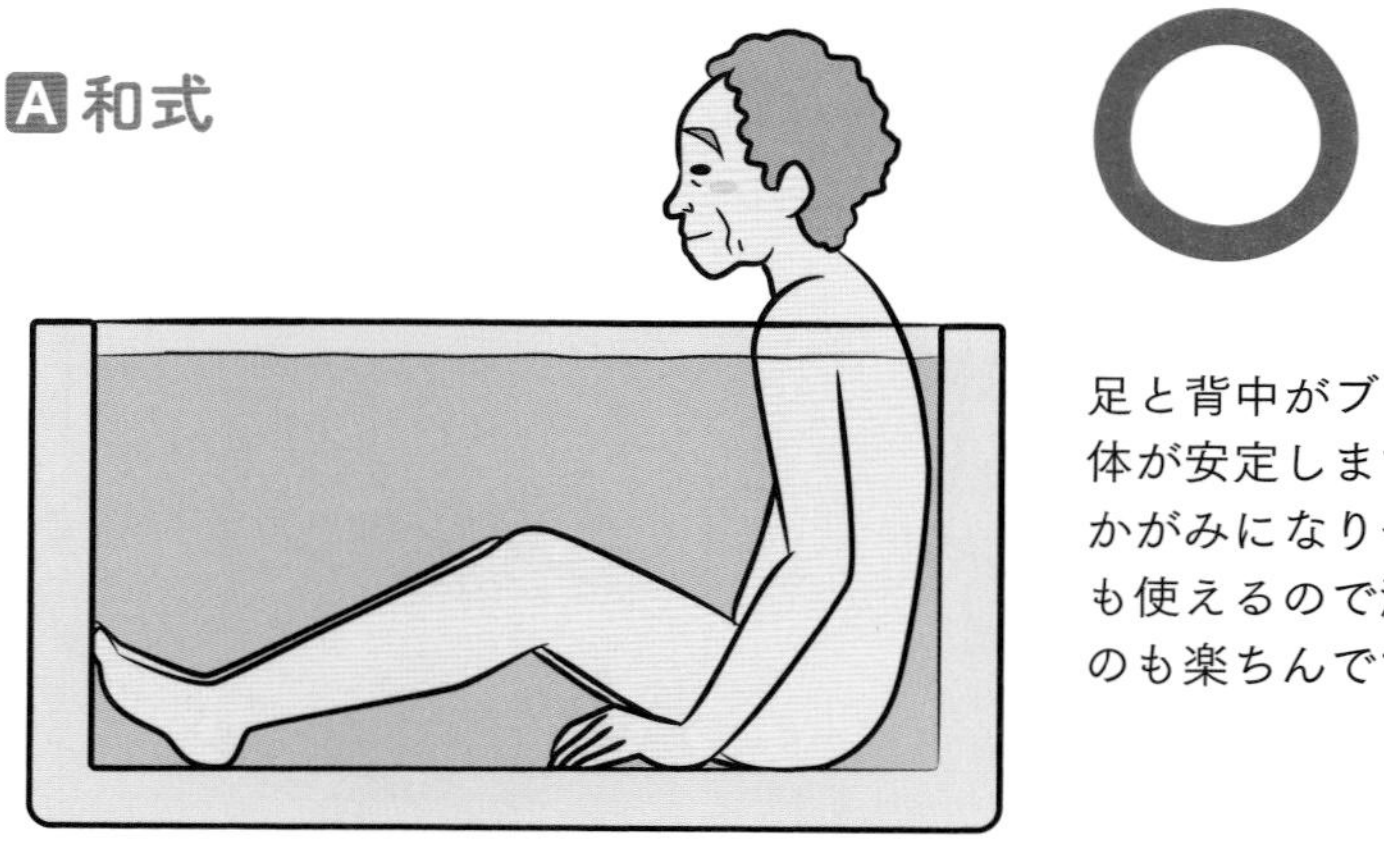

足と背中がブロックされて体が安定します。また、前かがみになりやすく、浮力も使えるので湯船から出るのも楽ちんです。

C 洋式

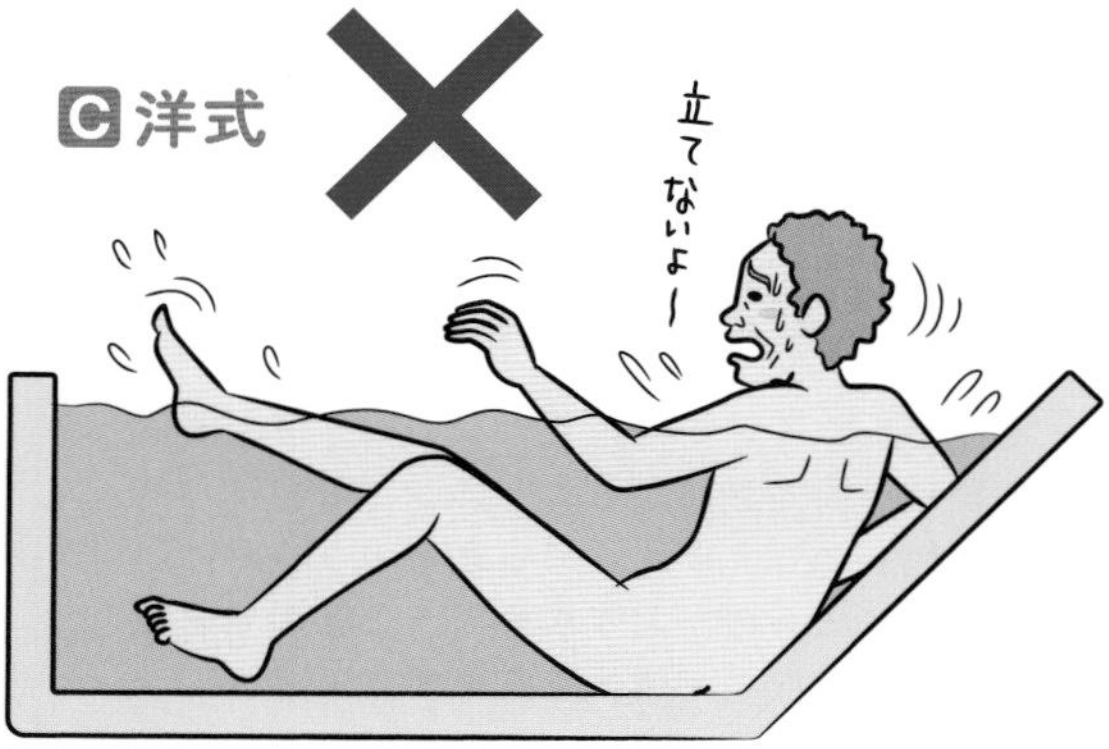

足と背中がブロックできず、浮力で足とお尻が浮くので体が不安定に。湯船から出るのも困難です。

B 和洋折衷式

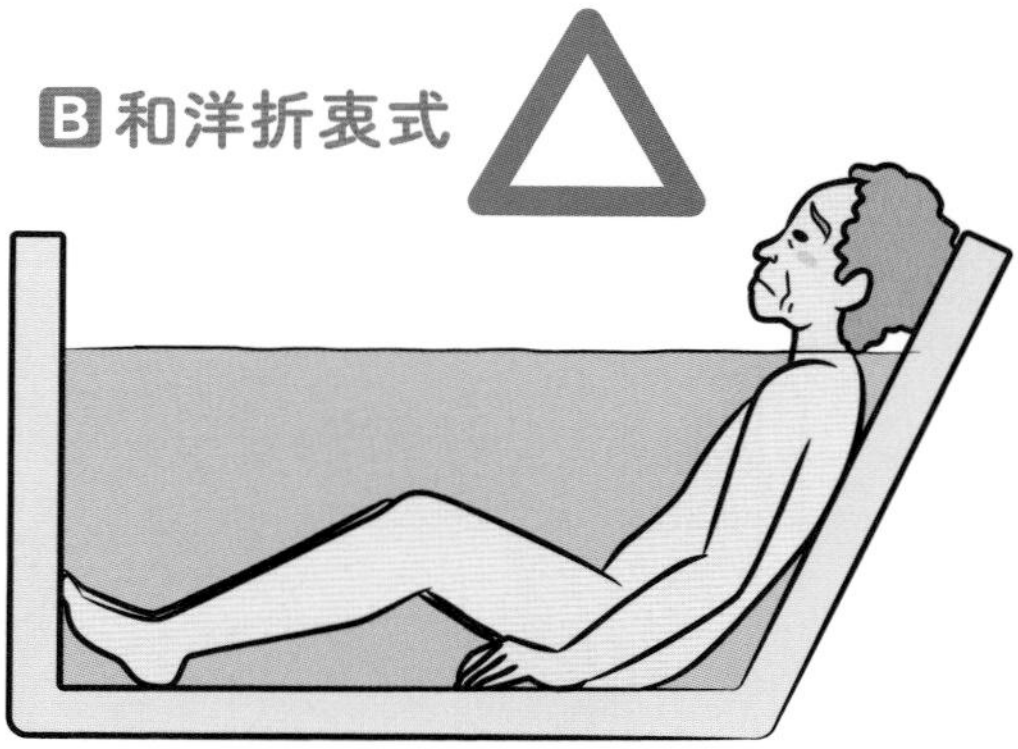

少し背中に傾斜があるだけで、湯船から出るのが難しくなります。対応策として、反対向きに入るという方法もあります。

設置方法のタイプ

❶掘り込み型 ×

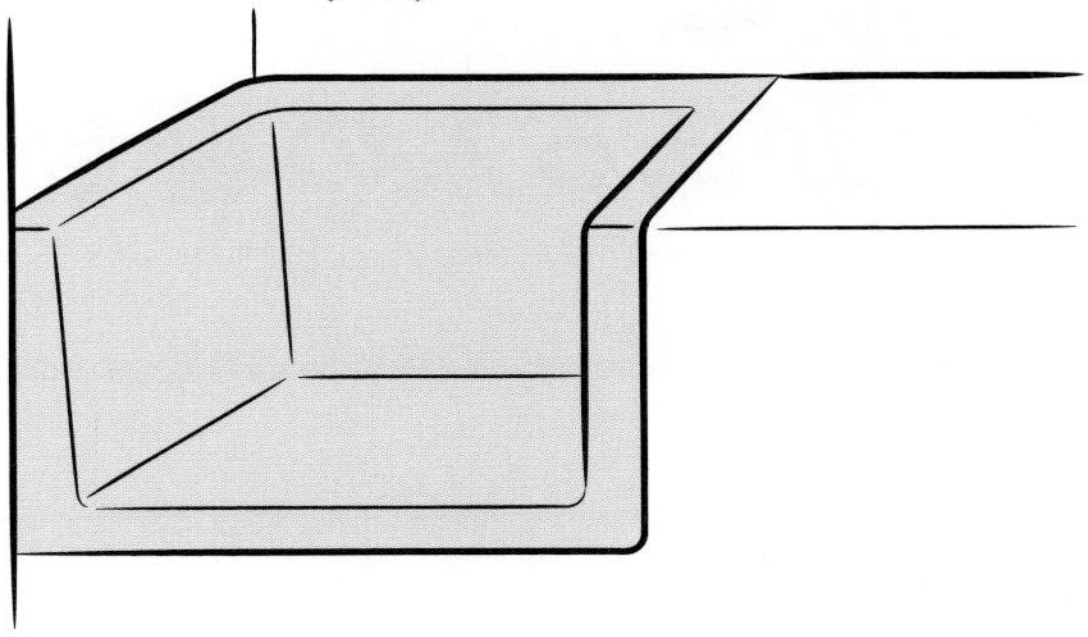

浴槽を床にすっぽり埋め込んでいるタイプです。この環境では、お年寄りには床に座る、床から立つという動作が困難でしょう。介助も大変です。

❷落とし込み型 ×

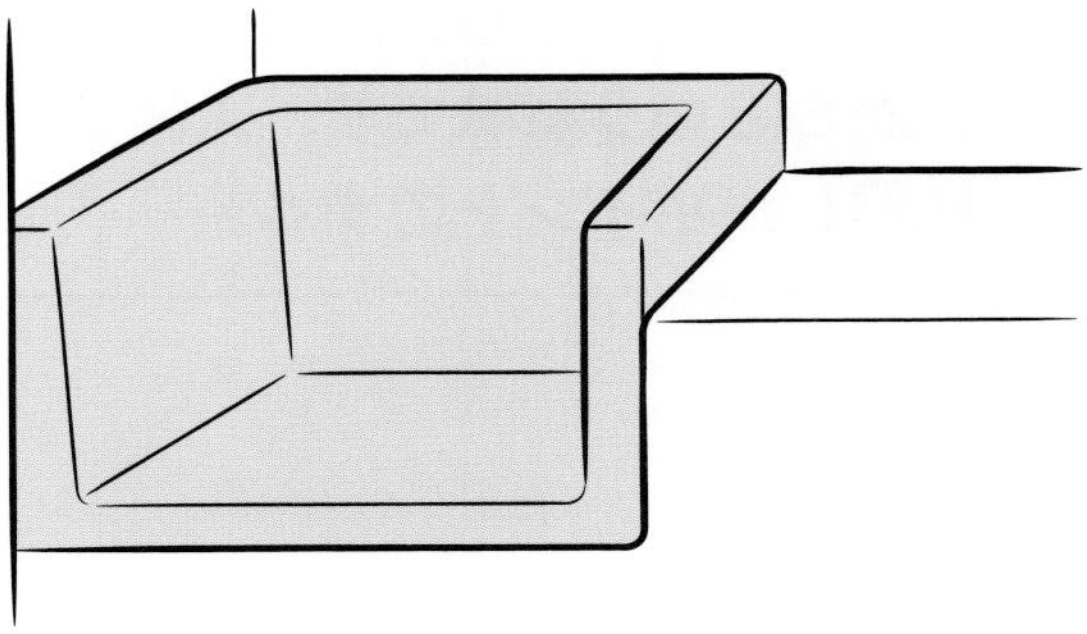

汚水が入らないよう、湯船のフチが少し高いタイプです。やはり、お年寄りには床に座る、立つ動作が困難です。介助も大変です。

❸半埋め込み型 ○

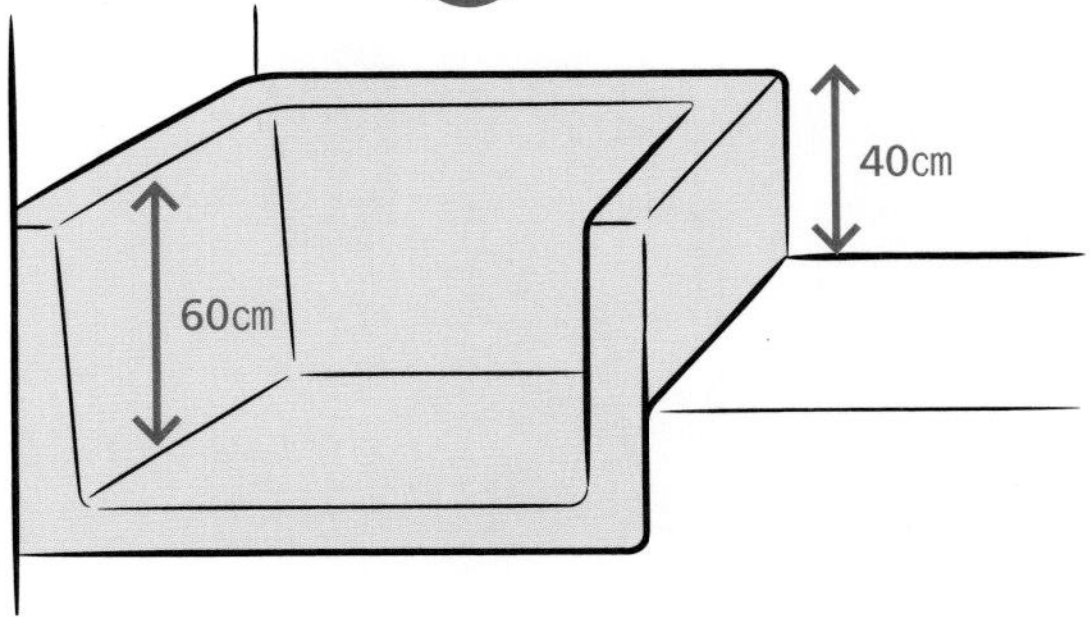

60㎝の和式浴槽を、20㎝だけ埋め込むのが理想です。そして40㎝の洗い台を使って座り、湯船に出入りします。

❹据え置き型 △

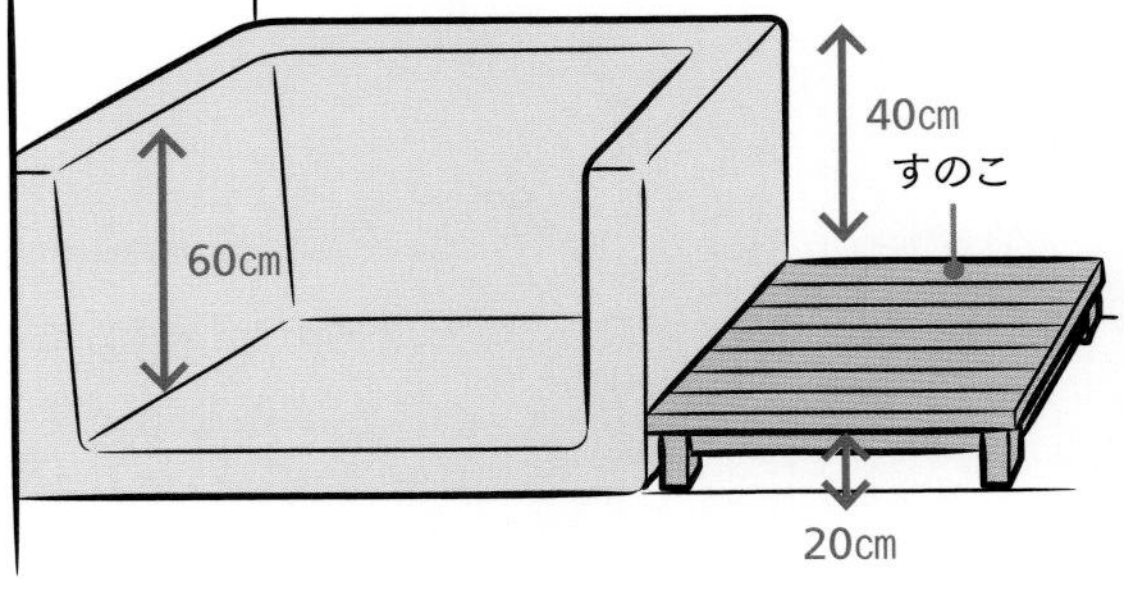

すのこを敷いて床全体を20㎝底上げすれば、半埋め込み型として使えます。浴室のドアが内開きの場合は、段差によって開閉できなくなるため、アコーディオンカーテンに代えるなどの工夫を。

自分で衣服を脱ぐ方法（左半身にマヒがある人の場合）

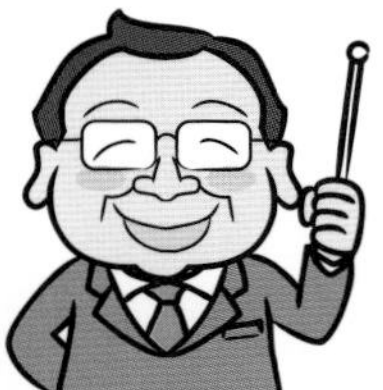

衣服を脱ぐときにはマヒのない側から

「着《ちゃっ》患《かん》脱《だっ》健《けん》」という言葉があります。これは衣服を着るときには患《かん》側《そく》（マヒのある側）から、脱ぐときには健《けん》側《そく》（マヒのない側）からという意味です。入浴の第一歩である脱衣は「脱健」がポイントですね。

丸首のセーターやシャツの場合

1 マヒのない側の手で襟元を引く

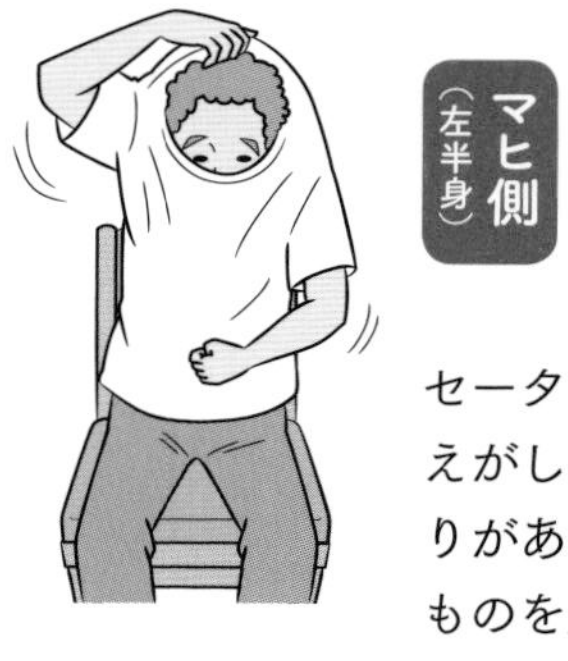

セーターやシャツは着替えがしやすいようにゆとりがあり、柔軟な素材のものを選びましょう。

2 頭を衣服から出す

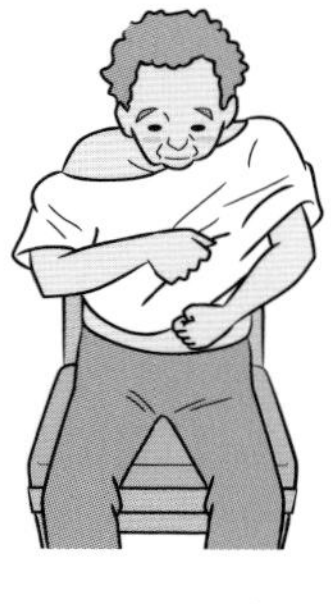

肩の動きが不自由な人には、介助が必要なことがあります。

3 マヒのない側の手を抜く

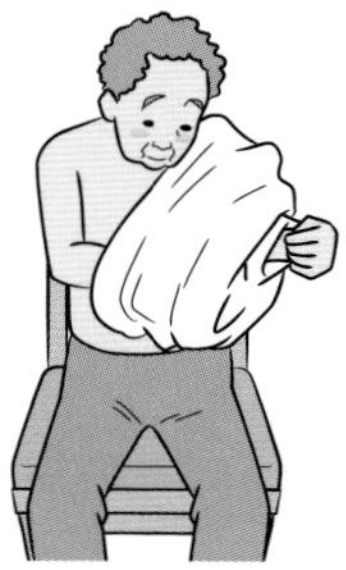

マヒのない側の手をふって、衣服を落とすようにするといいでしょう。

4 マヒのある側の手を抜く

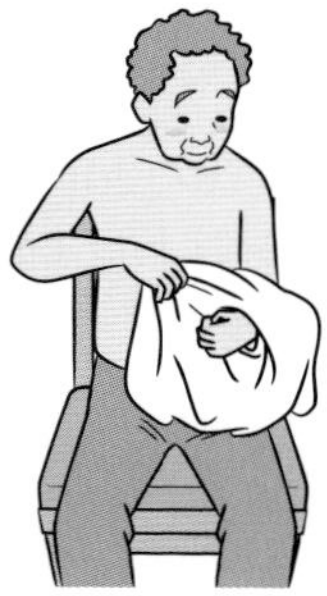

マヒのない側の手で、マヒのある側の手を衣服から抜きます。

前開きの上衣やシャツの場合

1 ボタンを外す

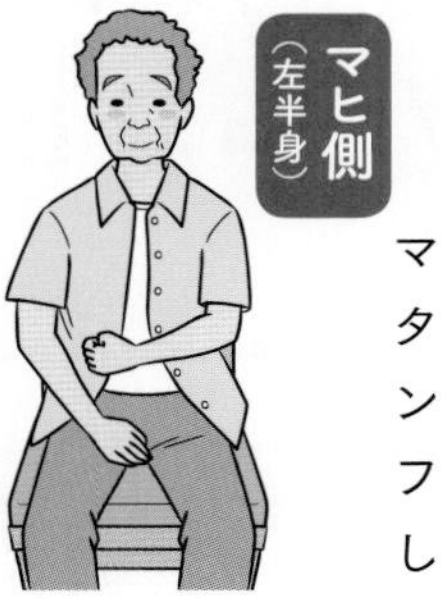

マヒのない側の手でボタンを外します。ボタンが難しい場合は、面ファスナーの服にしましょう。

2 マヒのない側の肩から衣服を外す

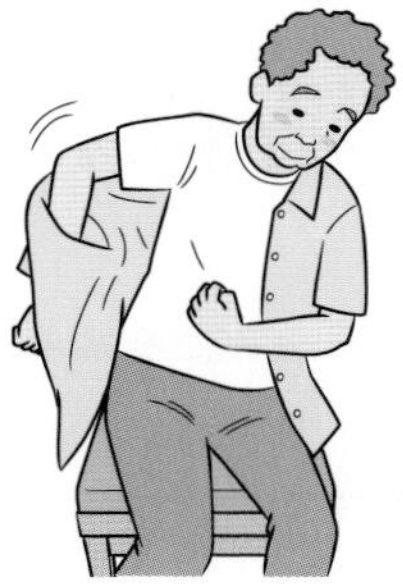

マヒのある側に体を傾けながら、マヒのない側の衣服を肩から外します。

3 マヒのない側の手を抜く

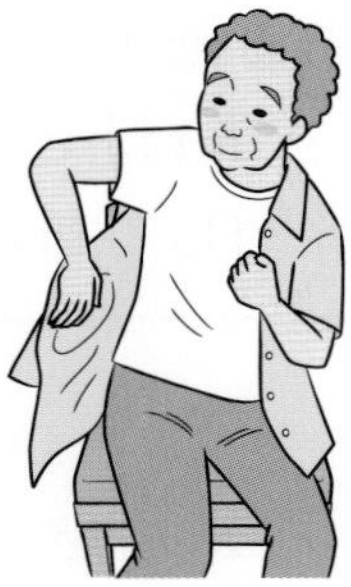

マヒのない側の手をふって、衣服を落とすようにするといいでしょう。

4 マヒのある側の手を抜く

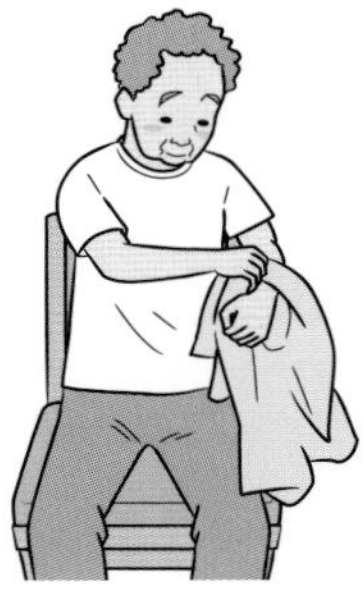

マヒのない側の手でマヒのある側の手を衣服から抜きます。

ズボンやパンツを脱ぐ場合

1 イスに座ったままズボンを下げる

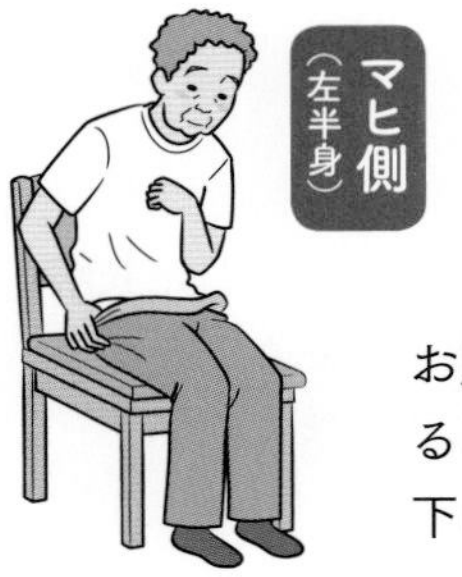

お尻ができるだけ出るようズボンをずり下げておきます。

2 台に手をつき、お尻を上げる

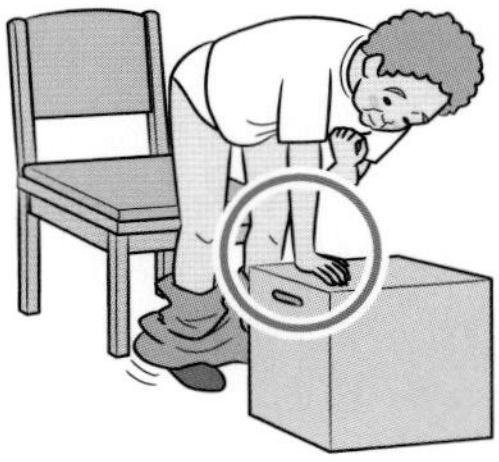

立ち上がりの要領（P.72参照）で安定のいい台に手をつき、ズボンを落とします。

3 座って、マヒのない側の脚から抜く

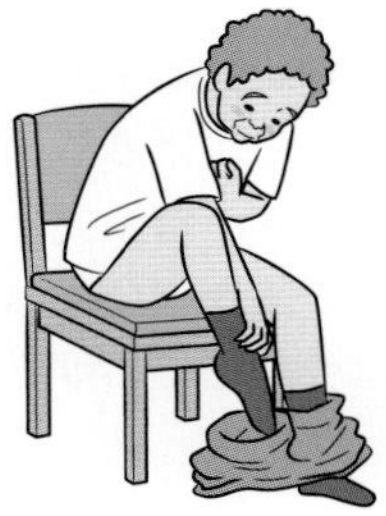

お尻を下ろしマヒのない側の脚をズボンから引き抜きます。

4 マヒのある側の脚をのせ、抜く

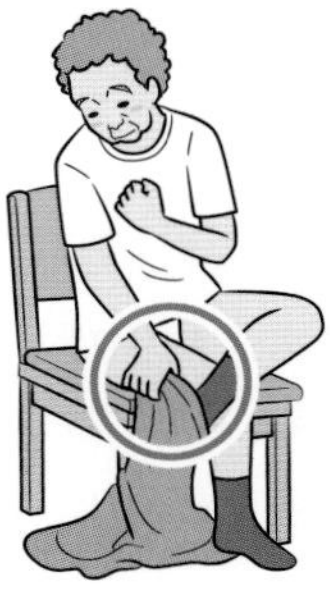

マヒのない側の手で、マヒのある側の脚をひざの上にあげて、ズボンを脱ぎます。

自分で衣服を着る方法（左半身にマヒがある人の場合）

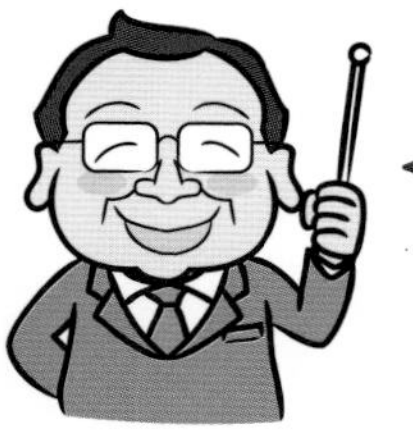

衣服を着るときにはマヒのある側から

「着《ちゃっ》患《かん》脱《だっ》健《けん》」が基本ですので、衣服を着るときにはマヒのある側からが原則です。左半身にマヒがある人で「着《ちゃく》衣《い》失《しっ》行《こう》」という症状のある人の場合には、気持ちよく介助してあげるのが基本です。

※着衣失行とは：脳血管障害によって服の着方がわからなくなってしまうこと。袖に脚を入れようとしたり、ズボンをかぶろうとしたりする。

丸首のセーターやシャツの場合

1 マヒのある側の手を袖に通す

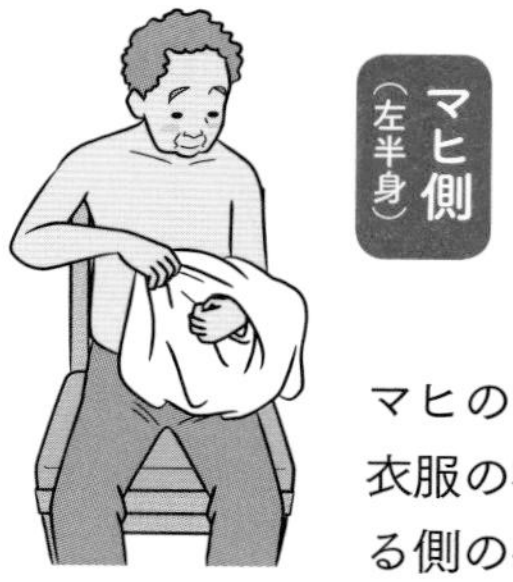

マヒのない側の手で、衣服の袖にマヒのある側の手を通します。

2 衣服に頭を通す

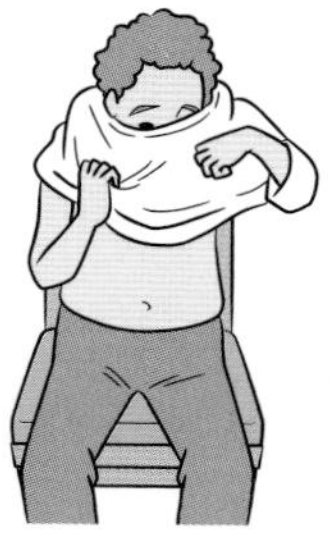

片手だけ通した衣服を頭からかぶり、頭を出します。

3 マヒのない側の手を入れる

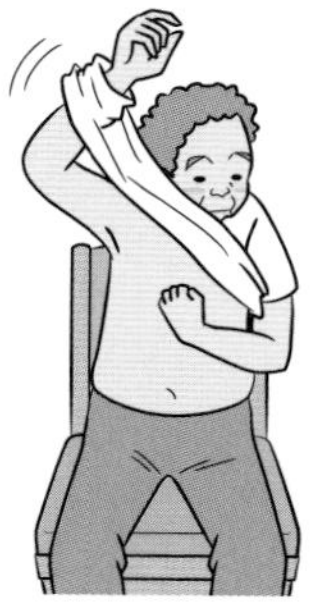

マヒのない側の手を袖に通します。片手だとやりにくい場合は介助してあげましょう。

4 衣服を整える

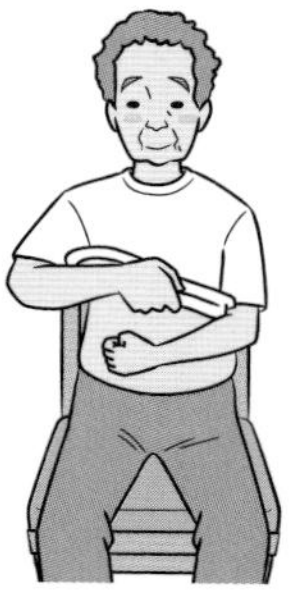

マヒのない側の手で衣服を持ち、下ろして整えます。背中側など手が届かないところは介助してあげましょう。

前開きの上衣やシャツの場合

1 マヒのある側の手を袖に通す

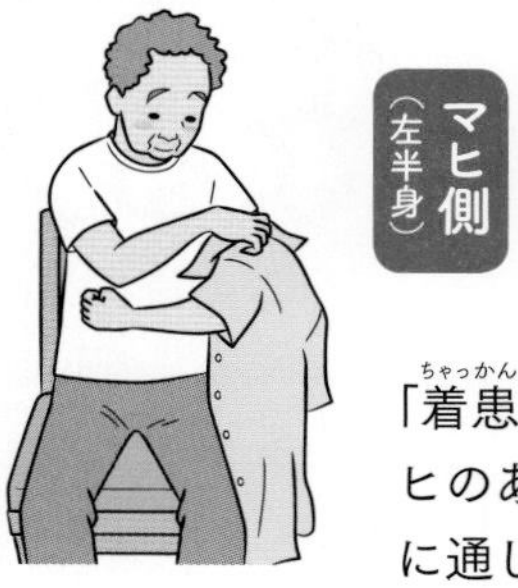

「着患《ちゃっかん》」ですので、マヒのある側の手を先に通します。

2 後ろから衣服を回す

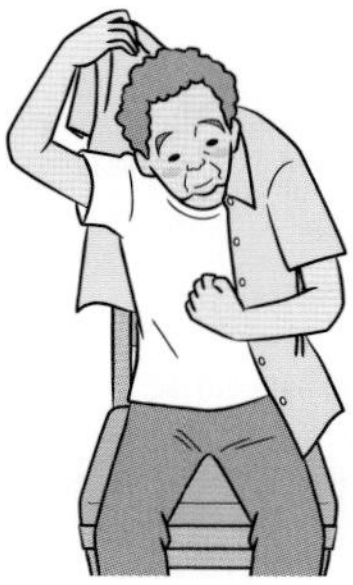

肩の動きが不自由なときには介助してあげましょう。

3 マヒのない側の手を袖に通す

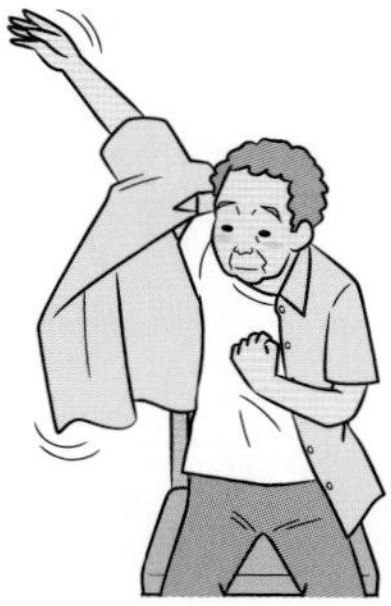

片手でも脱ぎ着がしやすいようにゆとりのある、柔軟性のある素材がいいですね。

4 ボタンをとめる

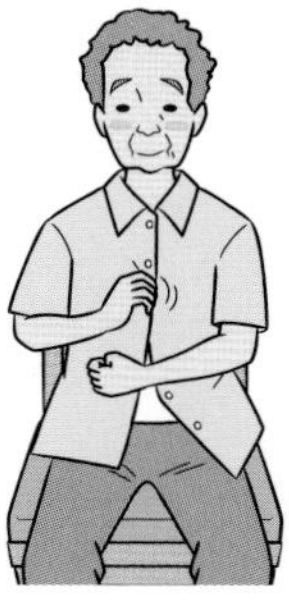

手の感覚が衰えている場合は、大きなボタンが使いやすいです。面ファスナーでとめる方法もあります。

ズボンやパンツをはく場合

1 マヒのある側の脚から

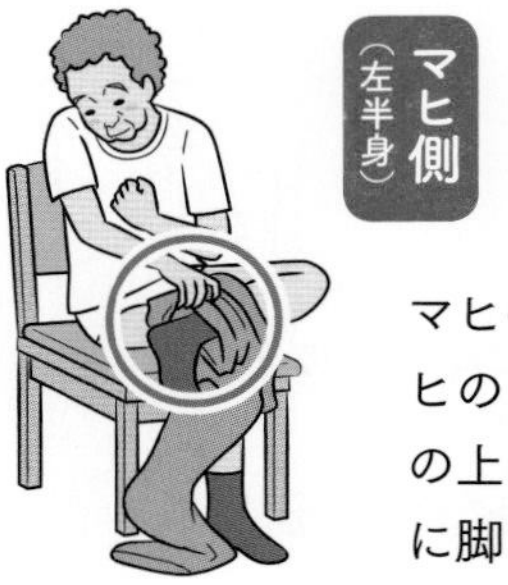

マヒのある側の脚をマヒのない側の手でひざの上にあげて、ズボンに脚を通します。

2 マヒのない側の脚を通す

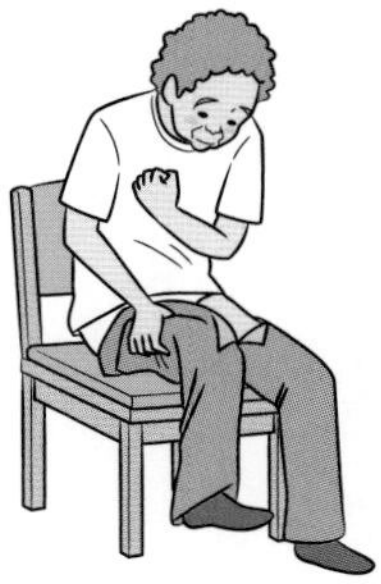

「着《ちゃっ》患《かん》脱《だっ》健《けん》」が基本なので、マヒのある側、マヒのない側の脚の順番で行います。

3 台に手をついてお尻を上げる

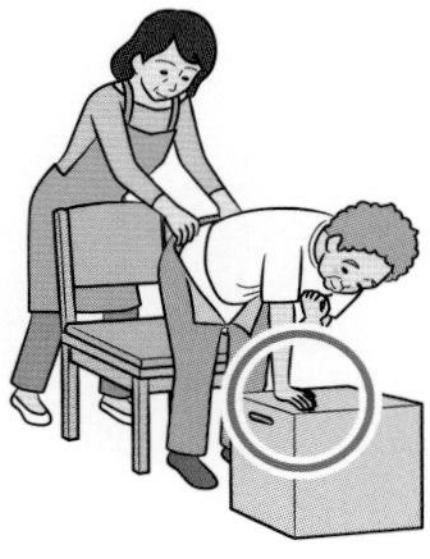

立ち上がりの要領（P.72参照）でお尻を浮かし、介助者がズボンを引き上げます。なかには頭を壁に押しつけておいて、自分で引き上げる人もいます。

4 衣服を整える

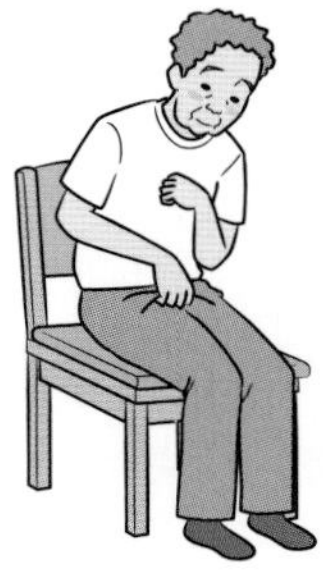

ベルトやファスナーをしめます。

暮らしの
介護術
入浴編

お年寄りも介助者も楽になる入浴介助の方法❶

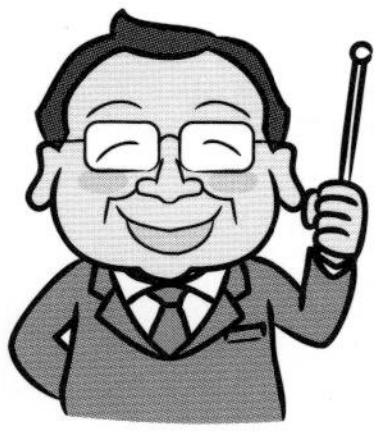

家のお風呂に安心して入れてこそ入浴介助

重い片マヒのある人でも、機械浴にしなくても大丈夫。一部介助だけで、家のお風呂で入浴できます。P.177～185では、入浴時に伴う４つの動作についての介助のコツを詳しく紹介していきます。

入浴時に本人が行う4つの動作

ステップ1 洗い台に座る

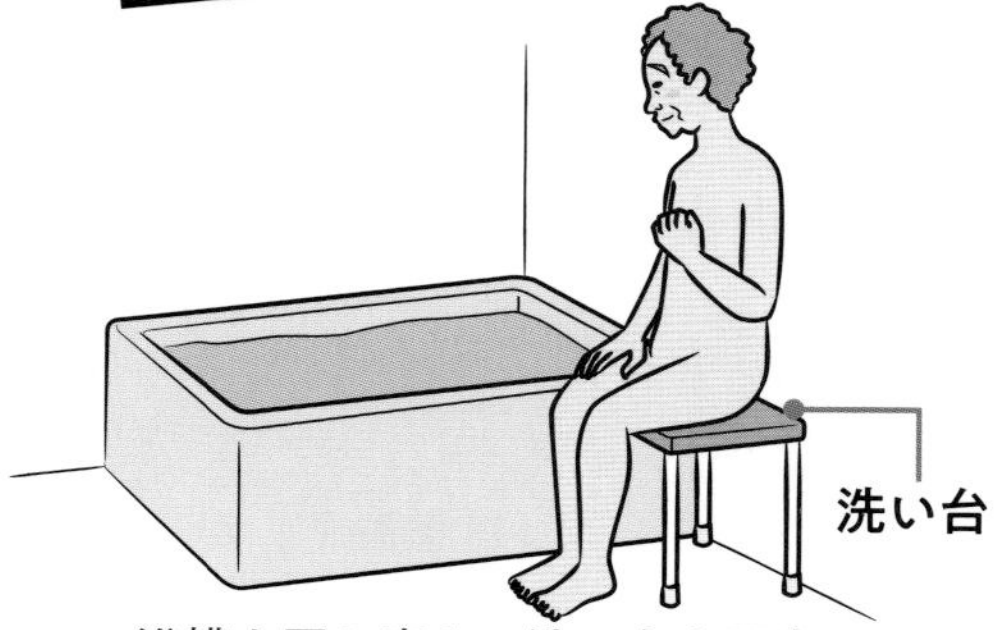

浴槽と同じ高さの洗い台を用意する。

ステップ2 体を洗う

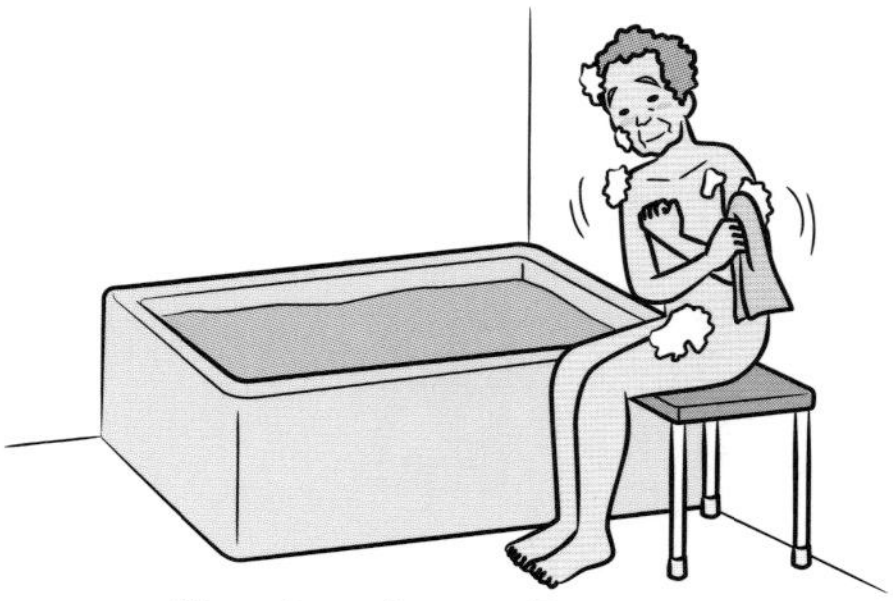

洗い台に座って体を洗う。

ステップ3 浴槽に入る

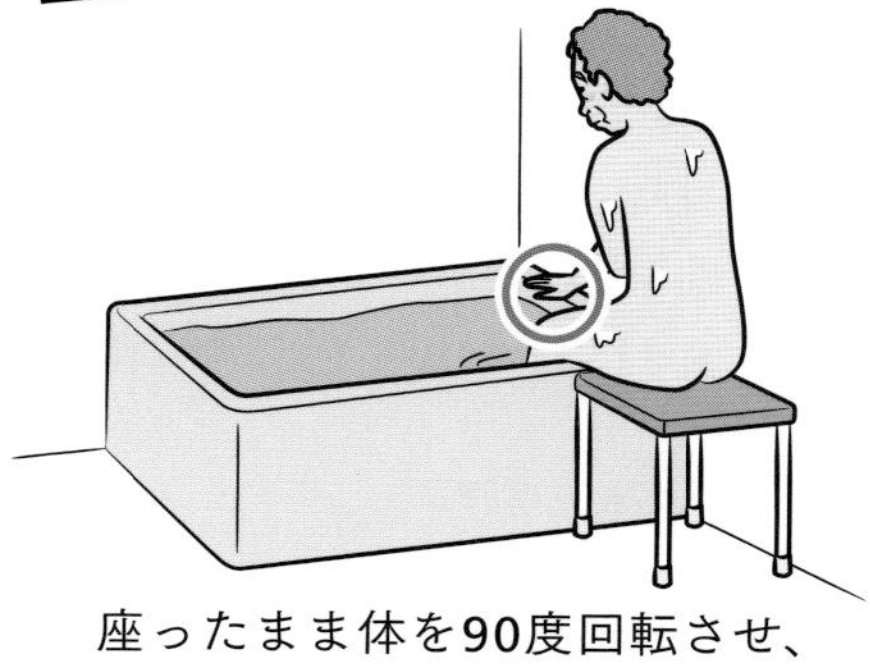

座ったまま体を90度回転させ、手を浴槽のふちに置いて入る。

ステップ4 浴槽から出る

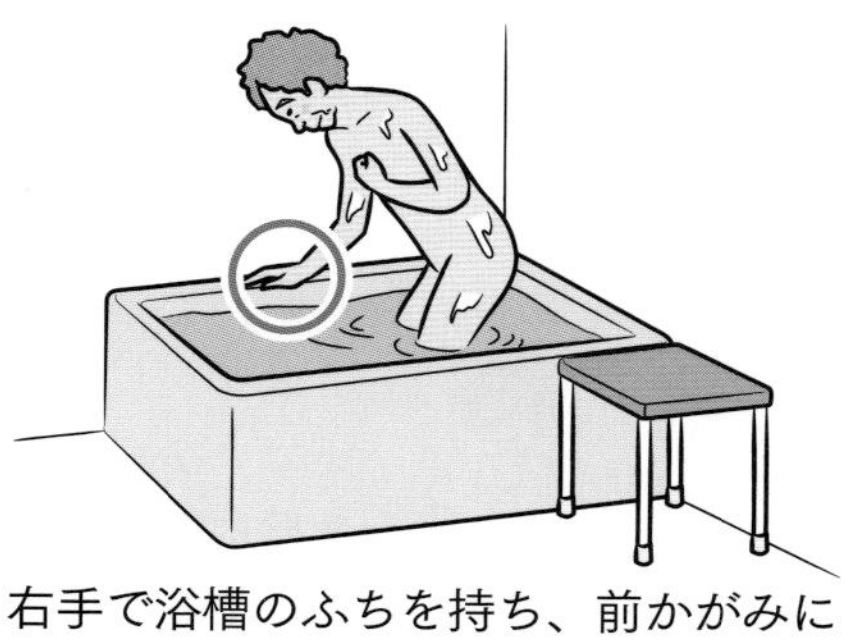

右手で浴槽のふちを持ち、前かがみになると浮力で自然にお尻が浮いてくる。

ステップ1：洗い台に座る

車イスから洗い台に移る方法

1 手を浴槽のふちに置く

車イスで浴槽の近くまで移動します。洗い台で体を洗うことで移動距離を少なくします。台を使って立ち上がる要領（P.72参照）で、頭が足より前に出るまで前かがみになります。介助するときは、お尻を両手ではさんで前に軽く押してあげましょう。

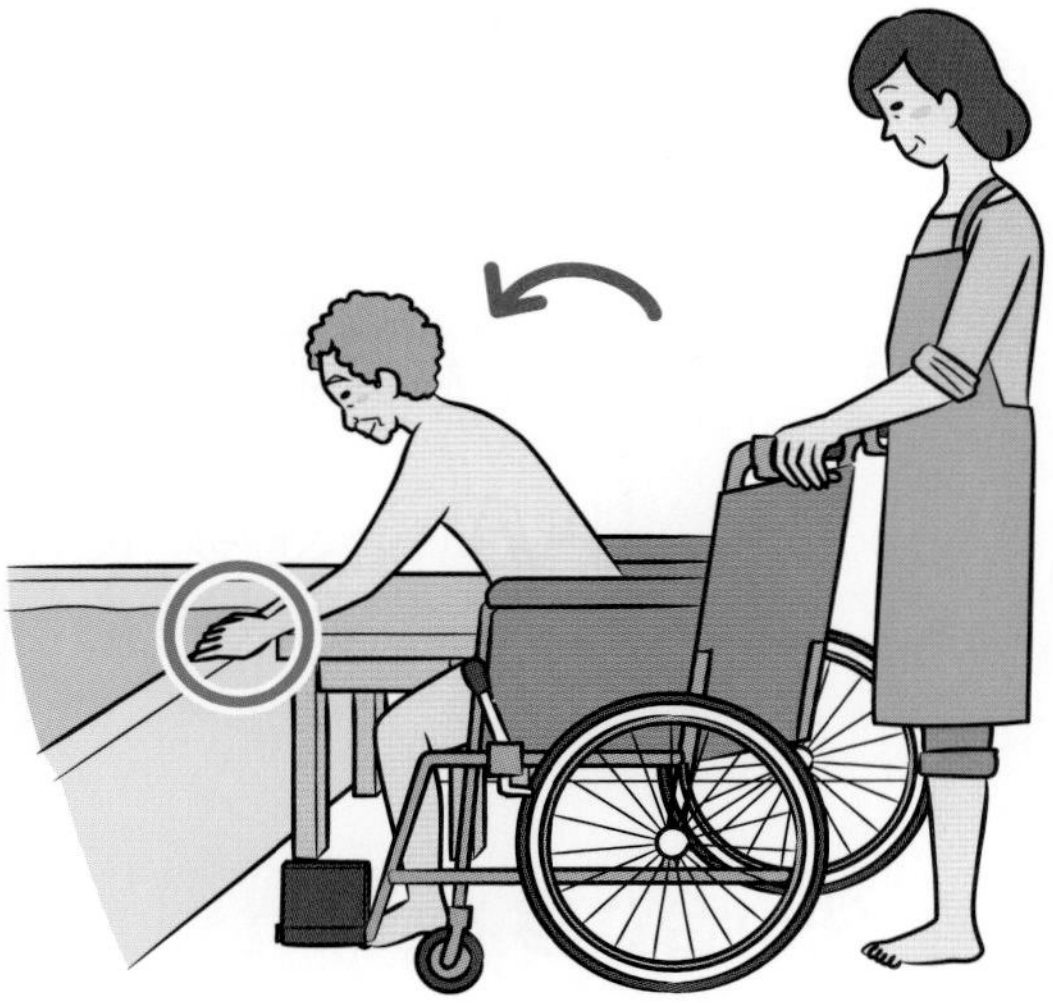

2 前かがみになり、お尻を上げる

前かがみになっていればお尻は力を入れなくても浮いてきます。このとき両手（片マヒの場合にはマヒのない側の手）に体重をかけて浴槽のふちを押すのがポイントです。

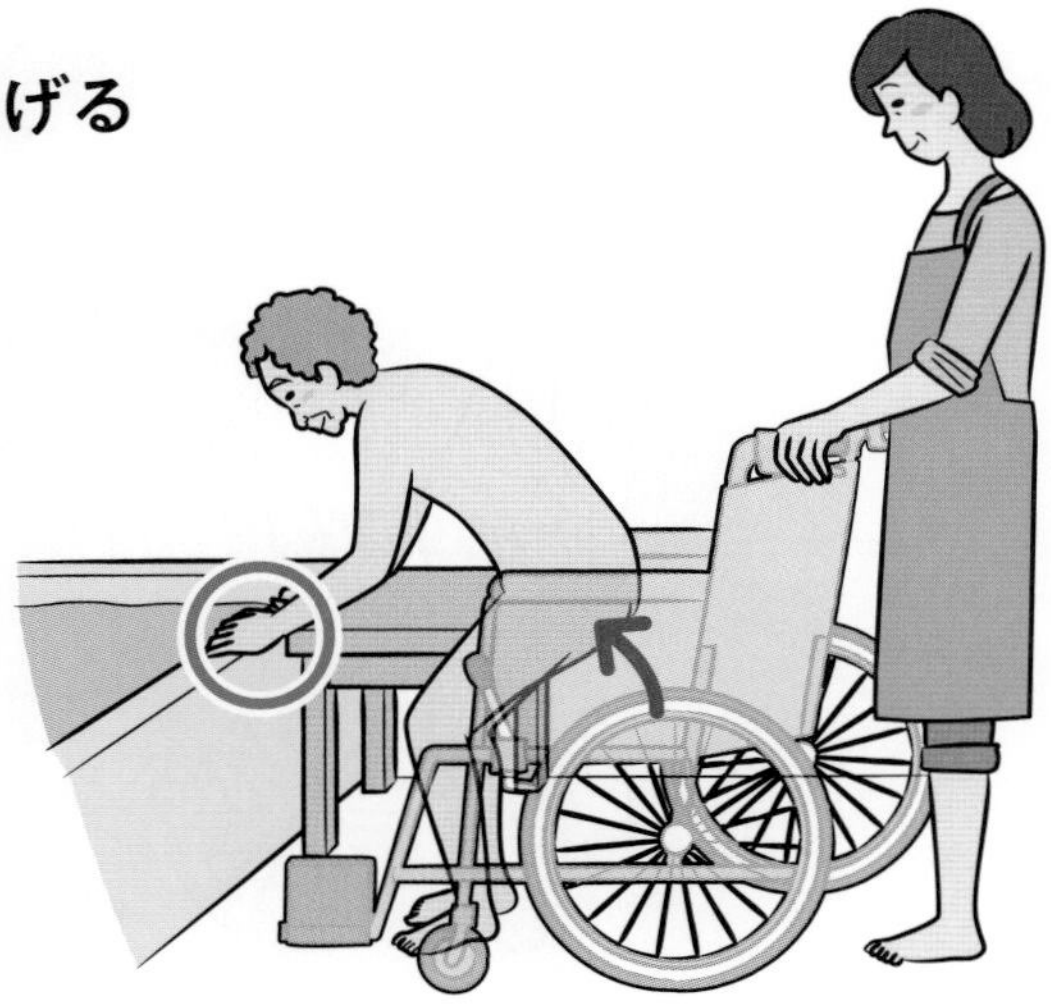

マヒがある人でも一部介助で入浴できる！

「機械浴体験」をしてみると、足やお尻が浮いて体が不安定になることがわかります。機械浴は、お年寄りに恐怖心を与えるだけでなく、むしろ介護量を増やしてしまう方法です。

重いマヒがある人の場合、機械浴でないと入浴介助が大変なのでは……と思うかもしれませんが、大丈夫です。下半身が全くマヒしている人の場合は、全介助になりますが、片マヒの人なら症状が重くても一部介助で入浴できます。

体重がある人の入浴介助は無理だと思うかもしれませんが、実はその逆で、大柄の人の方がお湯の浮力を使えるのでむしろ楽なんです。使い慣れた家のお風呂に安心して入れてこその入浴ですよね。

3 体の向きを変える

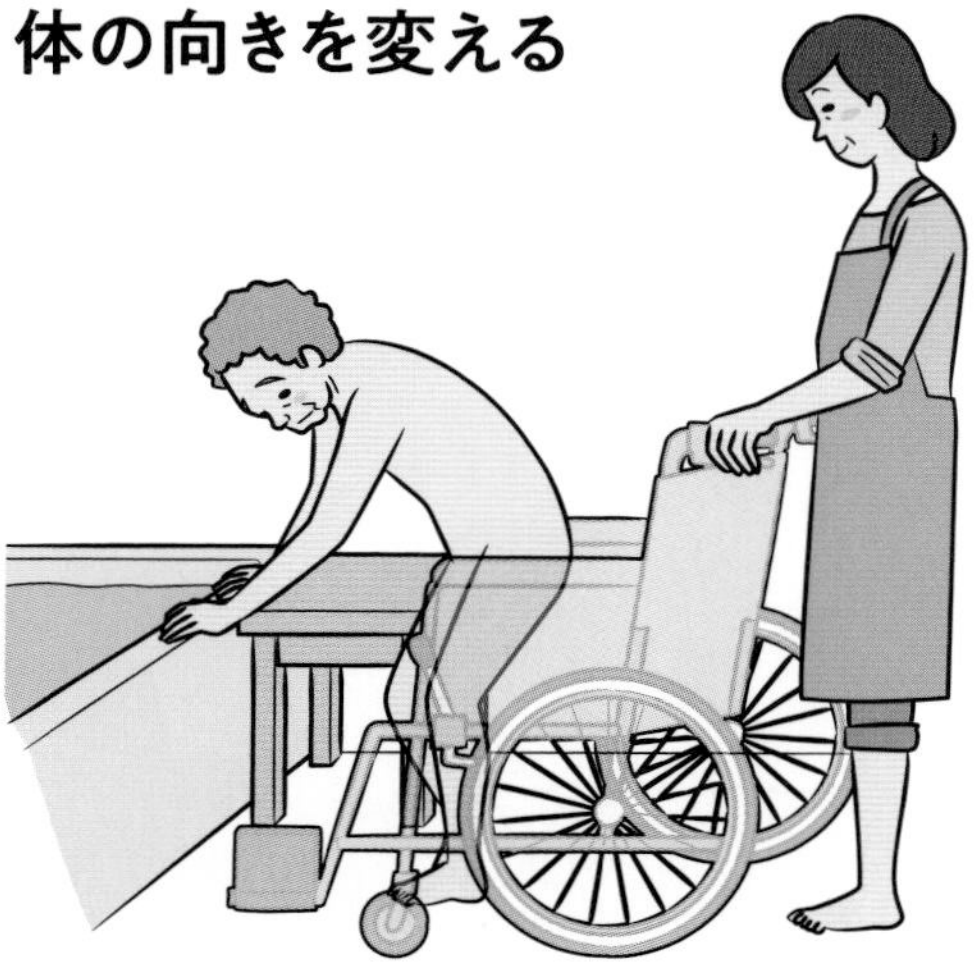

体を回転させてお尻を洗い台に近づけます。このときにも浴槽のふちに置いたままの手に体重をかけるとうまくいきます。車イスのひじかけが外れるタイプだと楽に移動できます。

4 洗い台に移る

前かがみになって、頭が前に出ているほどお尻は洗い台に深く入るので座り直しをしなくてすみます。

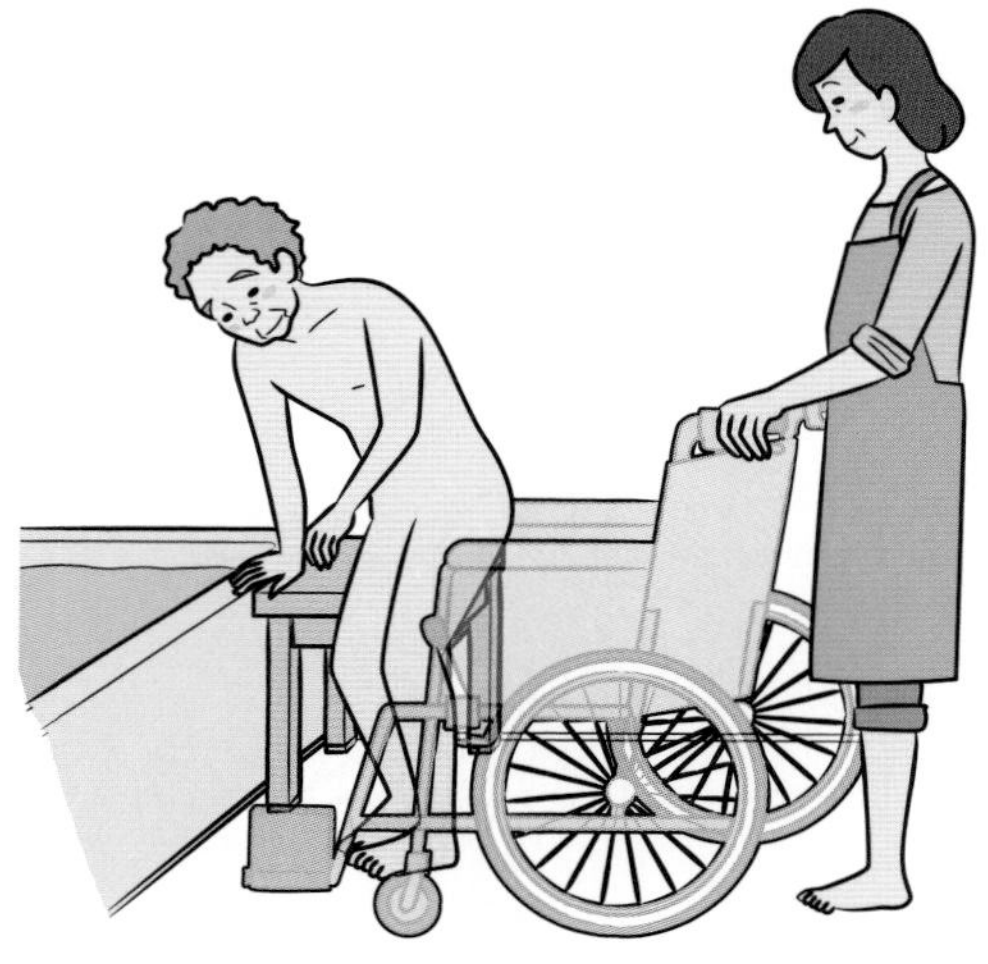

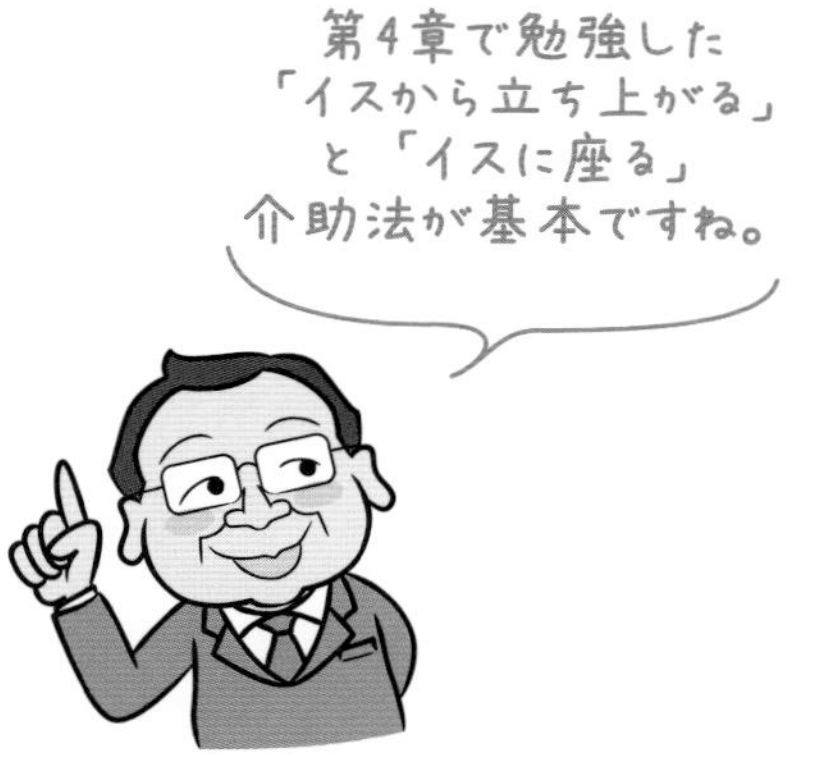

介助法を応用することでスムーズに入浴できる

湯船のそばの洗い台で体を洗ってもらいます。石鹸水《せっけんすい》が湯船に入るのが心配なら、洗い台のシートを大きめにしてください。

両足が床について安定した姿勢で洗い台に座れると両手が自由になり、自分で体が洗えます。片マヒの人の場合には、マヒのない側の手や背中を洗うときに介助してあげましょう。もちろん自分でできる人にはやってもらいます。

いちばん大変なのはお尻を洗うこと。台からお尻を浮かせなくてはいけませんね。

でもこれも、前後バランスを使った「台を使って楽に立ち上がる方法」の介助法（P.72参照）の応用でできるはずです。

ステップ2：体を洗う

洗い台を利用してお尻を洗う方法

洗い台に安定して座れれば、両手が使えるので自分の体を自分で洗うことができます。でもお尻を洗うときは、腰を浮かせなくてはいけませんので、介助してあげましょう。

1 浴槽のふちを押してお尻を上げる

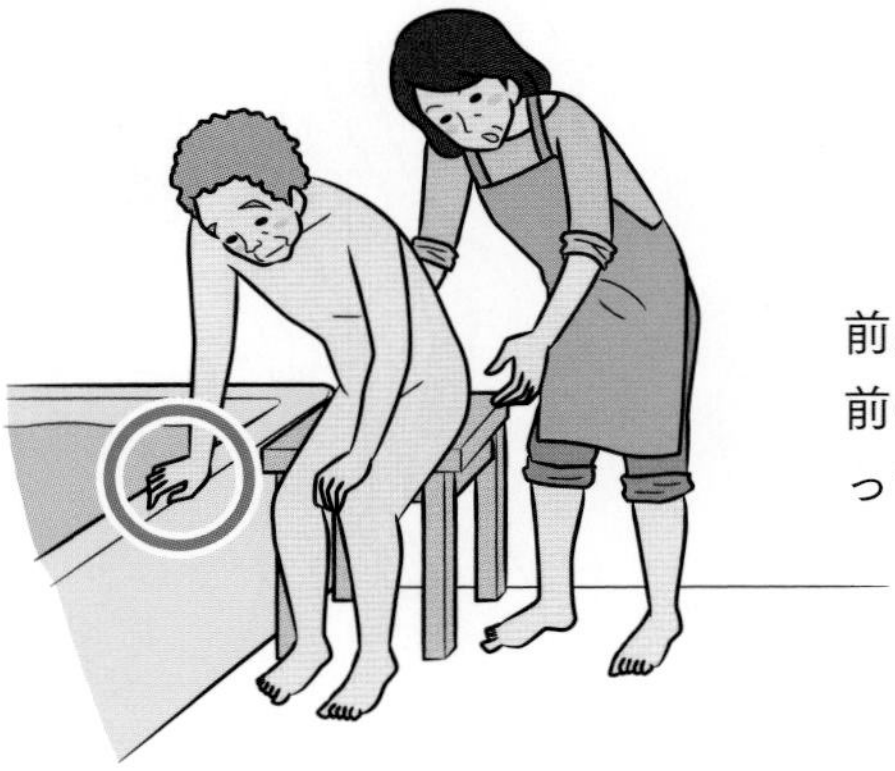

前かがみになるため、浴槽のふちの前の方を手で押してお尻を上げ、洗ってもらいます。

2 安定のいい台を使ってお尻を上げる

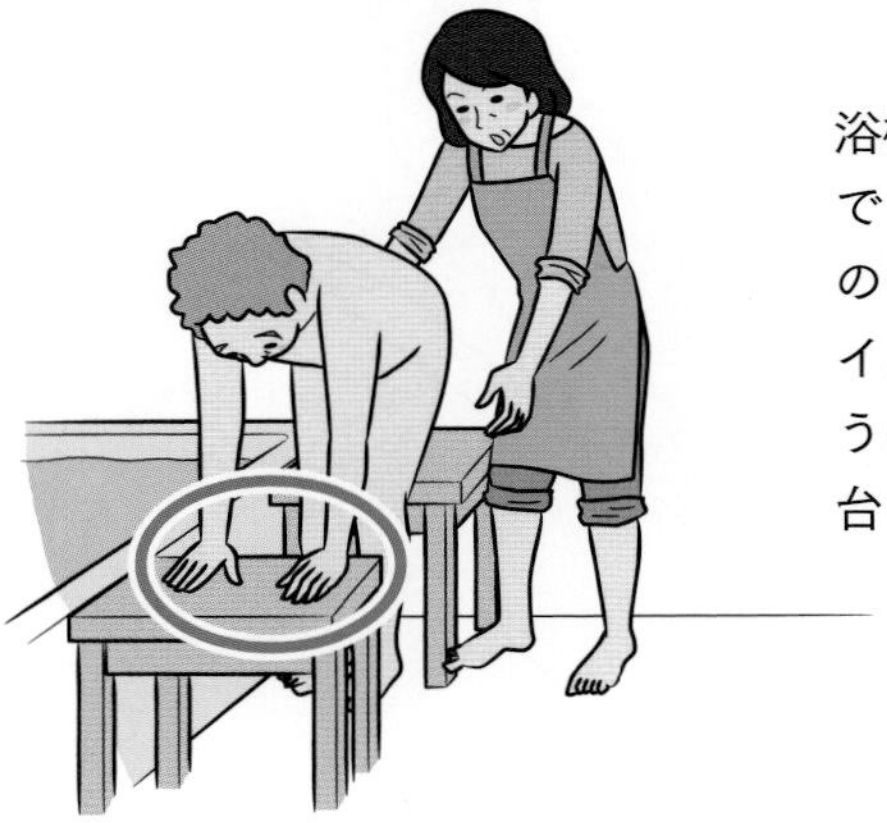

浴槽のふちでは体を支えづらく、安心できないという場合は、洗い台か安定のいいイスを使います。その際、台やイスは、やはり頭が足より前に出るように離して置いてください。もちろん台を押して、お尻を上げます。

知っ得！

自分で体を洗うから満足できる

つい介助者が全身を洗いたくなってしまいますが、自分で体を洗うから、かゆいところにも手が届きます。なるべく本人に任せて、可能な限り自分で洗ってもらうことが大切です。

ただし、汚れがたまって肌トラブルをおこしやすいお尻は介助が必要です。まずは本人に陰部を洗ってもらい、それから立ち上がってもらって、お尻、太ももの後ろなどは介助者が洗います。

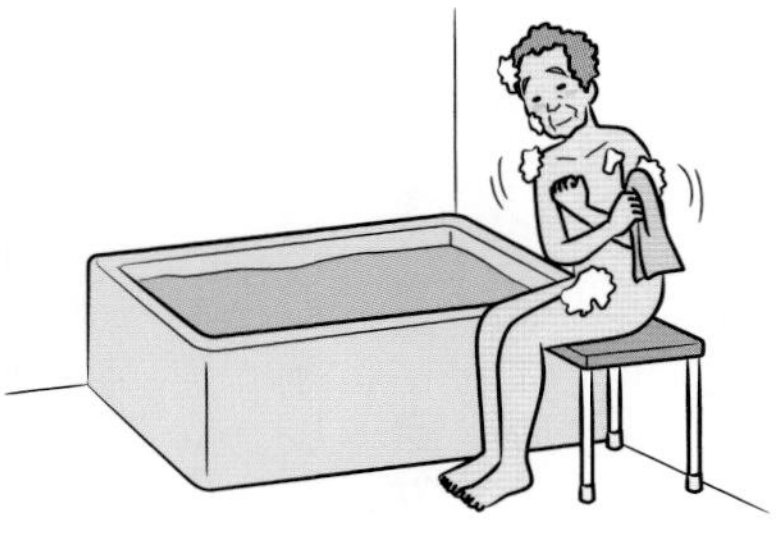

ステップ3：浴槽に入る

浴槽に入るときの介助方法

1 洗い台に座って脚から入る

手を浴槽の頭側のふちに押しつけておき、まず片脚を入れます。片マヒの人の場合には、マヒのない側の脚からが入りやすいでしょう。

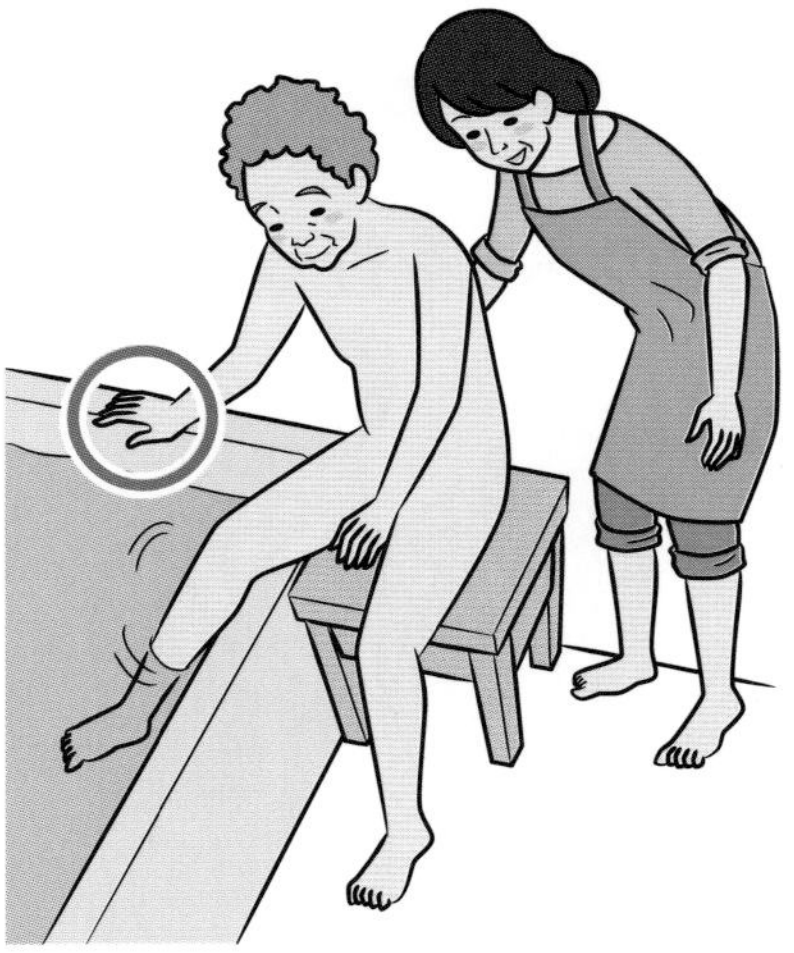

2 反対側の脚も浴槽に入れる

反対側の脚も入れます。片マヒの人の場合、マヒのある側の脚なので介助が必要だと思います。背中を支えてあげながら脚を浴槽に移しましょう。

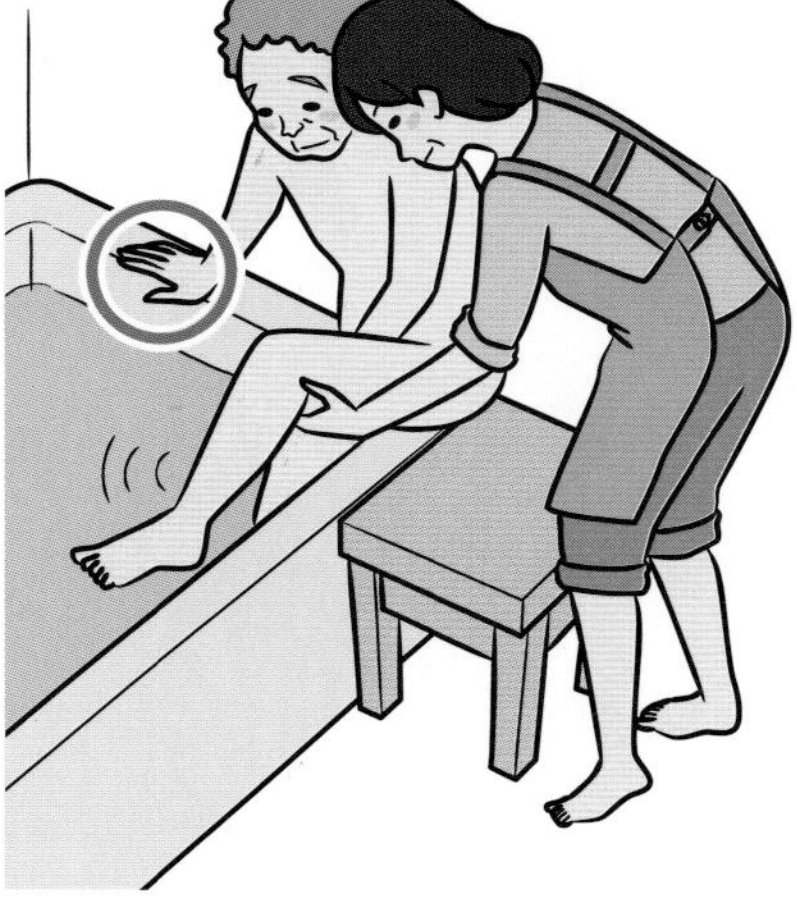

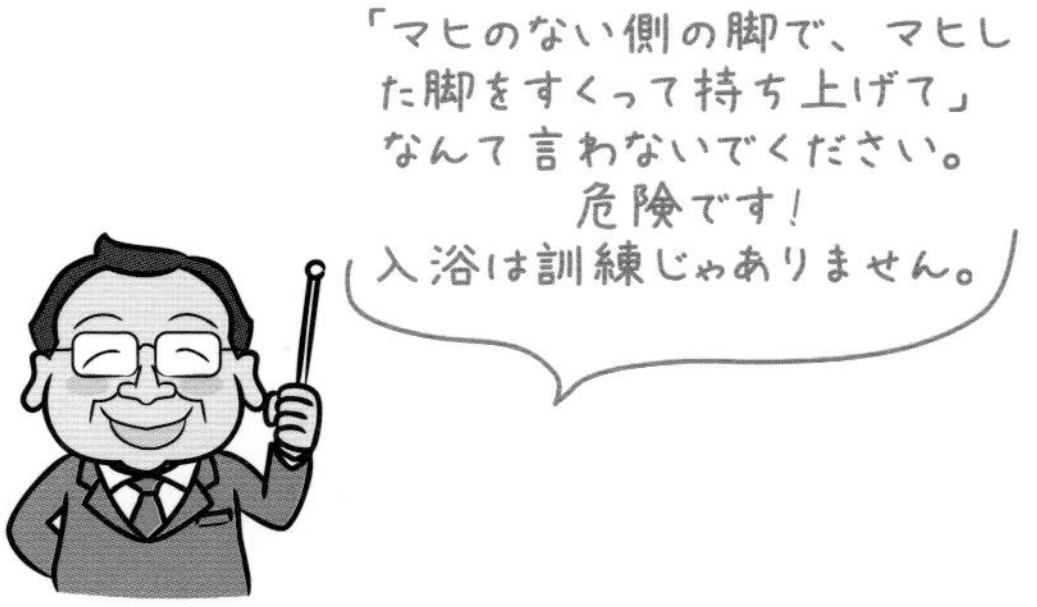

手すりや洗い台を〝押す〟動きを忘れずに

何年間も機械浴で入浴していた片マヒの男性を、久しぶりに家のお風呂に入れるときには大変でした。家族が浴槽の近くに手すりを取り付けたのですが、これが間違いのもとでした。男性は手すりを一度つかむともう離してくれません……。不安だからなんです。

人の動きで正しいのは「引く」ではなくて「押す」でしたよね（P.71参照）。手すりを引くとバランスがとれないので、手すりに必死にしがみついてしまうんです。洗い台や浴槽のふちを押して体重をかけているときには、自分でバランスをとっているので本人は安心なんです。そのことに気づいてから男性は喜んでお風呂に入ってくれるようになりました。

3 手の位置を変え、お尻を入れる

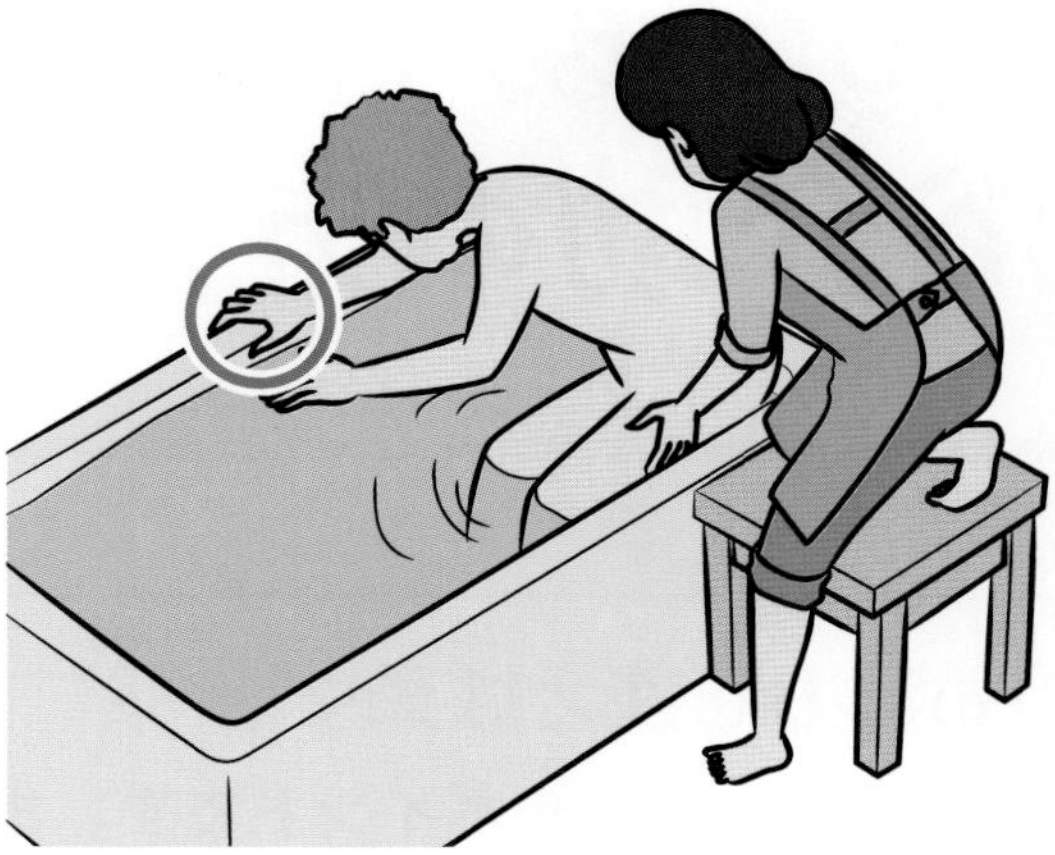

両足が浴槽の底についているのを確認したら、手を浴槽の遠いふちに移動します。介助者はお尻を両手ではさむようにして誘導します。

4 浴槽に入る

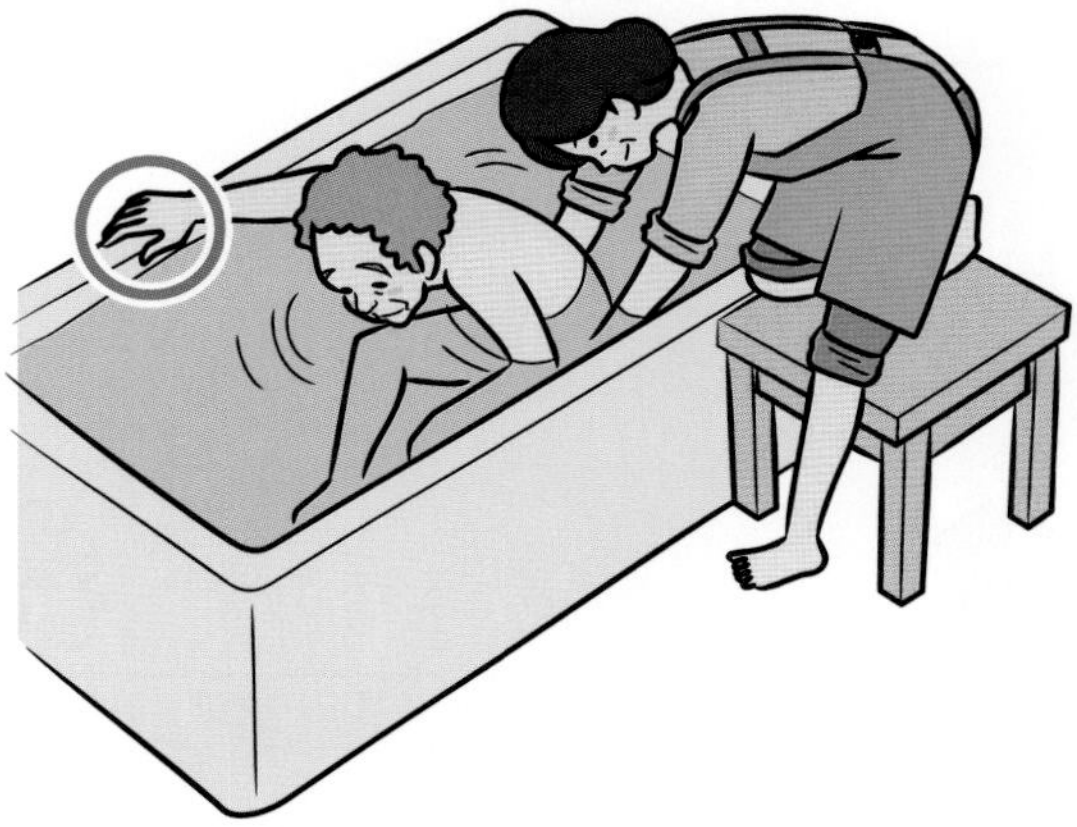

前かがみのままお尻を下ろします。お湯の浮力がやさしく受け止めてくれるでしょう。

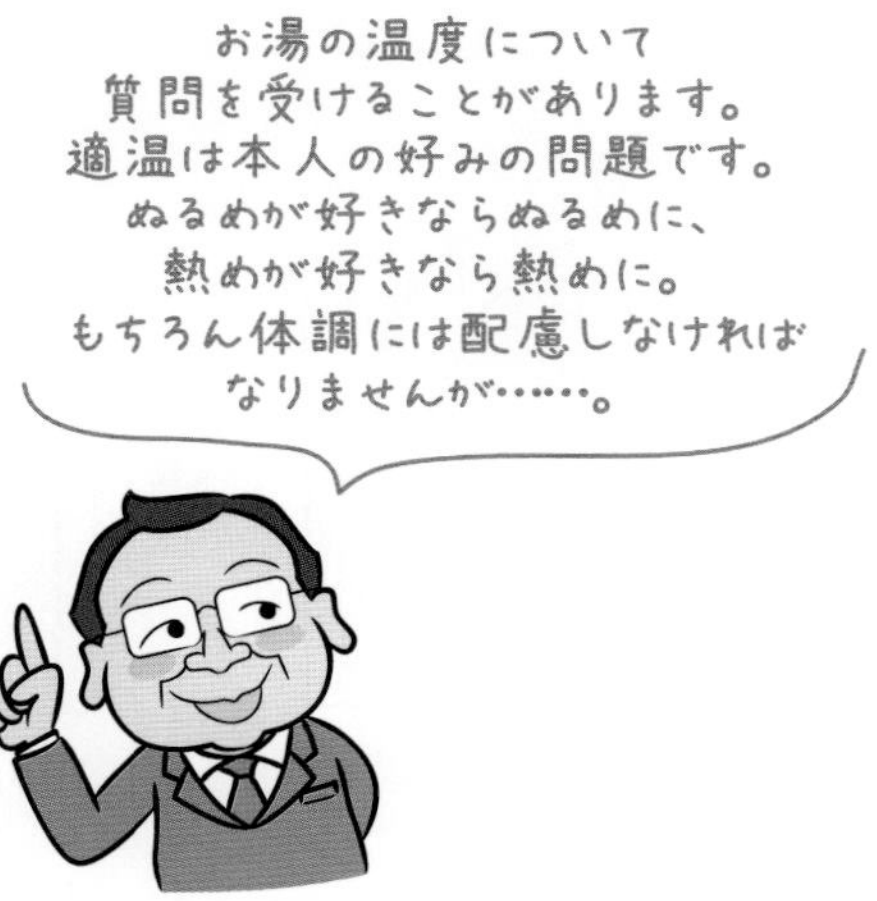

5 安定して湯船につかる

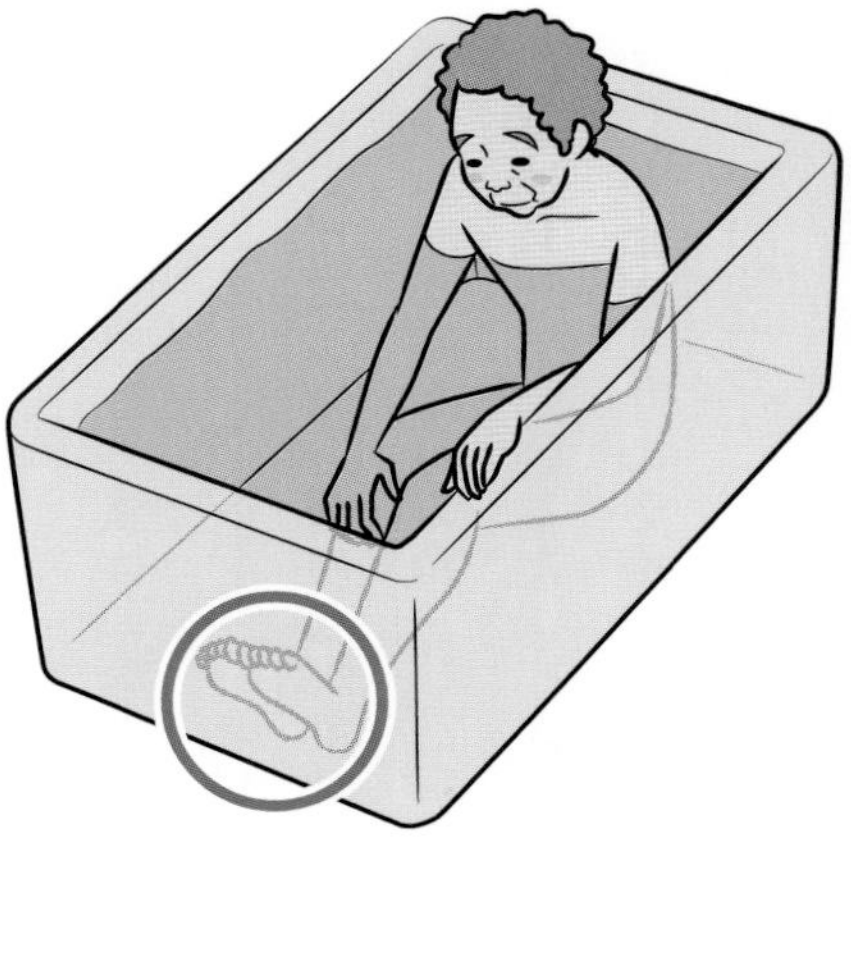

軽くひざを曲げて足底が浴槽の壁についていると体が安定してお風呂を楽しめます。手が離せるので、顔を洗ったり、体の好きな部位を触ることができます。これこそが機械浴ではできない入浴の楽しみです。

お年寄りも介助者も楽になる入浴介助の方法❷

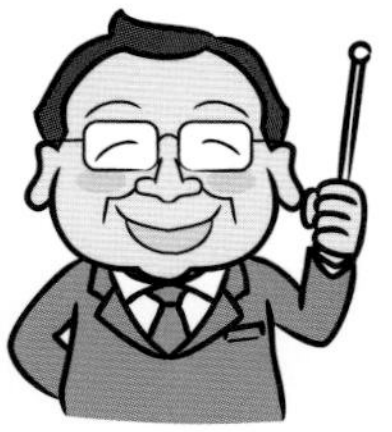

浴槽から出るのも浮力を使えば楽々

浴槽から出るときは浮力を使うのがポイントです。まずひざを曲げて脚をひきます。次に浴槽のふちの遠くを持って前かがみになると、ほら自然にお尻が浮いてきますよね。自立法と介助法もこのやり方で行います。

浴槽から出るときの立ち上がり動作

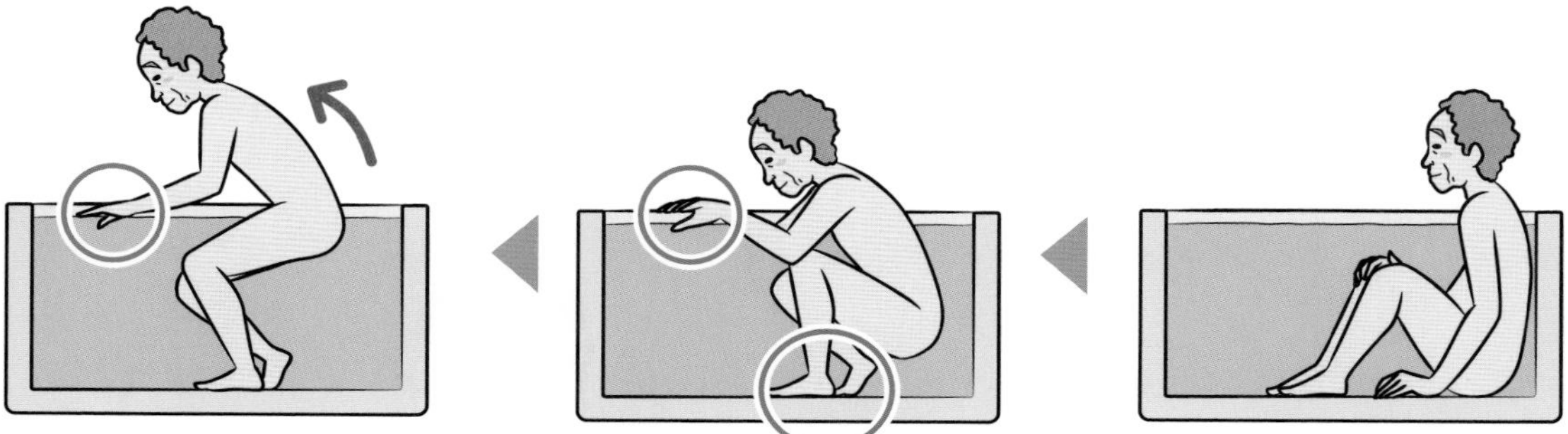

浮力を利用して立ち上がる

前かがみになる

「立ち上がりの3条件」が浴槽から楽に出るコツ

浴槽から出る方法は「床からの立ち上がり方（P.82参照）」とは違います。だって浴槽のなかでは体をひねれませんものね。

実はP.66で勉強した「イスからの立ち上がり」の応用編の動きなのです。「立ち上がり動作の3条件」を思い出してください。

❶**前かがみになる**……遠くのふちを持って前かがみになります。

❷**脚を引く**……イスから立つときは両脚を引きますが、浴槽の中では片脚の方がいいことも。

❸**体に合ったイスの高さ**……「イスからの立ち上がり」の動作とは、ここが違うんですね。浴槽の床から立ち上がる動作になりますが、浮力を利用すれば楽に立ち上がることができます。

ステップ4：浴槽から出る

浮力を利用して立ち上がる方法

1 ゆっくり入浴してもらう

お風呂や排泄を効率重視で済ませようとするのは大間違い！ 安らぎや満足感が得られないと、結局欲求不満がたまり、効率が悪くなるだけです。ゆっくり入浴すれば、お年寄りの心が満たされてよく眠れ、介助者も楽になるんです。

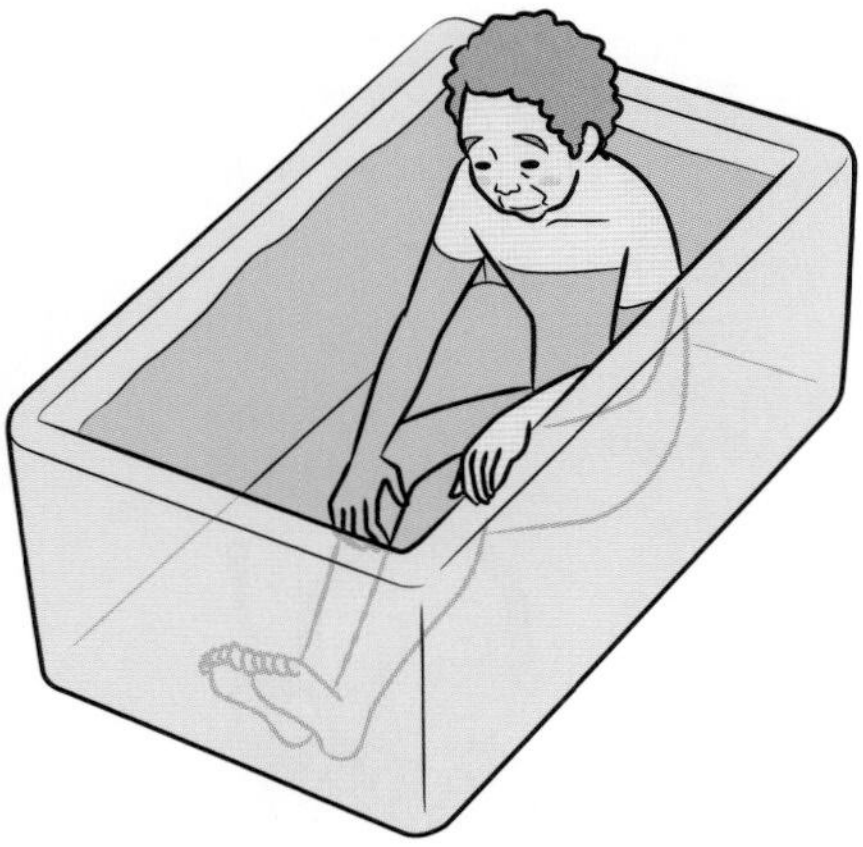

2 まず脚を引きましょう

私たちが浴槽のなかでいつもやっているように、ひざを曲げて脚を引きます。片マヒの人なら、マヒのない側の脚を引くだけでOKです。マヒがない人でも、片脚を伸ばしておいた方が水中でのバランスがとりやすいようです。

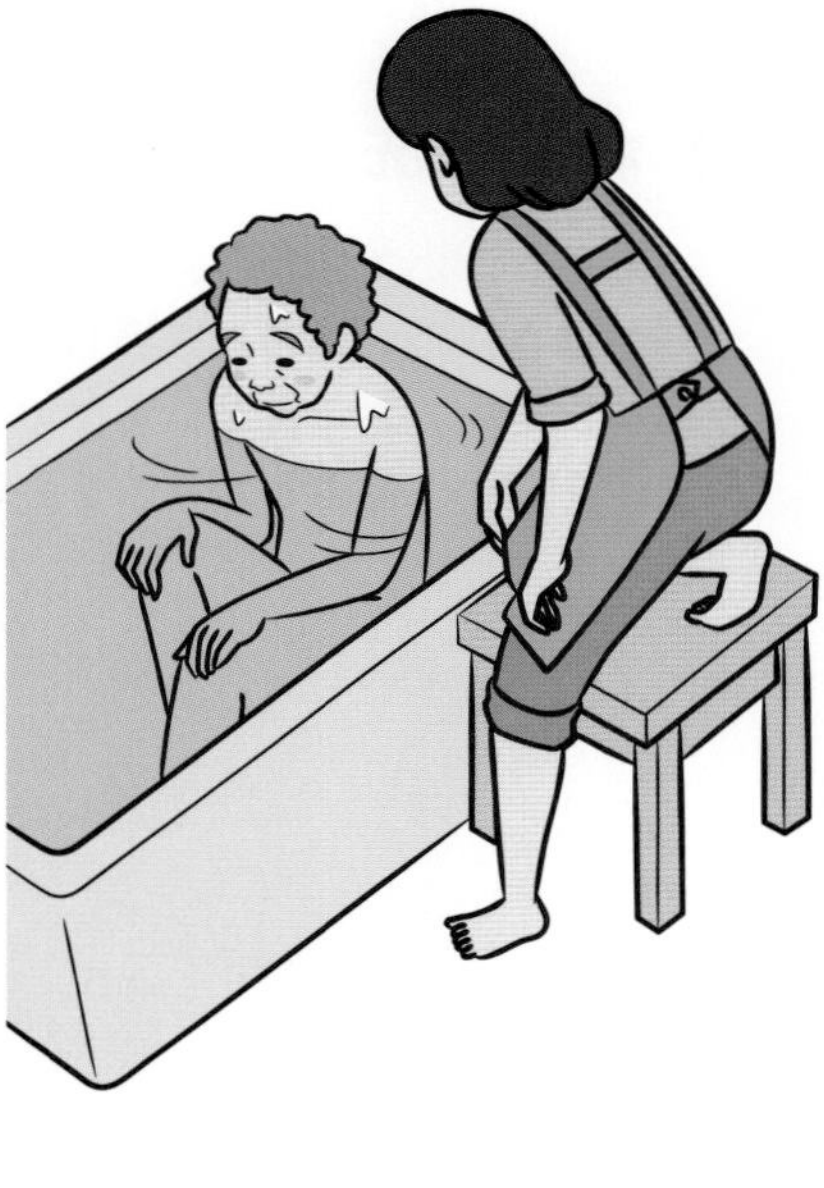

3 前かがみ姿勢になってもらう

できるだけ前方の浴槽のふちを持って、前かがみになってもらいます。介助者は軽く背中を押すだけで、決して上へ引っ張ったりはしません。うまくいかないときには両手でお尻をはさむようにして軽く前へ押してください。

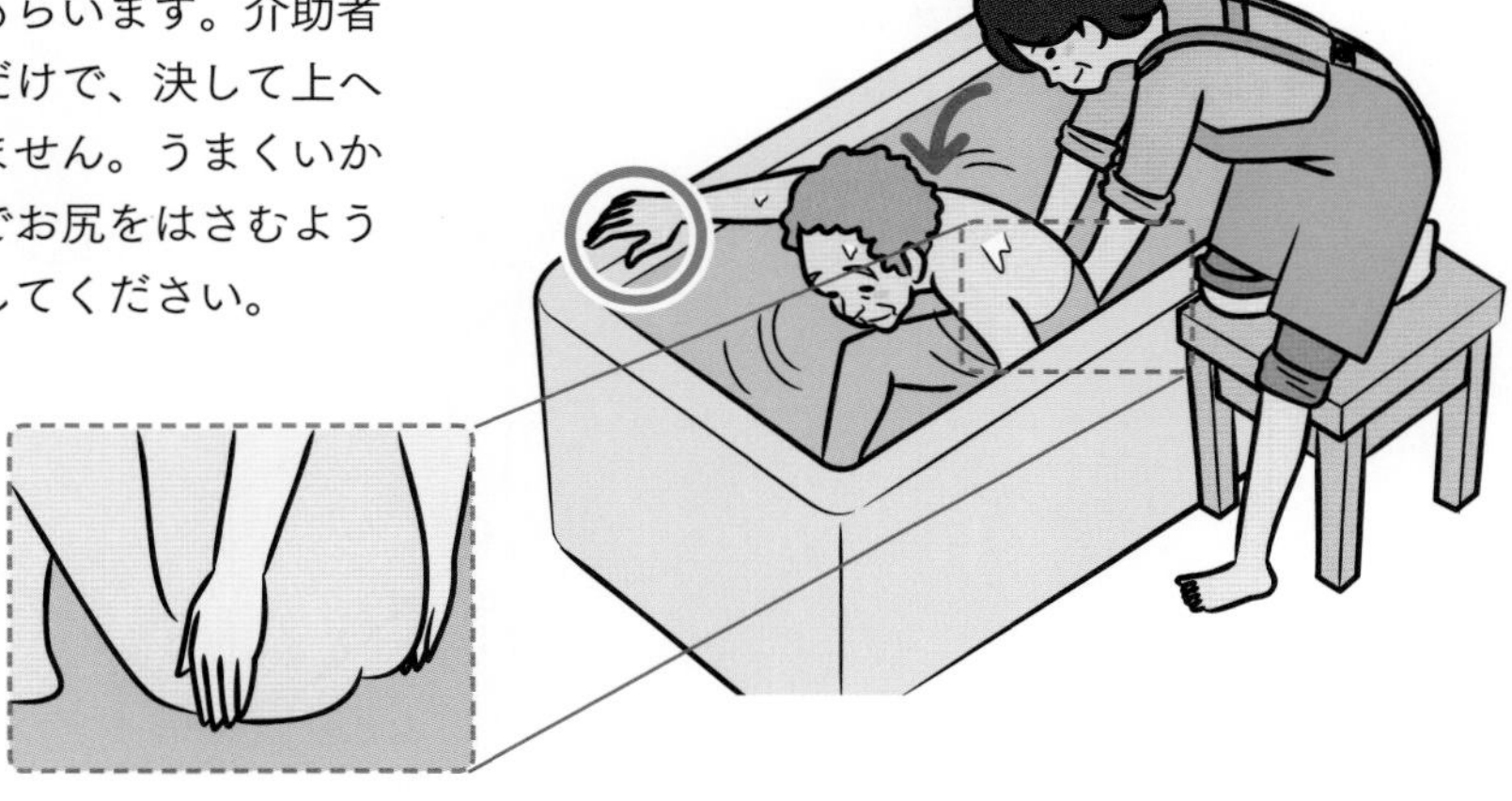

次ページへ続く

4 お尻は自然に浮いてくる

お湯の中の体は、浮力のおかげで体重が軽くなります。だから頭が前に出ると前後バランスがとれるため、お尻は自然に浮いてきます。

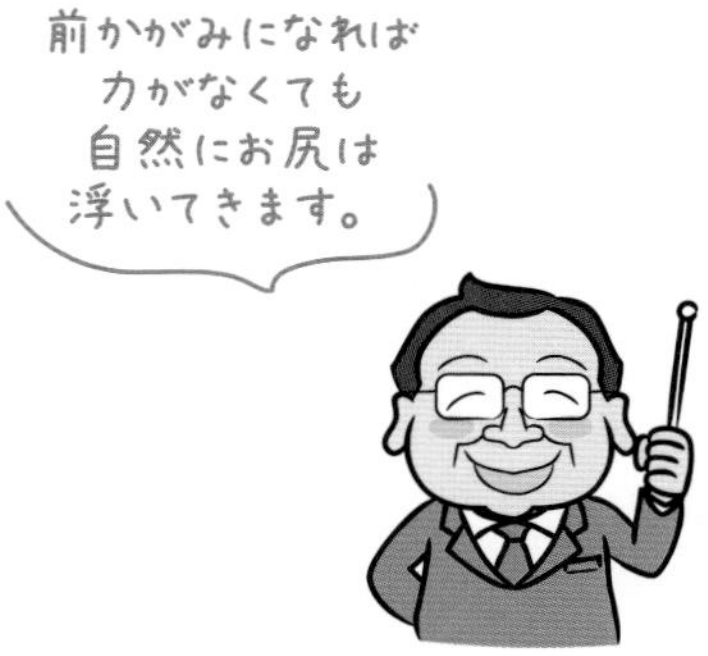

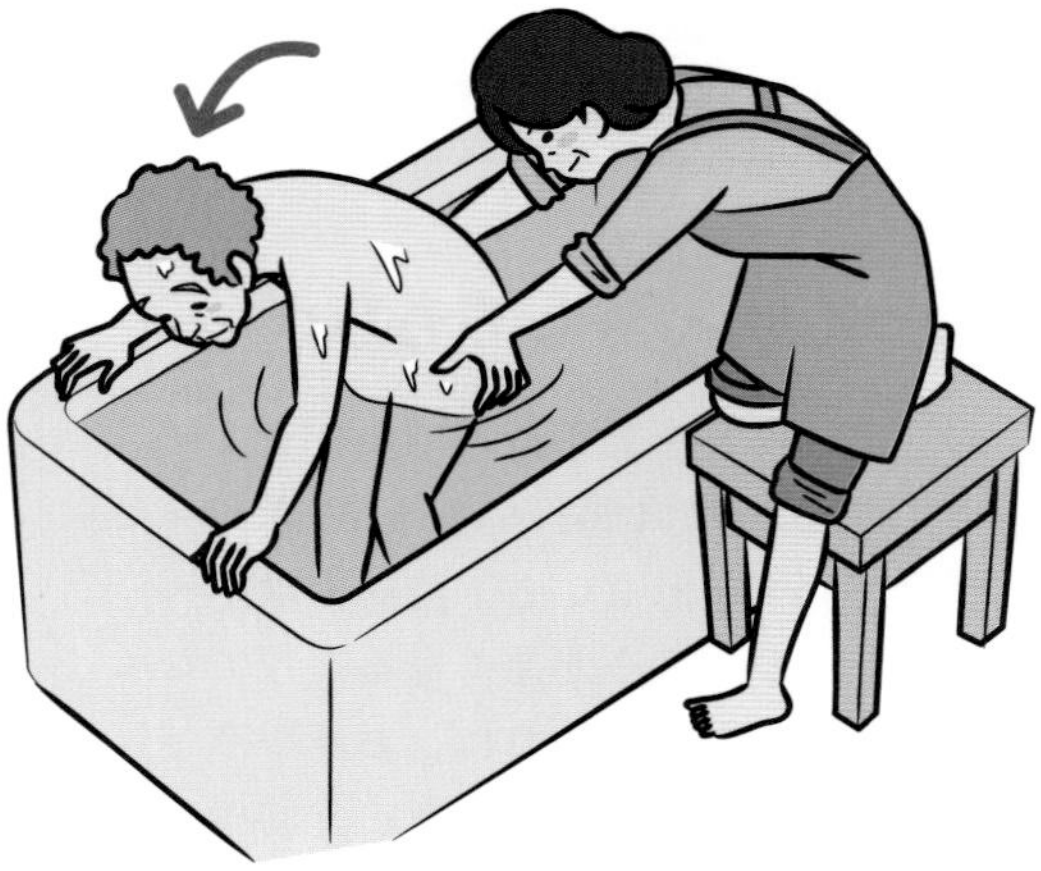

5 お尻を洗い台へ誘導する

お尻が浮いてきたら、介助者は両手ではさんで洗い台に誘導してあげてください。お年寄りは浴槽のふちに手を置き、体重をかけます。

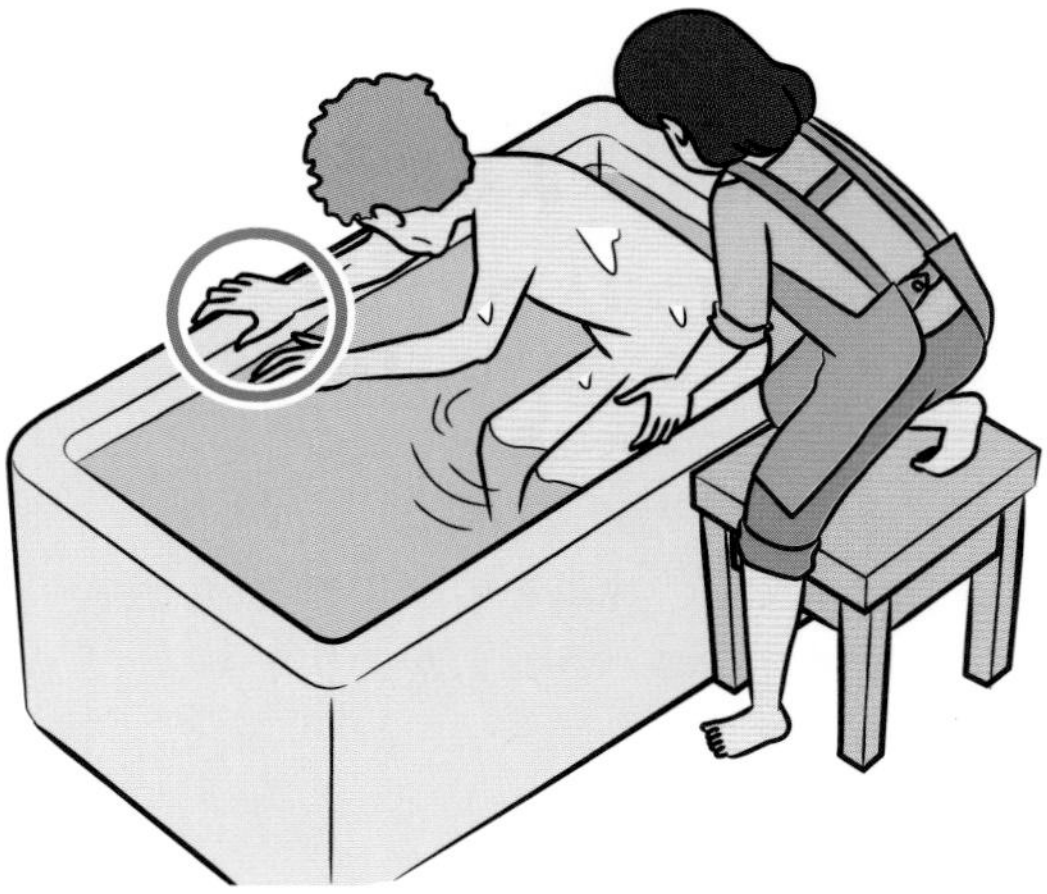

6 洗い台に座る

洗い台に何回かに分けて深く座り直します。このときも頭を前にして前かがみ姿勢をとることがポイントです。

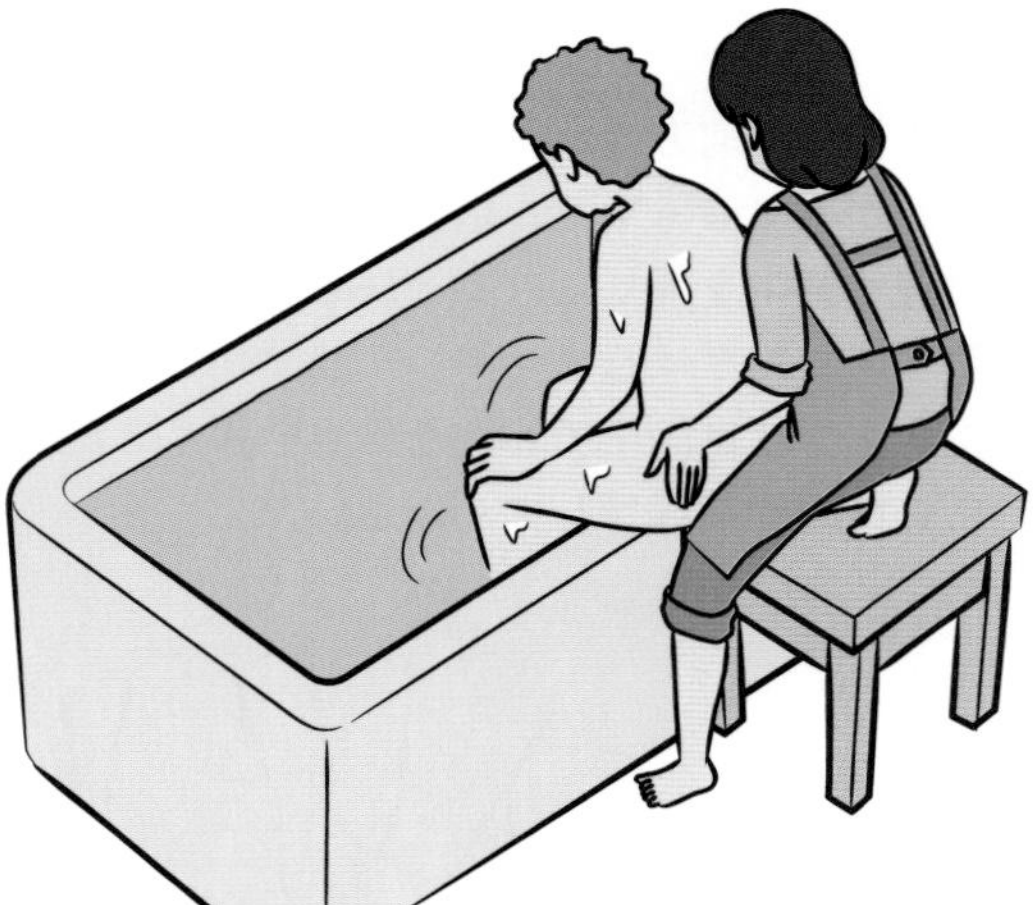

7 片脚を浴槽から出す

片マヒの人ならマヒのある側の脚を先に出します。体のバランスが不安定な状態ですので、背中に手を当てて体を支えてあげてください。

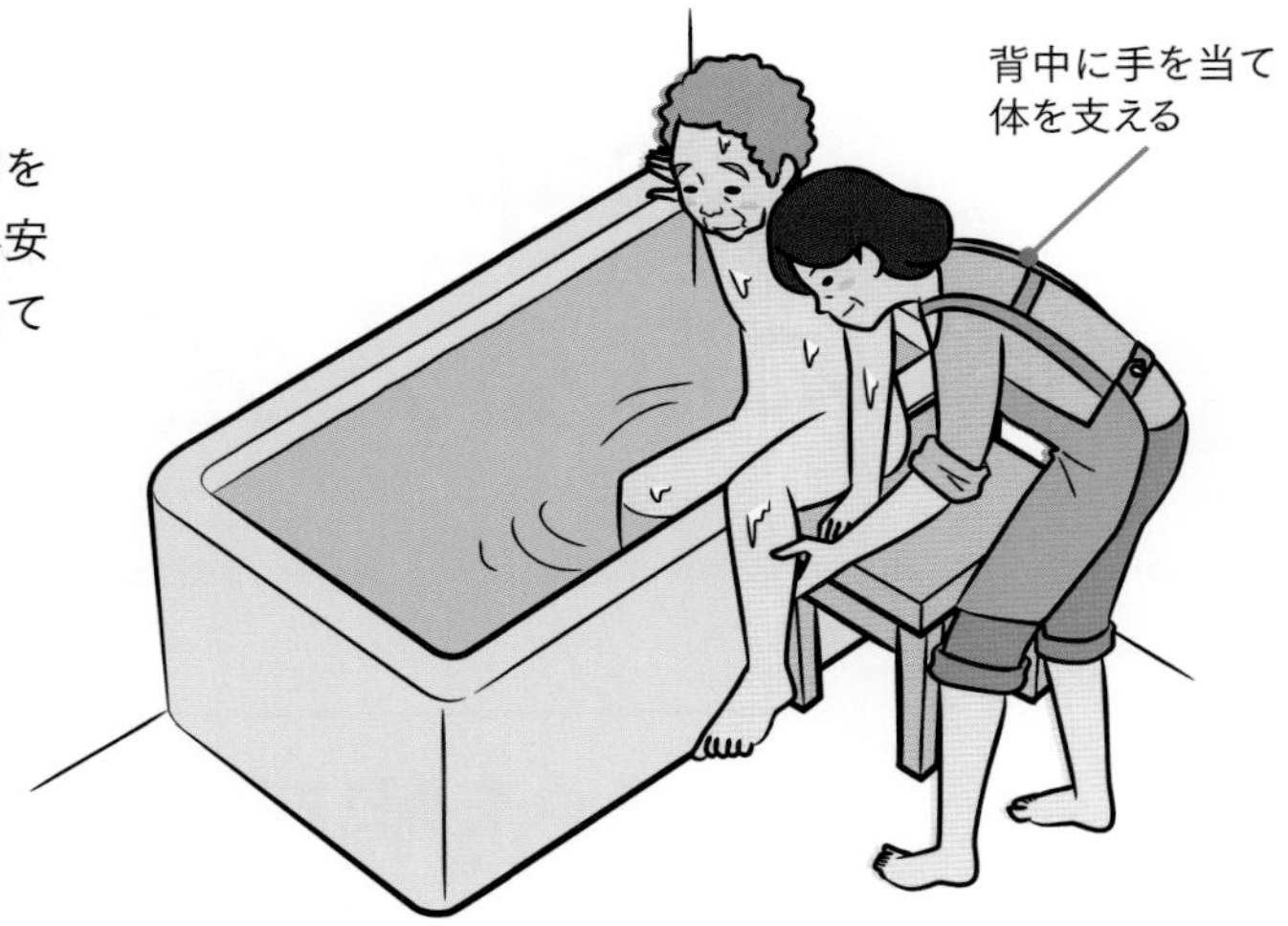

8 もう片方の脚を出す

片マヒの人でもマヒのない側の脚なら、介助なしでできるでしょう。必要なら背中に手を当てて体を支えてあげてください。手を浴槽の近くのふちに持ちかえます。

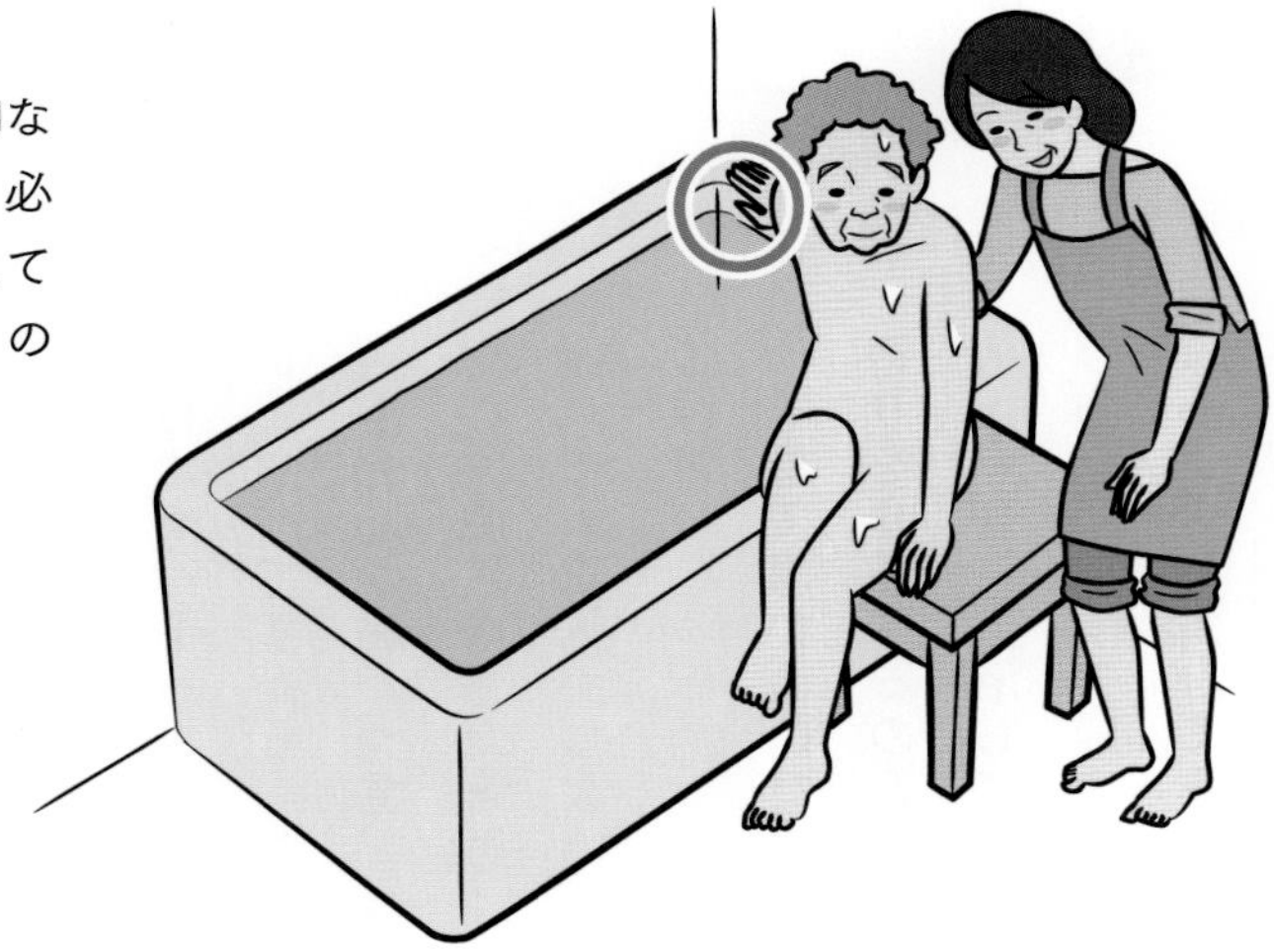

知っ得!

認知症のある人ほど家のお風呂でのんびり入浴してほしい理由

「生活習慣を大事に」というのは高齢者介護の原則。それは、認知症のお年寄りには特に重要なことです。つまり、機械浴のような生活習慣からかけ離れた入浴方法は、お年寄りを落ち着かなくさせてしまいます。

でも、家庭用の浴槽に入ったり出たりという動作は、これまでやってきた動きなので、認知症のお年寄りでも無意識にできます。ただ、洗い台に座って体を洗う習慣は今までなかったため、床にペタンと座ってしまう人も多いです。でも、床からの立ち上がり方法を学んでいれば大丈夫ですね（P.82参照）。

また、手を置く場所などを言葉がけではなく、本人の手を添えて浴槽の持つべき場所へ誘導してあげると理解してくれると思います。

入浴は認知症の人が落ち着けるいちばんの特効薬です。入浴を喜びの時間にできるよう心がけましょう。

暮らしの介護術
入浴編

お年寄りも介助者も楽になる入浴介助の方法❸

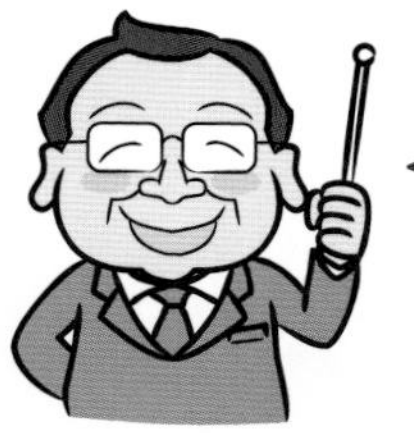

親子や夫婦なら、一緒に入浴するのも方法

お年寄りと介助者が、同性の親子や夫婦の場合には、二人同時に入浴するという方法があります。介助者のひざの上にお年寄りが座って浴槽に入ったり出たりする際も、浮力のおかげで力は必要ありません。

スキンシップの効果は絶大！介助者の負担も少なく、節約効果も

　長い間くり返してきた入浴習慣に合った方法で介助することで、力任せの介助にはならず、介助者の負担も少なくなります。

　それでも入浴介助は大変で、熱くて湿気の多い浴室内にいるだけでもヘトヘトになってしまいます。ですから、お年寄りの入浴介助が終わって、今度は自分のお風呂の番だと思っても、疲れて入る気がしないことがあります。

　そこで思いついたのが、お年寄りを介助するのと同時に介助者も一緒に入浴してしまうという方法です。夫婦や同性の親子なら、ぜひ試してみてください。

　浴槽に入ったり出たりという動作は、介助者のひざの上にお年寄りをのせて行います。自分の体をイスとリフトとして使うイメージです。人を一人のせて立たせるのは大変そうですが、お湯の浮力を利用すれば体を楽に動かせます。

　二人が一緒に入浴するので、浴室も浴槽も狭すぎない一定の大きさが必要ですが、介助にかかる手間も時間もお湯も節約になりますし、なによりスキンシップになることの効果は絶大です。裸同士のつきあいは、日本の入浴文化だと考えてチャレンジしてみてください。

一緒に浴槽に入る方法

1 片脚ずつ浴槽へ入れる

安定のいい洗い台に座って、片脚ずつ浴槽に入ってもらいます。脚が浴槽をまたぐときには、後ろに倒れないよう背中を支えてください。

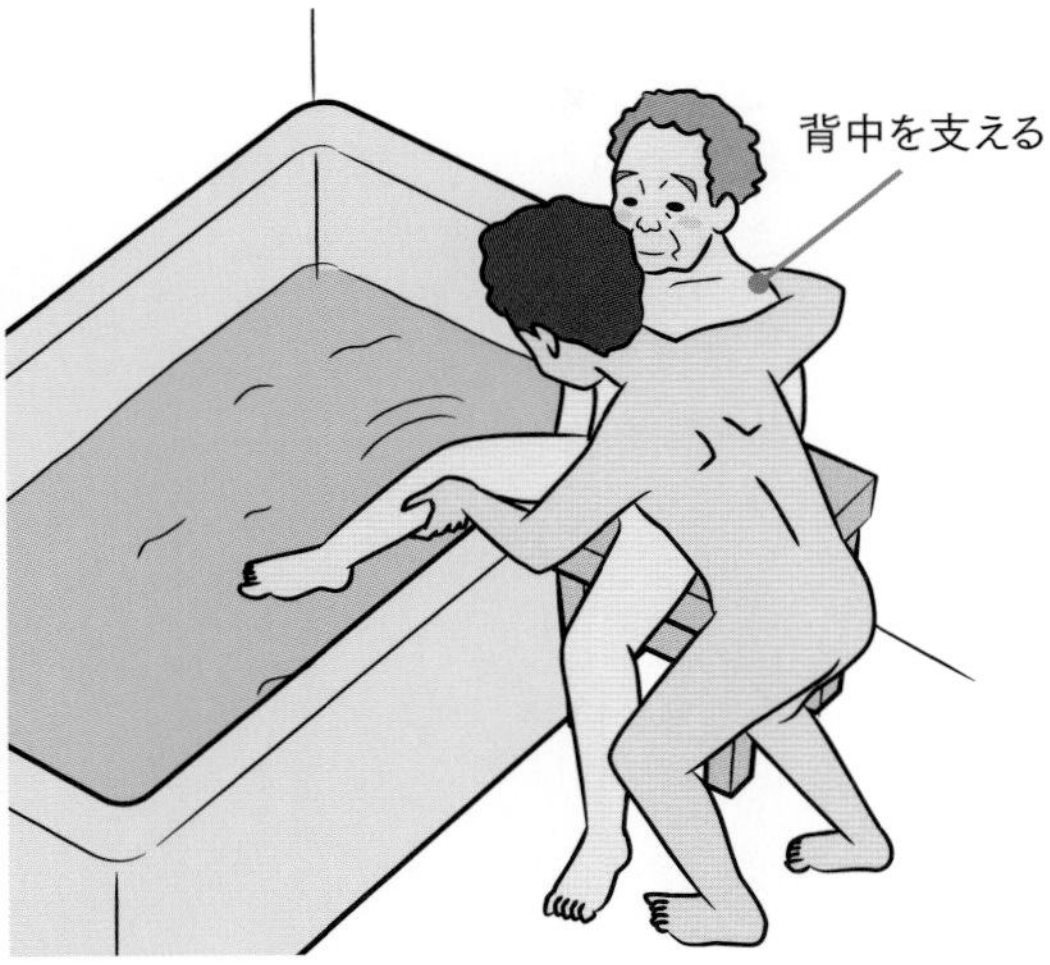

2 介助者も浴槽に入る

お年寄りの足が浴槽の底についたら、後ろから介助者も浴槽に入ります。

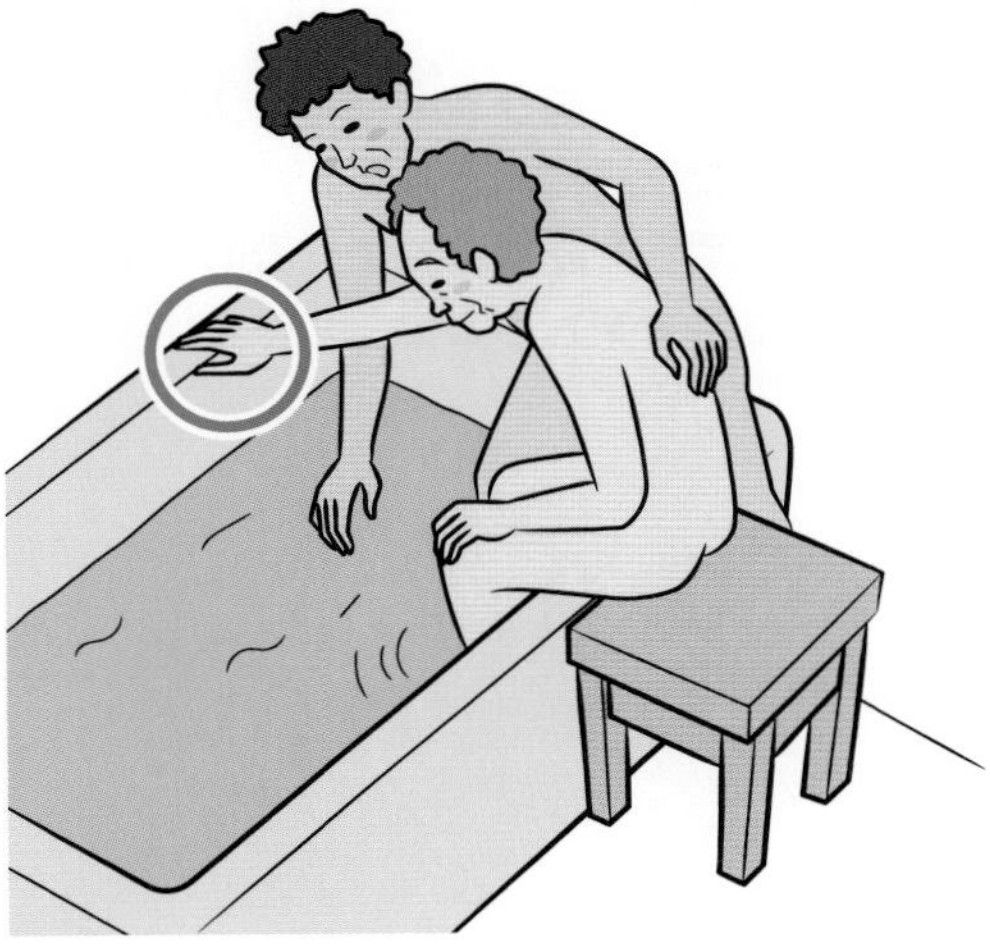

3 洗い台からお尻をずらす

お年寄りの手を浴槽の遠いふちにのせ、お尻を前にずらしていきます。

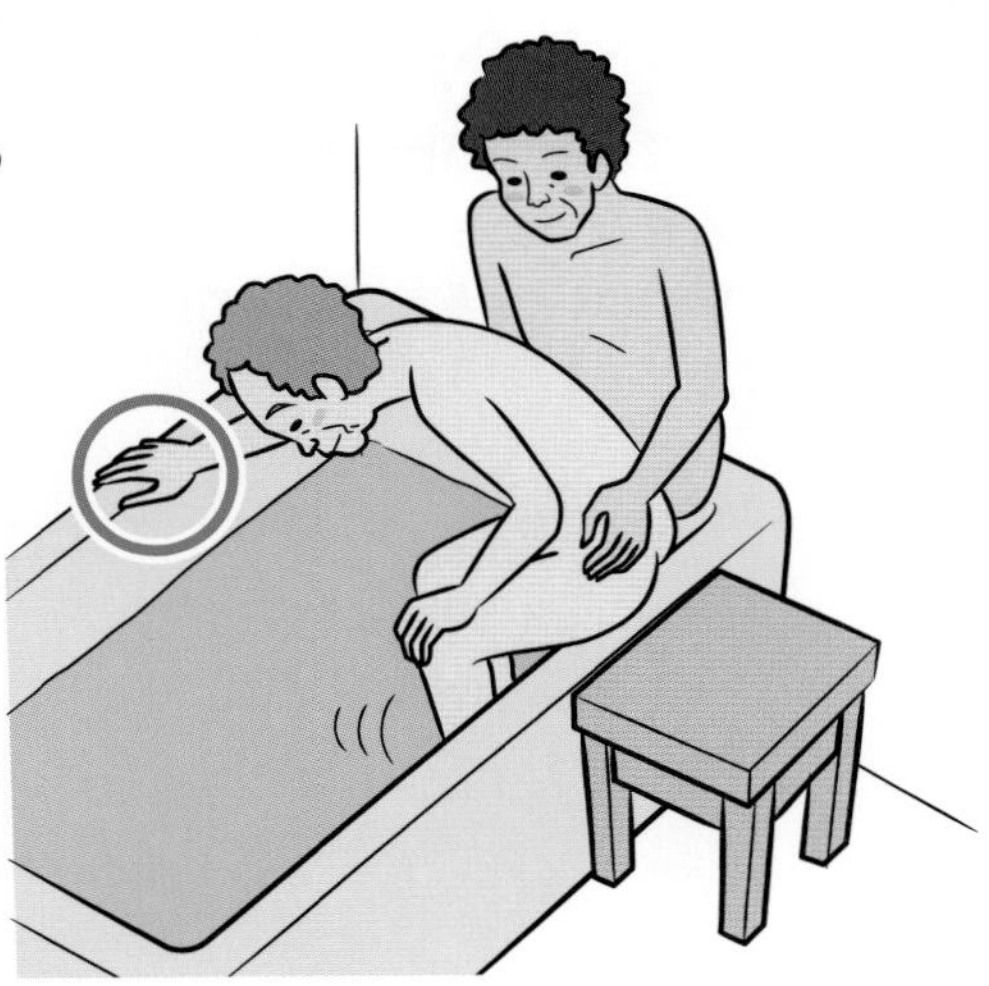

次ページへ続く

4 お尻を介助者のひざの上にのせる

中腰になった介助者の両ひざの上にお年寄りのお尻をのせます。お湯の中なので、浮力で体の重さはほとんど感じません。

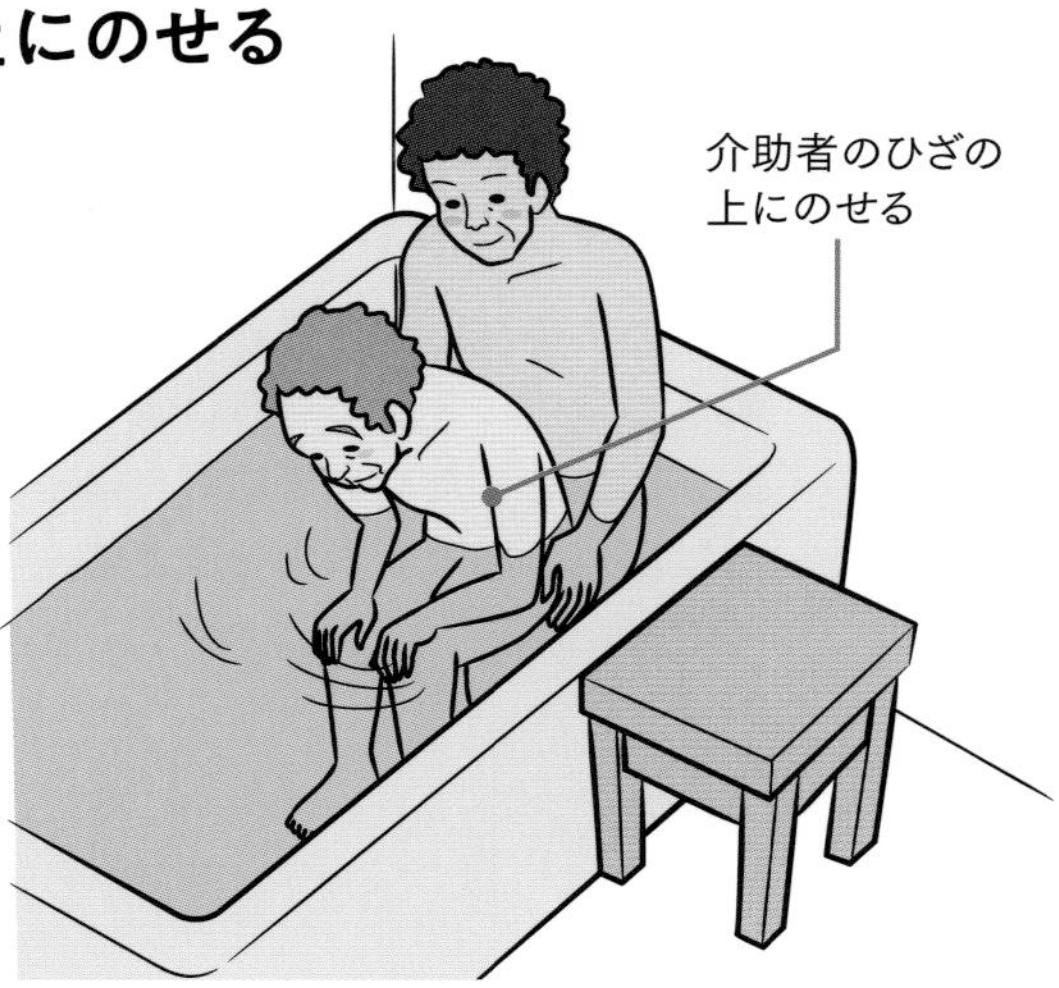

5 ひざを曲げて浴槽に入る

介助者は両ひざを曲げ、浴槽の中で正座になります。二人とも安定した姿勢なので安心してお風呂を楽しめます。

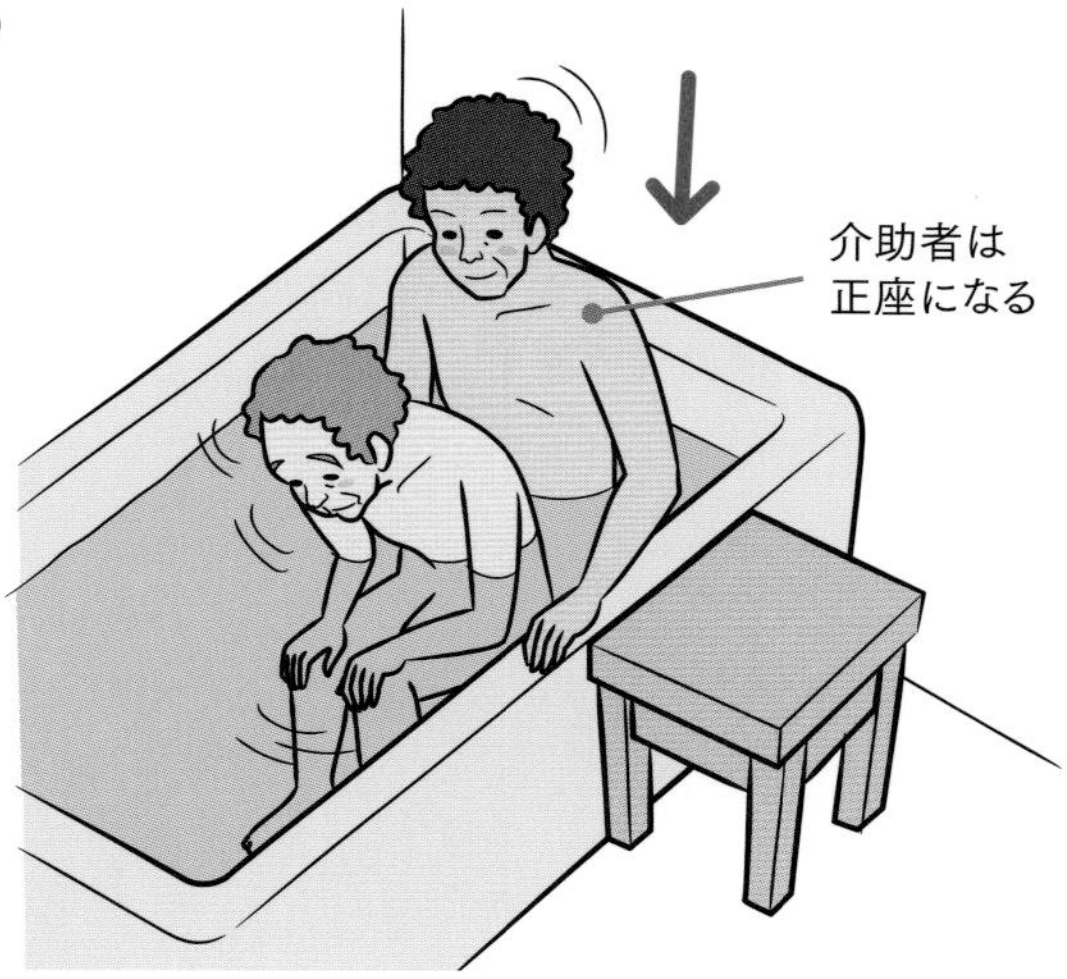

6 ゆっくり入浴する

和式で深めの浴槽でも、肩までは入れないかもしれません。その場合は、お湯をすくってかけてあげましょう。

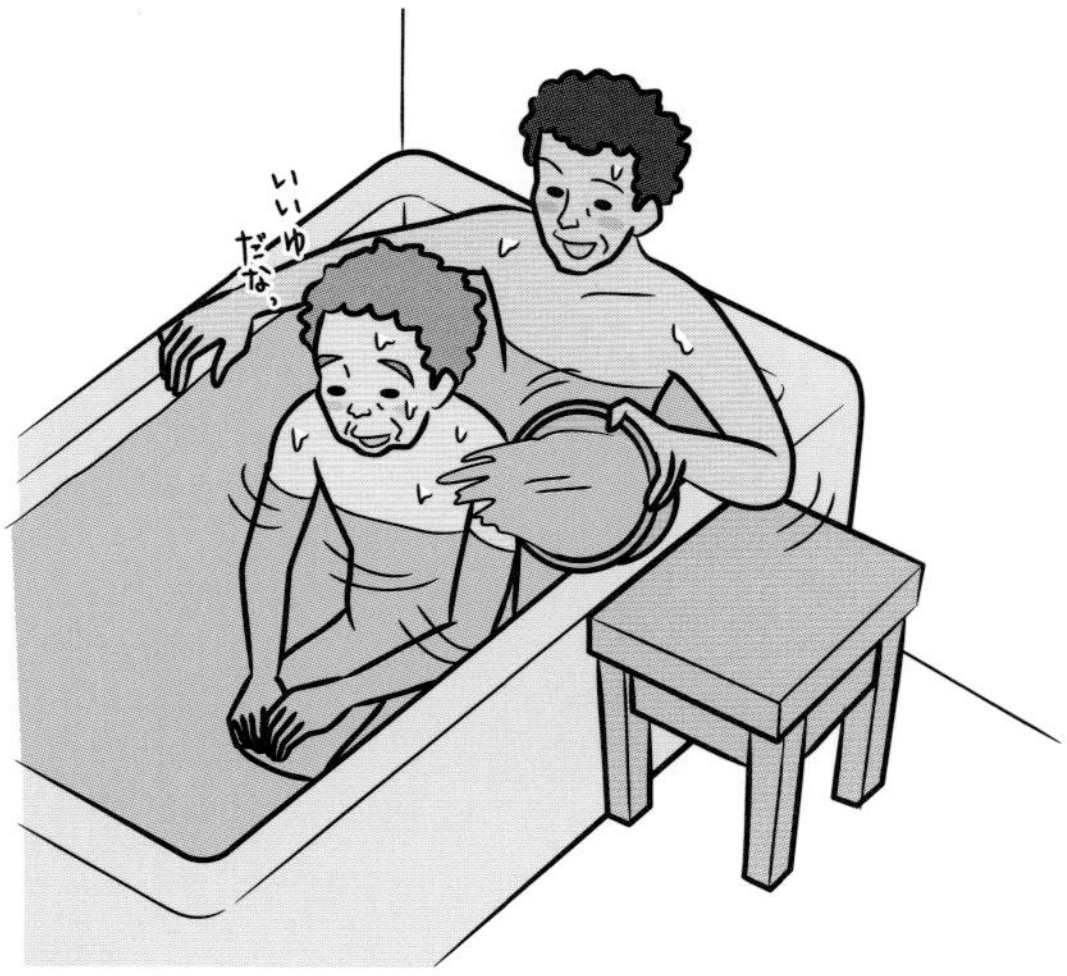

一緒に浴槽から出る方法

1 介助者のひざの上に ちゃんと座ってもらう

少し前かがみになってもらってお尻を手前に引き、介助者のひざの上に深く座らせます。

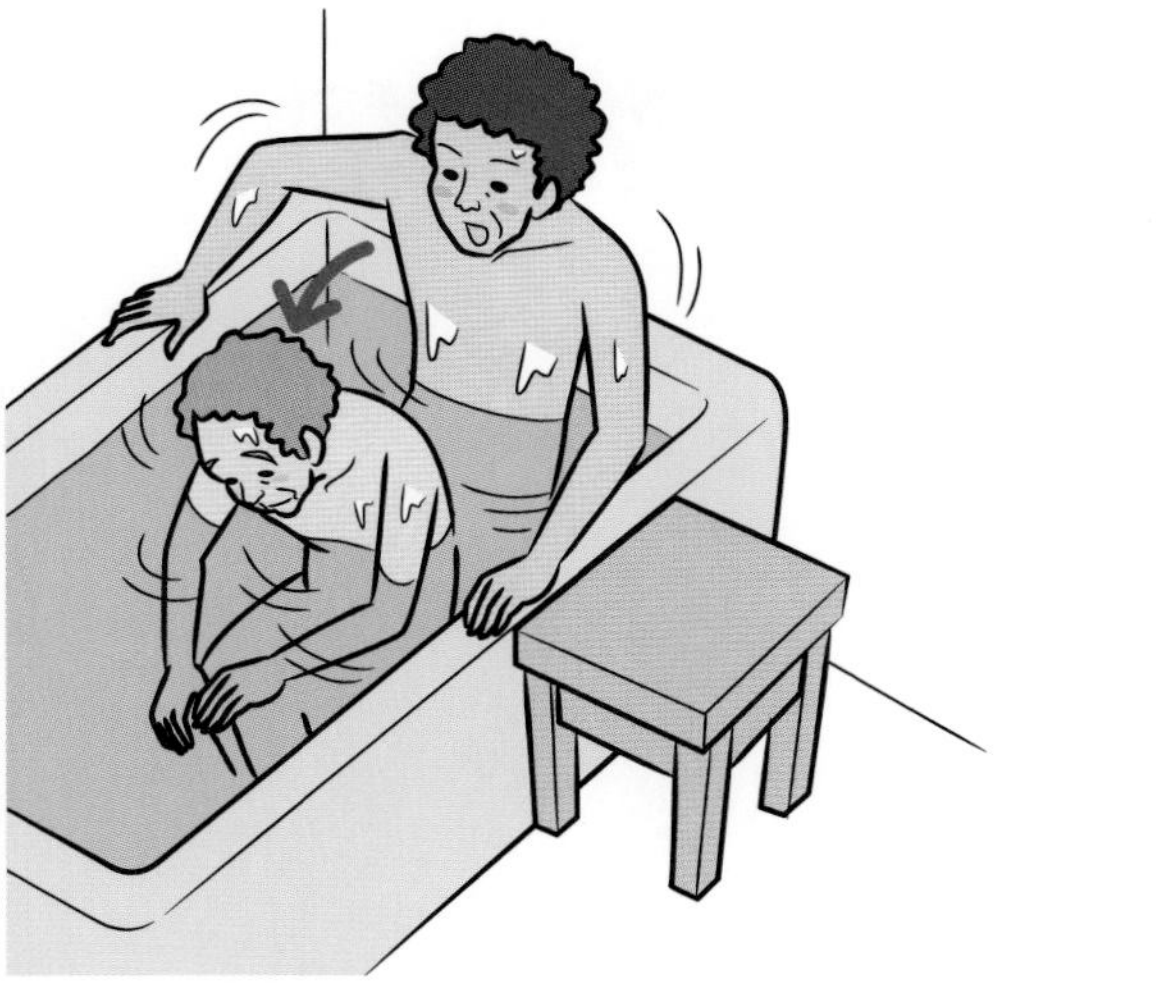

2 ひざを伸ばし、浴槽から体を出す

介助者は両手で浴槽のふちを押しながら、ひざを伸ばして、浴槽から体を出していきます。

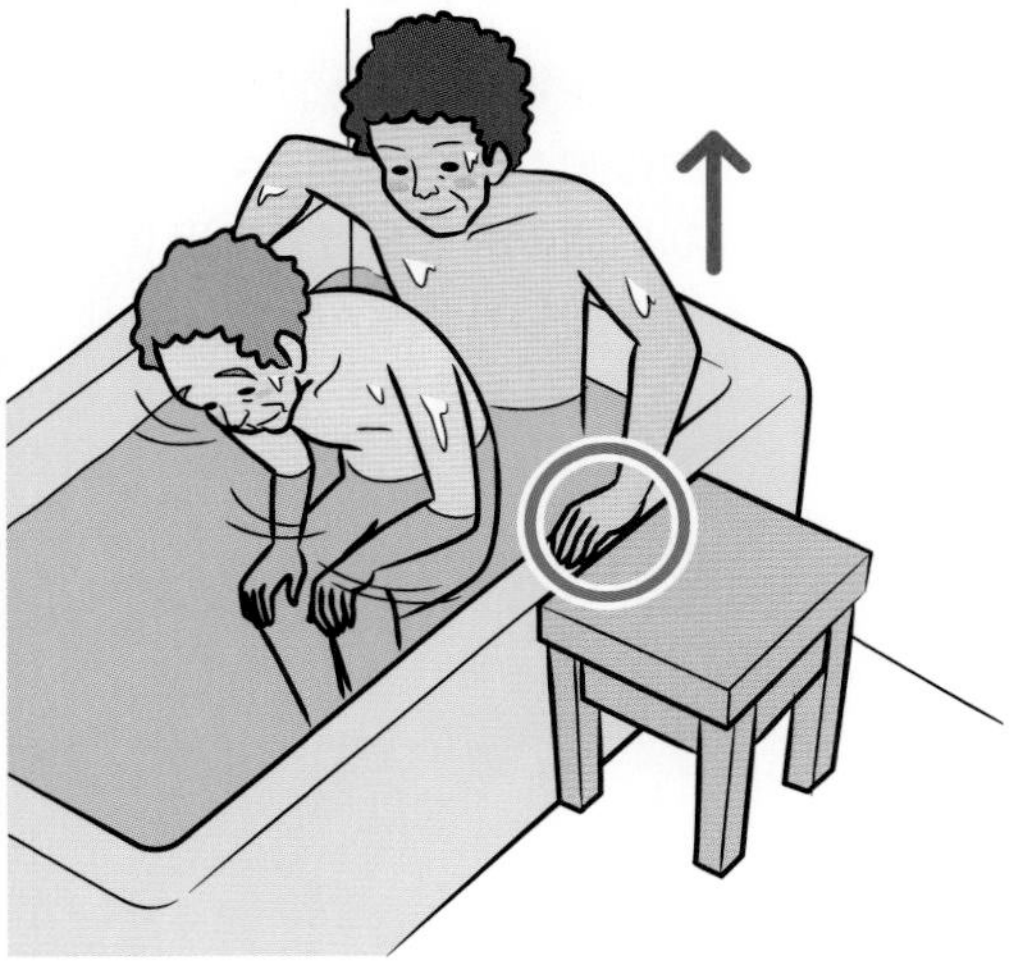

3 お尻を洗い台に移す

お年寄りのお尻を両手ではさむようにして洗い台に移します。お年寄りが浴槽のふちに手をついて前かがみになると楽に移動できます。

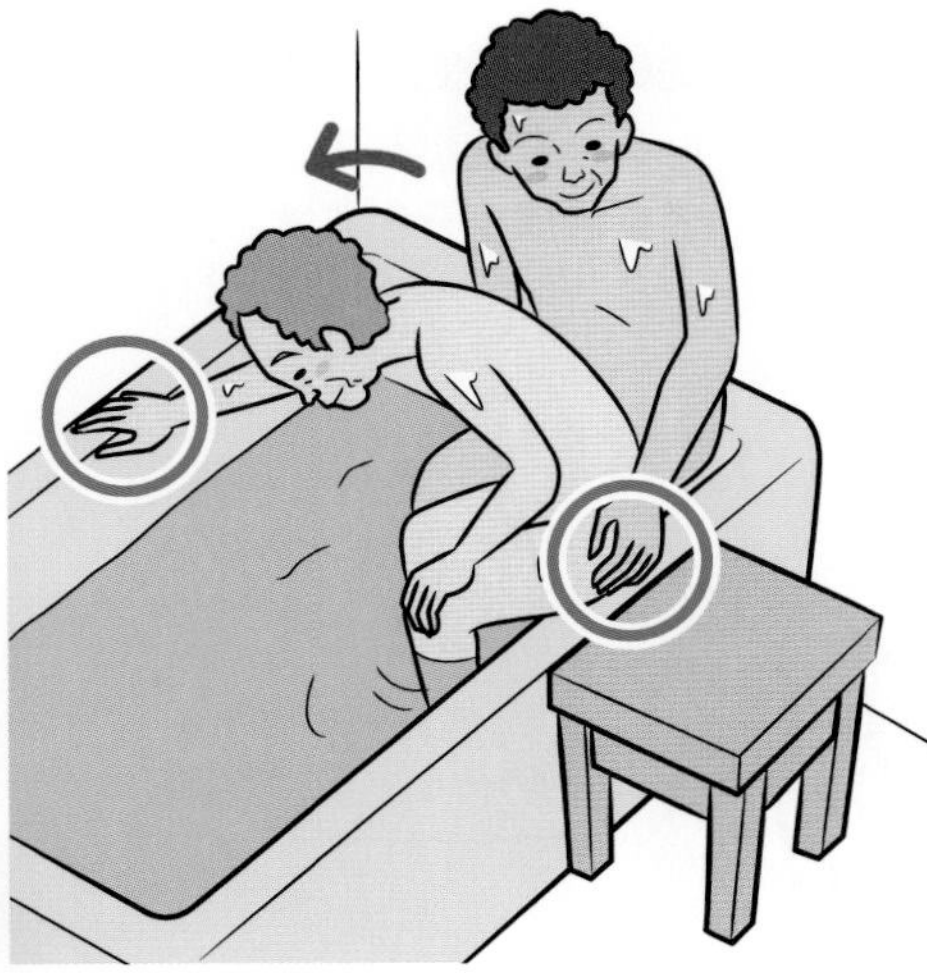

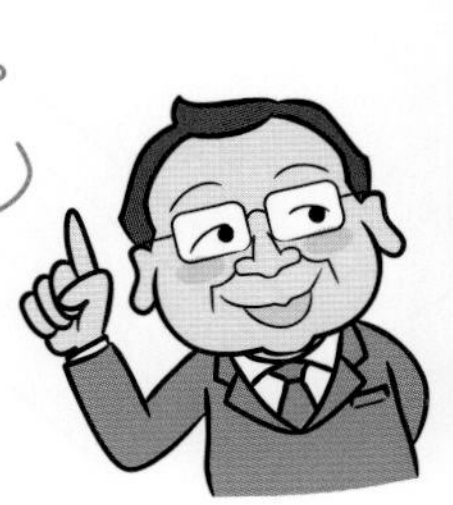

次ページへ続く

4 片脚を浴槽から出す

お年寄りの体が後ろに倒れないよう、片手で背中を支えてください。

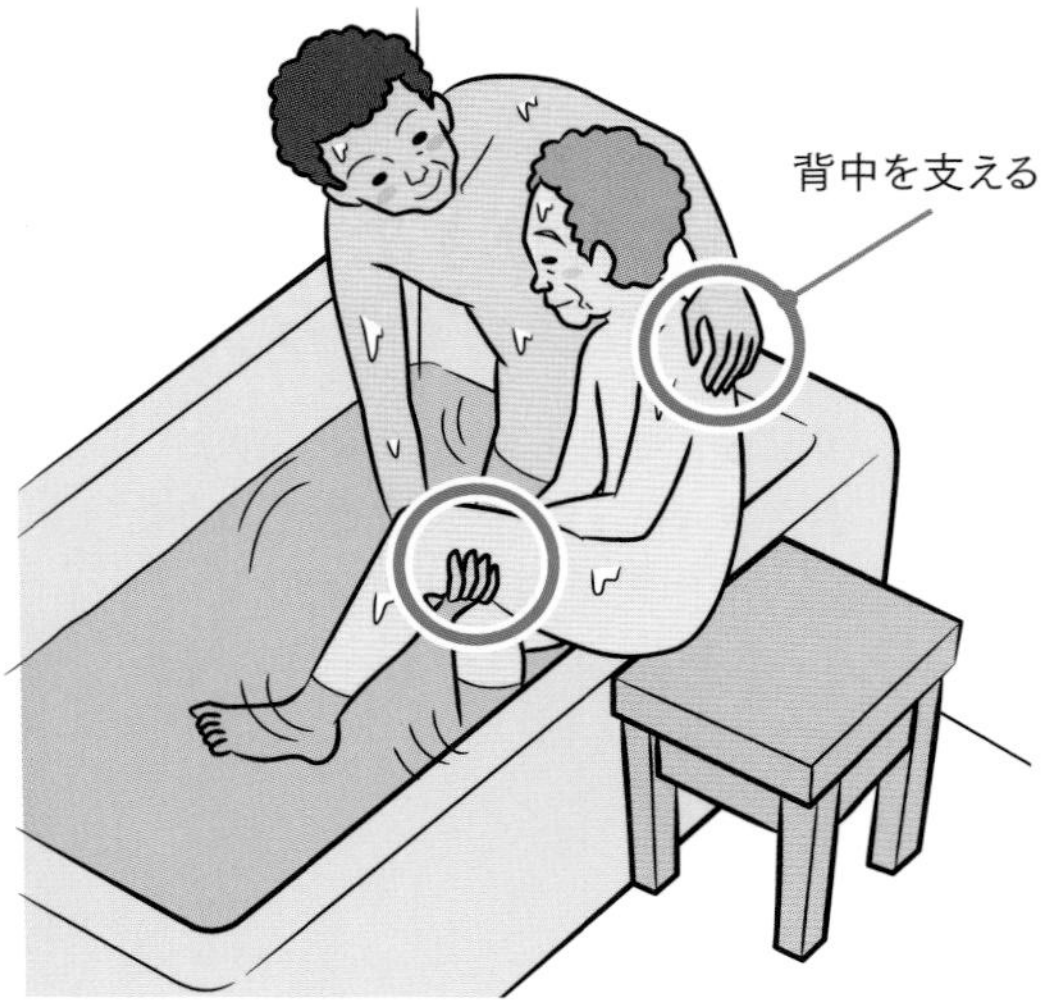

5 残った脚を出す

背中を支えたまま、もう一方の脚も出します。マヒのない側の脚なら自力で出せるかもしれません。

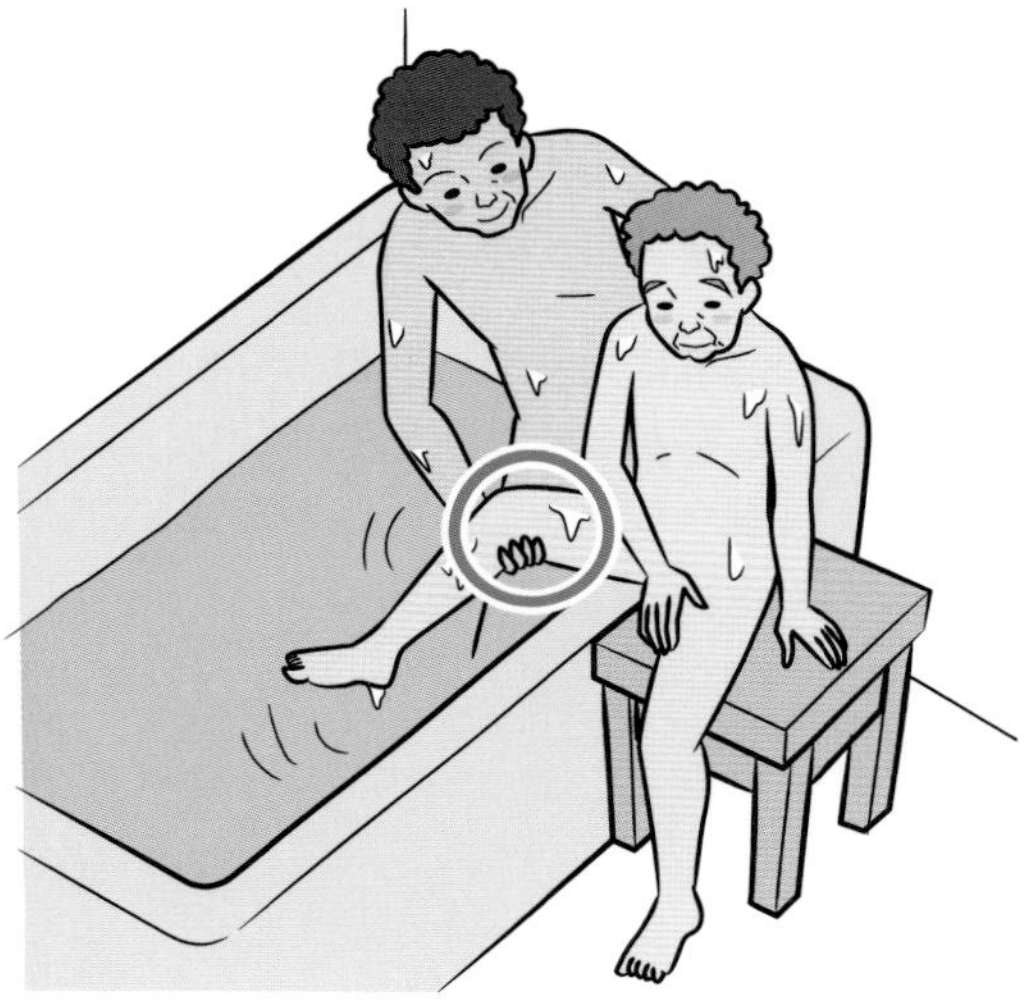

6 介助者も浴槽から出る

洗い台に安定して座っているのを確認して、介助者も浴槽から出ます。

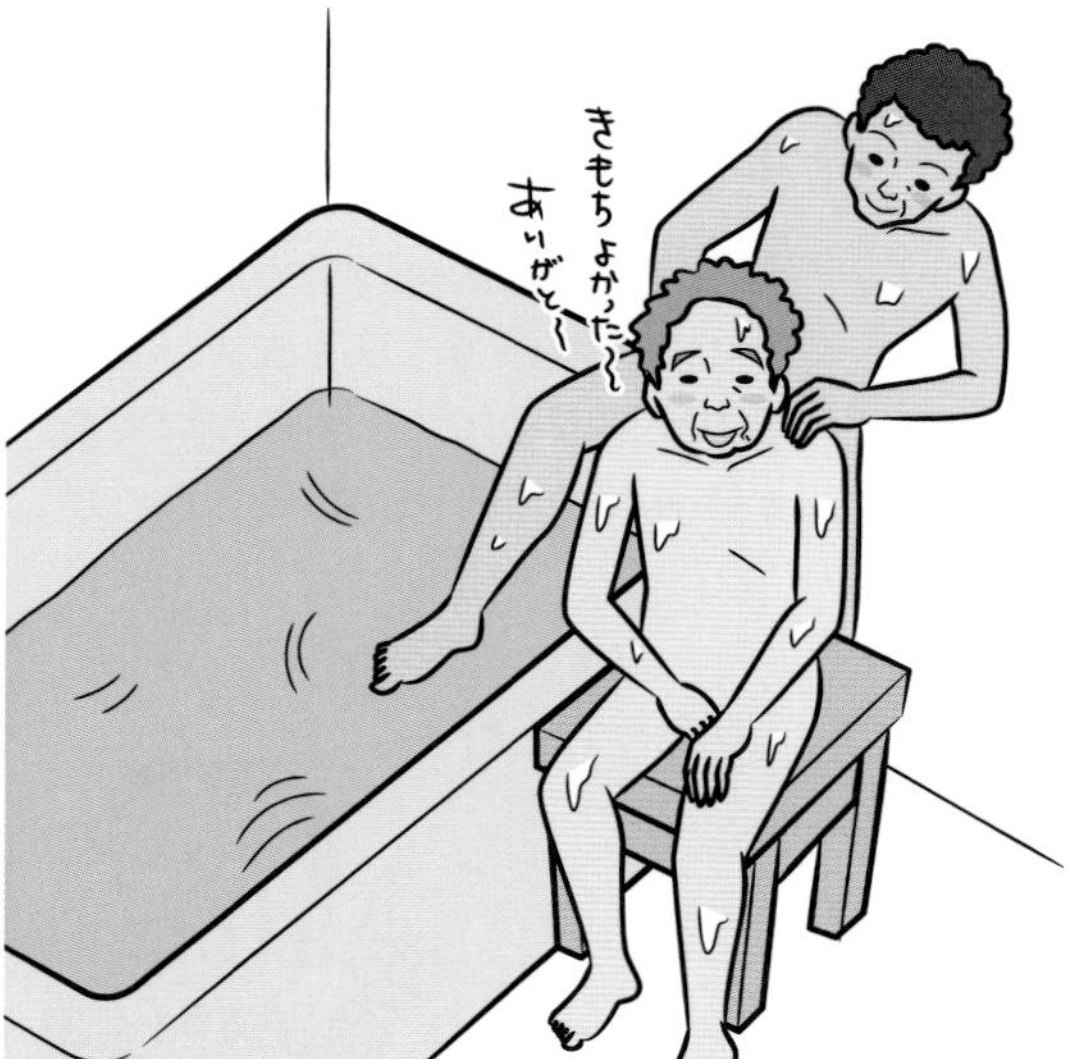

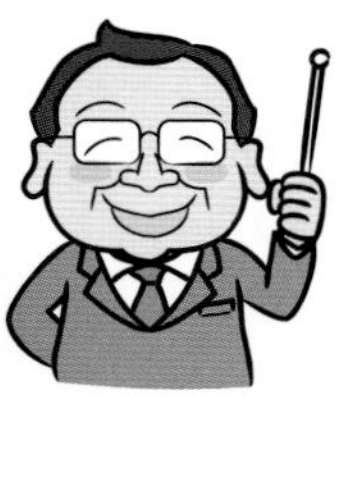

「持続可能な介護」の仲間づくりを

相互的な関係をつくる

子育てと違って介護は、いつまで続くのかがわかりません。しかも、老いは進行していきますから、介助量はどんどん増えていきます。だから「持続可能な介護」をしなければなりません。

拙著に『関係障害論』(雲母書房)というのがあります。これは、貧しい人間関係、しかも一方的な人間関係が続くと、さまざまな問題が出てくることを訴えた本です。

介護をする人からしてもらう人への一方的な関係性しかない介護はその典型といえるでしょう。認知症で起こる、もの盗られ妄想《もうそう》や嫉妬《しっと》妄想《もうそう》などの問題行動の原因もそこにあるのかもしれません。

ではどうすればいいでしょう。貧しい関係は「豊かな関係」に、一方的な関係は「相互的な関係」に変えていくことです。つまり、仲間がいっぱいいればいいのです。

要介護のお年寄りの仲間は誰でしょう。それは、同じような要介護の人です。デイサービスもショートステイも相互的で豊かな関係づくりの場でなくてはいけません。

介護者にも仲間が必要

もちろん介護するあなたにも、仲間が必要です。相談できる人はいますか? もし今、仲間や相談できる人がいないようでしたら、自治体の相談窓口や地域包括支援センターに行ってみてください。同じ悩みをもつ人たちのグループを紹介してくれたり、相談にのってくれたりするでしょう。

一人で抱えこまない。それが「持続可能な介護」につながります。

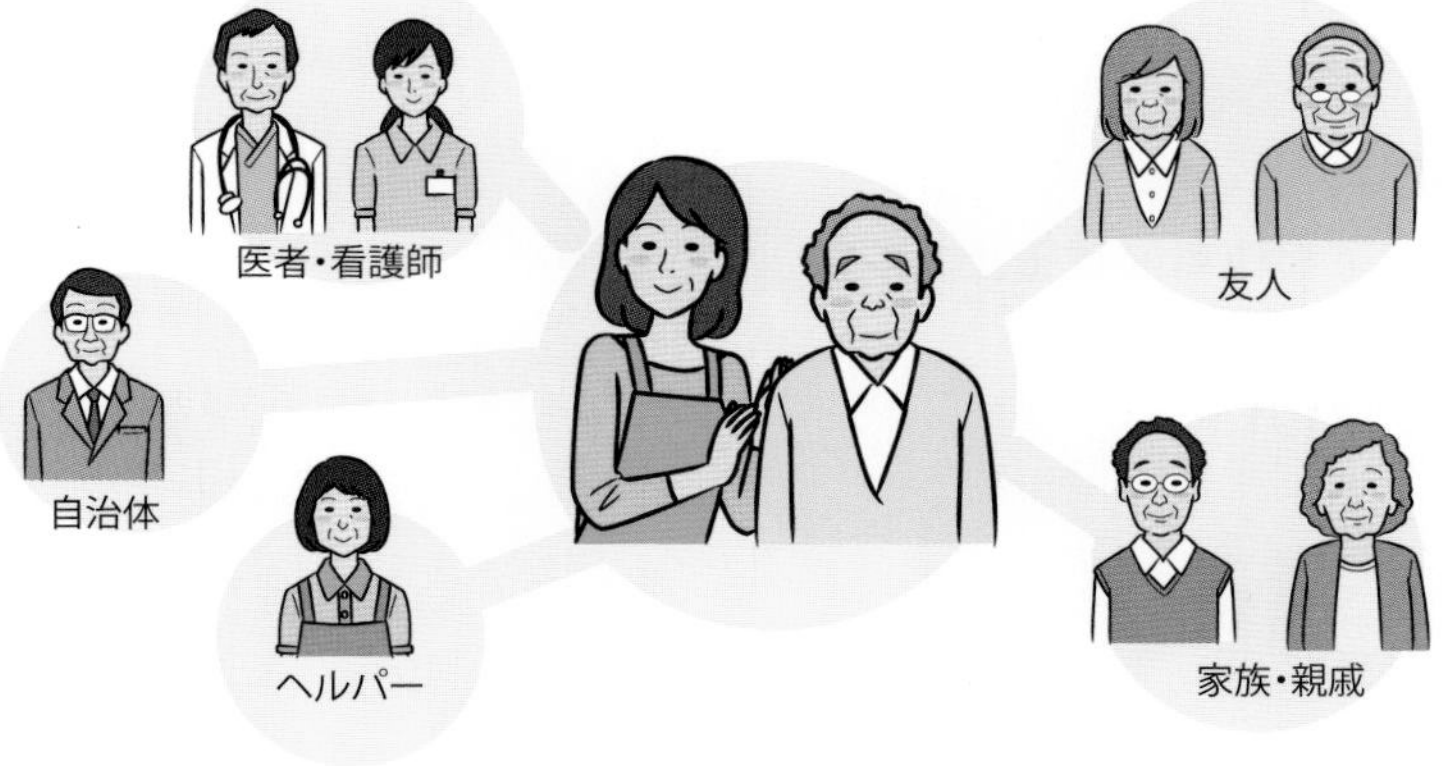

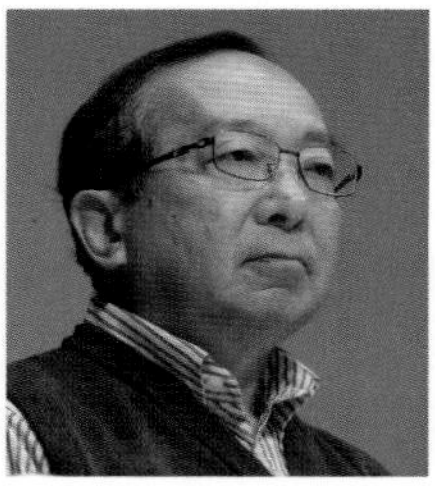

著者プロフィール

三好春樹（みよし・はるき）

1950年生まれ。生活とリハビリ研究所代表。1974年から特別養護老人ホームに生活相談員として勤務したのち、九州リハビリテーション大学で学ぶ。理学療法士（PT）として高齢者介護の現場でリハビリテーションに従事。1985年から「生活リハビリ講座」を開催、全国で年間150回以上の講座と実技指導を行い、人間性を重視した介護の在り方を伝えている。
『関係障害論』（雲母書房）、『生活障害論』（雲母書房）、『ウンコ・シッコの介護学』（雲母書房）、『介護のススメ！希望と創造の老人ケア入門』（ちくまプリマー新書）など著書多数。

STAFF

イラスト　**ひらのんさ**
デザイン・DTP　**ごぼうデザイン事務所**
編集協力　**エディポック**
校正　**くすのき舎**

参考資料

『完全図解 新しい介護』（講談社）

動きが見える
イラスト図解 いちばんわかりやすい介護術

2020年6月10日　第1刷発行
2022年11月10日　第5刷発行

著　者　三好春樹
発行者　永岡純一
発行所　株式会社永岡書店
〒176-8518　東京都練馬区豊玉上1-7-14
代表☎ 03(3992)5155
編集☎ 03(3992)7191
印刷　ダイオーミウラ
製本　ヤマナカ製本

ISBN978-4-522-43775-9　C3047